Schilddrüse 1999

Schilddrüse 1999

Henning-Symposium

Die Schilddrüse und ihre Beziehung zum Organismus

14. Konferenz über die menschliche Schilddrüse

Heidelberg

Wissenschaftliche Fortbildungsveranstaltung der
Sektion Schilddrüse
der Deutschen Gesellschaft für Endokrinologie
unter Beteiligung der
Chirurgischen Arbeitsgemeinschaft Endokrinologie
der Deutschen Gesellschaft für Chirurgie – CAEK –
der
Arbeitsgemeinschaft Schilddrüse
der Deutschen Gesellschaft für Nuklearmedizin
und der
Sektion Angewandte Endokrinologie
der Deutschen Gesellschaft für Endokrinologie

Herausgegeben von
M.J. Seibel · B. Weinheimer · R. Ziegler

Walter de Gruyter
Berlin · New York 2000

Herausgeber

Priv. Doz. Dr. M.J. Seibel
Medizinische Klinik und Poliklinik
Abt. Innere Medizin I
Endokrinologie und Stoffwechsel
Universität Heidelberg
Bergheimerstraße 58
69115 Heidelberg

Dr. R. Ziegler
Medizinische Klinik und Poliklinik
Abt. Innere Medizin I
Endokrinologie und Stoffwechsel
Universität Heidelberg
Bergheimerstraße 58
69115 Heidelberg

Dr. B. Weinheimer
Karlsbergstraße 20
66424 Homburg/Saar

Die Deutsche Bibliothek – CIP Einheitsaufnahme

Schilddrüse 1999 : die Schilddrüse und ihre Beziehung zum Organismus ; wissenschaftliche Fortbildungsveranstaltung der Sektion Schilddrüse der Deutschen Gesellschaft für Endokrinologie unter Beteiligung der Chirurgischen Arbeitsgemeinschaft Endokrinologie der Deutschen Gesellschaft für Chirurgie – CAEK – der Arbeitsgemeinschaft Schilddrüse der Deutschen Gesellschaft für Nuklearmedizin und der Sektion Angewandte Endokrinologie der Deutschen Gesellschaft für Endokrinologie / Henning-Symposium, 14. Konferenz über die Menschliche Schilddrüse, Heidelberg. Hrsg. von M. J. Seibel .... – Berlin ; New York : de Gruyter, 2000
ISBN 3-11-016845-6

Lektorat, Reproduktionen, Layout: K. Handwerker, Wissenschafts-Lektorat & DTP Service, Berlin.
Umschlaggestaltung: Rudolf Hübler, Berlin.
Druck und Bindung: WB-Druck GmbH & Co., Rieden/Allgäu
Printed in Germany

Vorwort

Heidelberg begrüßte neuerlich die Teilnehmer des Henning-Symposiums über die menschliche Schilddrüse – es trägt die stolze Zahl Nr. 14 und war das letzte in diesem Jahrhundert.

Die Veranstalter, die Redner und die Zuhörer, insbesondere aber auch der treue und großzügige Sponsor, die Firma Henning, können über ein Vierteljahrhundert der Schilddrüsenforschung und der praktischen Betreuung von Schilddrüsenerkrankungen zurückschauen. In Deutschland ist die Serie der Symposien ein Stück Geschichte der Thyreoidologie.

Die Überschrift „Die Schilddrüse und ihre Beziehung zum Organismus" charakterisiert Steuerung und Dialog. Die Schilddrüsenhormone sind ein faszinierendes System chemischer Botschaften, die einerseits ganze Systeme des Organismus beinflussen, wie den Energiestoffwechsel, das Immunsystem, das Nervensystem – im fließenden Übergang können aber auch Einzelgespräche herausgelesen werden: das Gespräch der Schilddrüse mit dem Herzen, mit dem Fortpflanzungssystem, mit der Haut sowie dem Skelettsystem. Zum Teil sind die Dialoge vor allem faszinierende Aspekte der Endokrinologie und molekularen Biologie, in vielen Fällen aber auch Aspekte der praktischen klinischen Medizin. Bei Schilddrüsenerkrankungen ist auf eine Anzahl von Organen besonders zu achten, da sie in das Krankheitsgeschehen involviert sein können.

Die Heidelberger Gastgeber, R. Ziegler als Senior und Markus Seibel als Junior bei dieser Veranstaltung, haben sich zusammen mit dem Programm- und Organisationskomitee bemüht, im Programm eine den Besuch lohnende Übersicht über die Thematik zusammenzustellen. Das Echo der angesprochenen „Mitspieler" war erfreulich vollständig. Die Großzügigkeit von Henning/Berlin bei der Planung und Durchführung versprach einen fruchtbaren „Schilddrüsen-Herbst" im ausgehenden Jahrtausend.

M.J. Seibel
Heidelberg

B. Weinheimer
Homburg/Saar

R. Ziegler
Heidelberg

Inhalt

Wirkungsmechanismen der Schilddrüsenhormone

J. Köhrle

Einleitung

Schilddrüsenhormone regulieren Entwicklung, Differenzierung, Wachstum und zentrale Stoffwechselreaktionen im erwachsenen Organismus. Störungen der Schilddrüsenhormonsynthese, Freisetzung, Bindung an Proteine und Rezeptoren, sowie der Aktivierung und Inaktivierung der Hormone wirken sich insbesondere während der Embryonalentwicklung, aber auch noch im adulten Organismus gravierend auf das Zentralnervensystem, viele andere Körperfunktionen und auf die Reproduktion aus. Zu den relevanten „Schilddrüsenhormonen" werden L-Thyroxin (T_4), 3,3',5-Triiod-L-thyronin (T_3), 3,3',5'-Triiod-L-Thyronin (reverse-T_3, rT_3), sowie die Diiodthyronine 3,5-T2, 3,3'-T2, 3',5'-T2 gerechnet. 4'-O-sulfatierte oder 4'-O-glukuronidierte Metabolite spielen eine Rolle beim Abbau, bei der Ausscheidung und beim enterohepatischen Kreislauf der Schilddrüsenhormone. Einige andere Metabolite, die durch Verstoffwechselung der Alaninseitenkette (Tetrac, Triac) oder durch Spaltung des Diphenylätherrings der Iodthyronine (DIT) entstehen, sind von untergeordneter Bedeutung in der normalen Physiologie.

Stoffwechsel von T_4 und anderen Iodthyroninen

T_4 entsteht ausschließlich in der Schilddrüse, während T_3 teils von der Schilddrüse sezerniert wird (ca. 30% im gesunden Menschen) und teils in extrathyroidalen Geweben aus T_4 durch zwei unterschiedliche, gewebespezifisch verteilte Enzyme, die Typ I und die Typ II 5'-Deiodase gebildet wird. Inwieweit das von der Schilddrüse sezernierte T_3 direkt aus der Hydrolyse nicht vollständig jodierten Thyroglobulins (Tg) in der Schilddrüse gebildet wird oder aus T_4 durch die auch in der Schilddrüse exprimierten und hoch aktiven Deiodaseenyzme, ist zur Zeit noch unklar [34]. rT_3 und die anderen Metabolite entstehen ausschließlich extrathyroidal. Obwohl der Prozess der Hormonsynthese und die Zellbiologie der Thyrozyten recht intensiv untersucht worden sind, ist bisher der Mechanismus der Freisetzung von Schilddrüsenhormonen, die ja mehrfach geladene Aminosäurederivate sind, noch weitgehend unverstanden. Hinweise gibt es auf einen Carrier-mediierten, stereospezifischen Verapamil-sensitiven Exportmechanismus unter möglicher Beteiligung eines 90-100-kDa-Proteins, das mit T_3 durch Photoaffinitätsmarkierung sichtbar gemacht werden kann [9].

Die Selenoproteinfamilie der Deiodasen und die zellspezifische Hormonbildung

Die reduktive Deiodierung von Schilddrüsenhormonen wird von einer Selenoproteinfamilie, den Iodthyronindeiodasen katalysiert. Vermutlich sind drei verschiedene Deiodasen, die von unterschiedlichen Genen kodiert werden, beim Menschen und in anderen Spezies an den deiodierenden Stoffwechselwegen beteiligt [33]. In Fischen, Vögeln und anderen niedrigeren Vertebraten sind möglicherweise noch nicht alle drei Isoenzyme exprimiert. Abb. 1 stellt die Aktivierung von T_4 zu T_3 durch die zwei 5'-Deiodaseenzyme und die Inaktivierung von T_4 zu rT_3 durch die Typ-III-5-Deiodase dar und Tab. 1 gibt einen Überblick über die wichtigsten Eigenschaften dieser drei Enzyme. Die entwicklungs-, zell- und gewebespezifische Expression der drei Deiodaseenzyme, die intrazellulär an der Innenseite der Plasmamembran bzw. im endoplasmatischen Retikulum lokalisiert sind, ermöglicht eine feinabgestimmte und zellspezifische Regulation und Organisation der T_3-Bildung aus T_4 und der Inaktivierung von T_3 zu 3,3'-T_2 oder von T_4 zum thyromimetisch inaktiven rT_3. Somit können zellspezifisch aus dem zirkulierenden Schilddrüsenhormonpool durch spezifische Transporter die Hormonvorstufe (T_4) und das bereits aktive T_3 in die Zielzellen der Hormonwirkung aufgenommen und intrazellulär metabolisiert werden, bevor das Hormon seine Wirkung über spezifische Rezeptorsysteme entfaltet. Ebenso können sich Zellen durch den inaktivierenden Abbau von T_4 oder T_3 durch die Typ-II-5-Deiodase vor „unerwünschter" Hormonwirkung zum falschen Zeitpunkt oder in der falschen Konzentration schützen [32]. Hieraus wird auch deutlich, daß zirkulierende Schilddrüsenhormonspiegel nur bedingt ausssagekräftig sind für die Vorhersage oder Kenntnis der intrazellulären Hormonwirkung, eine Tatsache, die seit langem vermutet wurde und als „hidden pools" für T_3 schon beschrieben wurde. Intrazellulär gebildete Schilddrüsenhormone, insbesondere T_3 und rT_3, stehen wegen der komplexen zellulären Transportprozesse, der nun bekannten intrazelullären Deiodierungs- und Konjugationsreaktionen, sowie zellspezifischer intrazellulärer Bindungs- und Rezeptorproteine nicht im Gleichgewicht mit dem zirkuierenden Hormonpool. Somit geben die Serumhormonspiegel nur integrative und globale Hinweise für den Schilddrüsenhormonstatus und die Wirkung auf zelluläre Endpunkte T_3-regulierter Gene. Durch die Bindung der Schilddrüsenhormone, insbesondere von T_4

und T_3, an hochaffine Plasmatransport- und Verteilungsproteine mit relativ hoher Bindungskapazität (Thyroxin-bindendes Globulin [TBG], Transthyretin [TTR] und Albumin) stellen die Gesamthormonkonzentrationen im Blut ohnehin nur die zirkulierenden Poolgrößen dar, während die sehr geringe freie Hormonkonzentration von T_4 und T_3 (< 0.1 %) als wirksame Form anzusehen ist.

Tabelle 1 Charakteristika der drei Deiodaseenenzyme

Eigenschaft	Typ-I-5'-Deiodase	Typ-II-5'-Deiodase	Typ-III-5-Deiodase
Funktion	systemische und lokale T_3 Produktion; Abbau von rT_3 und sulfatierten Iodothyroninen	lokale > systemische T_3 Produktion	Inaktivierung und Abbau von T_4 und T_3
Expression	Leber, Niere, Schilddrüse, Hypophyse; Herz, braunes Fettgewebe in Schafen	(hypothyreote) Hypophyse, Gehirn, braunes Fettgewebe,Haut, Plazenta; Thymus, Gliazellen und Tanycyten	Plazenta, Gehirn; viele Gewebe außer Hypophyse, Schilddrüse, Niere, adulte Leber
Kosubstrat	DTT oder DTE in vitro; nicht Glutathion oder Thioredoxin in vivo	DTT oder DTE in vitro; höhere Konzentrationen als für 5'DI	DTT oder DTE in vitro; höhere Konzentrationen als für 5'DI
subzelluläre Lokalisation	endoplasmatisches Reticulum in der Leber, innere Seite der Plasmamembran in Niere und Schilddrüse	innere Seite der Plasmamembran; p29 Untereinheit assoziert mit F-Aktin resp. perinucleären Vesikeln	endoplasmatisches Reticulum
Kloniert in Spezies	Mensch, Ratte, Maus, Hund, Huhn; (nicht in Rana catesbeiana exprimiert), Fundulus heteroclitus Oreochromis niloticus (Tilapia), Regenbogenforelle	Mensch, Ratte, Maus, Huhn; Rana catesbeiana, Xenopus laevis (Teleost), Regenbogenforelle	Mensch, Ratte, Maus, Huhn; Rana catesbeiana,
essentielle Aminosäuren	Histidin, Selenocystein, Cystein, Phenylalanin	Selenocystein (?)	Selenocystein
Induktion	T_3, Retinoide; TSH und cAMP nur in Schilddrüse, Testosteron (Leber), Kohlenhydrate	cAMP; FGF; Phorbolester via PKC; ANP und CNP via cGMP in Gliazellen	T_3, FGF, EGF
Repression	Ca^{2+}-PI-Weg in Schilddrüse; Dexamethason	T_3	
Hemmung	PTU, Iodoacetat, Aurothioglucose, Iopansäure	T_4, rT_3, Iopansäure	Iopansäure

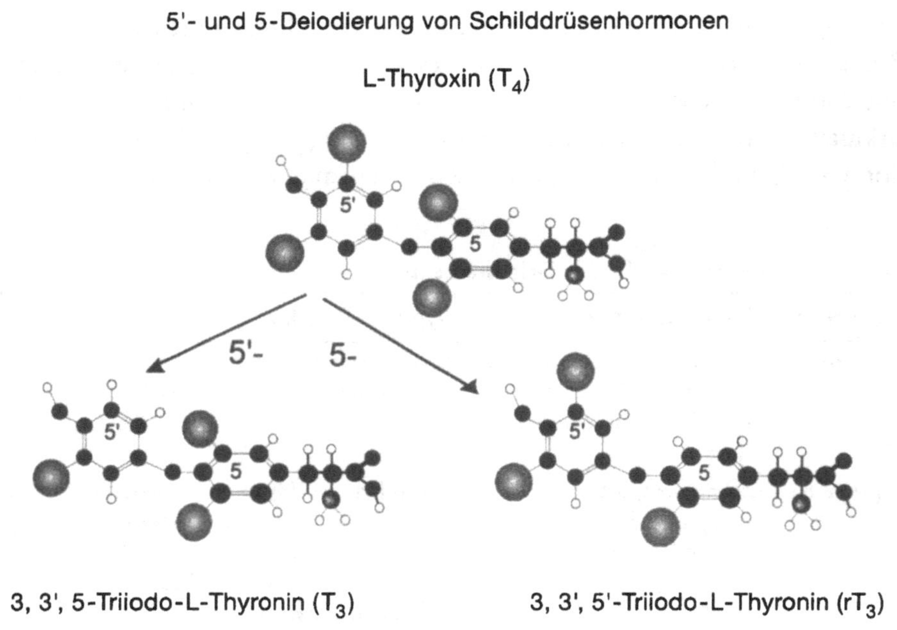

Abb. 1 Deiodierung von T_4 zu T_3 durch die Typ-I- und Typ-II-5'-Deiodase und zu rT_3 durch die Typ-III-5-Deiodase.

Selenocystein ist ein essentieller Aminosäurerest im aktiven Zentrum der Deiodasenezyme, wobei noch eine Kontroverse über die Selenoproteinnatur der Typ-II-5'-Deiodase besteht, die aus mehreren Untereinheiten aufgebaut ist, von denen bisher nur zwei vermutlich näher charakterisiert sind. Die homodimere Typ-I-5'-Deiodase ist zuerst als selenhaltige Deiodase identifiziert worden; und auch für die Typ-III-5-Deiodase ist im Menschen und anderen Spezies die Funktion als Selenoprotein etabliert [34]. Im Tiermodell wird bei sehr starkem Selenmangel, der auch durch Beeinträchtigung anderer Selenoenzyme zu weiteren Stoffwechselstörungen führt, eine selenabhängige Regulation der Expression der Deiodasen beobachtet, die auch im Zellkulturmodell unter Selenmangelbedingungen des Kulturmediums nachgestellt werden kann. Beim Menschen jedoch kommt es nur in Extremsituationen zu einer selenabhängigen Regulation der Expression oder Aktivität der Deiodaseenzyme, die durch Veränderung des Hormonstatus nahegelegt wird (z. B. bei proteinarmer Diät bei Phenylketonurie oder Mukoviszidose, oder bei Langzeit-parenteraler Ernährung ohne Selensubstitution) [28, 54]. Zellkultur-und Tierexperimente ergaben, daß die in sehr niedrigen Konzentrationen exprimierten Deiodasen auch unter Selenmangel noch immer ausreichend mit Selen versorgt werden, da sie in der Hierarchie der verschiedenen Selenoproteine sehr hoch angesiedelt sind und zuerst andere Selenoproteine nicht mehr synthetisiert werden [20, 34]. Die ursprüngliche Vermutung, daß im Nieder-T_3-Syndrom („euthyroid-sick-syndrome“) bei nicht-thyroidalen schweren Allgemeinerkrankungen ein hepatischer Selenmangel zu erniedrigter Expression der 5'DI in der Leber und damit zu einer verringerten T_3-Produktion und -Freisetzung aus der Leber führen könnte [6], ist bisher nicht bestätigt worden. Selensupplementation verbesserte zwar deutlich den klinischen Verlauf von Intensivpatienten mit Sepsis, etc., hatte jedoch keinen Einfluß auf die Schilddrüsenhormonwerte und insbesondere trat keine zur Selensubstitution korrelierte Erhöhung der Serum-T_3-Spiegel auf [1].

Klassische Modelle der Analyse der Wirkungen der Schilddrüsenhormone: Thermogenese und Metamorphose

Die klassischen Versuche zur Wirkung von Schilddrüsenhormonen wurden um die Jahrhundertwende am Modell der Metamorphose von Kaulquappen und durch Anwendung von Schilddrüsenextrakten am Menschen gemacht. Hypothyreose führte bei Kaulquappen zu einem Arrest der Metamorphose und T_4-Gabe ins Wasser ermöglichte den normalen weiteren Ablauf nach dieser Unterbrechung [21]. In den letzten Jahren wurden nach der Entdeckung der T_3-Rezeptoren und der Deiodaseenzyme sowie ihrer gewebespezifischen Expression Details der molekularen Mechanismen der Metamorphose, die Beteiligung T_3-responsiver Gene und die Schilddrüsenhormon-abhängige Regulation der Umstellung des Intermediärstoffwechsels bei der Metamorphose der Kaulquappen zum Frosch geklärt und stehen damit als Modell der hormonregulierten Entwicklungsbiologie zur Verfügung.

Thermogenese und Energiestoffwechsel

Magnus-Levy zeigte bereits 1895 als erster, daß „Thyroidinfütterung an eine mäßig fettleibige Wärterin“ zu einer Erhöhung des Grundumsatzes, des Sauerstoffverbrauchs und der CO_2-Produktion führt, die ersten „BMR-Messungen“, und daß es dabei auch zu einem deutlichen Gewichtsverlust von (myxödematösen bzw. übergewichtigen) Patienten kommt [41] (Tabelle 2).

Heute wird dieses Konzept ja noch häufig (illegal) eingesetzt. Ebenso erkannte er, daß es bei Schilddrüsenüberfunktion, z. B. Morbus Basedow, zu ähnlichen Veränderungen kommt wie nach Schilddrüsenextraktgabe. Thyroxin wurde 1915 durch Kendall rein dargestellt [29] und die Struktur von T_4 erst 1926 durch Harington aufgeklärt [22].

Tabelle 2 „Thyroidinfütterung (Schilddrüsenextrakt) an eine 23jährige mäßig fettleibige Wärterin" (nach Magnus Levy, 1895)

	vorher	nach 19 Tagen Fütterung
ccm O2	226 (2,94)	255 (3,50) *
ccm CO2	184 (2,39)	199 (2,74) *
RQ	0,81	0,78
Gewicht (kg)	77	73

Schilddrüsenhormone und respiratorische Funktion

Heute ist bekannt, daß die Thermogenese sich aus mehreren Einzelkomponenten zusammensetzt, von denen nur ein Teil durch Schilddrüsenhormone gesteuert wird [43], vor allem unter Beteiligung der vor kurzem entdeckten „uncoupling proteins" (UCP 1-3), die in der inneren Mitochondrienmembran lokalisiert sind und auch durch Katecholamine reguliert werden [8, 61]. Für die Katecholaminwirkung auf die gewebespezifische UCP-Expression und Funktion sind Schilddrüsenhormone essentiell und permissiv. Mit der Identifizierung dieser T_3-responsiven Proteine konnte eine Reihe von Unklarheiten bezüglich der mitochondrialen Schilddrüsenhormonwirkung beseitigt werden. In den letzten Jahren zeigte sich auch, daß UCP-Proteine eine wichtige Rolle in der Pathogenese der Adipositas und möglicherweise auch des Diabetes mellitus spielen, da neben der direkten Regulation der UCP-Expression durch verschiedene Hormonssysteme auch Mutationen im System der β-adrenergen Rezeptoren (βAR-3) hier Effekte hervorrufen [53]. Die zentrale Rolle der Schilddrüsenhormone bei der Regulation des Grundumsatzes und der Thermogenese wird auch aus systematischen Untersuchungen zur Kälteadaption bei längerdauerendem Aufenthalt in polaren Kältezonen deutlich. Hier kommt es zu systematischen Anpassungen der relativen Sekretion von T_4 und T_3 aus der Schilddrüse, Veränderungen der zirkulierenden Pools von T_4 und T_3 im Blut sowie in den Organen, Verschiebungen der Kinetik der T_3-Aktivierung aus T_4, des T_3-Abbaus und der Ausscheidung sowie der Gewebeverteilung der Schilddrüsenhormone [69]. Darüber hinaus werden wohl auch die „setpoints" der Regulation der Schilddrüsenachse und der T_3-responsiven Gene ebenso verändert wie die Interaktion mit anderen direkt oder permissiv wirkenden Hormonsystemen des Energie- und Strukturstoffwechsels.

Metamorphose und die Schilddrüsenhormonachse

Gudernatsch zeigte in seinen Prager Versuchen schon 1912, daß die Metamorphose des Axolotl in Thyroxin-haltigem Wasser wesentlich schneller und dann auch koordiniert verläuft verglichen mit normalem Wasser; auch die Wirkungen von Cortisol als auslösender Faktor der Aktivierung der Schilddrüsenachse wurden schon beobachtet [21]. Diese Ergebnisse sind später in den Arbeiten von Tata [67] sowie der Gruppe um Galton [5] systematisch aufgearbeitet worden und ergaben, daß sowohl eine zeitlich eng koordinierte Abfolge der Expression von Schilddrüsenhormonrezeptoren, der Produktion von Schilddrüsenhormonen und der gewebespezifischen Aktivierung von T_4 und der Inaktivierung von (lokal gebildetem) T_3 durch die Deiodaseenzyme erforderlich ist, um die Metamorphose in Kaulquappen von Xenopus laevis oder Rana catesbeiana vollständig und programmiert ablaufen zu lassen (s. u.). In diesen Modellen wurden auch grundlegende Untersuchungen zur Rolle der unterschiedlichen T_3-Rezeptoren bei der Regulation der Expression schilddrüsenabhängiger Gene durchgeführt und das Konzept der engen lokalen und zeitlichen Koordination von Hormonbildung, -wirkung und -spezifischem Abbau formuliert und experimentell bestätigt, bevor es dann auch in entwicklungsbiologischen Studien an Nagern geprüft wurde. Auf diesen Grundlagen sind die modernen entwicklungsbiologischen Ansätze mit knockout- und transgenen Maus-Tiermodellen wesentlich leichter einzuordnen. Eine wichtige Erkenntnis aus diesen früheren Versuchen war, daß Schilddrüsenhormone (und auch andere Hormone) viele Abläufe der Entwicklung von Organismen nur beschleunigen, die ohne die Hormone aber auch ablaufen, allerdings mit Verzögerungen und mit teils bleibenden, teils reversiblen Störungen der Koordination zwischen verschiedenen Differenzierungsprozessen (z. B. im Zentralnervensystem oder bei der Skelettentwicklung).

Hormonbildung und Abbau sind essentiell an der Kontrolle der lokalen Wirkung beteiligt

Ein eindrucksvolles Beispiel der biologischen Funktion des Konzepts der lokalen Aktivierung und Inaktivierung von Schilddrüsenhormonen, das auch für andere Hormonsysteme gilt, lieferte die Beschreibung des transgenen Modells der Überexpression der Typ-III-5-Deioase in Xenopus-Kaulquappen [26]. Die Überexpression der 5-D stört den vollständigen Ablauf der Metamorphose, da offensichtlich die Balance zwischen der zeitlich und räumlich eng koordinierten Bildung und Verfügbarkeit von thyromimetische aktivem T_3 und Abbau von T_3 durch die 5-Deiodase gestört ist. So wachsen den Kaulquappen bereits Extremitäten, ohne daß der Schwanz abgebaut wird, Kiemen werden nicht resorbiert und verschiedene Strukturen im Kopf und Intestinaltrakt, die für die Kaulquappe, aber nicht für den Frosch, typisch sind bestehen nebeneinander. Offensichtlich können gewisse Funktionen der 5-D-III nicht von den anderen beiden 5'-Deiodaseenzymen übernommen werden, obwohl für die 5'DI bekannt ist, daß sie auch (nur in vitro unter bestimmten Reaktionsbedingungen?) wirksam T_4 und T_3 durch Deiodierung am Tyrosylring in 5-Position abbauen kann. Diese Untersuchungen zeigen deutlich, daß nicht nur die Produktion von thyromimetisch aktivem T_3 durch die beiden 5'-Deiodasen effektiv reguliert werden muß, sondern auch der gewebespezifische Abbau.

Spezifische Expression der Typ-III-5-Deiodase in Uterus und Plazenta

Neben definierten zell- und entwicklungsspezifisch exprimierten Mustern der Deiodaseisoenzyme im Zentralnervensystem von Vertebraten konnten auch vergleichbar komplexe Muster der Verteilung von Deiodaseenzymen in der Plazenta während der Schwangerschaft beobachtet werden [30, 31, 55, 66]. Es wird angenommen, daß die membranspezifische Expression von T_3-bildenden und T_4 sowie T_3 abbauenden Enzymen eine koordinierte lokale Bereitstellung von aktivem T_3 für die Plazentafunktion ebenso wie für den sich entwickelnden Fetus gewährleistet. Darüber hinaus wird postuliert, daß das fetale Kompartiment vor einem Überangebot von aktivem Hormon T_3 oder dessen Vorstufe T_4 zur falschen Zeit geschützt wird. Möglicherweise erfüllt rT_3, das von plazentaren Membranen abgebaut wird, auch noch die Funktion eines Iodidlieferanten für die fetale autonome Schilddrüsenfunktion. Ob auch der kürzlich beschriebene, noch nicht chemisch identifizierte Schilddrüsenmetabolit („compound W") eine Funktion als inaktive Hormonvorstufe oder Iodidreserve hat, bleibt zu klären [49]. Im Rattenuterus wurde schon zu sehr frühem Zeitpunkt in der Region der Implantation eine extrem hohe Expresssion der Typ-III-5-Deiodase beschrieben, die möglicherweise zur Protektion des frühen Embryo vor einem Überangebot an T_3 dient oder an der Produktion hoher rT_3 und T_3-Sulfatspiegel beteiligt ist, die bis zur Geburt aufrechterhalten werden [17]. Funktionelle T_3-Rezeptoren sind in verschiedenen embryonalen Geweben und im emryonalen Hirn schon zu frühem Zeitpunkt bekannt [7].

Komponenten der zellspezifischen Hormonwirkung

Schilddrüsenhormone sind als mehrfach iodierte Derivate der Aminosäure Tyrosin sehr hydrophobe jedoch nicht neutrale Moleküle, da sowohl ihre Alaninseitenkette geladen ist und auch die phenolische 4'-OH-Gruppe wegen der orthoständigen Iodatome in 3'- bzw. 5'-Position azidifiziert ist. T_4 dissoziiert deshalb leicht bei physiologischem pH zum 4'-Phenolat-Anion. Aus diesen Gründen sind Schilddrüsenhormone schlecht löslich und wegen ihrer Ionenstruktur können sie auch nicht einfach durch biologische Membranen diffundieren. Nach der Freisetzung aus der Schilddrüse, deren Mechanismus unbekannt ist, werden T_4 und T_3 proteingebunden in der Zirkulation an Zielgewebe verteilt (Abb. 2). Die Bindung an die Transport- und Verteilungsproteine im Plasma, Thyroxin-bindendes Globulin (TBG), Transthyretin (TTR) und Albumin senkt die freien wirksamen Hormonkonzentrationen auf weniger als 0,1 % und verhindert die schnelle Ausscheidung durch die Niere ebenso wie eine unspezifische Einlagerung in Lipidbiomembranen der Zellen oder in Adipozyten. Auch am Transport der Schilddrüsenhormone ins ZNS über die Blut-Liquor-Schranke ist Transthyretin beteiligt, der Zugang über die Blut-Hirn-Schranke ist noch nicht geklärt [52, 58, 63].

Man geht heute davon aus, daß wegen der niedrigen freien Hormonkonzentrationen, der Bindung an Verteilungsproteine im Blut und interstitiellen Raum und wegen der geladenen Struktur spezifische Plasmatransportproteine Schilddrüsenhormone aktiv in die Zellen transportieren. Mehrere mutmaßliche Transporter

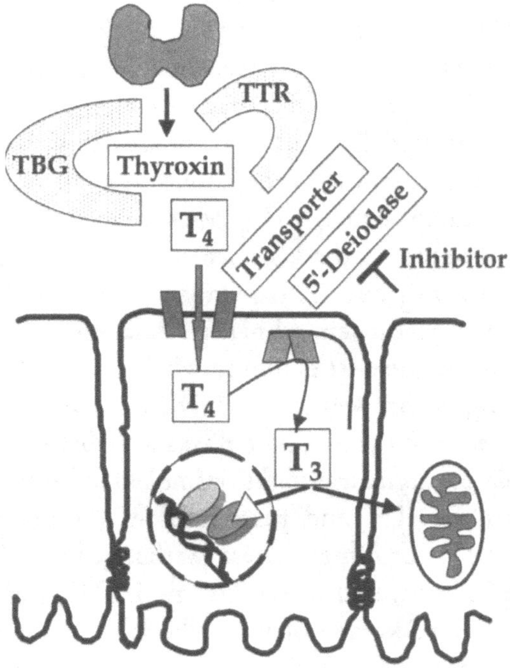

Abb. 2 Schematische Darstellung der an der Hormonwirkung beteiligten Komponenten.

wurden beschrieben, die unter ATP-Verbrauch ähnlich den Transportern für Anionen oder Aminosäuren T_4 und T_3 spezifisch in die Zellen aufnehmen oder auch den Export bzw. Efflux aus der Schilddrüse oder z. B. den Hepatozyten, die T_3 aus T_4 produzieren, bewirken [9, 12] (Tabelle 3).

In der Zelle werden die Iodthyronine entweder an hochaffine cytosolische Bindungsproteine gebunden [70], durch die membrangebundenen Deiodasen deiodiert, durch sulfatierende oder glucuronidierende Enzyme wasserlöslicher gemacht [71], oder im Kern oder in den Mitochondrien an Rezeptoren gebunden, die für T_3 hoch spezifisch sind. Es gibt keine Hinweise darauf, daß T_4 intrazellulär in vivo an nukleäre T_3-Rezeptoren binden kann, wie das in vitro bedingt möglich ist. Der Abbau des nukleären T_3-T_3-Rezeptorkomplexes und damit die Beendigung des Hormonsignals, das zur Modulation der Expression T_3-responsiver Gene führt, ist noch weitgehend unbekannt.

Nicht-genomische Effekte von Schilddrüsenhormonen an der Plasmamembran

Neben den klassischen Schilddrüsenhormoneffekten, die über Liganden-modulierte T_3-Rezeptoren im Zellkern vermittelt werden, gibt es in der letzten Zeit solide experimentelle Befunde für Schilddrüsenhormonwirkungen direkt an der Zellmembran. Diese wurden bereits früher vermutet, konnten jedoch mit den damaligen experimentellen Methoden nicht reproduzierbar nachgewiesen werden oder ließen sich nur in isolierten Zellkulturmodellen unter artifiziellen in-vitro-Bedingungen zeigen. Hierzu gehörten schnelle Effekte von Schilddrüsenhormonen auf den Stofftransport (Zucker, Aminosäuren, Ionen, Ca^{2+}). Meist zeigten diese Effekte andere Struktur-Wirkungsbeziehungen als die klassischen über T_3-Rezeptoren vermittelten Prozesse, z. B. waren T_4, rT_3 oder Tetrac aktiver als T_3 [10, 11, 46, 59]. Mit der Entwicklung sensitiverer Methoden, schnellerer Analytik und Identifizierung neuer Signaltransduktionskaskaden, ist es nun möglich, eine Reihe dieser Effekte zumindest in vitro eindeutig nachzuweisen. So aktiviert T_4 in verschiedenen Zellen akut die Mitogen-aktivierte Protein-Kinase-Kaskade (MAPK), fördert die Phosphorylierung intrazellulärer Signaltransduktionsmoleküle, welche die Transkription aktivieren (STAT1α, STAT3) und zur schnellen Aktivierung der Expression des Transkriptionsfaktors c-Fos führen. Diese Wirkungen sind in Zellen, die keine T_3-Rezeptoren exprimieren, und in weniger als 10 Minuten nachweisbar, ein Zeitraum, der nicht mit der Aktivierung von nukleären T_3-Kernrezeptoren vereinbar ist. Darüber hinaus zeigen T_4 und rT_3 Wirkungen, die teils stärker als die von T_3 sind [39, 40]. In diesen Modellen verstärken Schilddrüsenhormone

Effekte von Wachstumsfaktoren oder Zytokinen auf die zelluläre Signaltransduktion. Bisher ist jedoch unklar, ob diese Wirkungen auch im In-vivo-Modell nachzuweisen sind und physiologische Relevanz haben.

Tabelle 3 Wirkungsmechanismen von Schilddrüsenhormonen

zelluläre Zielstruktur	Ligand	Wirkung	Zeitraum	Referenz
Plasmamembran	T_4, rT_3, T_3; nicht Tetrac	Aktivierung von MAPK	Minuten	[39]
	T_4, rT_3, T_3; nicht Tetrac	Aktivierung von STAT1α, STAT3	Minuten	[39, 40]
	T_3 und andere	Stimulation des intrazellulären cAMP, Ca^{2+}, Stofftransport	Sekunden bis Minuten	[59, 60]
	T_4, rT_3, nicht T_3	Polymerisation des Aktinzytoskeletts, Inaktivierung der Typ-II-5'-Deiodase	Minuten	[13, 37]
	T_3	Stimulation der Expression der Na^+, K^+-ATPase	Stunden	[18]
Mitochondrien	T_3	Stimulation Adeninnukleotidtransport, oxidativer Phosphorylierung, Atmungskette	Minuten, Stunden, Tage	[47, 65]
	T_3 3,5-T_2	Stimulation des Sauerstoffverbrauchs, Aktivierung der Cytochrom-c Oxidase	Minuten, Stunden	[25, 36]
	T_3	Bindung an und Aktivierung des mitochondrialen T_3-Rezeptors α1	Minuten	[73]
Cytosol	T_3	hochaffine Bindungsproteine	???	[70]
Zellkern	T_3	hochaffine T_3-Rezeptorproteine TRα1, TRβ1, TRβ2	Minuten bis Stunden	[2, 45, 74]

Eindeutig sind akute schnelle Effekte von T_4 und rT_3, nicht jedoch von T_3, auf die Inaktivierung der Typ-II-5'-Deiodase im Modell von Astrozytenkulturen nachgewiesen. In Astrozyten, die nur wenige T_3-Rezeptoren exprimieren, katalysiert die 5'DII die T_3-Produktion aus T_4, diese Aktivität wird durch cAMP noch massiv stimuliert. Die Substrat-induzierte Inaktivierung der 5'DII in diesen Zellen geht mit einer Polymerisation des Aktinzytoskeletts einher. Die substrat-bindende p29-Untereinheit der 5'DII wird offensichtlich endozytotisch unter Beteiligung des

Aktinzytoskeletts rezirkuliert und nur in Abwesenheit von T_4 dem lysosomalen Abbau zugeführt [13, 37]. Möglicherweise spielt dieser T_4 (und rT_3?) gesteuerte Vorgang eine zentrale Rolle bei der Differenzierung des ZNS und bei der neuronalen Migration. Neuere Daten weisen auf die Lokalisation der 5'DII in Gliazellen oder Astrozyten hin, während T_3-Rezeptoren vorwiegend in neuronalen Strukturen gefunden werden. Hier könnte ein enges Schilddrüsenhormon-abhängiges Kommunikationsnetzwerk zwischen diesen Zellen von Bedeutung in der ZNS-Entwicklung, der Physiologie und Pathophysiologie sein.

Mitochondriale Effekte von Schilddrüsenhormonen

Schon seit den ersten Untersuchungen zur Wirkung von Schilddrüsenhormonen und den Arbeiten von Magnus-Levy stand die Steigerung des Sauerstoffverbrauchs und des Grundumsatzes im Zentrum des Interesses. Schilddrüsenhormonderivate und Analoge wurden an ihrer Fähigkeit, den Sauerstoffverbrauch zu stimulieren, als Agonisten, Antagonisten oder als inerte Analoga eingestuft. Nach solchen systematischen Untersuchungen nahm man zunächst auch an, daß Schilddrüsenhormone keine Wirkung im adulten ZNS, Hoden, Milz und wenigen anderen Geweben haben, da in diesen isolierten Organen keine Steigerung des Sauerstoffverbrauchs nach In-vivo-Gabe von T_4 gemessen werden konnte [3]. Erhöhung des Sauerstoffverbrauchs konnte auch an isolierten Mitochondrien nach vorheriger In-vivo-Gabe von aktiven Hormonen nachgewiesen werden, jedoch führte die direkte Stimulation von isolierten gereinigten Mitochondrien in vitro meist zu negativen Ergebnissen [25, 44] oder es waren so hohe Konzentrationen erforderlich, daß es zu einer Entkopplung der oxidativen Phosphorylierung der Mitochondrien kam, ähnlich wie nach Gabe von Dinitrophenol oder ähnlichen Substanzen. Daraus wurde geschlossen, daß wahrscheinlich zelluläre Faktoren oder unbekannte Schilddrüsenhormonmetabolite, wie z. B. 3,5-T2, diese Wirkung ausüben. Die Bindung von 3,5-T2 und 3,3'-T2 an mitochondriale Proteine und Modulation ihrer Funktion konnte für die Cytochromoxidase in einer Serie von Publikationen gezeigt werden [35, 36]. Zunächst wurde ein spezifischer T_3-Rezeptor in Mitochondrien postuliert [64], der von mehreren Gruppen jedoch nicht bestätigt werden konnte. Danach wurde der mitochondriale Adeninnukleotid-Translokator als mögliche Rezeptorstruktur untersucht, wobei auch diese Befunde kontrovers blieben [23, 50, 65]. Spätere Untersuchungen ergaben dann allerdings, daß nicht akute direkte T_3-Effekte auf die Funktion des Adeninnukleotid-Translokators für diese Wirkung verantwortlich sind, sondern genomische Effekte über erhöhte Transkription des Gens [47].

Mitochondrialer T_3-Rezeptor und T_3-Wirkung

Mit der Klonierung der T_3-Rezeptorfamilie und der Verfügbarkeit spezifischer Rezeptorantikörper und spezifischer, sensitiver, neuer Meßmethoden für die Analyse der Regulation der Genexpression (Reportergenassays) gelang in den letzten Jahren der eindeutige Nachweis der Expression und Funktion des T_3-Rezeptors $\alpha 1$ in den Mitochondrien [73]. Von der T_3-Rezeptorfamilie hat diese Form als einzige offensichtlich neben dem nukleären auch noch ein mitochondriales Targetingsignal und wird als funktionelles Protein auch in Mitochondrien gefunden. Da im mitochondrialen Genom auch eindeutig T_3-responsive Elemente identifiziert wurden, liegt nun nahe, daß die Genexpression einiger der mitochondrial kodierten Proteinunterheiten direkt unter Kontrolle des T_3-Rezeptorkomplexes steht [38]. Zu diesen Proteinen zählen Komponenten der Atmungskette, der ATP-Synthase, einiger Enzyme und mitochondrialer Proteine [47], die durch T_3 um den Faktor 2-40 induziert werden. Somit kann nun die physiologische Wirkung von Schilddrüsenhormonen, und hier vor allem T_3, aber auch 3,5-T2 auf die mitochondriale Funktion und Genexpression als gesichert angesehen werden. Inwieweit diese Schilddrüsenhormoneffekte auf die Steigerung des Energiestoffwechsels, Sauerstoffverbrauchs und Grundumsatzes auch im Zusammenhang mit erhöhter Protonen-Leck-Rate durch die mitochondriale Membran und vermehrter Bildung von reaktiven Sauerstoffintermediaten, die zu Zellschädigungen führen, steht, bleibt noch genauer zu untersuchen. Da es eine enge inverse Korrelation zwischen Körpermasse und mitochondrialem „proton-leak" gibt [48] und auch, in Abhängigkeit vom Schilddrüsenhormonstatus, Veränderungen der Produktion reaktiver Sauerstoffintermediate und dadurch ausgelöster Effekte des oxidativen Stress' auf verschiedene Biomoleküle bekannt sind, mehren sich die Hinweise auf eine enge Korrelation zwischen Schilddrüsenstatus, metabolischer Rate, Alterung und Langlebigkeit zumindest in Tiermodellen. Einen weiteren Anteil an der Thermogenesesteigerung durch Schilddrüsenhormone hat das Plasmamembranenzym Na^+,K^+-ATPase. Durch den zellulär erhöhten ATP-Umsatz (Produktion und Verbrauch) bei Hyperthyreose kommt es auch zu Adaptionen dieses Enzyms an den ATP Verbrauch. Darüber hinaus wird die Expression beider ATPase-Untereinheiten durch T_3-stimuliert. Untersuchungen ergaben jedoch, daß nur ca. 5% des Grundumsatzes auf den Na^+,K^+-Transport durch dieses Enzym zurückzuführen sind, ein wesentlich geringerer Anteil als zunächst angenommen. Somit kann auch die positive Korrelation zwischen Na^+,K^+-ATPase-Aktivität und Sauerstoffverbrauch weitgehend auf die mitochondrialen T_3-Effekte über den ATP-Umsatz zurückgeführt werden [18, 62].

Bisher sind für intrazelluläre Schilddrüsenhormon-bindende Proteine nur wenige Details über ihre regulatorische oder funktionelle Beteiligung an hormonregulierten Stoffwechselprozessen bekannt. Aus Untersuchungen im Bereich der molekularen Wirkung von Retinoiden (Vitamin-A-Derivaten), insbesondere zu deren intrazellulären Bindungsproteinen, ist jedoch zu erwarten, daß durch diese hochaffinen intrazellulären Bindungsproteine für Schilddrüsenhormone und ihre Metabolite eine effektive, zell- und gewebespezifische Feinregulation der Hormonwirkung erfolgt [70]. Experimente in Knockout- oder transgenen Tiermodellen werden hier Informationen liefern.

Kernrezeptoren für T_3 – die c-erbA-Super-Genfamilie

Das Konzept der Schilddrüsenhormonwirkung auf die Regulation der Transkription wurde eindrucksvoll untermauert mit der Entdeckung der Liganden-modulierten nukleären Transkriptionsfaktoren aus der c-erbA-Super-Genfamilie. Diese Transkriptionsfaktoren vermitteln einen Großteil der bisher bekannten Schilddrüsenhormoneffekte, indem sie nach Bindung von T_3 an diese Rezeptoren die Transkription schilddrüsenhormonabhängiger Gene aktivieren oder auch wie z. B. für TSH etabliert hemmen [2, 45, 74]. Darüber hinaus wurde auch beobachtet, daß die T_3-Rezeptoren auch ohne Ligandenbindung an responsive Elemente in hormonregulierten Genen binden und damit deren (basale) Transkription entweder direkt oder durch Protein-Protein-Interaktion mit anderen an der Transkriptionsregulation beteiligten Proteinen beeinflussen. Hier spielen insbesondere die Interaktion der T_3-Rezeptoren mit Retinoidrezeptoren (RXR) und Koaktivatoren (z. B. SRC, NCoA, HAT) oder Korepressoren (SMRT, NCoR, Sin3, etc.) der Genexpression eine wichtige Rolle [16, 68]. Die T_3-Ligandenbindung dissoziiert T_3-Rezeptor-Korepressor-Komplexe (z. B. NCoR) und rekrutiert Koaktivatormoleküle (z. B. NCoA) für den T_3-Rezeptorkomplex, wodurch im allgemeinen die Transkription aktiviert wird. Durch diese Interaktionen wird der Acetylierungszustand von Histonen und damit die Chromatinstruktur beeinflußt, so daß die DNA-Bindung und Aktivität der Komponenten der RNA-Polymerase-II verändert wird. Wiederum gibt es hier zellspezifische Expressionsmuster dieser mit den T_3-Rezeptoren interagierenden Proteine und damit der Hormonwirkung. Diese komplexen Interaktionen machen einen Teil der gen- und gewebespezifischen Wirkungen der Schilddrüsenhormone aus. Bisher gibt es keine Hinweise dafür, daß außer T_3 auch andere Schilddrüsenhormone oder ihre Metabolite in vivo unter physiologischen Bedingungen an die nukleären T_3-Rezeptoren binden und auf diese Weise die Genexpression modulieren.

T_3-Rezeptoren

Bisher sind drei funktionelle, T_3-bindende Rezeptoren bekannt (TRα1, TRβ1, TRβ2) sowie damit verwandte Proteine, die zwar an T_3-responsive DNA-Elemente (TRE) binden, jedoch keine Affinität für den Liganden T_3 (oder andere Analoga) haben [2, 45]. Diese „Rezeptoren" sind modular wie die anderen Familienmitglieder der Steroid-Retinoid-Schilddüsenhormon-Rezeptorfamilie aufgebaut. Im N-terminalen Teil der Moleküle ist ebenso wie im C-terminalen Bereich eine transaktivierende Domäne zu finden, welche durch Protein-Protein-Interaktion die Transkriptionsaktivität beeinflußt. Die DNA-Bindung an TREs erfolgt über eine hoch konservierte DNA-bindende Region. Die Ligandenbindungsdomäne ist ebenfalls für die jeweilige Rezeptorfamilie stark konserviert und liegt zwischen DNA-Bindungs- und C-terminaler Transaktivierungsdomäne. Der Nachweis dieses modularen Aufbaus gelang durch systematische „finger-swap" Baukastenexperimente, bei denen diese Proteindomänen in rekombinant hergestellten künstlichen Fusionsproteinen entfernt bzw. zusammengesetzt und mit verschiedenen etablierten molekular-endokrinologischen Methoden funktionell charakterisiert wurden.

Die biologische und pathophysiologische Relevanz dieses Konzepts des modularen Aufbaus der Rezeptormoleküle wurde in der Zwischenzeit auch eindrucksvoll bestätigt durch die Aufklärung von Mutationen des T_3-Rezeptors β bei Patienten oder Familien mit partieller oder kompletter Schilddrüsenhormonresistenz. Bestimmte Punktmutationen oder größere Änderungen in der TR-Struktur führen zu veränderter DNA- oder T_3-Liganden-Bindung oder zu einer Störung der Protein-Protein-Interaktion mit anderen Faktoren des Transkriptionsapparats [4, 51]. Eine weitere Untermauerung dieser Ergebnisse lieferte die Beschreibung der Entstehung einer Schilddrüsenhormonresistenz durch eine Mutation in einem Koaktivator SRC-1, die dazu führt, daß trotz intakter T_3- und DNA-Bindung eines unveränderten T_3-Rezeptors die essentielle Wechselwirkung des T_3-Rezeptors mit diesem Koaktivator Protein so gestört ist, daß als Phänotyp ebenfalls eine Schilddrüsenhormonresistenz resultiert [72].

Die verschiedenen Proteine der T_3-Rezeptorfamilie werden von zwei Genen kodiert, wobei unterschiedliche (gewebespezifische?) Spleißung der mRNA erfolgt und damit veränderte Proteine translatiert werden, die einen anderen N-Terminus (TRβ1 und TRβ2) oder C-Terminus haben (TRα und TRα2) [2, 14, 45, 74]. TRβ1, TRβ2 und TRα1 binden den T_3-Liganden, während durch die unterschiedliche Spleißform von TRα2 keine Ligandenbindungsdomäne mehr vorhanden ist. Eine weitere „Rezeptorform" wird durch Transkription vom Gegenstrang des TRα-Gens gebildet, rev-erbA. Diese Form bindet zwar ebenfalls keine T_3-Liganden, kompetiert jedoch durch DNA-Bindung an TREs oder um andere T_3-Rezeptor-bindende Proteine bei der Transkriptionsregulation. Mehrere Subformen, die durch weitere Spleißvarianten kodiert werden, sind in verschiedenen Tiermodellen beschrieben worden. Wiederum ermöglicht die entwicklungs-und zellspezifische Expression der verschiedenen Rezeptorformen eine komplexe feinregulierte Modulation der Genexpression durch Schilddrüsenhormone. Vorhersagen der spezifischen Hormonwirkung werden deshalb massiv erschwert. Noch gibt es kaum Rezeptor- oder Gewebe-spezifische T_3-Analoge Rezeptorliganden, mit denen eine systematische gewebespezifische Analyse des Wirkungsprofils von Schilddrüsenhormonen und ihrer Rezeptoren im Tiermodell oder gar eine Anwendung am Menschen bei der Behandlung von Schilddrüsenfunktionsstörungen zum jetzigen Zeitpunkt möglich ist.

T_3-responsive Elemente

Neben verschiedenen Rezeptorformen gibt es darüber hinaus auch unterschiedliche hormonresponsive Elemente, die sogenannten TREs, in verschiedenen T_3-responsiven Genen. Diese meist oktameren z.B. palindromisch angeordneten Elemente sind im allgemeinen in Promotor- oder Enhancer-Strukturen T_3-responsiver Gene lokalisiert, jedoch sind solche Elemente auch schon in Intron-Strukturen gefunden worden [42]. Drei Konsensus-Motive für die TREs sind etabliert, direct repeats mit einem Abstand von 4 Basen zwischen den wiederholten Sequenzen (DR4), inverted repeats (IR) oder eine palindromische Anordnung (Pal) [74]. Die Konsensus-Basensequenz für TREs ist dabei AGGTCA. Jedoch ist dieses „ideale" Konsensuselement nur in wenigen Genen zu finden (z.B. dem humanen Promoter der Typ-I-5'-Deiodase) [27, 56] und liegt meist in Abwandlungen von einer oder mehrerer Basen vor. Auch die Abstände zwischen den Repeatstrukturen können variieren, z.B. gibt es im humanen Promotor der Typ-I-5'-Deiodase ein Element mit dam Abstand von 10 Basenpaaren. Darüber hinaus zeigen diese Elemente oft zwar bevorzugt Selektivität für einen Rezeptortyp, z.B. T_3-Rezeptor, aber auch andere Rezeptoren können an diese Strukturen binden, da zwischen den verschiedenen Mitgliedern der c-erbA-Supergenfamilie die DNA-Bindungsstrukturen relativ hoch konserviert sind. An die oben genannten TREs im humanen Typ-I-5'-Deiodase-Promoter binden z.B. auch Retinioidrezeptoren [57]. Dies ist nicht nur für in-vitro-Experimente relevant. Am Beispiel der Regulation der Expression der humanen Typ-I-5'-Deiodase konnten wir zeigen, daß dieses Gen sowohl durch T_3 als auch durch Retinoide reguliert wird. Hierbei gab es jedoch deutliche Unterschiede in Bezug auf die hormonelle, zellspezifische Regulation. Während die Retinoidwirkung bevorzugt im Tumorzellkontext als Stimulation der Expression zu zeigen war, gab es sowohl für die T_3- als auch Retinsäure-Stimulation der Expression Unterschiede in verschiedenen Zellinien, die aus Geweben mit Deiodaseexpression abgeleitet wurden (z. B. Leber, Niere, Schilddrüse) [27, 56, 57]. Auch diese Befunde verdeutlichen die Probleme bei der systematischen Analyse und Vorhersage der gewebe- oder zellspezifischen Hormonwirkung.

Dimerisierung von T_3-Rezeptoren

Erschwerend kommt bei der Untersuchung der Wirkungsmechanismen von T_3 hinzu, daß T_3-Wirkungen sowohl durch homodimere T_3-Rezeptorkomplexe als auch durch heterodimere Komplexe aus T_3- und Retinoid-Rezeptoren vermittelt werden können [2, 74]. Hierbei kann die Bindung beider Liganden, T_3 und Retinoide, die Wirkung modulieren. Ebenso gibt es Unterschiede der Bindung von homodimeren oder heterodimeren Komplexen an TREs verschiedener T_3-responsiver Gene.

Positive und negative Regulation der Genexpression durch T_3-Rezeptoren

Ebenso wie für andere Hormone beschrieben, gibt es auch für T_3 Gene, die positiv oder negativ durch Schilddrüsenhormone reguliert werden. Zu den bekanntesten negativ regulierten Genen zählen das TSHα und TSHβ-Gen, Myosin-heavy-chain-β (MHCβ beim Huhn), sowie mehrere andere Genprodukte. Ebenso wie bei der Aktivierung sind auch bei der Repression gleiche Grundprinzipien verwirklicht. Insbesondere das vor kurzem etablierte Konzept der Korepressoren hat sich bei der Analyse der beteiligten Mechansimen bewährt. Somit sind bisher keine Hinweise darauf vorhanden, daß für die Transkriptionsrepression ein bestimmter Rezeptortyp, ein bestimmter anderer Ligand als T_3, ein spezifisches TRE oder eine selektive Variation des Konzepts der Dimerisierung von Rezeptoren und ihrer Interaktion mit anderen Proteinen des Transkriptionskomplexes verantwortlich ist. Als Konsequenz läßt sich hieraus ableiten, daß in der gleichen Zelle T_3 möglicherweise zum gleichen Zeitpunkt die Aktivierung und Repression verschiedener Gene kontrolliert. Die Zahl der direkt durch T_3 regulierten Gene ist kaum noch überschaubar. Darüber hinaus vermittelt T_3 neben direkten Effekten auf die Transkriptionsregulation eine große Zahl permissiver Wirkungen für andere Prozesse, die durch andere Hormone, nervale Stimuli oder nutritive Faktoren vermittelt werden. Zum jetzigen Zeitpunkt liegt es nahe, daß die biologische Wirkung von Schilddrüsenhormonen, insbesondere von T_3, sowohl unter normalen physiologischen Konstellationen erst recht aber unter pathophysiologischen Bedingungen bald nur noch durch gut programmierte Computermodelle unter Einbeziehung neuronaler Netzwerke dargestellt, verstanden oder vorhergesagt werden kann [24].

T_3-Rezeptor-Knockout-Maus-Modelle

Umso überraschender war, unter den oben beschriebenen komplexen Interaktionen und Wirkungsmechansismen von Schilddrüsenhormonen und ihrer Rezeptoren, das Ergebnis der Etablierung von einfachen bzw. kombinierten Knockout-Mausmodellen der Schilddrüsenhormonrezeptorformen [14, 15, 19]. Nicht nur waren diese Tiere lebensfähig, sondern zeigten unerwartet milde Phänotypen der Störungen. Tabelle 4 faßt die wichtigsten vorliegenden Befunde zusammen. Eine Erklärung, die schon aus der Analyse von TR-Mutanten bei Schilddrüsenhormonresistenz nahelag, wurde hier noch plausibler. Es scheint besser, keinen Schilddrüsenrezeptor zu haben als einen falschen oder mutierten. Ebenso könnte nun postuliert werden, daß das Fehlen von Rezeptorligand (T_3) schwerwiegender ist (Kretinismus) als das Fehlen der T_3-Rezeptoren. Daraüberhinaus traten unerwartete Ergebnisse auf, z.B. die deutlichen Effekte auf Knochenwachstum und Reifung im kombinierten $TR\alpha^{-/-}/TR\beta^{-/-}$-Modell oder die Beeinträchtigung der Entwickung der gastrointestinalen Mukosa im TRα-Knockout-Modell. Erwartet waren die Störungen der hypophysären Feedbackregulation mit enorm hohen TSH-Spiegeln bei gleichzeitig sehr hohen Serum-Schilddrüsenhormonwerten. Letzterer Befund gibt allerdings bezüglich der Konzepte einer direkten, nicht über T_3-Rezeptoren vermittelten Wirkung von Schilddrüsenhormonen an der Plasmamembran, den Mitochondrien oder anderen subzellulären Strukturen zu denken, da hier bei sehr hohen T_4 und T_3-Werten mit entsprechenden Änderungen oder gar Störungen gerechnet werden müßte, die bisher nicht beschrieben wurden.

Ob diese Mechanismen das Fehlen der nukleären Rezeptoren kompensieren können, bleibt noch offen. Ebenso liefern diese Modelle keine Hinweise auf die Existenz weiterer T_3-Rezeptorformen. Ob andere Rezeptoren aus der c-erbA-Super-Genfamilie, z.B. Retinoid- oder Steroidrezeptoren für fehlende T_3-Rezeptoren kompensieren, bleibt ebenfalls noch zu untersuchen. Weiterhin geben diese Befunde deutliche Hinweise darauf, daß Schilddrüsenhormone und ihre Rezeptoren möglicherweise eher katalytische Funktion haben für Prozesse, die auch ohne Hormon und/oder Rezeptor ablaufen, dann allerdings in verzögerter oder nicht optimal koordinierter Form. Weitere Untersuchungen an diesen Modellen und die Kreuzung mit anderen transgenen oder knockout-Rezeptor-Mausmodellen wird zur weiteren Klärung der Wirkungsmechanismen und Zielstrukturen der Schilddrüsenhormonwirkung führen.

Tabelle 4 Phänotypen von T_3-Rezeptor-Knockout-Mausmodellen

Parameter	$TR\alpha1^{-/-}/\alpha2^{-/-}$	$TR\alpha1^{-/-}$	$TR\beta1^{-/-}/\beta2^{-/-}$	$TR\alpha^{-/-}/\beta^{-/-}$
Schilddrüse	hypoplastisch	normal	hyperplastisch	hyperplastisch
Serum T_4	niedrig	niedrig	3–6fach erhöht	10fach erhöht
Serum TSH	erniedrigt	erniedrigt	3–6fach erhöht	> 100fach erhöht
TSHβ-mRNA	erniedrigt	erhöht	erhöht	nicht analysiert
Überleben	letal nach 4–6 Wochen	normal	normal	letal nach 5 Wochen
andere Effekte/ Defekte	gestörte Entwicklung des Dünndarms	erniedrigte Herzfrequenz, erniedrigte Körpertemperatur	funktioneller Cochleadefekt, Taubheit	niedriges Körpergewicht, verzögerte Entwicklung von Dünndarm und Knochen, gestörte weibliche Fertilität

Zusammenfassung

Ein Großteil der vielfältigen Wirkungen von Schilddrüsenhormonen im normalen Stoffwechsel, unter pathophysiologischen Bedingungen sowie während der Entwicklung insbesondere des Gehirns wird über T_3 vermittelt, das an drei verschiedene T_3-Kernzrezeptoren aus der c-erbA-Genfamilie bindet und damit die Transkription und Expression T_3-modulierter Gene reguliert. Knockout-Mausmodelle für T_3-Rezeptorformen sind nicht letal und zeigen einen erstaunlich milden Phänotyp und unerwartete Effekte auf die Differenzierung des Dünndarms sowie die Skelettreifung. Daraus läßt sich ableiten, daß ein Fehlen des aktiven Hormons T_3 oder seiner Vorstufe T_4 nicht zu einem identischen Phänotyp führt (z. B. Kretinismus) wie das Fehlen oder ein Defekt von T_3-Rezeptoren. Mutationen im T_3-Rezeptor-β führen zur Schilddrüsenhormonresistenz. Es gibt aus Experimenten in der Zellkultur und in-vitro-Versuchen, jedoch noch kaum aus In-vivo- oder Ex-vivo-Analysen, Hinweise auf Schilddrüsenhormonwirkungen, die nicht durch T_3 sondern z. B. durch T_4, rT_3 oder 3,5-T2 vermittelt sind und nicht über T_3-Kernrezeptoren sondern Prozesse an der Plasmamembran oder mitochondriale T_3-

Rezeptoren vermittelt werden. Die Vielfalt der T_3-Rezeptoren, deren Interaktion mit verwandten Proteinen und anderen Komponenten des Transkriptionsapparats, die Existenz mehrerer T_3-responsiver DNA Erkennungssequenzen für T_3-Rezeptoren, die positive oder negative Regulation der Expression bestimmter T_3-responsiver Gene erschwert die molekulare und physiologische Analyse der Mechanismen und Wirkungen von Schilddrüsenhormonen. Die zellspezifische Aktivierung bzw. Inaktivierung von T_4, T_3 und davon abgeleiteter Metabolite durch drei verschiedene zell- und entwicklungsspezifisch exprimierte Deiodaseisoenzyme, die Selenoproteine sind, beeinflußt die lokale Schilddrüsenhormonwirkung, wie eindrucksvoll am Beispiel der Störung des Ablaufs der Metamorphose der Kaulquappen durch Überexpression der Typ-III-5-Deiodase gezeigt wurde. Die Vielzahl der Schilddrüsenhormoneffekte auf den Intermediär-, Energie- und Strukturstoffwechsel wird sowohl durch direkte als auch durch permissive Wirkungen von T_3 für andere hormonelle, nervale und nutritive Signale moduliert. Inwieweit veränderte oder fehlende Bindung der Schilddrüsenhormone an Verteilungs- und Transportproteine in der Zirkulation oder andere intrazelluläre Transport- und Bindunsproteine nicht nur die Hormonanalytik sondern auch die Schilddrüsenhormonwirkungen beeinflußt, bleibt offen.

Danksagung

Diese Untersuchungen wurden unterstützt durch die Deutsche Forschungsgemeinschaft (DFG Kö 922/3-3 und 922/7-1).

Literatur

[1] Angstwurm, M.W.A., J. Schottdorf, J. Schopohl et al.: Selenium replacement in patients with severe systemic inflammatory response syndrome improves clinical outcome. Crit. Care Med. 27 (1999) 1807–1813.

[2] Apriletti, J.W., R.C. Ribeiro, R.L. Wagner et al.: Molecular and structural biology of thyroid hormone receptors. Clin. Exp. Pharmacol. Physiol. 25 (1998) 2–11.

[3] Barker, S.B., H.M. Klitgaard: Metabolism of tissues excised from thyroxine-injected rats. Am. J. Physiol. 170 (1952) 81–86.

[4] Beck-Peccoz, P., V.K.K. Chatterjee: The variable clinical phenotype in thyroid hormone resistance syndrome. Thyroid 4 (1994) 225.

[5] Becker, K.B., K.C. Stephens, J.C. Davey et al.: The type 2 and type 3 iodothyronine deiodinases play important roles in coordinating developement in Rana catesbeiana tadpoles. Endocrinology 138 (1997) 2989–2997.

[6] Berger, M.M., T. Lemarchand Beraud, C. Cavadini et al.: Relations between the selenium status and the low T_3 syndrome after major trauma. Intensive. Care Med. 22 (1996) 575–581.

[7] Bernal, J., J. Nunez: Thyroid hormones and brain development. Eur. J. Endocrinol. 133 (1995) 390–398.

[8] Boss, O., P. Muzzin, J.-P. Giacobina: The uncoupling proteins, a review. Eur. J. Endocrinol. 139 (1998) 1–9.

[9] Cavalieri, R.R., L.A. Simeoni, S.W. Park et al.: Thyroid hormone export in rat FRTL-5 thyroid cells and mouse NIH-3T3 cells is carrier-mediated, verapamil-sensitive and stereospecific. Endocrinology 140 (1999) 4948–4954.

[10] Davis, P.J.: Cellular actions of thyroid hormones. In: L.E. Braverman, R.D. Utiger (Hrsg.): Werner and Ingbar's The Thyroid, 190–203. Lippincott, Philadelphia 1991.

[11] Davis, P.J., F.B. Davis: Nongenomic actions of thyroid hormone. Thyroid 6 (1996) 497–504.

[12] Docter, R., E.C.H. Friesema, P.G.J. van Stralen et al.: Expression of rat liver cell membrane transporters for thyroid hormone in Xenopus laevis oocytes. Endocrinology 138 (1997) 1841–1846.

[13] Farwell, A.P., M. Safran, S. Dubord et al.: Degradation and recycling of the substrate-binding subunit of type II iodothyronine 5'-deiodinase in astrocytes. J. Biol. Chem. 271 (1996) 16369–16374.

[14] Forrest, D., G. Golarai, J. Connor et al.: Genetic analysis of thyroid hormone receptors in development and disease. Recent. Prog. Horm. Res. 51 (1996) 1–22.

[15] Forrest, D., E. Hanebuth, R.J. Smeyne et al.: Recessive resistance to thyroid hormone in mice lacking thyroid hormone receptor: Evidence for tissue-specific modulation of receptor function. EMBO Journal 15 (1996) 3006–3015.

[16] Freedman, L.P.: Multimeric coactivator complexes for steroid/nuclear receptors. TEM 10 (1999) 403–407.

[17] Galton, V.A., E. Martinez, A. Hernandez et al.: Pregnant rat uterus expresses high levels of the type 3 iodothyronine deiodinase. J. Clin. Invest. 103 (1999) 979–987.

[18] Gick, G.G., F. Ismail-Beigi, I.S. Edelman: Thyroidal regulation of rat renal and hepatic Na,K-ATPase gene expression. J. Biol. Chem. 263 (1988) 16610–16618.

[19] Göthe, S., Z. Wang, L. Ng et al.: Mice devoid of all known thyroid hormone receptors are viable but exhibit disorders of the pituitary-thyroid axis, growth, and bone maturation. Genes Dev. 13 (1999) 1329–1341.

[20] Gross, M., M. Oertel, J. Köhrle: Differential selenium-dependent expression of type I 5'-deiodinase and glutathione peroxidase in the porcine epithelial kidney cell line LLC-PK1. Biochem. J. 306 (1995) 851–856.

[21] Gudernatsch, J.F.: Feeding experiments on tadpoles. Arch. Entwicklungsmech. Organ. 35 (1912) 457–483.

[22] Harington, C.R.: Chemistry of Thyroxine. I. Isolation of thyroxine from the thyroid gland. Biochem. J. 20 (1926) 293–299.

[23] Hoeppner, W., C. Horst, U.B. Rasmussen et al.: Commentary: Adenine nucleotide translocase – a target of thyroid hormone action?. Horm. Metab. Res. Suppl. 17 (1987) 29–33.

[24] Horseman, N.D., S.J. Engle, A. Ralescu: The logic of signaling from the cell surface to the nucleus. TEM 8 (1997) 123–129.

[25] Horst, C., H. Rokos, H.J. Seitz: Rapid stimulation of hepatic oxygen consumption by 3,5-diiodo-L-thyronine. Biochem. J. 262 (1989) 945–950.

[26] Huang, H., N. Marsh-Armstrong, D.D. Brown: Metamorphosis is inbitied in transgenic Xenopus laevis tadpoles that overexpress type III deiodinase. Proc. Natl. Acad. Sci. USA 96 (1999) 962–967.

[27] Jakobs, T., C. Schmutzler, J. Meissner et al.: The promotor of the human type I 5'-deiodinase gene: mapping of the transcription start site and identification of a DR+4 thyroid hormone responsive element. Eur. J. Biochem. 247 (1997) 288–297.

[28] Kauf, E., H. Dawczynski, G. Jahreis et al.: Sodium selenite therapy and thyroid-hormone status in cystic fibrosis and congenital hypothyroidism. Biol. Trace Elem. Res. 40 (1994) 247–253.
[29] Kendall, E.C.: The isolation in crystalline form of the compound containing iodine which occurs in the thyroid: its chemical nature and physiological activity. Trans. Assoc. Am. Physicians 30 (1915) 420–449.
[30] Köhrle, J.: Transfer und Stoffwechsel von Schilddrüsenhormonen in der Plazenta. In: K.H. Usadel, B. Weinheimer (Hrsg.): Schilddrüse 1995, 157–185. Walter de Gruyter, Berlin–New York 1996.
[31] Köhrle, J.: Transfer und Stoffwechsel von Schilddrüsenhormonen in der Plazenta. Acta Med. Austriaca 24 (1997) 138–143.
[32] Köhrle, J.: The selenoenzyme family of deiodinase ioszymes controls local thyroid hormone availability. Rev. Endocr. Metab. Disorders 1/2 (1999) 49–58.
[33] Köhrle, J.: The deiodinase family – selenoenzymes regulating thyroid hormone availability and action. Cellular Mol. Life Sciences (in press).
[34] Köhrle, J.: The trace element selenium and the thyroid gland. Biochimie (1999) 527–533.
[35] Lanni, A., M. Moreno, A. Lombardi et al.: Rapid stimulation in vitro of rat liver cytochrome oxidase activity by 3,5-diiodo-L-thyronine and by 3,3'-diiodo-L-thyronine. Mol. Cell. Endocrinol. 99 (1994) 89–94.
[36] Lanni, A., M. Moreno, A. Lombardi et al.: Calorigenic effect of diiodothyronines in the rat. J. Physiol. (Lond) 494 (1996) 831–837.
[37] Leonard, J.L., A.P. Farwell: Thyroid hormone-regulated actin polymerization in brain. Thyroid 7 (1997) 147–151.
[38] Li, R., K. Luciakova, A. Zaid et al.: Thyroid hormone activates transcription from the promoter regions of some human nuclear-encoded genes of the oxidative phosphorylation system. Mol. Cell Endocrinol. 128 (1997) 69–75.
[39] Lin, H.-Y., F.B. Davis, J.K. Gordinier et al.: Thyroid hormone induces activation of mitogen-activated protein kinase in cultured cells. Am. J. Physiol. Cell Physiol. 276 (1999) C1014–C1024.
[40] Lin, H.-Y., A. Shih, F.B. Davis et al.: Thyroid hormone promotes the phosphorylation of STAT3 and potentiates the action of epidermal growth factor in cultured cells. Biochem. J. 338 (1999) 427–432.
[41] Magnus-Levy, A.: Ueber den respiratorischen Gaswechsel unter dem Einfluss der Thyreoidea sowie unter verschiedenen pathologischen Zustaenden. Berliner Klinische Wochenschrift 30 (1895) 650–652.
[42] Martínez de Arrieta, C.B. Morte, A. Coloma et al.: The human RC3 gene homolog, NRGN contains a thyroid hormone-responsive element located in the first intron. Endocrinology 140 (1999) 335–343.
[43] Müller, M.J., A.G. Burger: Waermeproduktion und Waermeabgabe. In: R.D. Hesch (Hrsg.): Endokrinologie, 567–576. Urban & Schwarzenberg, Muenchen 1989.
[44] O'Reilly, I., M.P. Murphy: Studies on the rapid stimulation of mitochondrial respiration by thyroid hormones. Acta Endocrinol. (Copenhagen) 127 (1992) 542–546.
[45] Oppenheimer, J.H.: Evolving concepts of thyroid hormone action. Biochemie 81 (1999) 539–543.
[46] Oppenheimer, J.H., H.L. Schwartz, K.A. Strait: The molecular basis of thyroid hormone actions. In: L.E. Braverman, R.D. Utiger (Hrsg.): Werner and Ingbar's The Thyroid, 162–184. Lippincott-Raven, Philadelphia 1996. 7
[47] Pillar, T.M., H.J. Seitz: Thyroid hormone and gene expression in the regulation of mitochondrial respiratory function. Eur. J. Endocrinol. 136 (1997) 231–239.
[48] Porter, R.K., M.D. Brand: Body mass dependence of H^+ leak in mitochondria and its relevance to metabolic rate. Nature 362 (1993) 628–630.

[49] Rajatanavin, R., D.A. Fisher, L. Chailurkit et al.: A T2S cross-reactive material (compound W) in hyperthyroid patients with trophoblastic disease. Thyroid 9 (1999) 989.

[50] Rasmussen, U.B., J. Köhrle, H. Rokos et al.: Thyroid hormone effect on rat heart mitochondrial proteins and affinity labeling with N-bromoacetyl-3,3',5-triiodo-L-thyronine: Lack of direct effect on the adenine nucleotide translocase. FEBS Lett. 255 (1989) 385–390.

[51] Refetoff, S., R.E. Weiss, S.J. Usala: The syndromes of resistance to thyroid hormone. Endocr. Rev. 14 (1993) 348–399.

[52] Robbins, J.: Thyroid hormone transport proteins and the physiology of hormone binding. In: L.E. Braverman, R.D. Utiger (Hrsg.): Werner and Ingbar's The Thyroid, 96–110. Lippincott-Raven, Philadelphia 1996.

[53] Rosenbaum, M., R.L. Leibel, J. Hirsch: Obesity. New England Journal of Medicine 337 (1997) 396–407.

[54] Roti, E., R. Minelli, E. Gardini et al.: Selenium administration does not cause thyroid insufficiency in subjects with mild iodine deficiency and sufficient selenium intake. J. Endocrinol. Invest. 16 (1993) 481–484.

[55] Santini, F., L. Chiovato, P. Ghirri et al.: Serum iodothyronines in the human fetus and the newborn: evidence for an important role of placenta in fetal thyroid hormone homeostasis. J. Clin. Endocrinol. Metab. 84 (1999) 493–498.

[56] Schmutzler, C., J. Brtko, R. Winzer et al.: Functional retinoid and thyroid hormone receptors in human thyroid carcinoma cell lines and tissues.. Int. J. Cancer 76 (1998) 368–376.

[57] Schmutzler, C., T.C. Jakobs, C. Wagner et al.: RA- and T_3-dependent activation of the human type I 5'-deiodinase promoter is mediated by bifunctional hormone responsive elements in a cell type-specific manner. submitted (2000).

[58] Schreiber, G., S.J. Richardson: The evolution of gene expression, structure and function of transthyretin. Comp. Biochem. Physiol. B. 116 (1997) 137–160.

[59] Segal, J.: Calcium is the first messenger for the action of thyroid hormone at the level of the plasma membrane: First evidence for an acute effect of thyroid hormone on calcium uptake in the heart. Endocrinology 126 (1990) 2693–2702.

[60] Segal, J., S.H. Ingbar: 3,5,3'-Tri-iodothyronine enhances sugar transport in rat thymocytes by increasing the intrinsic activity of the plasma membrane sugar transporter. J. Endocrinol. 124 (1990) 133–140.

[61] Silva, J.E.: Thyroid hormone control of thermogenesis and energy balance. Thyroid 5 (1995) 481–492.

[62] Somjen, D., F. Ismail-Beigi, I.S. Edelman: Nuclear binding of T_3 and effects on QO2 Na-K-ATPase, and -GPDH in liver and kidney. Am. J. Physiol. 240 (1981) E146–E154.

[63] Southwell, B.R., W. Duan, D. Alcorn et al.: Thyroxine transport to the brain: Role of protein synthesis by the choroid plexus. Endocrinology 133 (1993) 2116–2126.

[64] Sterling, K.: Thyroid hormone action at the cellular level. In: S.H. Ingbar, L.E. Braverman (Hrsg.): Werner's „The Thyroid", 219–233. Lippincott, Philadelphia 1986.

[65] Sterling, K., A. Brenner: Thyroid hormone action: Effect of triiodthyronine on mitochondrial adenine nucleotide translocase in vivo and in vitro. Metabolism 44 (1995) 193–199.

[66] Stulp, M.R., J.J.M. De Vijlder, C. Ris-Stalpers: Placental iodothyronine deiodinase III and II ratios, mRNA expression compared to enzyme activity. Mol. Cell Endocrinol. 142 (1998) 67–73.

[67] Tata, J.R.: Amphibian metamorphosis as a model for studying the developmental actions of thyroid hormone. Biochemie 81 (1999) 359–366.

[68] Torchia, J., C. Glass, M.G. Rosenfeld: Co-activators and co-repressors in the integration of transcriptional responses. Curr. Opin. Cell Biol. 10 (1998) 373–383.

[69] Van Do, N., H. LeMar, H.L. Reed: Thyroid hormone responses to environmental cold exposure and seasonal changes: a proposed model. Endocrinology and Metabolism 3 (1996) 7–16.

[70] Vie, M.-P., C. Evrard, J. Osty et al.: Purification, molecular cloning, and functional expression of the human nicotinamide-adenine dinucleotide phosphate-regulated thyroid hormone-binding protein. Molecular Endocrinology 11 (1997) 1728–1736.

[71] Visser, T.J., E. Kaptein, H. Glatt et al.: Characterization of thyroid hormone sulfotransferases. Chem. Biol. Interact. 109 (1998) 279–291.

[72] Weiss, R.E., J. Xu, G. Ning et al.: Mice deficient in the steroid receptor co-activator 1 (SRC-1) are resistant to thyroid hormone. EMBO J. 18 (1999) 1900–1904.

[73] Wrutniak, C., I. Cassar Malek, S. Marchal et al.: A 43-kDa protein related to c-Erb A 1 is located in the mitochondrial matrix of rat liver. J. Biol. Chem. 270 (1995) 16347–16354.

[74] Yen, P.M., W.W. Chin: New advances in understanding the molecular mechanisms of thyroid hormone action. Trends in Endocrinology and Metabolism 5 (1994) 65–72.

Diskussion

Bauch:

...Selektivität der Schilddrüsenhormonwirkung auf molekularbiologischer Ebene. Ich darf diesen Vortrag kurz zur Diskussion freigeben.

Scriba:

Herr Köhrle, auch von mir schönen Dank für die hervorragende Übersicht. Eine kurze und spezielle Frage: Sie hatten ein Schema von der nicht-genomischen Thyroxinwirkung genannt, das ging ein bißchen schnell. Da war der Rezeptor als ein 7-Transmembran-Molekül angemalt. Ist der schon geklärt, weiß man schon, was das für ein Rezeptor ist?

Köhrle:

Vielen Dank für die Frage. Diese Daten sind noch nicht publiziert. Dieser mutmaßliche Rezeptor oder diese Bindungsstelle befindet sich in der Plasmamembran Die Arbeitsgruppe von P. Davis [1] hat ein Molekül in Arbeit, was 43 kDalton groß ist – ein verdächtiges Molekulargewicht insofern, weil das genau das Molekulargewicht des $T_3\alpha 1$ ist, der nämlich auch in Mitochondrien gefunden worden ist. Es gibt aus dem Bereich der Steroidhormonrezeptorwirkung, also Estradiolrezeptor, Hinweise aus der Heidelberger, Freiburger und Karlsruher Arbeitsgruppe [2], daß auch beim Estradiolrezeptor an der Plasmamembran eine gewisse Fraktion lokalisiert ist. Es könnte sich also hier durchaus darum handeln, daß ein geringer Teil der ursprünglich eigentlich im Kern angesiedelten oder gedachten nuklearen Schilddrüsen-Hormonrezeptoren ebenfalls an der Innenseite der Plasmamembran lokalisiert ist. Weswegen hier ein 7-Transmembran-Modell angegeben worden ist, war der Befund der Gruppe um Davis, daß dieses System direkt über G-Proteine an die entsprechende nachfolgende Adenylatzyklase und Inositolphosphat-Kaskade ankoppelt. Ob dieses Empfängermolekül oder diese Bindungsstelle für Thyroxin wirklich zur Gruppe der 7-Transmembran-Regionrezeptoren gehört, ist noch offen. Ich glaube eigentlich eher nicht.

Literatur

[1] Lin, H.-Y, F.B. Davis, J.K. Gordinier et al.: Thyroid hormone induces activation of mitogen-activated protein kinase in cultured cells. Am. J. Physiol. Cell Physiol. 276 (1999): C1014–C1024.

[2] Wrutniak, C., I. Cassar Malek, S. Marchal et al.: A 43-kDa protein related to c-Erb A $\alpha 1$ is located in the mitochondrial matrix of rat liver. J. Biol. Chem. 270 (1995): 16347–16354.

Schilddrüsenhormonresistenz (RTH) verursacht durch eine Mutation (P247L) auf dem Schilddrüsenhormonrezeptor-Gen

J. Pohlenz

Bei der Schilddrüsenhormonresistenz (RTH) handelt es sich um einen angeborenen Defekt, wodurch es zu einer verminderten Ansprechbarkeit der Gewebe auf das Schilddrüsenhormon kommt. Dementsprechend haben Erkrankte laborchemisch erhöhte Werte der freien Schilddrüsenhormone mit einem nicht supprimierten TSH im Serum. Der Phänotyp dieser Erkrankung ist variabel. Das am häufigsten beobachtete Symptom ist eine Struma, jedoch können auch eine Tachykardie oder eine sogenannte Attention-deficit-hyperactivity-disorder auf diese Erkrankung hinweisen. Es besteht eine genetische Kopplung zum Schilddrüsenhormonrezeptor beta (TRβ) Gen.

Anhand einer Kasuistik möchte ich einige interessante Aspekte der Schilddrüsenhormonresistenz darstellen:

Die 32jährige Patientin wurde wegen Herzrasens und einer Struma vorgestellt. Bei der körperlichen Untersuchung fanden wir eine geringgradig vergrößerte Schilddrüse bei sonst unauffälligem Untersuchungsbefund.

Laborchemisch hatte die Patientin die typische Konstellation für eine Schilddrüsenhormonresistenz. Da die Patientin angab, daß weitere Familienmitglieder an einer Schilddrüsenerkrankung leiden würden, untersuchten wir alle für uns erreichbaren Familienmitglieder. Es wurden die freien Schilddrüsenhormon- und die TSH-Werte dargestellt. Es zeigte sich, daß nicht nur ein Sohn der Patientin, sondern auch zwei Neffen und eine Nichte die typische Konstellation einer Schilddrüsenhormonresistenz haben. Interessanterweise schien die Schwester der Patientin nicht betroffen zu sein. Handelt es sich hier nun um die gleiche Erkrankung oder sind diese drei Kinder an einer anderen vom Vater kommenden Schilddrüsenstörung erkrankt? Der Vater stand uns für unsere Untersuchungen nicht zur Verfügung, so daß wir uns entschieden, diesen Defekt molekulargenetisch aufzuklären. Da die Schilddrüsenhormonresistenz genetisch zum TRβ Gen gekoppelt ist, untersuchten wir dieses Gen, das auf Chromosom 3 lokalisiert ist. Es besteht aus 10 Exons die für ein Protein bestehend aus 461 Aminosäuren kodieren. Bisher wurden 100 Mutationen auf diesem Gen gefunden. Alle Mutationen befinden sich in den Exons 7–10, wobei an drei Stellen (sogenannten „hot spots") Mutationen besonders häufig gefunden werden. Aus diesem Grunde amplifizierten wir die Exons 7–10 von genomischer DNA der Patientin, reinigten diese auf und sequenzierten diese direkt mit einem automatischen Sequenziergerät.

In Exon 8 fanden wir eine Punktmutation von einem C nach einem T in Codon 247 wodurch es zu einem Aminosäurenaustausch von Prolin (CCA) nach Leuzin (CTA) kommt. Diese Mutation ist heterozygot wie man auf diesem Abschnitt der Sequenzanalyse erkennen kann, wo je ein Peak für das normale C und einer für das mutierte T zu erkennen sind.

Um alle anderen Familienmitglieder genotypisch zu untersuchen, nutzten wir die Tatsache, daß durch die Mutation in Kodon 247 eine Schnittstelle für eine Restriktionsendonuclease namens BFA 1 entsteht. Dieses Enzym erkennt die durch die Mutation entstehende Sequenz CTAG und spaltet DNA an dieser Stelle. Exon 8 wurde so von genomischer DNA amplifiziert und mit Bfa 1 verdaut. Anschließend erfolgte die gelelektrophoretische Auftrennung. Das unverdaute PCR-Produkt ist 327 Basenpaare (bp) lang. Ist die Mutation vorhanden, so entstehen nach dem Verdau ein 235 bp und ein 92 bp Fragment, während es beim Gesunden nicht zu einem Verdau kommt. Bei der Patientin ist ein 235 bp langes Fragment zu erkennen, sie ist also Trägerin der Mutation, hat aber, da die Erkrankung heterozygot ist, ebenfalls ein unverdautes, normales Allel.

Wir untersuchten so alle anderen uns zur Verfügung stehenden Familienmitglieder und konnten die Mutation 247L erwartungsgemäß bei dem Sohn der Patientin wie auch bei ihren Neffen und bei ihrer Nichte nachweisen. Weiterhin konnten wir zeigen, daß auch die Schwester der Patientin genotypisch Trägerin der Mutation ist, obwohl sie phänotypisch vollkommen normal ist. Die Erkrankung wird hier also von der mütterlichen Seite vererbt.

Wodurch sich dieses Phänomen erklären läßt kann hier nicht beantwortet werden. Allerdings möchte ich darauf hinweisen, daß andere Autoren ähnliche Beobachtungen machten. So fanden sowohl Geffner und Mitarbeiter als auch Weiss und Mitarbeiter in großen untersuchten Familien phänotypisch normale Familienmitglieder, die Träger einer Mutation waren. Beide Autoren kommen zu dem Schluß, daß noch andere genetische Faktoren das Krankheitsbild der Schilddrüsenhormonresistenz beeinflussen. Wir schließen uns dieser Meinung an. Der Vollständigkeit halber möchte ich nicht unerwähnt lassen, daß wir die Mutation 247L in vitro charakterisiert haben. Im Zellmodell zeigte sich, daß die Mutation eine deutlich verminderte T_3-stimulierte Transaktivierung im Vergleich zum Wildtyprezeptor hat, während der dominant negative Effekt nur mäßig ausgeprägt ist. Weiterhin ist die T_3-Affinität des in vitro hergestellten mutierten Proteins verglichen zum Wildtyprezeptor vermindert.

Zusammengefaßt wurde also der Defekt aufgeklärt. Wir identifizierten eine Neumutation (P247L) auf dem TRβ-Gen. Ein phänotypisch normales Familienmitglied ist genotypisch betroffen. Die Mutation 247L hat in vitro

- eine verminderte T_3-Affinität,
- eine verminderte Transaktivierung auf das Zielgen,
- einen mäßigen dominant negativen Effekt auf den Wildtyprezeptor.

Unsere Schlußfolgerung ist, daß die phänotypische Variabilität der Schilddrüsenhormonresistenz nicht allein durch Veränderungen des Schilddrüsenhormonrezeptors zu erklären ist.

Diskussion

Hehrmann:
Nach den spärlichen klinischen Angaben war die Patientin hypothyreot, d.h., es handelt sich offenbar um eine reine zentrale Schilddrüsenhormon-Resistenz. Lassen sich bei der Vielzahl der gefundenen Mutationen Zuordnungen dieser Mutationen zu dem globalen RTH-Syndrom mit klinischer Hypothyreose und dem zentralen RTH mit klinischer Hyperthyreose treffen?

Pohlenz:
Die Lage der Mutation auf dem TRβ-Gen läßt keinerlei Voraussagen hinsichtlich des Phänotypen zu.

Koehrle:
Herr Pohlenz, es gibt ja Hinweise, daß auch Mutationen in Koaktivatoren bzw. Korepressoren des Schilddrüsenhormonrezeptors TRβ (z.B. im SRC-1-Gen) zur Schilddrüsenhormon-Resistenz führen. Haben Sie in der genotypisch betroffenen Patientin, der Schwester des Indexfalls, die ja keinen Resistenzphänotyp zeigt, untersucht, ob eine Mutation in Koaktivatoren oder Korepressoren vorliegt?

Pohlenz:
Nein, das ist bisher nicht erfolgt und sicher auch ein sehr aufwendiges Experiment.

Schilddrüsenhormonresistenz-Syndrom ($T_3\beta$-Rezeptor-Defekt)

H. Wawrzyn, K.M. Derwahl, R. Finke, K. Mann

Die Krankengeschichte einer 30jährigen Frau mit hereditärer $T_3\beta$-Rezeptor-Mutation (Punktmutation mit heterozygotem Basenaustausch im Exon 9, C1297T; betroffene Familienmitglieder: Vater, Mutter, Schwester) zeigt einen typischen Verlauf mit zweimaliger Schilddrüsenoperation und später zusätzlich erforderlicher Radioiodtherapie bei Schilddrüsenautonomie [1]. Zum Zeitpunkt der Erstuntersuchung in unserer Schilddrüsenambulanz im Mai diesen Jahres wurde eine Therapie mit Levo-Thyroxin 150 µg durchgeführt. Im Vordergrund der Beschwerdesymptomatik standen eine psychomotorische Unruhe, eine leichte Gereiztheit und Nervosität. Selten traten Palpitationen auf. Zusätzlich berichtet die Patientin über „Kreislaufstörungen". Klinisch wirkte die Patientin euthyreot, zeigte aber typischerweise eine psychomotorische Hyperaktivität. Der Hautstatus und die Herzfrequenz (72 Schläge/min.) waren unauffällig, die respiratorische Arrhythmie war erhalten, der Blutdruck betrug 100/80 mm Hg, ein feinschlägiger Fingertremor ließ sich nicht nachweisen. Die Restschilddrüse war palpatorisch derb und nicht vergrößert, sonographisch stellte sich die Schilddrüse echoarm und mit ca. 6 ml Gesamtvolumen als kleines Restorgan dar. Laborchemisch fanden sich erhöhte Serumspiegel für TSH mit 102,6 mU/l, T4 173 nmol/l (< 154), FT4 27 pmol/l (< 25) bei normalem T_3 von 1,56 nmol/l (< 3,08). TPO-, Tg- und TSH-Rezeptor-AK negativ; Tg mit 75 ng/ml erhöht, Gesamt-Cholesterin 243 mg/dl, HDL-Cholesterin 46,2 mg/dl, LDL-Cholesterin 164 mg/dl, Triglyceride 168 mg/dl.

Ziel der weiteren Therapie sollte eine Normalisierung des basalen TSH-Spiegels zur Senkung des Wachstumsreizes auf die Restschilddrüse sein. Darüberhinaus bestand die Aufgabe darin, eine klinisch euthyreote Stoffwechsellage mit subjektivem Wohlbefinden der Patientin zu erzielen. Im Rahmen der weiteren Betreuung soll dann versucht werden, eine organ-selektive Beschwerdesymptomatik symptomatisch zu therapieren. Hierfür kommt z. B. der Einsatz eines Beta-Blockers in Frage, zur Therapie des ADHD (Attention-deficit-hyperactivity-disorder) oder einer eventuell auftretenden kardialen Symptomatik, wie z. B. Tachykardien.

Zusätzlich zur Therapie mit Levo-Thyroxin in zunächst unveränderter Dosierung wurde seit Mai diesen Jahres eine Therapie mit TRIAC (Tricana®) begonnen, mit einer initalen Dosierung von 0,35 mg täglich. Die Dosierung wurde in etwa

4-wöchentlichen Abständen nach TSH-Kontrolle erhöht auf zuletzt 1,05 mg, entsprechend 3 x 1 Tablette täglich. Abb. 1 gibt den TSH-Verlauf unter dieser Therapie wieder. Auf die parallel bestimmten Lipidspiegel hatte diese Therapie keinen Einfluß. Eine Aggravierung der Beschwerdesymptomatik ist nicht aufgetreten.

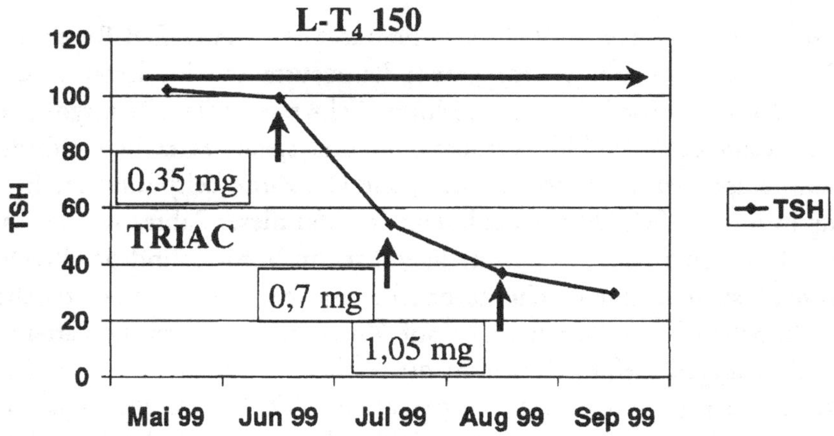

Abb. 1 TSH-Verlauf unter Therapie mit L-Thyroxin und TRIAC.

Die therapeutischen Perspektiven liegen jetzt in einer weiteren Optimierung der Therapie zur TSH-„Normalisierung" und gleichzeitig in einem Ausgleich eines möglichen peripheren Schilddrüsenhormondefizits durch langsame Dosissteigerung des Levo-Thyroxins unter gleichzeitiger Gabe eines Beta-Blockers (Atenolol). Insgesamt sind dabei die Möglichkeiten der Einschätzung der peripheren Schilddrüsenhormonwirkung begrenzt. Die Einschätzung erfolgt daher in erster Linie nach dem klinischen Eindruck, der subjektiven Befindlichkeit und den Laboruntersuchungen. Aufwendigere Untersuchungen wie Bestimmung des Grundumsatzes, Messung der Nervenleitgeschwindigkeit, Bestimmung der Achillessehnenreflexzeit, Pulsdruck und -wellengeschwindigkeit, des peripheren Gefäßwiderstandes und des cardialen Outputs können insbesondere in größeren Kollektiven zur Einschätzung der Schilddrüsenhormonwirkung herangezogen werden, zur individuellen Therapieoptimierung sind diese Verfahren aber wenig praktikabel. Lediglich der T_3-Suppressionstest kann Aufschluß über das individuelle organ-selektive Ansprechen der Schilddrüsenhormonwirkung geben. Dieser Test ist aber ebenfalls sehr aufwendig und bedarf einer stationären Überwachung [2].

Literatur

[1] Refetoff, S.: Resistance to Thyroid Hormone. In: L.E. Braverman, D. Utiger (Hrsg.) Werner and Ingbar's The Thyroid. Lippincott-Raven, Philadelphia 1996.

[2] Janssen, O.E.: Resistenz gegen Schilddrüsenhormone. Internist 39 (1998) 613–618.

Diskussion

Beyer:
Vielen Dank, Herr Wawrzyn, für die schöne klinische Darstellung. Sind Fragen dazu?

Ziegler:
Sie haben beim therapeutischen Angebot das Iodid mitaufgeführt. Ist das eher zufällig oder gezielt da aufgeführt? Denn diese Schilddrüse dürfte ja wirklich nicht mehr viel produzieren.

Wawrzyn:
Das Thyreoglobulin, das habe ich jetzt nicht erwähnt, ist immerhin bei 70 bei erhöhtem TSH; das spricht ja schon dafür, daß noch eine gewisse Aktivität von der Schilddrüse ausgeht. Normalerweise würde man ja einen nichtvortherapierten Patienten mit Schilddrüsenhormonresistenz hochdosiert mit Iodid behandeln, bei 500 μg etwa, bei ihr wäre die Frage, ob man tatsächlich so hoch dosiert. Wir therapieren sie mit 200 μg Iodid zusätzlich.

Hüfner:
Ich habe es vielleicht nicht richtig gelesen: war diese Patientin hyperthyreot bei der Erstoperation oder ist sie wegen einer Struma operiert worden?

Wawrzyn:
Sie ist eigentlich wegen der Struma operiert worden.

Hüfner.
Diese Leute sind ja eigentlich gesund und werden erst krank, wenn man anfängt, zu operieren.

Wawrzyn:
Eigentlich schon.

Hüfner:
Wenn man ausreichend mit T_4 substituiert, müßte das Problem eigentlich lösbar sein. Also ich glaube nicht, daß man da TRIAC braucht.

Wawrzyn:
Wenn man das früh erkennt, dann reicht eigentlich eine Therapie mit Iodid aus, einmal, um einer Strumaentwicklung vorzubeugen, und der Körper generiert prinzipiell soviel Schilddrüsenhormon, wie er tatsächlich braucht. Das klang vorhin schon an mit dieser hypophysären und generalisierten Schilddrüsenhormonresistenz. Da gibt es gute Untersuchungen, die zeigen, daß man diese Trennung nicht mehr so aufrechterhalten kann.

Kallee:
Haben Sie sowohl den Albuminspiegel bestimmt als auch das TBG und das Transthyretin?

Wawrzyn:
Wir haben alles andere untersucht, das habe ich nicht aufgeführt. Das war alles normal bei ihr, auch die Lipide. Da würde ich sagen, das Cholesterin war, wenn überhaupt, leicht erhöht und die Triglyzeride waren normal.

Kallee:
Wie haben Sie die Nervenleitgeschwindigkeit gemessen?

Wawrzyn:
Wir haben die Nervenleitgeschwindigkeit nicht gemessen. Das letzte Dia zeigt die verschiedenen, theoretischen Möglichkeiten, die periphere Schilddrüsehormonwirkung zu messen. Denn unser erstes Ziel sollte es ja sein, daß die Patientin sich wohlfühlt. Sie reagiert sehr empfindlich auf leichte Erhöhungen der Dosierung. Wir haben jetzt z.B. auf 175 µg L-Thyroxin erhöht, sie hat mich gerade gestern angerufen, daß sie sich darunter nicht wohlfühlt.

Georgi:
Warum wurde bei dieser Patientin eine Radioiodtherapie durchgeführt? Eine Indikation hierzu ist für mich nicht zu erkennen.

Wawrzyn:
Das ist völlig richtig, es liegt wahrscheinlich daran: wenn man eine Schilddrüsen-

hormonresistenz hat und eine große oder auch eine normalgroße Schilddrüse findet, dann ist der Technetium-Uptake extrem erhöht, so daß der Eindruck erweckt werden kann, daß eien Schilddrüsenautonomie vorliegt. Und daraufhin wurde wahrscheinlich eine Radioiodtherapie gemacht.

Ventz:
Haben Sie einen Versuch mit T_3 gemacht, also eine Suppression mit Triiodthyronin.

Wawrzyn:
Das haben wir deswegen nicht gemacht, weil die Patientin relativ schwer zu führen ist, und wir sie dafür gut 10 bis 14 Tage hätten stationär aufnehmen müssen. Davon haben wir zunächst abgesehen.

Ventz:
Und die zweite Frage: existiert ein MRT von der Hypophyse?

Wawrzyn:
Das haben wir auch gemacht, dies ist unauffällig.

Kopplung der euthyreoten familiären Struma zum Locus MNG-1 und Ausschluß der Kandidatengene TG, TPO und NIS

S. Neumann, H. Willgerodt, F. Ackermann, A. Reske, M. Jung, A. Reis, R. Paschke

Die euthyreote endemische Struma tritt in Deutschland bei ca. 21% der Kinder bis zu 10 Jahren und bei 52% der Schulkinder im Alter von 11 bis 17 Jahren auf [8]. Da nicht alle Individuen einer Iodmangelregion eine Struma entwickeln und die Iodsupplementierung nicht zur völligen Auslöschung von Strumen in einer Population geführt hat, spielen sehr wahrscheinlich auch andere ätiologische Faktoren eine wesentliche Rolle für die Strumaentstehung. Neben den bekannten Umweltfaktoren, insbesondere Iodmangel [5], Alter und Geschlecht wurde durch Familienuntersuchungen auch eine genetische Prädisposition nachgewiesen. So konnte bei Kindern, deren Eltern Strumen aufwiesen, eine deutlich höhere Frequenz der Strumaerkrankung als bei Kindern von gesunden Eltern festgestellt werden [9]. Zwillingsstudien in endemischen und nicht-endemischen Regionen sprechen ebenfalls für genetische Prädispositionsfaktoren [7, 10]. Eine molekulargenetische Ursache für die Entstehung euthyreoter Strumen ist bisher unbekannt. Ihre Aufklärung könnte zu einer Verbesserung und Fokussierung der Prophylaxe und Therapie der euthyreoten familiären Struma führen.

Die gezielte Untersuchung von erblichen hypothyreoten Strumen hat bisher zur Identifizierung unterschiedlicher Mutationsereignisse im Thyroglobulin (TG)- und Thyroperoxidase (TPO)-Gen geführt, welche die Funktion des jeweiligen Proteins beeinflussen oder sogar wie im Fall der TPO zum totalen Aktivitätsverlust führen können [2, 3, 14, 15]. Seit der Klonierung und molekularen Charakterisierung des Na^+/I^--Symporters (NIS) [13] hat man auch hier mehrere molekulare Defekte im Gen identifizieren und in Zusammenhang mit der Pathogenese und Verbreitung unterschiedlicher Schilddrüsenerkrankungen bringen können [6, 12]. Auf der Basis dieser experimentellen Daten ist es vorstellbar, daß Gendefekte wie bei hypothyreoten Patienten, jedoch mit geringeren funktionellen Konsequenzen durch die Entwicklung einer noch euthyreoten Struma kompensiert werden könnten. Für eine genetische Prädispostion spricht zudem der Befund von Bignell et al., welche in einer kanadischen Familie eine Kopplung der multinodösen Struma zu einem Locus auf Chromosom 14 nachgewiesen haben. Dieser Locus erhielt die Bezeichnung MNG-1 [1]. In der von uns charakterisierten Familie mit einer euthyreoten Struma wurden drei Generationen in die Untersuchungen einbezogen (Abb. 1).

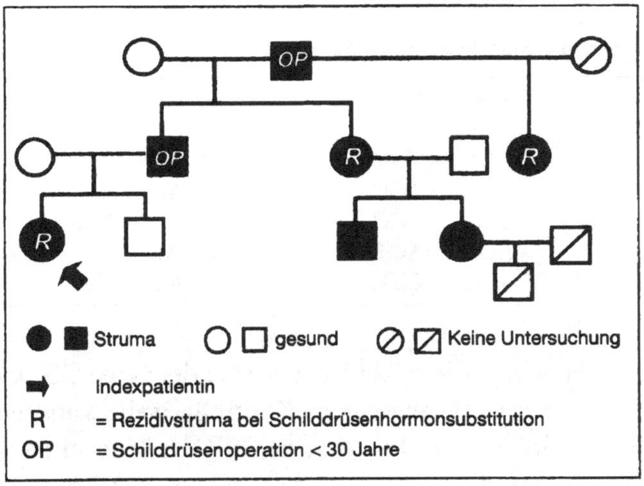

Abb. 1 Familiäre euthyreote Struma.

Die sehr gute Familienanamnese berechtigte zu der Annahme, daß die Strumaerkrankung auf einem molekularen Defekt basieren könnte. Die Indexpatientin hatte ein therapieresistentes zweimaliges Strumarezidiv vor dem 18. Lebensjahr. Sowohl der Vater der Patientin als auch der Großvater väterlicherseits wurden im Alter von 26 bzw. 22 Jahren wegen einer Struma operiert. Die Schwester und die Stiefschwester des Vaters wurden vor Erreichen des 30. Lebensjahres wegen einer Struma operiert und hatten beide trotz Schilddrüsenhormonsubstitution eine Rezidivstruma. Die Tochter und der Sohn der Schwester des Vaters haben ebenfalls eine euthyreote Struma. Bei den zwei Ehefrauen des Großvaters wurden nie klinische Anzeichen für eine Strumaerkrankung diagnostiziert. Bei allen anderen nicht betroffenen Familienmitgliedern sind die Schilddrüsenhormone und die Schilddrüsen-spezifischen Antikörper im Normbereich.

Die ersten molekularbiologischen Untersuchungen konzentrierten sich auf die bei hypothyreoten Strumen identifizierten Kandidatengene TG, TPO und NIS. Die aus dem Strumagewebe der Indexpatientin und aus Kontrollgewebe isolierte RNA wurde revers transkribiert und die resultierende cDNA wurde als Template für die

Amplifikation der kodierenden Sequenzen der Gene TG, TPO und NIS eingesetzt. Die PCR-Produkte wurden direkt sequenziert. Im TPO Gen der Indexpatientin wurden 5 Polymorphismen in den Exonen 7, 8, 12 und 15 identifiziert (Tabelle 1). Alle identifizierten Polymorphismen sind bereits in der Literatur beschrieben [4, 11]. Im Gegensatz dazu wurden im TG und NIS Gen keine funktionell relevanten Mutationen oder Polymorphismen nachgewiesen.

Tabelle 1 Summe der im Thyroperoxidase-Gen identifizierten Polymorphismen

cDNA-Position	Exon	Nukleotid-Austausch	Aminosäure-Austausch
859	7	GCT → TCT	Ala → Ser
1.207	8	GCG → TCG	Ala → Ser
1.283	8	AGC → ACC	Ser → Thr
2.263	12	CCT → ACT	Pro → Thr
2.630	15	GCG → GTG	Ala → Val

Mit Northern-Blot-Analysen wurde die mRNA Expression der Gene TG und TPO untersucht. Im Vergleich zur mRNA aus einem Kontrollgewebe konnten keine Unterschiede bezüglich der Größe und Quantität der mRNA beobachtet werden. Da Northern-Analysen sich für die Detektion der NIS-mRNA-Transkripte als nicht sensitiv genug erwiesen haben, wurde der RNase-Protection-Assay eingesetzt. Interessanterweise beobachteten wir eine Verringerung der NIS-mRNA-Expression um 58% im Strumagewebe der Indexpatientin im Vergleich zu normalem SD-Gewebe.

Die Ergebnisse der direkten Sequenzierung und der Untersuchung der mRNA Expression der Gene TG, TPO und NIS warfen folgende Fragen auf:

- Sind die im TPO Gen identifizierten Polymorphismen einzeln oder in der Summe ihres Auftretens in einem Gen funktionell relevant?
- Wird die verminderte NIS Expression im Strumagewebe der Indexpatientin durch einen primären molekularen Defekt im Gen hervorgerufen oder beruht sie auf einem sekundären Effekt?
- Ist der von Bignell et al. [1] identifizierte Kandidatenlocus MNG-1 auch ein Locus für die euthyreote Struma in dieser Familie?

Dem MNG-1 Locus benachbart liegt auf Chromosom 14q der TSH-Rezeptor, der aufgrund seiner zentralen Rolle für Funktion und Wachstum der Schilddrüsenzellen ebenfalls als Kandidatengen analysiert werden muß. Zur Untersuchung dieser Fragestellungen wurden Kopplungsanalysen mit Mikrosatellitenmarkern durchgeführt. Diese hochpolymorphen, über das gesamte Genom verteilten Marker erlauben die Identifizierung krankheitsassoziierter Gene durch Kopplung bzw. Vererbung mit den genetischen Markern in den betroffenen Individuen.

Die LOD Scores wurden unter der Annahme einer dominanten Vererbung und einer Penetranz von 1 berechnet. Bei einem LOD score von –2 und weniger kann eine Kopplung ausgeschlossen werden. Für die untersuchten Kandidatengene TG, TPO und NIS konnte mit entsprechenden Gen-flankierenden und zum Teil im Gen liegenden Mikrosatellitenmarkern eine Kopplung dieser Gene zur Strumaerkrankung in unserer Familie ausgeschlossen werden. Die für diese Gene ermittelten LOD scores waren negativ oder kleiner 1.

Im Gegensatz dazu konnte eindeutig eine Kopplung der familiären euthyreoten Struma in der untersuchten Familie zum MNG-1 Locus und zum TSH-Rezeptor-Locus nachgewiesen werden. Jeweils zwei Mikrosatellitenmarker wurden für die Untersuchung des MNG-1- (D14S1054, D14S1030) und des TSHR-Locus ((AT)TSHR, (CT)TSHR) eingesetzt. Der maximale LOD-score lag bei 1,2 bis 1,5. Die Haplotypen-Analyse zeigt, daß die Allele für diese Loci in allen erkrankten Familienmitgliedern identisch vererbt werden. Der Haplotyp kosegregiert eindeutig mit der Strumaerkrankung in der Familie. Alle erkrankten Personen weisen die identische Vererbung der Allele 2-2-2-4 auf, während die gesunden Familienmitglieder ein anderes Allelmuster der Vererbung zeigen (Abb. 2).

Auf der Basis dieser Daten wurde der TSH-Rezeptor sequenziert. Bis auf einen Polymorphismus in Exon 3 des TSH-Rezeptors konnte jedoch keine Mutation im kodierenden Bereich des Gens identifiziert werden.

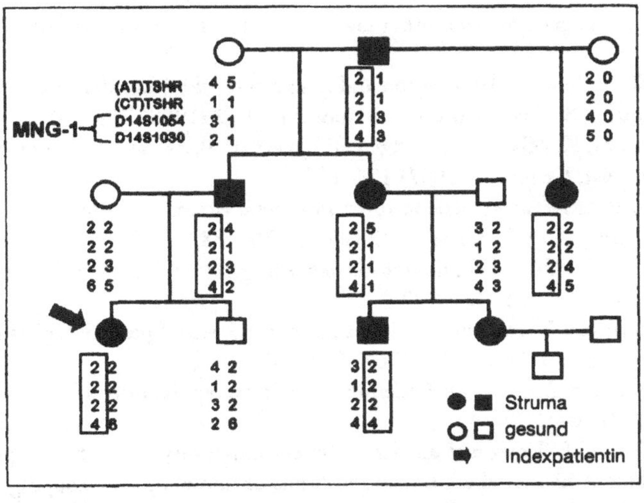

Abb. 2 Familiäre euthyreote Struma, Haplotypenanalyse.

Da keine Kopplung der Kandidatengene TG, TPO und NIS zur Strumaerkrankung nachgewiesen wurde, können diese Gene als Hauptursache für die Entwicklung der euthyreoten familiären Struma in der untersuchten Familie ausgeschlossen werden. Die LOD-score und Haplotypen-Analyse zeigte eine Kopplung der euthyreoten Struma zum Locus MNG-1, da der Haplotyp eindeutig mit der Strumaerkrankung in der Familie kosegregiert (Abb. 2). Diese Daten sind die erste Bestätigung für MNG-1 als Locus für euthyreote familiäre Strumen.

Der MNG-1 Locus soll in weiteren ebenso gut charakterisierten Familien bestätigt oder ausgeschlossen werden. Zudem sollen auch in diesen Familien die Kandidatengene TG, TPO und NIS mit Kopplungsanalysen untersucht werden.

Da es sich bei der euthyreoten familiären Struma sehr wahrscheinlich um eine polygene Erkrankung handelt, sollen weitere Kandidatenloci durch ganzgenomische Kopplungsanalysen mit Mikrosatellitenmarkern identifiziert werden.

Literatur

[1] Bignell, G.R., F. Canzian, M. Shayeghi et al.: Familial nontoxic multinodular thyroid goiter locus maps to chromosome 14q but does not account for familial nonmedullary thyroid cancer. Am. J. Hum. Genet. 61 (1997) 1123–1130.

[2] Bikker, H., F. Baas, J.J.M. de Vijlder: Molecular analysis of mutated thyroid peroxidase detected in patients with total iodide organification defects. J. Clin. Endocrinol. Metab. 82 (1997) 649–653.

[3] Bikker, H., E. Bakker, T. Vulsma et al.: Identification of two novel mutations in the TPO gene of patients with severe congenital hypothyroidism due to a total iodide organification defect-frequency of TPO inactivating mutations. J. Endocrinol. Invest. 21 (1998) 82.

[4] Bikker, H., T. Vulsma, F. Baas et al.: Identification of five novel inactivating mutations in the human thyroid peroxidase gene by denaturing gradient gel electrophoresis. Human Mutat. 6 (1995) 9–16.

[5] Eastman, C.J., D.I.W. Phillips: Endemic goitre and iodine deficiency disorders: Aetiology, epidemiology and treatment. Bailliere's Clin. Endocrinol. Metab. 2 (1988) 719–735.

[6] Fujiwara, H., K. Tatsumi, K. Miki et al.: Congenital hypothyroidism caused by a mutation in the Na^+/I^--symporter. Nat. Genet. 16 (1997) 124–125.

[7] Greig, W.R., J.A. Boyle, A. Duncan: Genetic and non-genetic factors in simple goitre formation: Evidence from a twin study. Q. J. Med. 142 (1967) 175–188.

[8] Hampel, R., T. Kulberg, K. Klein et al.: Goiter incidence in germany is greater than previously suspected. Med. Klin. 90 (1995) 324–329.

[9] Malamos, B., D.A. Koutras, P. Kostamis: Endemic goitre in Greece: Epidemiologic and genetic studies. J. Clin. Endocrinol. Metab. 26 (1966) 688–695.

[10] Malamos, B., D.A. Koutras, P. Kostamis: Endemic goitre in greece: A study of 379 twin pairs. J. Med. Genet. 4 (1967) 16–18.

[11] Pannain, S., R.E. Weiss, C.E. Jackson et al.: Two different mutations in the thyroid peroxidase gene of a large inbred Amish kindred: power and limits of homozygosity mapping. J. Clin. Endocrinol. Metab. 84 (1999) 1061–1071.

[12] Pohlenz, J., G. Medeiros-Neto, J.L. Gross et al.: Hypothyroidism in a Brazilian kindred due to iodide trapping defect caused by a homozygous mutation in the sodium/iodide symporter gene. Biochem. Biophys. Res. Commun. 240 (1997) 488–491.
[13] Smanik, P.A., Q. Liu, T.L. Furminger et al.: Cloning of the human sodium iodide symporter. Biochem. Biophys. Res. Commun. 226 (1996) 339–345.
[14] Tarkovnik, H.M., V. Varela, G.D. Frechtel et al.: Molecular genetics of hereditary thyroid diseases due a defect in the thyroglobulin or thyroperoxidase synthesis. Braz. J. Med. Biol. Res. 27 (1994) 2745–2757.
[15] Tarkovnik, H.M., J. Vono, A.E.C. Billerbeck et al.: 138-nucleotide deletion in the thyroglobulin ribonucleic acid messenger in a congenital goiter with defective thyroglobulin synthesis. J. Clin. Endocrinol. Metab. 80 (1995) 3356–3360.

Diskussion

Köhrle:
Herzlichen Glückwunsch zu der Bestätigung der kanadischen Mitteilung durch das Untersuchungs-Ergebnis an der von Ihnen beobachteten Familie. Sie haben jetzt im Gegensatz zu der Arbeit auch gesehen, daß die Expression des Natrium-Iodid-Symporter NISmRNA erniedrigt ist. Wir wissen aus den bisher bekannten Untersuchungen zur Regulation des NIS-Gens, daß unter Kontrolle des TSH-Rezeptors zyklisches AMP auf der einen Seite steht, was möglicherweise in diesem Fall nicht genügend Stimulation durch den TSH-Rezeptor heißen würde. Auf der anderen Seite kann man aber auch die Expression des NIS-Gens durch Iodid supprimieren. Haben Sie jetzt zur einen oder anderen Hypothese der Regulation der niedrigen NISmRNA in dem Patientengewebe Hinweise, daß es über Iod geht oder über eine verringerte TSH-Rezeptorstimulation?

Neumann:
Also wir denken nicht, daß es über Iod geht. Die Patientin ist ja euthyreot. Alle Patienten in dieser Familie sind euthyreot und zeigen ganz normale Hormonwerte. Und auf Grund der Daten des RNase-Protection-Assays waren wir davon ausgegangen, daß möglicherweise der Iodtransporter involviert ist. Aber mit den Kopplungsanalysen kann man eindeutig zeigen, daß der Iodtransporter hier nicht involviert ist. Das TSH-Rezeptorgen könnte involviert sein, weil wir die Kopplung zwischen dem TSH-Rezeptor-Locus und dem MNG-1-Locus gezeigt haben. Aber wir haben bei der Patientin die den TSH-Rezeptor kodierende Sequenz sequenziert und bis auf einen Polymorphismus in Exon 3 keine weiteren Mutationen oder Polymorphismen identifizieren können, so daß wir das ausschließen.

Köhrle:
Haben Sie Daten zum Iodgehalt des betroffenen Schilddrüsengewebes, um eine Iodidsuppression der NIS-Expression ausschließen zu können?

Neumann:
Ich denke nicht, nein.

Vorsitzender:
Vielen Dank, das war ein sehr schöner Vortrag, und Sie können sicher sein, daß Ihnen eine große Zahl von Strumaträgern als Kandidaten zugesandt werden.

Neumann:
Das hoffe ich. Nochmal ein kleiner Appell: wir sind natürlich an weiteren Familien interessiert, wir haben auch schon mehrere Familien zusammengetragen, und jeder, der solche Familien kennt, könnte sich an uns wenden.

Veränderungen des Glukosemetabolismus der Schilddrüse bei Morbus Basedow

A.R. Börner, E. Voth, K. Wienhard, R. Wagner, H. Schicha

Einleitung

Obwohl freie Fettsäuren das bevorzugte Substrat der Schilddrüse für den Energiestoffwechsel sind, liegen auch zahlreiche Studien über den Glukosemetabolismus der Schilddrüse sowohl in Zellkulturen als auch im Tiermodell vor [4, 6, 9, 13]. Die darin ermittelten Werte der Glukoseaufnahme liegen für die normale Schilddrüse im Bereich vieler anderer adenomatöser Gewebe mit der einen Besonderheit, daß sie von der TSH-Stimulation abhängig sind. Die Glykolyse des Emden-Meierhoff-Pfades trägt ungefähr zu einem Drittel zur Glukoseaufnahme bei, der Krebszyklus zu weiteren 10% und die Hexose-Monophosphat-Verstoffwechselung ist verantwortlich für knapp 5%. Die Anwesenheit der Enzyme der anaeroben Glykolyse konnte im Zellüberstand von Schilddrüsengewebe gezeigt werden. Die Synthese von Mukopolysacchariden ist möglicherweise ein wichtiger Stoffwechselschritt des Glukosemetabolismus in der Schilddrüse, denn Glukosamine fanden sich inkorporiert in das Glycoprotein Thyreoglobulin, entweder unverändert oder in Form der Sialinsäure. Nach Jahrzehnten der klinischer Erfahrung mit der Radioiodtherapie und nach zahlreichen Studien zum Intermediär-Metabolismus der Schilddrüsenzellen wurde der Prozeß des Iodidtransports in der Schilddrüse endgültig aufgeklärt und der Iodid-Transporter charakterisiert [3].

Bisher wurde FDG als radioaktiver Marker des Glukosestoffwechsels in der Diagnostik von Herz- und Hirnerkrankungen sowie bei verschiedenen malignen Tumorentitäten eingesetzt. Die Diagnostik von Schilddrüsentumoren und das Therapiemonitoring bei differenzierten und undifferenzierten Schilddrüsenkarzinomen und ihren Metastasen wird durch FDG-PET ergänzt [1, 5, 10]. Ziel der vorliegenden Studie ist die In-vivo-Charakterisierung des Glukosestoffwechsels der Schilddrüse bei Patienten mit Morbus Basedow vor und nach therapeutischer Intervention und im Vergleich zu Schilddrüsengesunden.

Material und Methoden

Patienten

Eingeschlossen wurden 65 Patienten (42 Frauen und 23 Männer, Alter 26–78 Jahre), die zur Durchführung einer Radioiodtherapie stationär aufgenommen wurden. Als Kontrollgruppe dienten 20 Patienten, die wegen eines bösartigen Tumors des Kopf/Halsbereiches zur Untersuchung kamen. Letztere waren euthyreot mit normalem fT_3-, fT_4- und TSH-basal-Spiegel hatten ein normales Schilddrüsenvolumen in der Sonographie. Die Patienten mit M. Basedow zeigten unter thyreostatischer Therapie normale fT_3- und fT_4-Spiegel mit erniedrigtem TSH-basal-Spiegel. Für die statistische Analyse wurden folgende Untergruppen gebildet:

1. Patienten ohne Schilddrüsen-Erkrankungen, die eine Untersuchung wegen Malignomen des Kopf/Halsbereiches erhielten,
2. Patienten mit Morbus Basedow am Tag vor der Radioiodtherapie und
3. Patienten mit Morbus Basedow zwischen 3 und 5 Tage nach der Behandlung mit Radioiod.

Alle Patienten stimmten nach Aufklärung entsprechend den Richtlinien der Ethikkomission der Untersuchung zu und blieben vor der FDG PET-Untersuchung für mindestens 12 Stunden nüchtern mit Blutzuckerspiegeln unter 100 mg% zum Zeitpunkt der Injektion des Radiopharmakons. Diabetiker waren ausgeschlossen.

Methoden

Ein PET-Gerät mit einem axialen Gesichtsfeld von 16 cm (47 Schichten, FWHM 5,1 mm) und eine Sun sparc 20 Workstation wurden sowohl für die Datenakquisition als auch für die Analyse verwendet. 370 MBq FDG wurden dem Patienten 30 Minuten vor dem Beginn der Untersuchung an einem CTI ECAT exact 921 appliziert. Die Transmission dauerte 30 Minuten, die Emissionsmessung ebenfalls 30 Minuten (6 x 5 Minuten). Die Rekonstruktion der transversalen Tomogramme erfolgte nach Absorptions-, Scatter- sowie Zerfallskorrektur als gefilterte Rückprojektion mit Anwendung eines Hanning-Filters (cut-off-frequency 0,4). Zur Datenanalyse wurde eine koronale Schicht von 20 mm Dicke in der Mittschilddrüsenebene rekonstruiert. Die quantitative Analyse erfolgte in ROI-Technik.

Ergebnisse

Kontrollpatienten

In der Kontrollgruppe zeigte die Schilddrüse nur eine geringe ^{18}F-FDG-Akkumulation knapp über Untergrundniveau. Dabei lag die spezifische Aktivität innerhalb der Schilddrüse im Bereich vieler anderer adenomatöser Gewebe, z. B. der Speicheldrüsen, aber auch des Muskelgewebes. Es fand sich eine homogene Aktivitätsverteilung. In den dynamischen Aufnahmen wurde eine geringe Akkumulation festgestellt mit einem medianen Glukoseumsatz von 312 nCi/g Schilddrüsengewebe mit einem 95%-Konfidenzintervall von 102 nCi/g für die normale Schilddrüse von nüchternen Patienten.

Morbus Basedow vor Radioiodtherapie

Die statistische Analyse ergab einen medianen Glukoseumsatz von 630 nCi/ml und einem 95%-Konfidenzintervall von 360 nCi/ml (Abb. 1) für die Morbus Basedow-Schilddrüse vor Radioiodtherapie. Der thyroidale Glukosemetabolismus war bei Morbus Basedow signifikant höher als in der Kontrollgruppe ($p < 0{,}0001$, Wilcoxon-Test). Hoch signifikante Korrelationen zum Glukosemetabolismus fan-

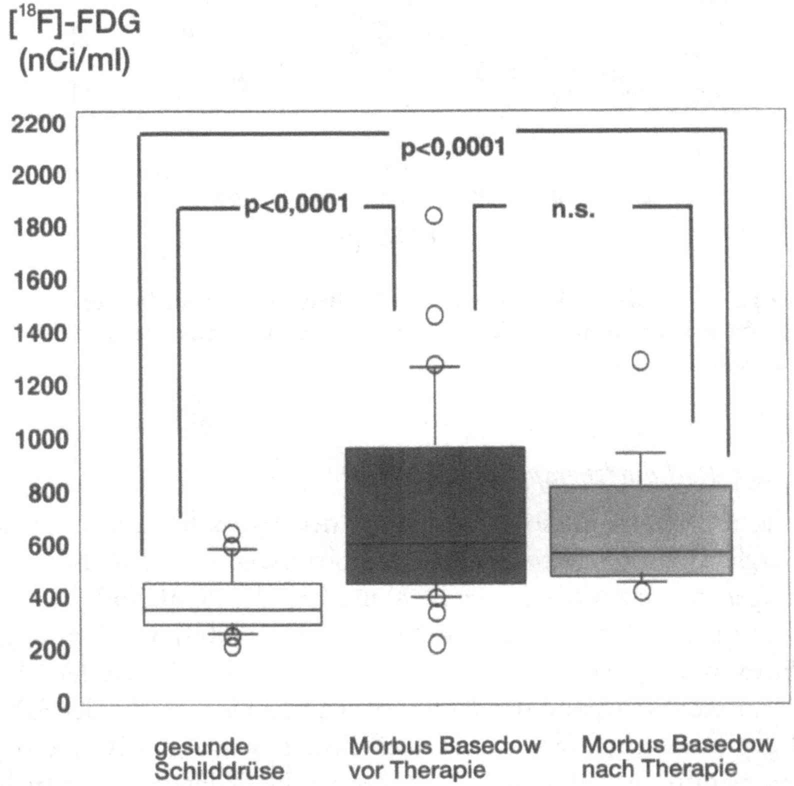

Abb. 1 Der Glukosemetabolismus der Schilddrüse, gemessen in nCi/ml Gewebe, liegt bei Patienten mit Morbus Basedow signifikant höher als bei Patienten mit gesunder Schilddrüse. Zwischen Patienten mit Morbus Basedow vor Radioiodtherapie und Patienten mit Morbus Basedow 3–5 Tage nach Radioiodtherapie besteht ein tendentieller, jedoch nicht signifikanter Unterschied.

den sich für die effektive Radioiodhalbwertzeit unter Therapiebedingungen (r = -0,82, p < 0,001) sowie den TRAK-Titer (r = 0,62, p < 0,001) (Abb. 2 und 3). Die Ergebnisse der multivarianten Analyse von Glukosemetabolismus der Schilddrüse versus Radioiodhalbwertzeit und TRAK-Titer wies die folgenden Parameter auf: r = 0,76 und p < 0,001.

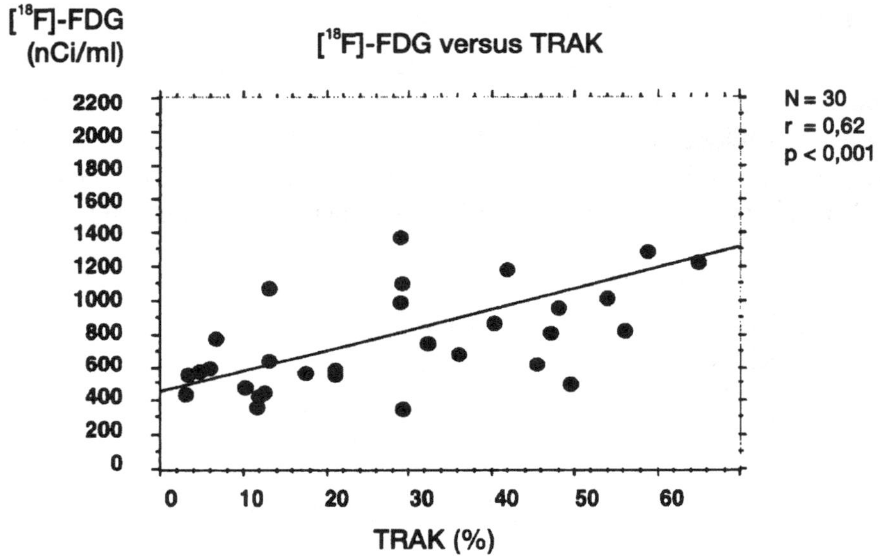

Abb. 2 Es zeigte sich bei den 30 Patienten mit Morbus Basedow vor Radioiodtherapie eine signifikante Korrelation zwischen dem aktuellen TSH-Rezeptor-Autoantikörpertiter und dem Glukosemetabolismus der Schilddrüse.

Basedow nach Radioiodtherapie

Bis zu 5 Tagen nach der Radioiodtherapie lag der thyreoidale Glukosemetabolismus im Vergleich zu den Patienten mit Morbus Basedow vor Radioiodtherapie etwas niedriger mit einem Median von 600 nCi/ml +/- 120 nCi/ml (nicht signifikant vs. Morbus Basedow vor Radioiodtherapie, p < 0,0001 vs. Kontrollgruppe; jeweils Wilcoxon-Test). Eine Korrelation wurde gefunden zwischen dem thyroidalen Glukosemetabolismus und der absorbierten Dosis bis zum Tag der FDG-PET Untersuchung mit einem Korrelations-Koeffizienten von r = -0,56 und p = 0,05 (grenzwertig signifikant) (Abb. 4). Bis zum Tag der PET-Untersuchung lag bei den Patienten nach Radioiodtherapie eine mediane absorbierte Dosis von 96 ± 42 Gy am Schilddrüsengewebe vor. Die erzielte Enddosis durch die Radioiodtherapie lag in dieser Gruppe bei 200 ± 100 Gy.

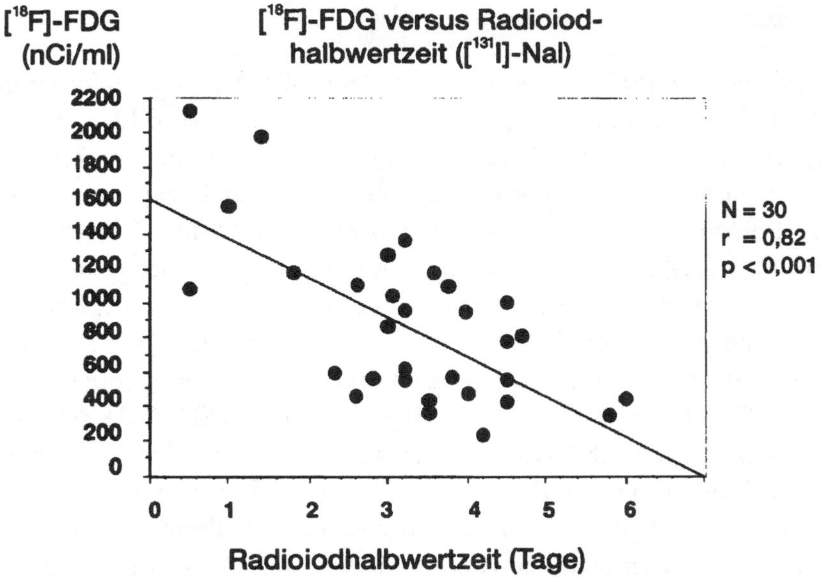

Abb. 3 Ebenso bestand eine signifikante Korrelation von Iodumsatz (gemessen als Radioiodhalbwertzeit) und Glukosemetabolismus der Schilddrüse bei der genannten Patientengruppe.

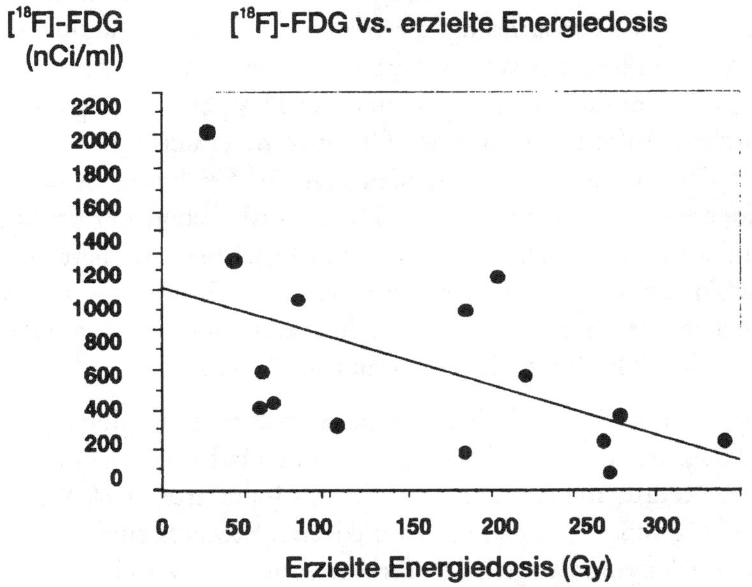

Abb. 4 Bei 15 Patienten mit Morbus Basedow nach Radioiodtherapie fand sich eine lockere Korrelation zwischen der am Schilddrüsengewebe erzielten Energiedosis und dem Glukosemetabolismus der Schilddrüse.

Diskussion

In normalem Schilddrüsengewebe werden hauptsächlich die Glukosetransporter (GLUT) 1 und 2, deutlich weniger auch 4, exprimiert [9]. GLUT 3 findet sich nicht in der Schilddrüse [8]. Von physiologischen Studien her ist bekannt, daß die Expression von Glukosetransportern beeinflußt wird durch Thyreotropin [7]. Dieser TSH-Effekt erfolgt über den second messenger cAMP. Der Einfluß der Hyperthyreose auf den Glukosemetabolismus ist für viele Organe nachgewiesen [12, 14]. Physiologische Studien bei verschiedenen Tieren zeigten die Abhängigkeit des Glukosemetabolismus von TSH, T_3 und vom Blutzuckerspiegel [11, 12]. Außerdem ist eine vermehrte Glukosetransporter-Expression bei Hyperthyreose nachgewiesen worden [4, 7]. Damit ergibt sich die Hypothese, daß TSH-(TRAK-)Stimulation von Thyreozyten cyclo-AMP-vermittelt zu einer vermehrten Schilddrüsenhormonproduktion führt. Deren Bindung an den nukleären Rezeptor aus der Familie der Thyroid-Steroid-Rezeptoren führt zu einer verstärkten Proteinsynthese, darunter auch zur intensivierten Synthese von Glukosetranporter-Proteinen. Deren Einbau in die Zellmembran ermöglicht einen gesteigerten Glukosetransport und aufgrund der Kopplung von Glukosetransportern und Hexokinase auch eine gesteigerte Glukoseutilisation. Letztere führt zur vermehrten Bereitstellung energiereicher Phosphate, die wiederum das Substrat zur Bildung von cyclo-AMP bilden und damit eine weitere Stimulierbarkeit der Thyreozyten durch TSH und TRAK gewährleisten (Abb. 5). Die jeweiligen Glukosetransporter sind an bestimmte Hexokinase-Formen gebunden, eine Beobachtung, die vermuten läßt, daß Glukosetransporter und das Enzym Hexokinase gewebsspezifische Komplexe aus mehreren Untereinheiten bilden, die dem Glukosetransport und der Phosphorylierung dienen. Um die metabolischen Anforderungen eines Gewebes zu erfüllen, sollten Glukosetransport und Glukoseutilisation verbunden sein [2]. Bei Patienten mit Morbus Basedow stellten wir fest, daß ein Glukose-Hypermetabolismus mit der Stimulation der Schilddrüse durch TSH-Rezeptor-Autoantikörper assoziiert ist. Es ist bekannt, daß Thyreotropin die Glukose-regulierte Gen-Expression in Schilddrüsen-Epithel-Zellen der Ratte stimuliert [4]. In dieser Hinsicht mag TRAK eine TSH-ähnliche oder TSH-übertreffende Stimulation bewirken.

Bereits wenige Tage nach der Radioiodtherapie fand sich ein global reduzierter Glukose-Metabolismus in der Schilddrüse. Dies ist erklärbar durch eine reduzierte Vitalität der Schilddrüsenzelle sowie durch bereits induzierte DNA-Schäden, die durch die Bindung von ^{131}I-T_3 an seinen nukleären Rezeptor zustande kommen. Somit wäre ein Rückgang der globalen Proteinsynthese zu verzeichnen, darunter auch der Synthese von Glukose-Transport-Proteinen. Dies sollte zu einer Verminderung des Glukosetransports führen, welche selbst wiederum eine Verminderung energiereicher Phosphate auf zellulärem Niveau zur Folge hätte. Der eingeschränkte Energiemetabolismus der Zelle könnte dann negative Rückwirkungen auf die Fähigkeit zur Iodakkumulation und die Produktion von Schilddrüsenhormonen haben. Unsere Daten zeigen, daß diese Effekte bereits nach 3–5 Tagen nach der Radioiodtherapie nachweisbar sind.

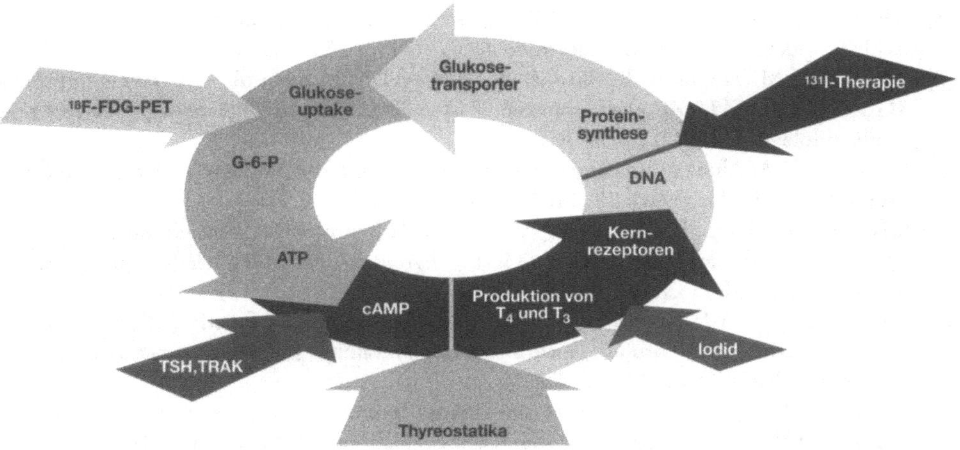

Abb. 5 Aus den gezeigten Daten und Literaturergebnissen [6] hypothetisierten wir den dargestellten Regelmechanismus für den Glukosemetabolismus der Schilddrüse mit den eingezeichneten Angriffspunkten für therapeutische Eingriffe und das physiologische Korrelat diagnostischer Maßnahmen.

FDG PET der Schilddrüse kann nicht als Methode der klinischen Routine betrachtet werden, sondern als Instrument der Grundlagenforschung, das Hinweise auf die Wirkmechanismen bekannter Therapien und die Grundlagen potentieller diagnostischer Maßnahmen zu geben vermag.

Literatur

[1] Adler, L.P., A.D. Bloom: Positron emission tomograpy of thyroid masses. Thyroid 3 (1993) 195–200.

[2] Arora, K.K., C.R. Filburn, P.L. Pedersen: Structure/function relationships in hexokinase: Site-directed mutational analyses and characterization of overexpressed fragments implicate different functions for the N- and C-terminal halves of the enzyme. J. Biol. Chem. 268 (1993) 18259–18266.

[3] Dai, G., O. Levy, N. Carrasco: Cloning and characterization of the thyroid iodide transporter. Nature 379 (1996) 458–460.

[4] Endo, T., H. Shimura, T. Saito et al.: Thyreotropin stimulates glucose regulated protein (GRP78) gene expression in rat functional thyroid epithelial cells, FRTL. Mol. Endocrinol. 5 (1991) 905–910.

[5] Feine, U., R. Lietzenmayer, J.P. Hanke et al.: 18FDG-Ganzkörper-PET bei differenzierten Schilddrüsenkarzinomen. Nuklearmedizin 34 (1995) 127–134.

[6] Field, J.B., P.A. Ealey, N.J. Marshall, S. Cockcroft: Thyroid-stimulating hormone stimulates increases in inositol phosphates as well as cyclic AMP in the FRTL-5 rat thyroid cell line. Biochem. J. 247 (1987) 519–524.

[7] Filetti, S., G. Damante, D. Foti: Thyrotropin stimulates glucose transport in cultured rat thyroid cells. Endocrinology 120 (1987) 2576–2581.

[8] Haber, R.S., S.P. Weinstein, E. O'Boyle, S. Morgello: Tissue distribution of the human GLUT3 glucose transporter. Endocrinology 132 (1993) 2538–2543.

[9] Hosaka, Y., M. Tawata, A. Kurihara et al.: The regulation of two distinct glucose transporter (GLUT1 and GLUT4) gene expressions in cultured rat thyroid cells by thyreotropin. Endocrinology 131 (1992) 159–165.

[10] Joensuu, H., A. Ahonen: Imaging of metastases of thyroid carcinoma with fluorine-18 fluorodeoxyglucose. J. Nucl. Med. 28 (1987) 910–904.

[11] Machado, V.L.A., G.F. Wassermann, M. Marques: In vitro effect of insulin on the uptake of glucose and alpha-aminoisobutyric acid in the thyroid gland of the turtle (Chrysemys dorbigni). Gen. Comp. Endocrinol. 82 (1991) 8–13.

[12] Mueller, M.J., B. von Schulz, H.J. Huhn et al.: Glucoregulatory function of thyroid hormones: Interaction with insulin depends on the prevailing glucose concentration. J. Clin. Endocrinol. Metab. 63 (1986) 62–71.

[13] Ulisse, S., E.A. Jannini, M. Pepe et al.: Thyroid hormones stimulate glucose transport and GLUT1 mRNA in rat Sertoli cells. Mol. Cell. Endocrinol. 87 (1992) 131–137.

[14] Weinstein, S.P., J. Watts, R.S. Haber: Thyroid hormone increases muscle/fat glucose transporter gene expression in rat skeletal muscle. Endocrinology 129 (1991) 455–464.

Diskussion

Becker:

Frau Börner, in dieser schönen Arbeit konnten Sie in vivo zeigen, was wir heute früh in der ersten Sitzung als Theorie und In-vitro-Studienergebnisse erfahren haben und lernen konnten. Wer hat Fragen an Frau Börner?

Hüfner:

Sehr schöne, interessante Studie. Haben Sie auch die Korrelation zu den Schilddrüsen-Hormonspiegeln untersucht? Die müßte eigentlich enger sein als zum TRAK. Und mich würde interessieren, ob Sie als Kontrolle, um Basedow-spezifische Effekte nachzuweisen, auch Autonomien untersucht haben.

Börner:

Wir haben auch Autonomien untersucht, das ist richtig, das wird aber Gegenstand weiterer Ausführungen und weiterer Untersuchungen sein. Daß wir keine Korrelation zu den freien Schilddrüsenhormonen finden konnten, lag ein wenig daran, wie unser Patientenkollektiv ausgewählt war. Das waren Patienten 3 bis 5 Tage vor einer Radioiodtherapie und die waren thyreostatisch eingestellt, d.h. bei allen Patienten lagen die freien Hormonparameter im Normbereich, und das TSH war zu dem Zeitpunkt supprimiert. Deswegen war es eigentlich nicht sinnvoll, diese Parameter weiter zu verfolgen.

Becker:
Ich habe zu diesem Punkt eine Frage, Frau Börner: Sie hatten auf einer Abbildung gezeigt, daß der Glukosemetabolismus bei Basedow-Patienten und bei Basedow-Patienten unter Therapien nicht sehr voneinander differiert.

Börner:
Nicht signifikant.

Becker:
Waren die Basedow-Patienten eine Selektion von Patienten vor Radioiodtherapie, die thyreostatisch therapiert waren – was heißt dann Patienten unter Therapie oder nach Therapie? Waren das Radioiodtherapierte?

Börner:
Das waren Radioiodtherapierte Patienten, ja.

Kallee:
Es wäre interessant, falls Sie die Untersuchungen weiterführen, wie das proteingebundene ^{131}I bei diesen Patienten verlaufen ist. Denn das ergibt ein zuverlässigeres Bild als die direkte Messung über der Schilddrüse, weil ja die Reutilisierung des freigesetzten Iods wieder zum Tragen kommt.

Börner:
Da gebe ich Ihnen völlig recht, das wäre ein sehr interessanter Aspekt.

Mann:
Sie müssen von einer direkten radiogenen Wirkung der RJTh auf die Lymphozyten und Plasmazellen ausgehen. Wie war die Korrelation zwischen Abfall von FDG-PET und TRAK im Verlauf?

Börner:
Wir haben das am Tag der stationären Aufnahme unmittelbar vor der Radioiodtherapie gemacht. Am Tag der Radioiodtherapie fand die PET-Untersuchung statt. Also die beiden waren absolut parallel.

Mann:
Nein, ich meine, Sie haben doch sicher im Verlauf dann die TRAKs nochmal gemessen, wie die sich verändert haben – oder?

Börner:
Ich habe das nicht systematisch zu den PET-Ergebnissen ausgewertet.

Köhrle:
Frau Börner, Sie hatten im Einleitungs-Dia auf die verschiedenen Formen der Glukosetransporter hingewiesen und daß in der normalen Schilddrüse Glut-1 und Glut-2 hauptsächlich exprimiert sind. Wir wissen ja aus malignen Schilddrüsen, daß es zu einem veränderten Expressionsmuster der Glut-Isoformen kommt. Können Sie etwas dazu sagen, ob bei Morbus-Basedow-Schilddrüsen eine andere funktionelle Form oder anders funktionierende Form der Gluts exprimiert ist?

Börner:
Nein, da muß ich leider passen. Dazu hatten wir keine geeignete Studie, die parallel zur PET-Untersuchung durchgeführt wurde. Das ist rein in vivo bestimmt.

Groth:
Es schließt sich auch die Diskussionsfrage an, inwieweit beim Morbus Basedow durch erhöhten Glukosebedarf selbst die Sensibilität für Insulin oder die Möglichkeit der Insulineinflußnahme auf die Glukosetransporter-Aktivität Einfluß hat.

Börner:
Unsere Patienten sind alle im nüchternen Zustand untersucht worden, um diesen möglichen Einfluß weitestgehend zu reduzieren.

Rolle und Verteilung von T_3-Rezeptoren in der Langerhansschen Insel

A. Zinke, H. Lottmann, D. Schmoll, G. Kirsch, R. Walter

Einleitung

Die Bedeutung des Schilddrüsenhormons (T_3) bei vielen biologischen Funktionen ist schon lange bekannt. Neben der Steuerung von Wachstum und Differenzierung [3, 8], der Beeinflussung myokardialer Aktivität, muskulärer Kontraktibilität, mentaler und neuronaler Funktionen hat dieses Hormon einen deutlichen Einfluß auf metabolische Funktionen des Körpers. Dabei ist der Energie- und Kohlenhydratstoffwechsel ein Hauptangriffspunkt von T_3 [11]. Es modifiziert die Expression einer Reihe von Glukosetransportern [1, 12] sowie einige Schlüsselenzyme des Glukoseabbaus. Ein anderes wichtiges Hormon, das den Kohlenhydratstoffwechsel beeinflußt, ist das Insulin. Es wird in den Langerhansschen Inseln des Pankreas von den sogenannten β-Zellen gebildet. Seine Sekretion und Synthese unterliegen wiederum vielfältiger neuronaler und humoraler Kontrollen. Neben den β-Zellen enthält die Langerhanssche Insel noch u.a. glukagonproduzierende α-Zellen und somatostatinproduzierende δ-Zellen. Ziel dieser Studie war es, nachzuweisen, ob und welche der bekannten Schilddrüsenhormonrezeptoren (TR) bzw. Rezeptorisoformen in der Langerhansschen Insel exprimiert werden und wie T_3 Einfluß auf die Hormonsekretion bzw. Synthese nehmen könnte. Bisher sind zwei verschiedene TR-Arten bekannt (a und b), von denen es jeweils noch unterschiedliche Isoformen gibt (α_1, α_2, β_1, β_2) [6, 10]. Sie entstehen durch alternatives Spleißen des primären RNA-Transkripts. Die Gewebe zeigen unterschiedliche Verteilungsmuster dieser Isoformen, die im Laufe der Entwicklung auch variieren können [2, 3, 4, 7].

Material und Methode

TR-mRNA-Nachweis

Rt-PCR-Untersuchungen von Extrakten aus INS1-Zellen (permanente Zellinie insulinproduzierender Ratteninselzellen), βTC6-Zellen (permanente Zellinie insulinproduzierender Mausinselzellen) und isolierten Langerhansschen Inseln der Maus. Dabei wurden α- und β-TR-mRNA spezifische Primer verwandt.

TR-Protein-Nachweis

Western Blot-Analysen von INS1, β-TC6 und Mausinselzellextrakten mit α_1- und β_1-TR-spezifischen Antikörpern.

Immunohistochemie

Untersuchungen mit α_1- und β_1-TR-spezifischen Antikörpern an Paraffin- und Gefrierschnitten des Mauspankreas.

Ergebnisse

In der PCR deutlicher Nachweis von α-TR-mRNA in INS1-Zellen, β-TC6-Zellen und in Langerhansschen Inseln der Maus. Nur geringes Signal bei der β-TR-mRNA im o.g. Untersuchungsmaterial.

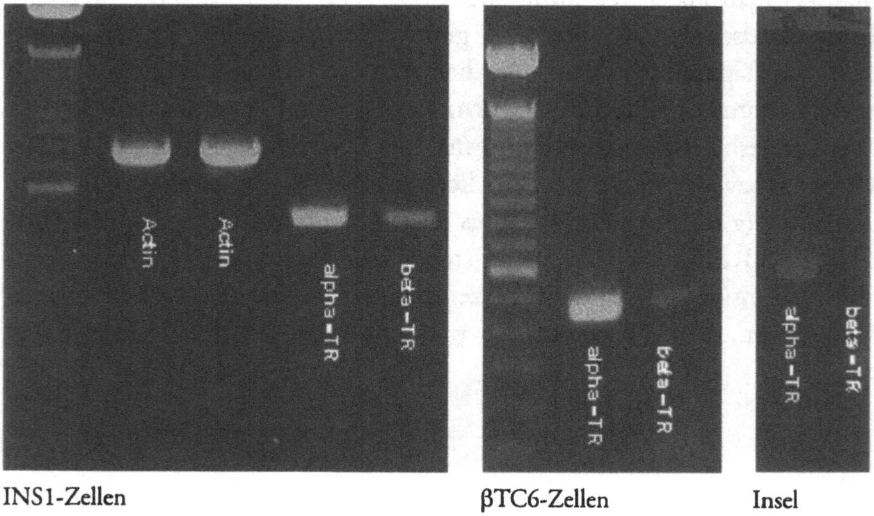

Abb. 1 rtPCR von INS1, βTC6 und Inselzellextrakten mit α- und βTR-mRNA-spezifischen Primern.

Im Western Blot konnte nur in Extrakten von Langerhansschen Inseln der Maus der Nachweis von α_1-TR erbracht werden. In allen untersuchten Materialien konnten keine β_1-TR nachgewiesen werden.

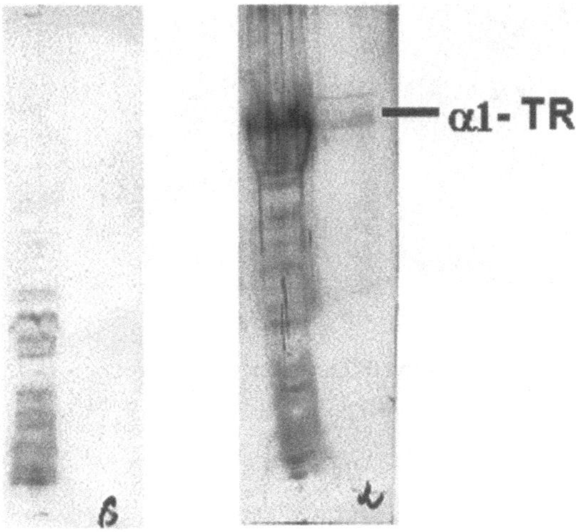

Mausinselextrakte

Abb. 2 Western Blot von Extrakten Langerhansscher Inseln mit α_1-TR-und β_1-TR-spezifischen Antikörpern.

Immunohistochemisch zeigte sich α_1-TR-immunorektives Material vor allem in randständigen Zellen der Langerhansschen Insel, die in der Verteilung am ehesten den glukagonproduzierenden Zellen entsprechen.

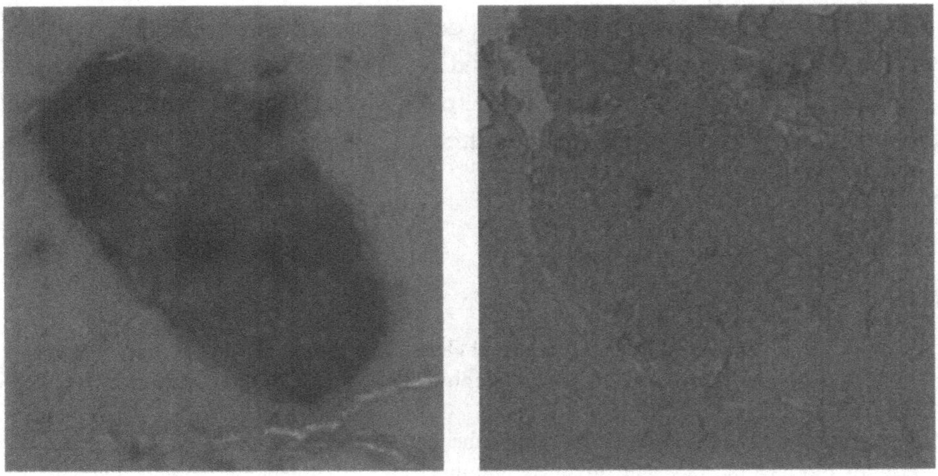

α_1-TR-Antikörper β_1-TR-Antikörper

Abb. 3 Verteilung von α_1- und β_1-TR's in der Langerhansschen Insel der Maus.

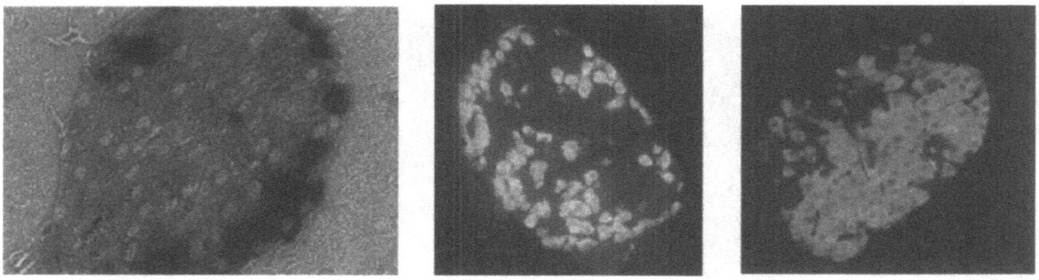

α_1-TR-Antikörper Glukagon Insulin

Abb. 4 Immunohistochemische Verteilung von α_1-TR-positiven Zellen in der Langerhansschen Insel der Maus im Vergleich zur Verteilung von glukagon- und insulinproduzierenden Zellen.

Schlußfolgerungen

Das Schilddrüsenhormon kann den Glukosestoffwechsel über Modifizierung der Insulinproduktion beeinflussen [5, 9]. An Zellkulturen konnten die Veränderungen der Insulinsynthese im Zusammenhang mit T_3-Veränderungen nachgewiesen werden. Isolierte Langerhanssche Inseln zeigen unter T_3-Einfluß Veränderungen wichtiger inselzellspezifischer Enzyme wie z. B. der β-zellspezifischen Glukokinase [5]. Obwohl wir die mRNA von α-TR's und im geringen Ausmaß auch mRNA von β-TR's in Gesamtextrakten von Langerhansschen Inseln der Maus und permanenten β-Zellinien nachweisen konnten, ist immunhistochemisch nur der α_1-TR in randständigen Inselzellen vorhanden. Histologisch entsprechen diese Zellen am ehesten den glukagonproduzierenden α-Zellen. Dies ist in Übereinstimmung mit dem fehlenden TR-Proteinnachweis in den untersuchten permanenten β-Zellinien. Die Beeinflussung der Insulinproduktion der β-Zellen erfolgt unserer Meinung nach indirekt über intrainsuläre (parakrine) Mechanismen, vermutlich durch Modifikation der Aktivität der α-Zellen durch T_3.

Literatur

[1] Casla, A., A. Rovira, A. Wells et al.: Increased glucose transporter (GLUT4) protein expression in hyperthyroidism. Biochemical and Biophysical Resarch Communications 171 (1990) 182–188.

[2] Ercan-Fang, S., H.L. Schwarz, J.H. Oppenheimer: Isoform-specific 3,5,3'-triiodthyronine receptor binding capacity and messenger ribonucleic acid content in rat adenohypophysis: effect of thyroidal state and comparison with extrapituitary tissues. Endocrinology 137(8) (1966) 3228–3233.

[3] Fairclough, L., J.R. Tata: An immunocytochemical analysis of the expression of thyroid hormone receptor alpha and beta proteins during natural and thyroid hormone-induced metamorphosis in Xenopus. Dev. Groth. Differ. 39(3) (1997) 273–283.

[4] Göthe, S., Z. Wang, L. Ng. et al.: Mice devoid of all known thyroid hormone receptors are viable but exhibit disorders of the pituitary-thyroid axis growth, and bone maturation. Genes & Development 13 (1999) 1329–1341.

[5] Hinata, S., S. Nishi,T. Matsukage et al.: Regulation of glucokinase gene expression in cultured rat islet cells: the inhibitory effects of T_3 and glucagon, and the stimulatory effect of glibenclamide. Diabetes Research 26 (1994) 13–23.

[6] Lazar, M.A.: Thyroid hormone receptors, multiple forms, multiple possibilities. Endocrine Reviews 14 (1993) 184–193.

[7] Lee, J.T., E. Lebenthal, P.C. Lee: Thyroidal regulation of rat pancreatic nuclear triiodothyronine receptor during postnatal development. Endocrinology 126 (1990) 209–215.

[8] Leonard, J.L., A.P. Farwell, P.M. Yen et al.: Differential expression of thyroid hormone receptor isoforms in neurons and astroglial cells. Endocrinology 135(3) (1994) 548–555.

[9] Lovejoy, J.C., S.R. Smith, G.A. Bray et al.: Effect of experimentally induced mild hyperthyroidism on growth hormone and insulin secretion and sex steroid levels in helthy young men. Metabolism 46(12) (1997) 1424–1428.

[10] Murata, Y.: Multiple Isoforms of thyroid hormone Receptor: An analysis of their relative contribution in mediating hormone action. Nagoya. J. Med. Sci.. 61 (1998) 103–115.

[11] Pillar, T.M, H.J. Seitz: Thyroid Hormone and gene expression in the regulation of mitochondrial respiratory function. European Journal of Endocrinology 136 (1997) 231–239.

[12] Torrance, C.J., J.E. Devente, J.P. Jones et al.: Effects of thyroid hormone on GLUT4 glucose transporter gene expression and NIDDM in rats. Endocrinology 138 (1997) 1204–1214.

Diskussion

Mödder:

Eine Anmerkung und Frage: vor Jahren habe ich autoradiographische Untersuchungen an der Maus gemacht und zwar mit ^{131}I-markiertem Dijodthyrosin. Und zum Erstaunen fand sich eine, man möchte fast sagen, organspezifische brillante Anreicherung im Pankreas. Können Sie diesen Befund irgenwie in Ihre Überlegungen einordnen?

Zinke:

Im exokrinen Pankreas? Das Problem hatte ich vor allen Dingen bei der Immunhistochemie. Das exokrine Pankreas zeigt auch Expression, aber das ist insbesondere in der Immunfluoreszenz zu sehen. Immunfluoreszenz habe ich auch in dieser Hinsicht untersucht, aber ich konnte das Signal von unspezifischen Bindungen nicht trennen. Dadurch bin ich dann auf Immunhistochemie gegangen, da zeigte sich eigentlich eindeutig eine Insel-Anfärbung und weniger in dem exokrinen Pankreas.

Duntas:
In den 70er und 80er Jahren wurde nachgewiesen, daß Pankreas TRH enthält. Und zwar die Langerhansschen Inseln, die β-Zellen enthalten ein Dipeptid. Es wäre sehr interessant, wenn Sie eine Beziehung von TRH und T_3 machen könnten. Es wäre zum ersten Mal, daß eine Relation zwischen TRH und Schilddrüsenhormonen außerhalb der hypothalamischen Hypophysenachse nachgewiesen würde.

Zinke:
Ja, wie gesagt, wir hatten zuerst eine andere Ausgangshypothese. Und zwar, daß es in den β-Zellen ist. Ich bin jetzt dabei, mir α-Zell-Linien zu beschaffen und Versuche durchzuführen, die eventuelle Beeinflussung durch Schilddrüsenhormon, also auch Expression dieser Stoffe, also des Rezeptors und auch des Glukagons zu untersuchen. Eventuell beziehe ich das TRH damit ein.

Beyer:
Ihre Darstellung der immunhistologischen Schnitte waren ja sehr undeutlich zu sehen. Und die Randdarstellung meinten Sie wahrscheinlich mit dem Glukagon? Konnten Sie das differenzieren von den Somatostatin-Zellen. Und die zweite Frage ist: hatten Sie die Möglichkeit, einmal Glukagon nachzuweisen im Serum oder im Inkubat? Daß Sie irgendeinen Transmitter finden konnten?

Zinke:
Das sind Gefrierschnitte und Paraffinschnitte und Immunhistochemie, da habe ich kein Glukagon nachgewiesen. Zur zweiten Frage: die Charakterisierung – das ist meine Hypothese – daß es glukagon-produzierende Zellen sind, also ich muß das noch versuchen, durch Doppelfärbung nachzuweisen. Das ist mir bisher noch nicht gelungen.

Schilddrüse und Immunsystem

P.-M. Schumm-Draeger

Einleitung

Zwischen dem endokrinen, immunologischen und zentralen Nerven-System bestehen enge Verbindungen, die durch bidirektionale Kommunikationswege gekennzeichnet sind. Zahlreiche experimentelle und klinische Studien zeigen, daß das Zentral-Nerven-System (ZNS) und verschiedene Hormone das Immunsystem beeinflussen, während umgekehrt neuroendokrine Funktionen durch das Immunsystem und seine Produkte beeinflußt werden [17]. Lymphozyten und andere Lymphgewebe weisen spezifische Schilddrüsenhormonrezeptoren auf, wodurch die Hypothese gestützt wird, daß das Immunsystem ein physiologisches Target der Schilddrüsenhormonwirkung darstellt [23]. Ziel dieser Darstellung ist es, einerseits den Effekt der Schilddrüsenfunktion auf die allgemeine Immunantwort zu charakterisieren und andererseits die Bedeutung der Schilddrüsenfunktion im Hinblick auf die Modulation spezifischer Autoimmunerkrankungen der Schilddrüse zu diskutieren.

Effekte der Hypo- und Hyperthyreose auf die generelle Immunantwort

Verschiedene experimentelle und klinische Studien zeigen, daß das Immunsystem auf vielfältige Weise durch eine veränderte Schilddrüsenfunktionslage beeinflußt wird. Der größte Teil dieser Daten stammt aus experimentellen Untersuchungen, indem in Tiermodellen eine hypo- oder hyperthyreote Stoffwechsellage erzeugt wurde, sowie auch von klinischen Studien bei Patienten mit einer unterschiedlich ausgeprägten Hyper- oder Hypothyreose. Die wesentlichen Ergebnisse dieser Studien werden nachfolgend zusammenfassend dargestellt.

Experimentelle Hypothyreose

Nach einer experimentell im Tiermodell durch Thyreoidektomie induzierten Hypothyreose kommt es zu einem Absinken verschiedener immunologischer Parameter. Die Größe der Milz sowie die Lymphknotengröße nehmen deutlich ab. Darüber hinaus kommt es zu einer Reduktion der Lymphozytenproliferation nach Gabe von Mitogenen [10]. Die experimentelle Hypothyreose führt zu einer Veränderung der T-Zell-Populationen dahingehend, daß eine verminderte Suppressor/Helfer-T-Zell-Ratio in der Milz gefunden wird und die umgekehrte Ratio im peripheren Blut in Mäusen beschrieben wurde [13].

Im experimentellen Modell der Maus mit verminderter Produktion von Hypophysenvorderlappenhormonen aufgrund genetischer Mutationen wurde gezeigt, daß bei Tieren mit einem Defekt der Hypophysen-Schilddrüsenachse die Entwicklung und Differenzierung von primären B-Zellen signifikant reduziert ist. Bei Tieren mit normaler Hypophysenvorderlappen-Schilddrüsenachse, aber anderen Ausfällen von Hypophysenvorderlappenhormonen wurde keine Veränderung der B-Zell-Entwicklung gesehen [15]. Diese Untersuchungsergebnisse weisen eindeutig darauf hin, daß eine normale Knochenmarksproduktion von B-Zellen durch extramedulläre Signale gesteuert wird.

Experimentelle Hyperthyreose

Nach Gabe von Schilddrüsenhormon (Levothyroxin, T_4) wird im tierexperimentellen Modell der Maus eine Zunahme der Lymphknotengröße erreicht. Darüber hinaus kommt es zu einer Proliferation von parakortikalen Zellen und einer vermehrten Differenzierung von Plasmazellen im Knochenmark. Die experimentelle Hyperthyreose in der Maus ist streng korreliert mit einem Absinken der Natural-Killer-(NK)Zell-Funktion. Nach Gabe von Schilddrüsenhormonen kommt es im experimentellen Modell zum Teil zu einer vermehrten Mitogen-induzierten Lymphozytenproliferation. Die humorale Immunantwort und Hypersensitivitätsreaktion sind hingegen verzögert. Zum Teil kontroverse Ergebnisse der experimentellen Untersuchungen sind überwiegend methodisch begründet, da verschiedene Tiermodelle, unterschiedliche Analysen der immunkompetenten Zellen verwendet wurden und sehr unterschiedliche Schilddrüsenhormondosierungen zum Einsatz kamen [13].

Klinische Studien bei Patienten mit Hyper- oder Hypothyreose

Der größte Teil der klinischen Studien wurde bei Patienten mit Hyperthyreose-Typ Morbus Basedow oder einer Hypothyreose aufgrund der Autoimmunthyreoiditis

Hashimoto durchgeführt. Aufgrund der Datenlage ist es durchaus schwierig zu entscheiden, inwieweit immunologische Veränderungen die Konsequenz der veränderten Schilddrüsenfunktion sind oder als Folge des zugrundeliegenden Autoimmunprozesses der Schilddrüse interpretiert werden müssen.

Repräsentative klinische Studien zeigen überwiegend, daß die Anzahl der zirkulierenden T- und B-Lymphozyten in der Hyperthyreose nicht wesentlich modifiziert ist [10, 24]. Bei Patienten mit einer unbehandelten Hyperthyreose Morbus Basedow wurde gezeigt, daß Zahl- und/oder Funktion zirkulierender Suppressor/Zytotoxischen T-Zellen vermindert sind, nach Normalisierung der Schilddrüsenüberfunktion aber wieder im Bereich des gesunden Menschen gefunden wird.

Bei Patienten mit Autoimmunthyreoiditis Hashimoto und Euthyreose sowie auch Hypothyreose ist die Zahl und Funktion von peripheren Suppressor/Zytotoxischen T-Zellen im allgemeinen im Normalbereich gelegen. Dies legt nahe, daß die hyperthyreote Stoffwechsellage selbst zu einem Absinken der Suppressor-T-Zellen führt. Wie bereits für die Situation der experimentellen Hyperthyreose beschrieben, ist bei Patienten mit Hyperthyreose Morbus Basedow die Aktivität peripherer NK-Zellen vermindert. Dies gilt offensichtlich auch für andere Zustände einer Hyperthyroxinämie [16].

Im Hinblick auf die Mitogen-induzierte oder bei Hyperthyreose Morbus Basedow bestehende Lymphozytenproliferation ist die Datenlage zum Teil kontrovers. Der überwiegende Teil der Autoren berichtet über eine normale oder gering reduzierte Lymphozytenproliferation. Bei Patienten mit einer Hyperthyroxinämie wird eine verminderte PHA-stimulierte Interleukin-2(IL-2)-Produktion von peripheren Blutlymphozyten beschrieben, die wahrscheinlich für die reduzierte NK-Zell-Aktivität bei diesen Patienten verantwortlich ist [16].

Bezüglich der Frage, welche Effekte die primäre Hypothyreose auf das Immunsystem ausübt, liegen nur sehr wenige Daten vor. Bei alten Patienten mit einer Autoimmunthyreoiditis und Hypothyreose wurde eine verminderte PHA-Antwort nachgewiesen, während bei Patienten mit Euthyreose oder subklinischer Hypothyreose normale Befunde ermittelt wurden [10].

Schilddrüsenfunktion und Thymusaktivität

Im Tiermodell der Ratte tritt als Folge einer experimentell induzierten Hypothyreose eine Involution der Thymusrinde auf. Eine Schilddrüsenhormontherapie ist geeignet, diesen Effekt zu normalisieren, hingegen verschiedene andere funktionelle Aktivitäten des Thymus zu stimulieren [23]. Eine vergrößerte Thymusdrüse ist ein wesentliches Charakteristikum der Autoimmunhyperthyreose Basedow, die mit einer Hyperplasie auch anderer Lymphgewebe einhergeht [10]. Im Verlauf einer thyreostatischen Therapie mit Methimazol (MMI) kommt es, im Gegensatz zu einer ausschließlichen Behandlung mit dem Betablocker Propranolol, zu einer deutlichen Involution des Thymus' bei Patienten mit Hyperthyreose Morbus Basedow. Dabei ist nach wie vor offen, inwieweit dieses Phänomen an die Normalisierung der Schilddrüsenfunktionslage gebunden ist oder einen direkten Effekt des Thyreostatikums auf das Immunsystem darstellt.

Andere Untersuchungen geben Hinweise dafür, daß Schilddrüsenhormone die endokrine Aktivität des Thymus stimulieren. Es wurde gezeigt, daß die Thymusdrüse hormonähnliche Substanzen produziert, wovon einige, wie z. B. das Thymosin-α-1, das Thymopoietin und das Thymulin chemisch charakterisiert werden konnten. Diese Faktoren werden von den epithelialen Zellen des Thymus' produziert. Der Funktionszustand des Thymus' wird über die zirkulierenden Blutspiegel dieser hormonähnlichen Substanzen charakterisiert. Mit zunehmendem Alter sinken Plasmakonzentrationen der vom Thymus produzierten hormonähnlichen Substanzen signifikant ab, ein Prozeß, der parallel zur altersabhängigen Involution der Thymusdrüse abläuft [13].

Verschiedene Studien in tierexperimentellen Modellen haben gezeigt, daß die Sekretion verschiedener Faktoren durch den Thymus durch Schilddrüsenhormone moduliert werden kann. Eine hypothyreote Funktionslage führt im tierexperimentellen Modell des Hundes zu einer Reduktion des Thymulinspiegels und wird nach Normalisierung der Stoffwechsellage und der Schilddrüsenhormontherapie normalisiert. Die Modulation der endokrinen Aktivität der Thymusdrüse durch Schilddrüsenhormone konnte auch beim Menschen nachgewiesen werden. Im Vergleich zu gesunden Personen gleichen Alters wurden bei Patienten mit Hypothyreose signifikant niedrigere Plasmakonzentrationen des Thymulin gefunden, bei Patienten mit Hyperthyreose hingegen signifikant höhere Plasmathymulinkonzentrationen nachgewiesen [4]. Diese Veränderungen der zirkulierenden Plasmathymulinspiegel wurden sowohl bei Patienten mit autoimmuner als auch nicht-autoimmuner Ursache einer Hypo- oder Hyperthyreose gefunden, wobei immer eine Normalisierung der Schilddrüsenfunktion unter Therapie auch zu einer Normalisierung der Plasmathymulinspiegel führte. Hieraus muß geschlossen werden, daß Veränderungen der durch den Thymus produzierten hormonähnlichen Faktoren als direkte Konsequenz einer veränderten Schilddrüsenfunktion auftreten und nicht an den jeweils zugrundeliegenden Autoimmunprozeß geknüpft sind. Auch bei Neugeborenen mit einem niedrigen Geburtsgewicht und subnormalen Serum-T_3-Konzentrationen wurden erniedrigte Plasmathymulinspiegel beschrieben [5].

In-vitro-Studien mit Kulturen von epithelialen Thymuszellen haben darüber hinaus gezeigt, daß physiologische Konzentrationen von T_3 die Synthese und Sekretion des Thymulin in dieser Zellkultur stimulieren. Dies zeigt wiederum, daß Schilddrüsenhormone einen direkten Effekt auf die endokrine Aktivität des Thymus ausüben [23].

Zusammenfassend ist zu sagen, daß Schilddrüsenhormone bzw. die Schilddrüsenfunktionslage die Thymusaktivität direkt beeinflussen. In weiteren experimentellen und klinischen Untersuchungen muß gezeigt werden, inwieweit diese Modulation der Thymusaktivität durch Schilddrüsenhormone für die immunologische Situation des individuellen Patienten klinisch relevant ist. Insgesamt ist im Hinblick auf die Regulation der Thymusaktivität die komplexe Situation des neuroendokrinen Netzwerkes zu überdenken, von der die Schilddrüsenhormonwirkung sicher nur einen Teilaspekt repräsentiert.

Schilddrüsenfunktion und Cytokine

Patienten mit Hyperthyreose-Typ Morbus Basedow weisen erhöhte zirkulierende lösliche Interleukin-2-Rezeptoren (sIL-2R) auf [1]. Verschiedene klinische Studien zeigen, daß die sIL-2R-Spiegel mit der Schilddrüsenfunktion direkt korreliert sind [9, 11, 12]. Erhöhte sIL-2R-Spiegel werden sowohl bei Patienten mit Autoimmunhyperthyreose und auch nicht-autoimmuner Schilddrüsenüberfunktion nachgewiesen und sind nach Normalisierung der Schilddrüsenfunktionslage unter Therapie wieder im Normalbereich meßbar. Demgegenüber haben Patienten mit einer Hypothyreose erniedrigte sIL-2R-Serumspiegel, wenn die Schilddrüsenunterfunktion durch eine totale Thyreoidektomie bedingt ist, während Patienten mit einer Autoimmunhypothyreose sehr stark schwankende sIL-2R-Konzentrationen aufweisen. Allerdings kann unter einer Schilddrüsenhormontherapie und Normalisierung der Schilddrüsenfunktionslage bei beiden Patientengruppen fast immer eine Normalisierung bzw. ein Anstieg der sIL-2R-Serumkonzentrationen erreicht werden. Sämtliche Daten sprechen dafür, daß die Regulation der Serum-sIL-2R-Konzentrationen im Serum wesentlich durch Schilddrüsenhormone selbst erfolgt.

Einfluß der Hypo- und Hyperthyreose auf organspezifische Autoimmunprozesse der Schilddrüse

Autoimmunerkrankungen der Schilddrüse können aufgrund verschiedener pathogenetischer Mechanismen sowohl zur Hyperthyreose (Morbus Basedow) als zur

Hypothyreose (Autoimmunthyreoditis Hashimoto) führen [25]. Dies läßt jedoch die Möglichkeit offen, daß Interaktionen zwischen dem primären immunologischen Defekt einerseits und der organspezifischen Autoimmunerkrankung und veränderten Schilddrüsenfunktion andererseits eine Rolle spielen.

Autoimmunhyperthyreose Morbus Basedow

Zahlreiche experimentelle und klinische Studien sind der Frage nachgegangen, inwieweit eine thyreostatische Therapie bei Patienten mit Hyperthyreose Morbus Basedow außer einer Normalisierung der Schilddrüsenüberfunktion auch Einfluß auf den zugrundeliegenden Autoimmunprozeß nimmt. Zahlreiche Studien konnten zeigen, daß im Verlauf der thyreostatischen Therapie von Patienten mit Morbus Basedow die krankheitsspezifischen TSH-Rezeptor-Autoantikörper deutlich abfallen. Dieser Effekt beschränkt sich auf schilddrüsenspezifische und für den Morbus Basedow typische Rezeptorautoantikörper und ist nicht für andere Autoantikörpergruppen wie z. B. Parietalzellantikörper usw. nachweisbar. Die Ergebnisse experimenteller und vor allem klinischer Studien zu der Frage, inwieweit eine thyreostatische Therapie mit Methimazol einen immunsuppressiven Effekt bei der Autoimmunhyperthyreose Morbus Basedow ausübt, sind widersprüchlich. Es bleibt offen, ob die zumeist nachgewiesene verminderte Synthese von spezifischen Schilddrüsenautoantikörpern durch periphere sowie auch intrathyreoidale Lymphozyten als direkter immunsuppressiver Effekt zu werten ist, oder ob es sich hier um einen indirekten Effekt der Normalisierung der Schilddrüsenfunktionslage handelt [25, 26]. Allerdings ist mit den bisher zur Verfügung stehenden Nachweismethoden der TSH-Rezeptor-Antikörper dennoch auch für den individuellen Patienten mit Morbus Basedow keine Krankheitsvorhersage durch den Nachweis von TSH-Rezeptor-Autoantikörpern möglich [6]. Diesbezüglich muß abgewartet werden, ob eine zweite Generation der TSH-Rezeptorantikörperbestimmung unter Nutzung des rekombinanten humanen TSH-Rezeptors nicht nur eine deutlich überlegene diagnostische Sensitivität bei Patienten mit Morbus Basedow hat [2], sondern hier auch die Möglichkeit einer Prädiktion des Krankheitsverlaufes gegeben ist.

Im Gegensatz zu diesen Studiendaten, die eine Hemmung des Autoimmunprozesses mit Absinken der spezifischen Autoantikörpertiter durch Normalisierung der Schilddrüsenfunktion erreichen, steht die Überlegung, bei Patienten mit Morbus Basedow während und nach einer thyreostatischen Therapie medikamentös eine TSH-Suppression anzustreben, um ein Rezidiv der Erkrankung zu vermeiden. Die grundsätzliche Überlegung besteht hierbei darin, daß möglicherweise ein meßbarer Serum-TSH-Spiegel im Verlauf der thyreostatischen Monotherapie Einfluß auf die Freisetzung bzw. die Präsentation von Schilddrüsenoberflächenantigenen nehmen und somit die Produktion von Autoantikörpern wiederum fördern kann. Gegenwärtig ist zu sagen, daß aufgrund einer insgesamt widersprüchlichen Datenlage abweichende Ergebnisse von klinischen Studien aus Japan [8, 22], aus Großbritannien [14] und Kanada [18] vorliegen, eine Therapieempfehlung für die Kombinationsbehandlung mit Thyreostatika und Schilddrüsenhormon im Hinblick auf eine günstigere Remissionsquote zur Zeit nicht ausgesprochen werden kann.

In eigenen experimentellen Untesuchungen konnten wir zeigen, daß eine immunmodulierende Wirkung über eine Stimulation des TSH-Rezeptors, vor allem unter Einfluß von TSH-Rezeptor-Antikörpern nachzuweisen ist, und in diesem Zusammenhang eine verstärkte Expression von HLA-DR und Adhäsionsmolekülen an der Thyreozytenoberfläche induziert wird [8]. Inwieweit dieser Effekt schon im Bereich physiologischer Serum-TSH-Spiegel ausgelöst wird oder nur durch über die Norm erhöhte TSH-Spiegel induziert wird, ist derzeit noch nicht geklärt.

Autoimmunthyreoiditis

Im Hinblick darauf, daß in experimentellen und klinischen Studien bei hypothyreoter Stoffwechsellage eine Dämpfung der generellen immunologischen Situation beschrieben wird, ist es bemerkenswert, daß eine Schilddrüsenhormonbehandlung sowohl bei Euthyreose als auch unterschiedlich ausgeprägter Hypothyreose zu einem deutlichen Absinken der schilddrüsenspezifischen Autoantikörper (TPO-Antikörper) führt. Insbesondere Untersuchungen im experimentellen Modell bei genetisch für eine Autoimmunthyreoiditis prädisponierten Tieren (Obese(OS)-Chicken, BB-Ratte, Katze) haben gezeigt, daß eine frühzeitig, vor Beginn des Organfunktionsverlusts einsetzende Schilddrüsenhormonbehandlung Inzidenz und Ausmaß des destruktiven Autoimmunprozesses der Schilddrüse signifikant hemmen kann [19].

In klinischen Studien bei Patienten mit Autoimmunthyreoiditis Hashimoto wurde der Effekt einer Schilddrüsenhormonbehandlung vor allem im Hinblick auf serologische Parameter dieser Autoimmunerkrankung (mikrosomaler Antikörper bzw. TPO-Antikörper) untersucht. Während frühere Studien vor allem italienischer Arbeitsgruppen [3] bei Patienten mit Autoimmunthyreoiditis nur im Fall einer hypothyreoten Stoffwechsellage einen Abfall der mikrosomalen Schilddrüsenantikörper unter Schilddrüsenhormontherapie feststellten, konnten wir in einer aktuellen prospektiven klinischen Studie zeigen, daß es nicht nur bei Patienten mit

Autoimmunthyreoiditis und Hypothyreose zu einem signifikanten Abfall der TPO-Antikörper unter Schilddrüsenhormonbehandlung kommt. Insbesondere Patienten, die noch eine euthyreote Stoffwechsellage bei nachgewiesener Autoimmunthyreoiditis Hashimoto hatten, reagierten unter der verabreichten Schilddrüsenhormontherapie mit einer signifikanten Reduktion der TPO-Autoantikörper [20]. In der gleichen Studie konnte darüber hinaus gezeigt werden, daß nach einer einjährigen zum Zeitpunkt der Euthyreose einsetzenden Schilddrüsenhormontherapie die mittels Feinnadelpunktion bestimmten intrathyreoidalen B-Lymphozytenpopulationen signifikant absinken [20].

Es bleibt zu klären, welcher pathogenetische Mechanismus einer offensichtlich immunmodulierenden Wirkung von Schilddrüsenhormonen bei dem destruktiven Autoimmunprozeß der Thyreoiditis Hashimoto zugrundeliegt. Eine wichtige Hypothese ist, daß über eine zumindest teilweise Absenkung des Serum-TSH-Spiegels die Antigenpräsentation durch Thyreozyten vermindert wird und dadurch nachfolgend die Migration von T- und B-Lymphozyten in die Schilddrüse abnimmt, sowie gleichzeitig die Produktion von spezifischen Schilddrüsenantikörpern gehemmt wird. Die Frage, inwieweit Schilddrüsenhormone einen direkten immunmodulatorischen Effekt ausüben können oder doch über eine „Ruhigstellung“ der hormonproduzierenden Zellen eine verminderte Ausprägung der Autoimmunreaktion zu erreichen ist, bleibt noch offen.

Zusammenfassung und Conclusio

Der Nachweis von Schilddrüsenhormonrezeptoren in humanen Lymphgeweben zeigt, daß Schilddrüsenhormone das Immunsystem als physiologisches Zielgebiet ihrer Aktion haben. Dennoch bleiben zahlreiche Einzelschritte in dem komplexen Mechanismus der Interaktion zwischen Immunsystem und Schilddrüsenhormonwirkung heute ungeklärt. Sowohl experimentelle Daten, vorwiegend aus Tiermodellen als auch klinischen Studien bei Gesunden und Patienten mit verschiedenen Schilddrüsenerkrankungen zeigen, daß der überwiegende Teil der Effekte auf das Immunsystem dadurch zustandekommt, daß Schilddrüsenhormone die Aktivität des Thymus' stimulieren. Die Interpretation experimenteller und klinischer Daten ist deswegen besonders schwierig, da sich Veränderungen der primären immunologischen Abnormalität, die organspezifische Autoimmunerkrankung der Schilddrüse sowie Behandlungseffekte überlappen und gegenseitig beeinflussen. Aufgrund der zur Verfügung stehenden Daten ist, wenngleich nicht sicher beweisend, zu sagen, daß das Ausmaß einer Autoimmunreaktion der Schilddrüse vorwiegend durch nachfolgend genannte Faktoren moduliert wird:

1. Die Schilddrüsenfunktion (Schilddrüsenzellaktivität/Stoffwechselfunktion).
2. Hemmung des organspezifischen Autoimmunprozesses der Schilddrüse durch Therapiemaßnahmen (z. B. verminderte Autoantigenpräsentation unter Schilddrüsenhormontherapie bei Autoimmunthyreoiditis Hashimoto).

Literatur

[1] Chow C.C., K.N. Lai , J.C.K. Leung et al.: Serum soluble interleukin 2 receptor in hyperthyroid Graves' disease and effect of carbimazole treatment. Clin. Endocrinol. 33 (1990) 317–321.

[2] Costagliola S., N. Morgenthaler, R. Hoermann et al.: Second Generation Assay for Thyrotropin Receptor Antibodies Has Superior Diagnostic Sensitivity for Graves' Disease. J. Clin. Endocrinol. Metab. 84 (1999) 90–97.

[3] Chiovato, C. Marocci, S. Mariotti et al.: L-thyroxine therapy induces a fall of thyreoid microsomal and thyrogloblulin antibodies in idiopathic myxedena and in hypothyroid, but not in euthyroid Hashimoto's thyroiditis. J. Endocrinol. Invest. 9 (1986) 299-305.

[4] Fabris N., E. Mocchegiani, S. Mariotti et al.: Thyroid function modulates thymic endocrine activity. J. Clin. Endocrinol. Metab. 62 (1986) 474–478.

[5] Fabris N., E. Mocchegiani, S. Mariotti et al.: Thymulin deficiency and low 3,5,3'-triiodothyronine syndrome in infants with low birth weight syndromes. J. Clin. Endocrinol. Metab. 65 (1987) 247–252.

[6] Feldt-Rasmussen U., H. Schleusener, P. Carayon: Meta-Analysis Evaluation of the Impact of Thyrotropin Receptor Antibodies on Long Term Remission after Medical Therapy of Graves' disease. J. Clin. Endocrinol. Metab. 78 (1994) 98–102.

[7] Hashizume K., K. Ichikawa, A. Sakurai et al.: Administration of thyroxine in treated Graves' disease. Effects on the level of antibodies to thyroid-stimulating receptors and on the risk of recurrence of hyperthyroidism. N. Engl. J. Med. 324 (1991) 947–953.

[8] Hoermann R., C. Spitzweg, S. Poertl et al.: Regulation of intercellular adhesion molecule-1-expression in human thyroid cells in vitro and human thyroid tissue transplanted to the nude mouse in vivo: role of Graves' immunoglobulins and human thyrotropin receptor. J. Clin. Endocrinol. Metab. 82 (1997) 2048–2055.

[9] Koukkou E., P. Panayiotidis, N. Thalassinos: Serum soluble interleukin-2-receptors as an index of the biological activity of thyroid hormones in hyperthyroidism. J. Endocrin. Invest. 18 (1995) 253–257.

[10] Mariotti S., A. Pinchera: Role of the immune system in the control of thyroid function. In: Greer, M.A. (Hrsg.): The Thyroid Gland. S. 147–219. Raven Press, New York 1990.

[11] Mariotti S., P. Caturegli, G. Barbesino et al.: Circulating soluble interleukin 2 receptor concentration is increased in both immunogenic and nonimmunogenic hyperthyroidism. J. Endocrinol. Invest. 14 (1991) 777–781.

[12] Mariotti S., P. Caturegli, G. Barbesino et al.: Thyroid function and thyroid autoimmunity independently modulate serum concentration of soluble interleukin 2 (IL-2) receptor (sIL-2R) in thyroid diseases. Clin. Endocrinol. (Oxf) 37 (1992) 415–422.

[13] Mariotti S., G. Barbesino, A. Pinchera: Thyroid hormones and the immune system. In: Orgiazzi J., J. Leclère, U. Hostalek (Hrsg.): The Thyroid and Tissues. 129–138. Schattauer, Stuttgart und New York 1994.

[14] Mc Iver B., P. Rae, G. Beckett et al.: Lack of effect of thyroxine patients with Graves' hyperthyroidism who are treated with an antithyroid drug. N. Engl. J. Med. 334 (1996) 220–224.

[15] Montecino-Rodriguez E., R.G. Clark , L. Powell-Braxton, K. Dorshkind: Primary B-cell development is impaired in mice with defects of the pituitary/thyroid axis. J. Immunol. 159 (1997) 2712–2719.
[16] Papic M., S.J. Stein, M. Zakarija et al.: Suppression of peripheral blood natural killer cell activity by excess thyroid hormone. J. Clin. Invest. 79 (1987) 404–408.
[17] Reichlin S. Neuroendocrine Immune Interactions. N. Engl. J. Med. 329 (1993) 1246–1253.
[18] Rittmaster R.S., E.C. Abbott, R. Douglas et al.: Effect of methimazole, with or without L-Thyroxine, on remission rates in Graves' disease. J.C.E.M. 83 (1998) 814–818.
[19] Schumm-Draeger P.M., B.E. Wenzel: In vivo models in thyroid research. Exp. Clin. Endocrinol. Diabetes 104 (1996) Suppl. 3.
[20] Schumm-Draeger P.M., S. Padberg, K. Heller: Prophylactic levothyroxine therapy in patients with Hashimoto's thyroiditis. Exp. Clin. Endocrinol. Diabetes 107 (1999) Suppl. 3, 84–87.
[21] Tamai H., I. Hayaki, K. Kawai et al.: Lack of effect of thyroxine administration on elevated thyroid stimulating hormone receptor antibody levels in treated Graves' disease patients. J. Clin. Endocrinol. Metab. 80 (1995) 1479–1480.
[22] Villa-Verde D.M., M.P.Defresne, M.A. Vannier-dos-Santos et al.: Indentification of nuclear triiodothyronine receptors in the thymic epithelium. Endocrinology 131 (1992) 1313–1320.
[23] Villa-Verde D., V. De Mello-Coelho, D. Farias-de-Oliveirs et al.: Pleiotropic influence of triiodothyronine on thymus physiology. Endocrinology 133 (1993) 867–875.
[24] Weetman A.P., A.M. McGregor: Autoimmune Thyroid disease: Developments in our understanding. Endocr. Rev. 5 (1984) 309–355.
[25] Weetman A.P.: How antithyroid drugs work in Grave' disease. Clin. Endocrinol. (Oxf) 37 (1992) 317–318.
[26] Weetman A.P., N. Tandon, B.P. Morgan: Antithyroid drugs and release of inflammatory mediators by complement-attacked thyroid cells. Lancet. 340 (1992) 633–636.
[27] Weetman A.P.: Autoimmunity and endocrinology. Exp. Clin. Endocrinol. Diabetes 107 (1999) Suppl. 3, 63–66.

Diskussion

Grußendorf:
Haben Sie eine Korrelation zwischen dem Abfall der intrathyroidalen B-Lymphozyten und der TPO-Ak-Konzentration im Serum gefunden, d.h. haben die jungen Patienten mit dem stärksten Abfall der TPO-Titer auch die niedrigste B-Lymphozyten-Dichte nach Therapie?

Schumm-Draeger:
Dieses haben wir nicht korrelieren können. Wir haben sechs Patienten nach einer einjährigen Therapie punktiert. In dieser kleinen Gruppe habe ich das – wie eben dargestellt – als Abfall in der Gruppe, aber nicht individuell korreliert.

Müller:
Frau Schumm-Draeger, Sie plädieren für eine frühzeitige Therapie bei Thyreoiditis-Hashimoto, also in der Euthyreose. Wie finden Sie diese Patienten? Bestimmen Sie bei jedem Patienten, der zu Ihnen kommt, TPO-Antikörper?

Schumm-Draeger:
Es sind in der Regel Zufallsbefunde, die sich bei der Ultraschalluntersuchung ergeben. Es kann sicher nicht empfohlen werden, generell bei allen TPO-Antikörper zu screenen. Allenfalls bei Patienten, die eine Familienanamnese für Autoimmunerkrankungen haben. Hier würde ich es in jedem Fall nachsehen.

Szabolcs:
Ich möchte fragen, welche Dosis von Thyroxin Sie den Patienten gegeben haben, ob Sie vielleicht auch dafür plädieren, daß Patienten mit einem TSH im oberen Bereich, also 2,5 bis 3 prophylaktisch behandelt werden.

Schumm-Draeger:
Ich habe aus Zeitgründen nicht das gesamte Studienprotokoll gezeigt. Die Patienten haben im Durchschnitt 75 bis 100 µg Schilddrüsenhormone erhalten, und das Ziel war, den TSH-Spiegel nicht völlig zu supprimieren, sondern in einen Bereich von 0,1 bis 0,4 zu senken. Ich möchte nochmals sagen, daß dies präliminäre Daten sind, es ist keine generelle Empfehlung. Wir müssen prospektiv und auch kontrolliert ein größeres Kollektiv untersuchen, um generelle Empfehlungen auszusprechen. Bei TSH-Werten im oberen Normbereich und positiven TPO-Antikörpern würde ich zu einer Schilddrüsen-Hormontherapie neigen. Aber eine generelle Empfehlung für euthyreote Patienten ist nicht gegeben.

Assoziierte Autoimmunerkrankungen bei Immunthyreopathien

J. Meller, M. Conrad, P. Meyer, G. Altenvoerde, R.W. Grunewald, U. Leonhardt, M. Hüfner, W. Becker

Einleitung

Als kombiniertes poliglanduläres Autoimmunsyndrom wird die Assoziation einer Autoimmunerkrankung mit mindestens einer weiteren, häufig endokrinen, Autoimmunerkrankung bezeichnet [13]. Gemeinsames pathologisches Korrelat vieler dieser Erkrankungen ist eine lymphozytäre Infiltration des betroffenen Organs mit nachfolgender Fibrosierung sowie das Vorkommen zytotoxischer und funktionsblockierender Antikörper. Die Einteilung poliglandulärer Autoimmunsyndrome geht auf Neufeld et al. [30] zurück. Beim PGA I, das fast ausschließlich im Kindesalter anzutreffen ist, findet man eine Autoimmunadrenalitis, einen Hypoparathyreoidismus und eine mukokutane Candidiasis [26]. Das häufigere PGA II (Schmidt-Syndrom) hingegen beschreibt das gemeinsame Vorkommen einer Autoimmunadrenalitis mit einem insulinpflichtigen Diabetes mellitus (IDDM), und autoimmunen Schilddrüsenerkrankungen (AITD). Das PGA I tritt familiär gehäuft auf. Die zugrundeliegende Mutation konnte kürzlich charakterisiert werden [29].

Im Gegensatz zu Studien aus dem amerikanischen und japanischen Sprachraum, die die Assoziation von autoimmunen Schilddrüsenerkrankungen mit der Autoimmunadrenalitis [2], einem IDDM [46, 51], dem Sjögren-Syndrom [10], einer Vitiligo [40] und der Myasthenie [31] untersucht haben, existieren keine vergleichbaren Daten zur europäischen Bevölkerung. Obwohl der Zusammenhang zwischen einer AITD und der perniziösen Anämie gut bekannt ist, gibt es so gut wie keine systematischen neueren Studien zu diesem Thema [4, 14, 21, 22]. Das Ziel unserer Studie war daher eine möglichst große Gruppe von AITD-Patienten auf eine Vielzahl von assoziierten Autoimmunerkrankungen bzw. Autoantikörpern hin zu untersuchen. Aus den gewonnenen Ergebnissen sollten sich Empfehlungen nach einem gezielten Screening von AITD-Patienten nach solchen Erkrankungen ableiten lassen.

Patienten und Methoden

Zwischen Oktober 1997 und Oktober 1998 schlossen wir 200 konsekutive Patienten mit autoimmunen Schilddrüsenerkrankungen, die als ambulante Patienten (n = 192) oder stationäre Patienten (n = 8) in unserer interdisziplinären Schilddrüsenambulanz vorgestellt wurden, in die Studie ein.

Einschlußkriterien

Für die Diagnose einer immunogenen Hyperthyreose (IH) wurde der Nachweis von TSH-Rezeptorantikörpern oder einer endokrinen Orbitopathie gefordert. Für die Diagnose einer immunogenen Hyperthyreose in Remission bzw. einer Rezidivhyperthyreose waren die gleichen Kriterien oder der Nachweis von TSH-Rezeptorantikörpern zum Zeitpunkt der Erstmanifestation der Erkrankung ausschlaggebend.

Für die Diagnose einer Autoimmunthyreoiditis war der Nachweis von Antikörpern gegen die thyreoidale Peroxidase (Anti-TPO-Antikörper) oder gegen Thyreoglobulin (Anti-Tg-Antikörper) und eine echoarme Schilddrüse bzw. erhöhte Antikörper gegen die thyreoidale Peroxidase bzw. gegen Thyreoglobulin und eine (subklinische) Hypothyreose oder aber eine zytologische Diagnosesicherung entscheidend.

65 Patienten (32 %) hatten eine immunogene Hyperthyreose (IH) (w: n = 45, m: n = 20; mittleres Alter: 47 Jahre). 19 Patienten (29 %) waren beim Einschluß in die Studie in Remission und 46 Patienten (71 %) litten an einer floriden Form der Erkrankung. Bei 17 (24 %) Patienten bestanden Zeichen einer endokrinen Orbitopathie.

135 Patienten (68 %) hatten eine Autoimmunthyreoiditis (AIT) (w: n = 114, m: n = 21; mittleres Alter: 46 Jahre). 66 (59 %) dieser Patienten waren euthyreot, 61 (45 %) subklinisch hypothyreot und 5 (4 %) manifest hypothyreot. Bei drei Patienten (2 %) mit einer AIT bestand eine Hyperthyreose.

Klinische Evaluation

Die Patienten wurden nach bereits bekannten Autoimmunerkrankungen, den Symptomen einer rheumatoiden Arthritis (ARA-Kriterien), nach einer Raynaud-Symptomatik, einer Sicca-Symtomatik, nach Symptomen eines M. Addison, nach einer Alopezie und Vitiligo und nach Symptomen einer Perniziosa, einer Myasthenie und eines Malabsorbtionssyndroms befragt.

Sonographische Untersuchungen wurden bei allen Patienten mit einem EUB-420 Scanner (Hitachi; Tokyo, Japan), der mit einem 7,5 MHz Linearschallkopf ausgestattet war, durchgeführt. Lag die Echogenität der Schilddrüse über der der Halsmuskulatur, wurde ein echonormales Schallmuster des Organs angenommen. Ein echoarmes Schallmuster wurde diagnostiziert, wenn die Echogenität der Schilddrüse der der Halsmuskulatur entsprach. Als oberster Normwert für das Schilddrüsenvolumen wurde bei Frauen ein Wert bis 18 ml und bei Männern ein Wert bis 25 ml definiert [18].

Szintigraphie

Bei 21 Patienten mit einer immunogenen Hyperthyreose und bei 16 Patienten mit einer Autoimmunthyreoiditis erfolgte eine Szintigraphie mit 99m-TcO_4^- in unmittelbarem Anschluß an die intravenöse Applikation von 37–74 MBq 99m-TcO_4^-. Die Akquisition in einer 128x128 Matrix erfolgte über zehn Minuten mit einem CX 250-System (Picker International, Ohio, USA) und einem LEHR (Low Energy High Resolution) Kollimator. Der globale 99m-TcO_4^--Uptake (TcTU), bzw. der 99m-TcO_4^--Uptake unter Suppression (TcTUs), wurde in einer vorher beschriebenen Weise errechnet [23], wobei publizierte obere und untere Normwerte aus dem Göttinger Raum zur Befundung herangezogen wurden [1]. Für den TcTU liegen diese zwischen 1,2–7%, für den TcTUS < 1,6%.

Labordiagnostik

Routinemäßig wurden folgende Parameter erfaßt: Rotes und weißes Blutbild, Glukose i.S., Elektrolyte i.S., Kreatinin i.S. GOT, GPT, Billirubin, Vitamin B12, Folsäure, LH, FSH, ACTH, rheumatologische Parameter wie Rheumafaktoren, ANA (Immunfluoreszenz-Methode), Anti-ds-DNA, ENA-screen inklusive SS-A, SS-B, Scl-70, Sm, RNP/Sm, U1-sn-RNP, Jo-1, CENP-B.

Die Werte für freies Thyroxin i.S., freies Triiodthyronin i.S. und Serum-TSH wurden mit einem automatischen Chemiluminiszenzsystem (CHIRON Diagnostica, Fernwald, Deutschland) ermittelt. Anti-TPO-Antikörper (Antikörper gegen die thyreoidale Peroxidase) wurden mit dem Radioimmunassay DYNO-anti-TPO® (B.R.A.H.M.S Diagnostica, Berlin, Deutschland; Cut-off für einen positiven Befund: > 60 U/ml) bestimmt. TSH Rezeptor Antikörper-Bestimmungen erfolgten mit dem Radioimmunassay TSH-REZAK® (MEDIPAN DIAGNOSTICA, Selchow, Deutschland, Cut-off für einen positiven Befund > 14 U/ml).

Anti-Thyreoglobulin (Anti-Tg) Bestimmungen nahmen wir mit dem DYNOtest® anti-Tg RIA (B.R.A.H.M.S Diagnostica, Berlin, Deutschland; Cut-off für einen positiven Befund > 60 U/ml) vor. Antikörper gegen Glutamat Dekarboxylase (GADA) und Antikörper gegen das Islet-Antigen #2 (IA-2A) wurden radioimmunometrisch (B.R.A.H.M.S Diagnostica, Berlin, Deutschland; Cut-off für einen positiven Befund: > 1,2 U/ml für GADA bzw. > 1,3 U/ml für IA-2A) bestimmt. Antikörper gegen Intrinsic-Faktor wurden mittels RIA (Diagnostic Products Corporation, Los Angeles, USA; Cut-off für einen positiven Befund: > 1,38 U/ml) und Anti-Parietalzellantikörper (PCA) mit einem Enzym-Immunoassay (Synelisa, Pharmacia & Upjon Diagnostics, Freiburg, Deutschland; Cut-off für einen positiven Befund: > 10 U/ml) bestimmt. Das Screening nach Anti-Gliadin IgA (AGA IgA) und Anti-Gliadin IgG (AGA IgG) Antikörpern erfolgte mittels Enzym-Immunoassay (Immundiagnostik, Bensheim, Deutschland; Cut-off für einen positiven Befund: > 12 U/ml für AGA IgA und > 15 U/ml für AGA IgG). Zum Nachweis von Anti-Endomysium IgA-Antikörpern setzten wir eine Immunfluoreszenz-Methode ein (Immundiagnostik GmbH, Bensheim, Deutschland). Die Bestimmung von Autoantikörpern gegen 21-Hydroxylase erfolgte mittels RIA (GLD Diagnostika, Hamburg, Deutschland; Cut-off für einen positiven Befund: > 1 U/ml).

Der Schilling Test wurde als kombinierter Test (Co-57-Vitamin B12 gebunden an menschlichen Magensaft/Co-58-Vitamin B12) am nüchternen Patienten vorgenommen (Dicopac, Amersham Healthcare; Braunschweig, Deutschland). Zwei Stunden nach oraler Applikation erfolgte die intramuskuläre Gabe von 1 mg nicht radioaktiv markiertem Vitamin B12. Unmittelbar nach oraler Applikation des Tracers begann der Patient seinen Urin über 24 Stunden zu sammeln. Eine verminderte (< 14%) Co-58 Vitamin B 12 Ausscheidung im Sammelurin und eine normale Co-57 Vitamin B 12 Ausscheidung wurde, sofern kein Sammelfehler vorlag, als beweisend für eine autoimmune Gastritis angesehen.

Ergebnisse

Allgemeines

Von den 135 Patienten, die eine AIT aufwiesen, waren 78% anti-TPO positiv, aber nur 45% Anti-Tg positiv. Nur ein Patient (0,7 %) war TRAB-positiv. TRAB-Positivität bestand hingegen, nach den Einschlußkriterien zu dieser Studie, bei allen Basedow-Patienten. 92% der AIT-Patienten und 85% der Basedow-Patienten wiesen eine echoarme Schilddrüse auf. Der TCTU(s) lag bei den AIT-Patienten zwischen 0,2–2%, während sich beim Morbus Basedow in der hyperthyreoten Phase Werte zwischen TcTU(s)-Werte zwischen 1,9 und 17,8% fanden.

IDDM und Nebenniere

Bei unseren Patienten fand sich kein einziger Fall eines manifesten M. Addison. Antikörper gegen 21-Hydroxylase, als möglicher Hinweis auf eine latente Erkrankung, konnten bei 6 (3%) Patienten nachgewiesen werden (AIT n = 4, IH n = 2).

6 (3 %) Patienten litten an einem IDDM (AIT: n = 3; M. IH: n = 3). Die Diagnose einer diabetischen Stoffwechsellage ging der einer AITD im Mittel 17 Jahre voraus. Tabelle 1 zeigt die Werte für GADA und IA-2A von jenen 25 Patienten, die Autoantikörper-positiv waren, aber keine diabetische Stoffwechsellage aufwiesen.

Tabelle 1 GADA und IA-2A positive Patienten ohne manifesten IDDM

nur GADA positiv	nur IA-2A positiv	GADA und IA-2A positiv
n = 13 (6,5%) (AIT: n = 8; IH: n = 5) Mittelwert: 45,9 U/ml (2,5–148,1 U/ml)	n = 11 (5,5%) (AIT: n = 9; IH: n = 2) Mittelwert: 31,9 U/ml (2,1–298,2 U/ml)	n = 1 (0,5%) (IH: n = 1) IA-2A: 12,5 U/ml GADA: 128,7 U/ml

Autoimmune Gastritis

Anti-Parietalzellantikörper waren bei 52 (26%) und Antikörper gegen Intrinsic-Faktor bei 4 (2%) aller AITD Patienten positiv. Bei 7 (3,5%) Patienten fand sich darüber hinaus eine Positivität gegen beide Antikörper (Tabelle 2). 29 Patienten waren mit der Durchführung eines Schilling Tests einverstanden. 11 Patienten hatten ein positives Testergebnis (mittleres Alter: 53 Jahre; AIT: n = 8, IH: n = 3). Nur bei zwei dieser Patienten lag ein erniedrigter Vitamin-B12-Spiegel im Serum vor. Der ergänzenden Durchführung einer Gastroskopie stimmten 5 PCA-positive Patienten zu. Alle hatten histologisch eine autoimmune Gastritis. Ein Patient, der PCA- und IFA-positiv war, und einen unauffälligen Schilling Test aufwies, konnte ebenfalls gastroskopiert werden. Auch bei ihm wurde eine chronisch atrophische Gastritis nachgewiesen (Tabelle 2).

Andere Autoimmunerkrankungen

In Tabelle 3 werden weitere assoziierte Autoimmunerkrankungen der AITD Patienten aufgelistet. Bis auf zwei Patienten mit seltenen neurologischen Syndromen (Hashimoto Enzephalopathie und Stiff man/women Syndrom) einer Patientin mit chronisch idiopathischer Urticaria und einer Patientin mit einem Lupus erythematodes (LED), die wir konsiliarisch sahen, waren alle weiteren Patienten ambulant. Bei den ambulanten Patienten waren insbesondere drei Patienten mit einem nicht vorbekanntem Sjögren-Syndrom bemerkenswert. Antinukleäre Antikörper und Antikörper gegen Doppelstrang-DNA ließen sich häufig bei Patienten mit einer floriden immunogenen Hyperthyreose und bei Patienten mit einer Autoimmunthyreoiditis nachweisen, fanden sich aber bei keinem Patienten mit einer IH in Remission (Tabelle 4). Keiner der Antikörper-positiven Patienten wies klinische Zeichen eines systemischen Lupus erythematodes auf. Auch bestand kein Zusammenhang zwischen Antikörper-Positivität und dem klinischen Verlauf, insbesondere nicht zum Vorliegen einer EO.

Tabelle 2 Screening nach einer autoimmunen Gastritis

PCA positiv	IFA positiv	IFA and PCA positiv
n = 45 (AIT: n = 29; IH: n = 16) Mittelwert: 39,9 U/ml (14,5– >100 U/ml)	n = 4 (AIT: n = 3; IH: n = 1) Mittelwert: 3,14 U/ml (2,8–4,1 U/ml)	n = 7(AIT: n = 6; IH: n = 1) PCA: Mittelwert: 44,3 U/ml (17,6– >100 U/ml) IFA: Mittelwert: 3,17 U/ml (3,12–3,9 U/ml)
↓	↓	↓
Schilling-Test bei 21 Patienten (AIT: n = 17; IH: n = 4) positiv n = 8 negativ: n = 13	Schilling-Test bei 4 Patienten (AIT: n = 2, IH: n = 2) positiv: n = 2 negativ: n = 2	Schilling-Test bei 4 Patienten (AIT: n = 3; IH: n = 1) positiv: n = 3 negativ: n = 1
↓	↓	↓
Histologie bei 5 Patienten (AIT: n = 3; IH: n = 2) positiv: n = 5 negativ: n = 0	Histologie bei keinem Patienten	Histologie bei 1 Patienten (AIT: n = 1)* positiv: n = 1 negativ: n = 0

*Dieser Patient hatte einen negativen Schilling-Test

Tabelle 3 Weitere Autoimmunerkrankungen

Erkrankung	AIT	IH
Myasthena gravis	n = 3 (2,2%)	
Hashimoto Enzephalopathie1	n = 1 (0,7%)	
Stiff-man/women Syndrom1	n = 1 (0,7%)	
Vitiligo	n = 5 (3,7%)	n = 4 (6,1%)
Alopecia areata	n = 2 (1,4%)	—
Chronisch idiopathische Urticaria1	—	n = 1 (1,5%)
Sjögren-Syndrom	n = 3 (1,8%)*	—
Rheumatoide Arthritis	—	n = 1 (1,5%)
LED[1]	—	n = 1 (1,5%)
Zoeliakie	n = 1 (0,5%)**	
Colitis ulcerosa	—	n = 1 (1,5%)
Sklerodermie	—	n = 1 (1,5%)

*Alle Patienten waren SS-B positiv. ** AGA IgG positiv: 13 (7,5%) aller Patienten (AIT n = 9, IH n = 4). Drei dieser Patienten (AIT n = 3) waren AGA IgA positiv. Ein AGA-IgG und IgA-positiver Patient wies Anti-Endomysium-IGA-Antikörper auf.

[1] stationäre Patienten

Tabelle 4 Antinukleäre Antikörper

AIT	floride IH	IH in Remission
ANA positiv: n = 32 (19%) Mittelwert: 1: 320	ANA positiv: n = 6 (13%) Mittelwert: 1: 320	ANA positiv: –
anti-DNAds positiv: n = 8 (4,8%) Mittelwert: 86,1 U/ml	anti-DNAds positiv: n = 5 (11%) Mittelwert: 102 U/ml	anti-DNAds positiv: –

Diskussion

Allgemeines

91 % der AIT Patienten waren entweder Anti-TPO oder Anti-Tg positiv. Diese Beobachtung deckt sich mit bereits publizierten Daten [38]. Bei 9% unserer Patienten konnte die Diagnose einer AIT nur durch eine Feinnadelbiopsie gestellt werden. Obwohl wir keine Graustufenanalyse durchgeführt haben und die Echogenität nur visuell beurteilten, wiesen die meisten AIT-Patienten ein echoarmes Schallmuster in der Schilddrüsensonographie auf. Bemerkenswert war, daß der positiv prädiktive Wert eines echoarmen Schallmusters in Verbindung mit einer (subklinischen) Hypothyreose mit 98 % höher lag, als der einer Antikörperbestimmung [19, 43, 48, 49].

M. Addison und IDDM

Antikörper gegen 21-Hydroxylase, eines der wichtigsten Antigene beim Krankheitsbild der Autoimmunadrenallitis [50], fanden sich in einer großen Studie bei lediglich 1% der untersuchten AITD-Patienten [2]. In unserer Serie lag der Prozentsatz höher (3%). Keiner dieser Patienten wies aber einen manifesten M. Addison zum Zeitpunkt unseres Screenings auf.

Die Prävalenz GADA (6,5%) und IA-2A- (5,5%) positiver AITD-Patienten unserer Studie war beträchtlich höher als die in der allgemeinen Bevölkerung anzutreffenden Häufigkeit, die in Europa zwischen 0,5%–2,1% bzw. 1,5%–2,4% liegt [35]. Andere Arbeitsgruppen haben über ähnliche Prävalenzen bei AITD-Patienten berichtet [24, 46]. Bis auf eine Patientin waren alle Patienten unserer Studie lediglich auf einen der Antikörper positiv. Ein solcher Befund geht, mit einem sehr niedrigen Risiko (< 6%) einen autoimmunen D. mellitus zu entwickeln, einher [9].

Die dreiprozentige Prävalenz eines manifesten IDDM, bei den von uns untersuchten AITD-Patienten, war 6–12fach so hoch wie die Häufigkeit der Erkrankung in der deutschen Bevölkerung. Allerdings war der Diabetes bei allen Patienten seit Jahren bekannt. Somit scheint die Diagnose eines IDDM in der Regel der einer AITD voranzugehen.

Autoimmune Gastritis

1,9 % der über 60jährigen Amerikaner leiden an einer, klinisch meist inapparenten, perniziösen Anämie [6]. In einer frühen epidemiologischen Studie aus England lag die Prävalenz mit 0,12 % deutlich niedriger [39]: Diese Diskrepanzen mögen definitorische Gründe haben und sich zum Teil auch durch die mittlerweile verbesserten diagnostischen Strategien erklären lassen.

In unserer Serie lag die Prävalenz einer chronisch atrophische Gastritis bzw. einer manifeste Perniziosa bei 6% (n = 12). Ähnliche Prävalenzen kennt man von IDDM-Patienten und Patientinen mit einer postpartalen Thyreoiditis [4, 12, 45]. Bei zwei unserer Patienten war eine perniziöse Anämie bereits bekannt, während bei den anderen Patienten der Schilling-Test bei der Diagnose wegweisend war. Bei einer Teilgruppe der im Schilling-Test positiven Patienten hatten wir die Möglichkeit eine Gastroskopie und Biopsie durchzuführen, bei der in allen Fällen histologisch der Nachweis einer autoimmunen Gastritis erbracht werden konnte.

Bei Gesunden steigt die Prävalenz von Parietalzell-Antikörpern von 2,5 % bei 30jährigen auf bis zu 9,6 % bei 80jährigen [41]. In unserem Kollektiv lag die Prävalenz mit 26 % deutlich höher. Bei 55 % (n = 29) der PCA-positiven Patienten konnte ein Schilling-Test erfolgen, der bei 11 Patienten positiv war. Somit hat der Nachweis von Parietalzell-Antikörpern bei AITD-Patienten einen positiv prädiktiven Wert von 38 % für des Vorliegen einer autoimmunen Gastritis. Über eine ähnliche hohe Vorraussagekraft eines positiven Testergebnisses ist bei IDDM-Patienten und bei Verwandten von Perniziosa-Kranken berichtet worden [33, 47].

Es gibt keine publizierten epidemiologischen Studien zur Prävalenz von Intrinsic-Faktor-Antikörpern bei Mitteleuropäern. Legt man die Daten aktueller amerikanischer Untersuchungen zu Grunde, so sollte sie aber unter 1,9 % liegen [7]. Bei unseren Patienten lag die Häufigkeit von IFA-positiven mit 5,5 % (n = 11) deutlich höher.

Frühe Studien berichteten über eine hohe Sensitivität der Anti-Parietalzell Antikörperbestimmung bei Patienten mit einer perniziösen Anämie im Vergleich zur Bestimmung von Antikörpern gegen Intrinsic-Faktor, obwohl der letztere Test sich als spezifischer bei der Diagnose erwies [15, 16, 34, 45]. Kürzlich wurde diesen Ergebnissen widersprochen und der Bestimmung von IFAs im Vergleich zu PCAs eine größere Sensitivität zugeschrieben [5, 7]. In diesem Zusammenhang ist es von Interesse, daß 10–12 Patienten mit einem pathologischen Schilling-Test oder einer positiven Histologie in unserer Studie allein durch ihre PCA-Positivität identifiziert wurden. Somit scheint die PCA-Bestimmung im Rahmen eines Screenings von AITD-Patienten nach einer autoimmunen Gastritis die sensitivere Methode zu sein.

Unsere Daten belegen eine hohe Prävalenz einer latenten oder manifesten Perniziosa bei AITD Patienten. Dies ist nicht nur vor dem Hintergrund vermeidbarer hämatologischer und neurologischer Folgeschäden von Bedeutung, sondern auch deswegen, weil diese Patienten ein erhöhtes Risiko für ein Magenkarzinom und ein Magenkarzinoid aufweisen [42].

Weitere Erkrankungen

Obwohl 7,5 bzw. 1,5% unserer Patienten AGA-IgG und AGA-IgA positiv waren, konnten die hochspezifischen und sensitiven Antiendomysialen IgA-Antikörper nur bei einem asymoptomatischen Patienten nachgewiesen werden. Im Vergleich zur allgemeinen Bevölkerung fand sich somit bei unseren AITD-Patienten kein erhöhtes Risiko für eine Zoeliakie [3, 8, 17].

Bei 1,5% der Patienten lag eine Myasthenie vor. Die Assoziation dieser seltenen neurologischen Erkrankung, die 0,01% der Bevölkerung befällt, mit einer AITD ist hinreichend bekannt [31, 44]. Allerdings lag die Prävalenz in unserem Kollektiv ambulanter Patienten höher als in der Studie von Peacey und Belchetz [31].

Die Vitiligo, von der angenommen wird, daß es sich ebenfalls um eine Autoimmunerkrankung handelt, ist eine relativ häufige Erkrankung und findet sich bei 0,5–2% der Gesamtbevölkerung [27, 36]. In 6–9% der Fälle ist sie mit einer AITD assoziiert [20, 37, 40]. In unserer Studie wiesen 4,5% der Patienten eine Vitiligo, die meist auf die Unterarme beschränkt war, auf.

Bei 1,5% unserer Patienten konnte ein bislang nicht diagnostiziertes Sjögren-Syndrom bioptisch verifiziert werden. Die Prävalenz dieser Erkrankung war somit 3fach höher als in der allgemeinen Bevölkerung [11]. Coll et al. [10], die alle AITD-Patienten ihrer Studie unabhängig vom Vorliegen einer Sicca-Symptomatik immunhistologisch untersuchten, beschrieben entzündliche Speicheldrüsenveränderungen sogar bei rund einem Drittel ihrer Patienten. Da Patienten mit einem Sjögren-Syndrom ein erhöhtes Risiko für die Entwicklung von Non-Hodkgin Lymphomen aufweisen, ist ihre Identifizierung nicht nur von therapeutischer, sondern auch von prognostischer Relevanz.

Antinukleäre Antikörper und Antikörper gegen Doppelstrang-DNA waren bei unseren Patienten häufig. Dies gilt insbesondere für Patienten mit einer AIT und einem floriden M. Basedow, unabhängig ob bereits eine thyreostatische Therapie erfolgte oder nicht. Das Auftreten dieser Antikörper ging aber in unserer Serie nicht mit einem erhöhten Risiko für die Entwicklung eines LED einher [28, 32]. Im Unterschied zu einer kürzlich erschienenen Studie waren Antikörper-positive Patienten nicht häufiger von einer EO betroffen als Antikörper-negative Patienten [25].

Schlußfolgerung

Bei Patienten mit Autoimmunthyreopathien (AITD) findet sich mit einer sechsprozentigen Prävalenz eine perniziöse Anämie bzw. eine autoimmune Gastritis. Dies ist nicht nur vor dem Hintergrund vermeidbarer hämatologischer und neurologischer Folgeschäden von Bedeutung, sondern auch deswegen, weil diese Patienten ein erhöhtes Risiko für ein Magenkarzinom und Magenkarzinoid aufweisen. Wir empfehlen daher bei Patienten mit einer AITD die Bestimmung von Parietalzell-Antikörpern. Im Falle eines positiven Tests sollten weiterführende Untersuchungen erfolgen.

Bei allen AITD-Patienten sollte nach einem Sjögren-Syndrom gefahndet werden, das sich in manifester Form bei 1,5 % der Patienten nachweisen läßt, und dessen subklinische Verlaufsformen noch wesentlich häufiger sein dürften.

Zwar treten andere Autoimmunerkrankungen bei nicht selektierten AITD-Patienten einer Schilddrüsenambulanz in bis zu 12fach höherer Prävalenz als in der Gesamtbevölkerung auf, werden aber in der Regel Jahre vor der Diagnose einer AITD diagnostiziert. Ein Antikörper-Screening bei diesen Patienten erscheint daher nicht notwendig. Dem Kliniker sollten aber die möglichen Assoziationen bekannt sein.

Literatur

[1] Bähre, M., R. Hilgers, L.C. Lindemann, D. Emrich: Thyroid autonomy: sensitive detection and estimation of its functional relevance using quantified high-resolution scintigraphy. Acta Endocrinologica (Copenh.) 117 (1988) 145–153.

[2] Betterle, C., M. Volpato, B.R. Smith et al.: Adrenal cortex and steroid 21-hydroxylase autoantibodies in adult patients with organ-specific autoimmune diseases: Markers of low progression to overt Addison's disease. Journal of Clinical Endocrinology and Metabolism 82 (1997) 932–938.

[3] Bode, S., E. Gudmand-Hoyer: Evaluation of the gliadin antibody test for diagnosing coeliac disease. Scandinavian Journal of Gastroenterology 29 (1994) 148–152.

[4] Burman, P., O. Kaempe, W. Kraaz et al.: A study of autoimmune gastritis in the postpartum period and at a 5-year follow-up. Gastroenterology 103 (1992) 934–942.
[5] Carmel, R., C.A. Spencer: Clinical and subclinical thyroid disorders associated with pernicious anemia. Archives of Internal Medicine 142 (1982) 1465–1469.
[6] Carmel, R: Prevalence of undiagnosed pernicious anemia in the elderly. Archives of Internal Medicine 156 (1996) 1097–1100.
[7] Carmel, R: Reassessment of the relative prevalences of antibodies to gastric parietal cell and to intrinsic factor in patients with pernicious anaemia: influence of patient age and race. Clinical and Experimental Immunology 89 (1992) 74–77.
[8] Catassi, C., I.M. Rätsch, E. Fabiani et al.: Coeliac disease in the year 2000: exploring the iceberg. Lancet 343 (1994) 200–203.
[9] Christie, M.R., U. Roll, M.A. Payton et al.: Validity of screening for individuals at risk for type I diabetes by combined analysis of antibodies to recombinant proteins. Diabetes care 20 (1997) 965–970.
[10] Coll, J., J. Anglada, S. Tomas et al.: High prevalence of subclinical Sjögren's syndrome features in patients with autoimmune thyroid disease. Journal of Rheumatology 24 (1997) 1719–1724.
[11] Dafni, U.G., A.G. Tzioufas, P. Staikos et al.: Prevalence of Sjögren`s syndrome in a closed rural community. Annals of the Rheumatic Diseases 56 (1997) 521–525.
[12] Davis, R.E., V.J. McCann, K.G. Stanton: Type 1 diabetes and latent pernicious anaemia. Medical Journal of Australia 156 (1992) 160–162.
[13] Derwahl, M., H. Schatz: Poliglanduläre Autoimmunerkrankungen. Medizinische Welt 42 (1991) 1011–1017.
[14] Doniach, D., I.M. Roitt, K.B. Taylor: Autoimmunity in pernicious anemia and thyroiditis: a family study. Annals of the New York Academy of Sciences 124 (1965) 605–611.
[15] Fisher, J.M., I.R. Mackay, K.B. Taylor, B. Ungar: An immunological study of categories of gastritis. Lancet i (1967) 176–180.
[16] Fisher, J.M., K.B. Taylor: A comparison of autoimmune phenomena in pernicious anemia and chronic atrophic gastritis. New England Journal of Medicine 272 (1965) 499–503.
[17] Grodzinsky, E: Screening for coeliac disease in apparently healthy blood donors. Acta Paediatiatrica Suppl 412 (1996) 36–38.
[18] Gutekunst, R., W. Becker, R. Hehrmann et al.: Ultraschalldiagnostik der Schilddrüse. Deutsche Medizinische Wochenschrift 113 (1988) 1109–1112.
[19] Gutekunst, R., W. Hafermann, T. Mansky, P. Scriba: Ultrasonography related to clinical and laboratory findings in lymphocytic thyroiditis. Acta Endocrinologica (Copenh) 121(1989) 129–135.
[20] Hegedüs, L., M. Heidenheim, M. Gervil et al.: High frequency of thyroid dysfunction in patients with vitiligo. Acta Dermato-Venereologica 74 (1994) 120–123.
[21] Horton, L., R.J. Coburn, J.M. England, R.L. Himsworth: The haematology of hypothyroidism. Quarterly Journal of Medicine 45 (1976) 101–123.
[22] Irvine, W.J.: Immunological aspects of pernicious anemia. New England Journal of Medicine 273 (1965) 432–438.
[23] Joseph, K: Statische, dynamische und quantifizierte Schilddrüsenszintigraphie. Nuklearmediziner 2 (1979) 83–101.
[24] Kawasaki, E., H. Takino, M. Yano et al.: Autoantibodies to glutamic acid decarboxylase in patients with IDDM and autoimmune thyroid disease. Diabetes 43 (1994) 80–86.
[25] Kiljanski, J., V. Nebes, I. Stachura et al.: Should Graves' disease be considered a collagen disorder of the thyroid, skeletal muscle and connective tissue? Hormone and Metabolic Research 27 (1995) 528–532.

[26] Leor, J., L.J. Levartowsky, C. Sharon: Polyglandular autoimmune syndrome, type 2. Southern Medical Journal 82 (1989) 374–376.
[27] Lerner, A.B.: On the etiology of vitiligo and gray hair. American Journal of Medicine 51 (1971)141–147.
[28] Morita, S., T. Arima, M. Matsuda: Prevalence of nonthyroid specific autoantibodies in autoimmune thyroid diseases. Journal of Clinical Endocrinology and Metabolism 80 (1995) 1203–1206.
[29] Nagamine, K., P. Peterson, H.S. Scott et al.: Positional cloning of the APECED gene. Nature Genetics 17 (1997) 393–398.
[30] Neufeld, M., N.K. MacLaren, R.M. Blizzard: Autoimmune poliglandular syndromes. Paediatric Annals 9 (1980) 154–162.
[31] Paecey, S.R., P.E. Belchetz: Graves' disease associated with ocular myasthena gravis and thymic cyst. Journal of the Royal Society of Medicine 86 (1993) 297–298.
[32] Petri, M., E.W. Karlson, D.S. Cooper, P.W. Ladenson: Autoantibody tests in autoimmune thyroid disease: a case-control study. Journal of Rheumatology 18 (1991) 1529– 1531.
[33] Riley, W.J., P.P. Toskes, N.K. Maclaren, J.H. Silverstein: Predictive value of gastric parietal cell autoantibodies as a marker for gastric and hematologic abnormalities associated with insulin dependent diabetes. Diabetes 31 (1982) 1051–1055.
[34] Roitt, I.M., D. Doniach, F. Shapland: Autoimmunity in pernicious anemia and atrophic gastritis. Annals of the New York Academy of Sciences 124 (1965) 644–656.
[35] Roll, U., A.G. Ziegler: Combined antibody screening for improved prediction of IDDM-modern strategies. Experimental and Clinical Endocrinology and Diabetes (105) 1997 1–14.
[36] Schallreuter, K.U., J. Berger: Vitiligo and cutaneous melanoma: A case study. Dermatologica 183 (1991) 239–245.
[37] Schallreuter, K.U., R. Lemke, O. Brandt et al.: Vitiligo and other diseases: Coexistenceor true association? Dermatology 188 (1994) 269–275.
[38] Scherbaum, W.A., R. Paschke: Bedeutung der Schilddrüsenantikörper für Diagnostik und Verlaufsbeurteilung von Schilddrüsenerkrankungen. Internist 36 (1995) 303–309.
[39] Scott, E: The prevalence of pernicious anaemia in Great Britain. Journal of the College of General Practitioners Research News 3 (1960) 80–84.
[40] Shong, Y.K., J.A. Kim: Vitiligo in autoimmune thyroid disease. Thyreoidology 3 (1991) 89–91.
[41] Strickland, R.G., B. Hooper: The parietal cell heteroantibody in human sera: prevalence in a normal population and relationship to parietal cell autoantibody. Pathology 4 (1972) 259–263.
[42] Syrigos, K.N., M.M. Konstantoulakis, M. Konstantoulakis et al.: Thyroid antibodies and thyroid function in patients with gastric cancer. Acta Oncologica 33 (1994) 905–907.
[43] Takashima, S., F. Matsuzuka, T. Nagareda et al.: Thyroid nodules associated with Hashimoto thyroiditis: Assessment with US. Radiology 185 (1992) 125–130.
[44] Thorlacius, S., J.A. Aarli, T. Riise et al.: Associated disorders in myasthena gravis: autoimmune diseases and their relation to thymectomy. Acta Neurologica Scandinavica 80 (1989) 290–295.
[45] Ungar, B., A.E. Stocks, F.I.R. Martin et al.: Intrinsic-factor antibody, parietal-cell antibody, and latent pernicious anaemia in diabetes mellitus. Lancet ii (1968) 415–417.
[46] Vardi, P., D. Modan-Mozes, S. Ish-Shalomet al.: Low titer, competitive insulinantibodies are spontaneously produced in autoimmune diseases of the thyroid. Diabetes Research and Clinical Practice 21 (1993) 161–166.
[47] Varis, K., I.M. Samloff, T. Ihamaki, M. Siurala: An appraisal of tests for severe atrophic gastritis in relatives of patients with pernicious anemia. Digestive Diseases and Sciences 24 (1979) 187–191.

[48] Vitti, P., M. Lampis, M. Piga et al.: Diagnostic usefulness of thyroid ultrasonography in atrophic thyroiditis. Journal of Clinical Ultrasound 22 (1994) 375–379.
[49] Vitti, P., T. Rago, S. Mazzeo et al.: Thyroid blood flow by color-flow doppler sonography distinguishes Graves' disease from Hashimoto's thyroiditis. Journal of Endocrinological Investigation 18 (1995) 857–861.
[50] Winqvist, O., F.A. Karlsson, O. Kämpe: 21-hydroxylase, a major autoantigen in ideopatic Addison's disease. Lancet 82 (1992) 939–942.
[51] Yamaguchi, Y., Chikuba N., Ueda Y et al.: Islet cell antibodies in patients with autoimmune thyroid disease. Diabetes 40 (1991) 319–322.

Diskussion

Kallee:
Wenn ich Ihren Vortrag richtig interpretiere, glauben Sie nicht an eine primäre Thyreoiditis als Auslöser eines Morbus Basedow, sondern an eine übergeordnete Autoimmunkrankheit mit polytopen sekundären Organkrankheiten?

Meller:
Es ist ja bekannt, daß es poliglanduläre Syndrome gibt. Und ich denke, die autoimmune Schilddrüsenerkrankung ist manchmal Teil eines solchen Syndroms.

Mann:
Sie haben 21-Hydroxylase-Antikörper gemessen. Die Analyse von ACTH im Plasma unter ambulanten Bedingungen erscheint mir nicht aussagekräftig. Haben Sie auch Cortisol und einen ACTH-Kurztest durchgeführt?

Meller:
Bei den Patienten mit auffälligen Antikörperwerten haben wir das dann noch gemacht.

Hehrmann:
Wenn man sich nach den Ursachen dieser erhöhten Assoziation fragt, dann sollte man vielleicht noch ein paar Informationen haben über den gegenwärtigen Kenntnisstand der Gen-Loci dieser Erkrankungen. Vielleicht können Sie dazu noch etwas sagen.

Meller:
Wir selbst haben keine genetischen Analysen angestrebt, allerdings hat die Kinderklinik unseres Hauses bei etwa einem Drittel dieser Patienten noch vor, diese Analysen vorzunehmen. Dazu kann ich aber noch nichts Endgültiges berichten.

Beyer:
Sie haben eine sehr schöne Studie gemacht; ich glaube, mit den 200 Patienten haben Sie das Interesse geweckt und einen Anreiz gegeben, nachzusuchen.

Reversible Stimulation von TSH und der peripheren Schilddrüsenhormonparameter durch Interleukin-2

W. Reinhardt, T. Winterhagen, O. Witzke, B. Saller, I. Lehr, U. Roggenbuck, Th. Philipp, K. Mann

Einleitung

Cytokine sind Botenstoffe, die die Kommunikation zwischen den Zellen des Immunsystems v.a. der T-Lymphozyten herstellen. Während der letzten Jahre konnten die T-Helferzellen-Subtypen näher charakterisiert werden. So induzieren die TH-1 Helferzellen eine zelluläre Immunantwort und sezernieren ein charakteristisches Cytokinmuster (gamma-Interferon, Interleukin-2 und Interleukin-12). Die TH-2 Helferzellen induzieren eine humorale Immunantwort mit spezifischer Antikörperbildung. Ihr Cytokinsekretionsmuster beeinhaltet Interleukin-10, Interleukin-4 und den Tumornekrosefaktor Alpha (TNF-α). Interleukin-2 (IL-2) ist sowohl ein Wachstumsstimulator aktivierter T-Lymphozyten, als auch ein Aktivator von natürlichen Killerzellen und B-Lymphozyten. Die intravenöse Gabe von IL-2 zeigt eine ausgeprägte antitumoröse Wirkung und IL-2 wird als Antitumormittel hauptsächlich in der Behandlung des Nierenzellkarzinoms eingesetzt [15, 16, 17]. Während den letzten Jahren wurde es auch als T-Zellstimulator bei HIV-Patienten angewandt [9, 10]. Auch wir konnten die Effektivität einer IL-2 Gabe bei HIV-Patienten nachweisen [18]. Bisherige Studien, die sich mit dem Einfluß von Cytokinen auf die Schilddrüsenfunktion beschäftigten, zeigten eine mehr oder weniger ausgeprägte Form von Non-Thyroidal–Illness (NTI), d.h. erniedrigte T_3-, erhöhte reverse T_3-Konzentrationen bei inadäquat niedrigem TSH [1, 3, 4, 5, 6, 11]. Bisher wurde von einer Studie berichtet, daß es nach einer längeren Gabe von IL-2 zu sowohl Hypo- als auch Hyperthyreosen gekommen ist [8].

Die vorliegende prospektive Studie sollte den akuten Effekt einer kontinuierlichen intravenösen Gabe und einer intermittierenden subcutanen IL-2 Gabe auf die Schilddrüsenfunktion prüfen.

Patienten und Methoden

HIV-positive Patienten (18 Jahre und älter) ohne zusätzliche opportunistische Infektion zum Zeitpunkt der IL-2 Therapie wurden in die Studie aufgenommen.

Alle Patienten gaben ihre schriftliche Einwilligung. Zehn Patienten erhielten IL-2 als kontinuierliche Infusion (Gruppe A: 9 Mio. Einheiten Proleukin) über einen zentralen Venenkathether bzw. zehn Patienten erhielten Proleukin subcutan (Gruppe B: 4,5 Mio. Einheiten) 2 x/die.

Die Behandlung wurde über einen etwa fünftägigen Zeitraum durchgeführt. Die Behandlung wurde bei Eintreten schwerer Nebenwirkungen (hohes Fieber, allgemeines Schwächegefühl und Kopfschmerzen) abgesetzt. Alle Patienten wurden auch zusätzlich mit einer Kombination zweier reverser-Transcriptase-Inhibitoren und einem Proteinase-Inhibitor behandelt. Die Patienten sind näher in Tabelle 1 charakterisiert.

Tabelle 1 Charakteristika von 20 HIV-positiven Patienten vor IL-2-Gabe

	i.v.-Gruppe (n = 10, Mittelwert +/-SEM)	s.c.-Gruppe (n = 10, Mittelwert +/-SEM)
Alter (Jahre)	44,6 +/-3,3	39,6 +/-3,2
Gewicht (kg)	72,8 +/-3,9	74,3 +/-2,3
Erstdiagnose der HIV-Infektion (Monate)	40,2 +/-12,1	31,0 +/-6,1
Dauer der antiretroviralen Therapie (Monate)	22,2 +/-4,6	20,7 +/-3,2
Leukozyten (Zellen/mm)	5.570 +/-538	5.530 +/-585
Hämoglobin (g/dl)	14,2 +/-0,3	14,4 +/-0,4
CD4-Zellen (µl-1)	301 +/-54	295 +/-72
CD8-Zellen (µl-1)	927 +/-219	955 +/-266

Blutentnahmen zur Bestimmung der Schilddrüsenhormonparameter und der T- Helferzellen erfolgten vor Studienbeginn, dann täglich zwischen Tag 1 und 5 und in wöchentlichen Intervallen nach der IL-2 Gabe. Folgende Parameter wurden bestimmt: Gesamt-T_3, Gesamt-T_4, fT_4 und TSH wurden durch einen Immunoluminiszenzassay (ACS Ciba Corning) bestimmt. Anti-TPO Antikörper durch einen Enzym-Immunoassay (Anti-TPO Fa. Biermann), reverses T_3 durch einen Radioimmunoassay (Fa. Biochem. Immunosystems) bestimmt. TBG wurde durch einen Radioimmunoassay (Fa. Brahms) und TG durch einen Lumineszensassay (Fa. Brahms) bestimmt.

Um eine Interassay-Variabilität zu vermeiden wurden alle Bestimmungen für einen Patienten in einem Assay durchgeführt.

Ergebnisse

Die IL-2 Gabe konnte über eine durchschnittliche Zeitdauer von 4,2 Tagen in der intravenösen Gruppe und über 4,8 Tage in der subcutanen Gruppe aufrechterhalten werden. Danach mußte die Therapie wegen schwerwiegender Nebeneffekte (Fieber über 38°C, Hypotension, Myalgien, Exantheme, Übelkeit und Erbrechen) abgebrochen werden.

Die CD-4 Helferzellen stiegen auf 223 % über den Ausgangswert mit einem Maximum an Tag 7 (2 Tage nach Absetzten der Therapie) an. Vor Beginn der Therapie lagen die CD-4-Helferzellen bei 300/µl und stiegen auf 670 Zellen/µl an. Ebenfalls zeigte sich ein charakteristischer Anstieg bei dem Gesamt-T_4, Gesamt-T_3, freien T_4-Konzentrationen und dem TSH (siehe Tabelle 2). Das Thyreolobulin stieg erst am 7. Tage signifikant an; das TBG blieb im gesamten Beobachtungszeitraum konstant. Die Anti-TPO-Antikörper waren sowohl vor als auch nach der Behandlung im Normbereich.

Die Ergebnisse unterschieden sich nicht hinsichtlich der Art der IL-2-Applikationsform (intravenös v.s. subcutan).

Tabelle 2 Schilddrüsenparameter von 10 HIV-positiven Patienten nach i.v. IL-2-Gabe (Tag 1–4) und nach Absetzen der Therapie

	Tag 0	Tag 4	Tag 7	Tag 14
T_4	88,8 +/-22,4	125 +/-26,8	103,7 +/-17,2	98 +/-23,1
T_3	2,19 +/-0,54	2,57 +/-0,52*	2,39 +/-0,54	2,1 +/-0,49
fT_4 (10-25 pmol/l)	18,7 +/-3,68	48,5 +/-10,9*	27 +/-6,79	20 +/-3,75
rT_3 (0,09–0,35 ng/dl)	0,21 +/-0,08	0,27 +/-0,08**	0,24 +/-0,07	0,22 +/-0,07
TSH (0,3–4 mU/l)	1,34 +/-0,55	4,02 +/-1,08*	2,99 +/-1,81	1,3 +/-0,55
Tg (10–29 ng/l)	37,51 +/-34,6	49,61 +/-30,6	55 +/-31,2**	51 +/-30,8
TBG (10-35 mg/l)	21,65 +/-4,75	20,41 +/-4,51	21,32 +/-5,53	21,5 +/-4,62

* p < 0,001 vs. Tag 0; ** p < 0,05 vs. Tag 0

Diskussion

Diese Daten zeigen eine ausgeprägte stimulatorische Potenz von IL-2 auf die hypophysäre-thyreoidale Achse bei gleichzeitiger effektiver Stimulation der CD-4 Helferzellen. Wir fanden einen signifikanten Anstieg des TSH bis etwas oberhalb des Normbereiches, sowie der peripheren Schilddrüsenhormone (T_4, fT_4, T_3 und rT_3) während der IL-2 Gabe mit einem allmählichen Absinken nach Beendigung der Therapie. Bis auf die freien T_4-Konzentrationen, die oberhalb des Normbereiches lagen, befanden sich das Gesamt-T_4, Gesamt-T_3 und das rT_3 noch innerhalb des Normbereiches.

Unsere Beobachtungen stehen im Gegensatz zu den Daten, die nach Gabe anderer Cytokine erhoben wurden. Diese zeigten Zeichen von NTI in unterschiedlicher Ausprägung. So fanden van der Poll und Mitarbeiter nach TNF-Alpha Gabe eine Erniedrigung von T_3, TSH und einen Anstieg von rT_3 [14].

Die In-vivo-Gabe von Interleukin-6 zeigte ebenfalls einen Abfall des TSH. Boelen et al. zeigten eine inverse Korrelation der Interleukin-6 Konzentrationen mit den T_3-Spiegeln bei Patienten mit NTI [2]. Die Langzeitgabe von Interleukin-6 ergab einen Abfall von T_3 und einen Anstieg von rT_3 bei gleichzeitiger Erniedrigung des TSH [13]. Das freie T_3 zeigte einen leichten Anstieg. Auch Interleukin-1 zeigte im Tiermodell eine Suppression von T_3, T_4 und TSH [7]. Diese Gabe war auch mit einem Anstieg der Körpertemperatur und geringerer Nahrungsaufnahme verbunden, so daß diese Begleitreaktionen auch Ausdruck des „Nieder-T_3-Syndroms“ sein können.

Die Patienten in unserer Studie waren vor der Behandlung mit IL-2 in einem klinisch sehr gutem Zustand; verspürten jedoch während der IL-2 Gabe ausgeprägte Nebenwirkungen wie Fieber, Muskelschmerzen und hatten ein schweres allgemeines Krankheitsgefühl. Aufgrund dieser Nebenwirkungen hätte man ebenfalls eine gewisse Ausprägung von NTI erwartet. Unsere Beobachtungen legen jedoch einen direkten, zentral stimulierenden Effekt von IL-2, mit einer Stimulation des TSH und konsekutiver Freisetzung der Schilddrüsenhormone nahe. Bindungsproteine dürften in diesem Zusammenhang eher eine untergeordnete Rolle spielen, da das TBG im gesamten Beobachtungszeitraum konstant blieb. Ob das IL-2 eine direkte hypophysäre oder eine primär hypothalamische Stimulation mit konsekutiver hypophysärer Stimulation ausübt, bleibt derzeit noch unklar.

Von einigen Cytokinen ist ebenfalls bekannt, daß sie den Ausprägungsgrad autoimmuner Schilddrüsenerkrankungen verstärken können. So kommt es nach alpha-interferon Gabe zu Hypothyreosen bei Patienten mit bestehender Hashimoto-Thyreoiditis [12]. In unserer Studie kam es allerdings nicht zu einem Anstieg der TPO-Ak während der kurzzeitigen, fünftägigen IL-2 Applikation.

Literatur

[1] Bartalena, L., S. Brogioni, L., Grasso et al: Relationship of the increased serum interleukin-6 concentration to changes of thyroid function in nonthyroidal illness. J. Endocrinol. Invest. 17 (1994) 269–274.

[2] Boelen, A., M.C.Platvoet-ter Schiphorst, W. M. Wiersinga: Association between serum interleukin-6 and serum 3,5,3'-triiodothyronine in nonthyroidal illness. J. Clin. Endocrinol. Metab. 77 (1993) 1695–1699.

[3] Boelen, A., M.C. Platvoet-ter Schiphorst, W.M. Wiersinga: Soluble cytokine receptors and the low 3,5,3'-triiodothyronine syndrome in patients with nonthyroidal disease. J. Clin. Endocrinol. Metab. 80 (1995) 971–976.

[4] Boelen, A., M.C. Platvoet-ter Schiphorst, W.M. Wiersinga: Relationship between serum 3,5,3′-tiiodothyronine and serum interleukin-8 interleukin-10 or interferon-y in patients with nonthyroidal illness. J. Endocrinol. Invest. 19 (1996) 480–483.

[5] Boelen, A., M.C. Platvoet-ter Schiphorst, W.M. Wiersinga: Immunoneutralization of interleukin-1, tumor necrosis factor, interleukin-6 or interferon does not prevent the LPS-induced sick euthyroid syndrome in mice. J. Endocrinol. 153 (1997) 115–122.

[6] Chopra, I.J., S. Sakane, G.N. Chua Teco: A study of the serum concentration of tumor necrosisfactor – alpha in thyroidal and nonthyroidal illnesses. J. Clin. Endocrinol. Metab. 72 (1991) 1113–1116.

[7] Hermus, A.R.M.M., C.G.J. Sweep, M.J.M. van der Meer: Continuous infusion of interleukin-1β induces a nonthyroidal illness syndrome in the rat. Endocrinology. 131 (1992) 2139–2146.

[8] Kirchner H., W. de Riese, E. Allhoff et al.: Immunotherapy of advanced renal cell cancer using subcutaneous recominant interleukin-2 and interferon-alpha. World J. Urol. 9 (1991) 219–222.

[9] Kovacs, J.A., M. Baseler, R.J. Dewar et al.:Increases in CD4-T-lymphocytes with intermittent courses of interleukin-2 in patients with human immunodeficiency virus infection. N. Engl. J. Med. 332 (1995) 567–575.

[10] Leef Jacobsen, E., F. Pilaro, K.A. Smith: Rational interleukin 2 therapy for HIV positive individuals: Daily low doses enhance immune function without toxicity. Proc. Natl. Acad. Sci. USA 93 (1996) 10405–10410.

[11] Reinhardt, W., K. Mann: „Non-Thyroidal Illness“ oder Syndrom veränderter Schilddrüsenhormonparameter bei Patienten mit nichtthyreoidalen Erkrankungen. Med. Klin. 93 (1998) 662– 668.

[12] Sato, K., M. Miyakawa, H. Demura: Reversible, extremely severe hypothyroidism in a patient with chronic Hepatitis C treated with Interferon-alpha. Thyroid 6 (1996) 249–252.

[13] Stouthard, J.M.L., T. van der Poll, E. Endert: Effects of acute and chronic interleukin-6 administration on thyroid hormone metabolism in humans. J. Clin. Endocrinol. Metab. 79 (1994) 1342–1346.

[14] Van der Poll, T., J.A. Romijn, W.M. Wiersinga et al.: Tumor necrosis factor: a putative mediator of the sick euthyroid syndrome in man. J. Clin. Endocrinol. Metab. 71 (1990) 1567–1572.

[15] Weiss G.R., K.A. Margolin, F.R. Aronson et al.: A randomized phase II trial of continuous infusion interleukin-2 or bolus injection interleukin-2 plus lymphokine-activated killer cells for advanced renal cell carcinoma. J. Clin. Oncol. 5 (1992) 753–759.

[16] West W.H., K.W. Tauer, J.R. Yanelli et al.: Constant–infusion of recombinant interleukin-2 in adoptive immunotherapy of advanced cancer. N. Engl. J. Med. 316 (1987) 898–905.

[17] West W.H.: Continuous infusion of recombinant interleukin-2 (rIL-2) in adoptive cellular therapy of renal carcinoma and other malignancies. Cancer Treat. Rev. 16 (Suppl. A) (1989) 83–89.

[18] Witzke, O., T. Winterhagen, W. Reinhardt et al.: Comparison between subcutaneous and intravenous interleukin-2 treatment in HIV disease. J. Intern. Medicine 244 (1998) 235–240.

Diskussion

Hüfner:
Interessantes Ergebnis. Mich würde interessieren, ob Sie noch andere Hormone als unspezifische Kontrollen gemessen haben. Das Il-2 ist ja eine ziemlich toxische Substanz, das führt zu einem Capillary-leak-Syndrom und macht möglicherweise vorübergehend auch Membran-Schäden. Es könnte auch auf Grund dieser toxischen Wirkung ein passiver Efflux von Hormonen sein.

Reinhardt:
So ist es. Einige Patienten sind auch bezüglich des Prolaktin, Cortison, ACTH untersucht worden, auch dort bekommen wir eine sehr kräftige Stimulation, auch der anderen hypophysären Parameter.

Paschke:
Il-2 wird insbesondere in Morbus-Basedow-Schilddrüsen exprimiert, daher die Frage: wurden Antikörper insbesondere TSH-Rezeptorantikörper durch Il-2 induziert?

Reinhardt:
Nein. Wir haben auch die TPO-Antikörper und die TRAKs mitgemessen, auch während des Beobachtungszeitraums und auch drei Monate danach waren keine Antikörper induziert worden, die waren vorher auch alle negativ. Es rührte sich nichts.

Meng:
Herr Reinhardt, die Schlußfolgerung scheint ja logisch, aber wenn ich Ihre Bilder sehe, ist der TSH-Anstieg sehr spät. Wie ist die zeitliche Korrelation?

Reinhardt:
Im gleichen Zeitraum wie der TSH-Anstieg steigen auch die peripheren Schilddrüsen-Hormonparameter. Die kommen wirklich gleichzeitig. Und das Thyreoglobulin kommt dann erst hinterher.

Hüfner:
Können Sie jetzt nochmal sagen, wie Sie sich den Mechanismus vorstellen, das habe ich nicht ganz verstanden.

Reinhardt:
Ja, es scheint, daß es eine TRH-artige Stubstanz ist oder über einen TRH-artigen Mechanismus laufen muß. Eine direkte Stimulation über hypophysäre Hormone, direkt stimuliert über ein übergeordnetes Zentrum. Ob das nun direkt die Hypo-

physe betrifft oder via einen anderen hypothalamischen Faktor geht, das kann ich nicht beantworten.

Schilddrüse und Haut

P. Terheyden, E.-B. Bröcker

Die Wechselwirkungen zwischen Schilddrüsen- und Hautkrankheiten sind komplex. Dem Fehlen exakter experimenteller Daten zur Wirkung von Schilddrüsenhormonen auf Haut, Haare und Nägel steht eine große Menge klinischer Beobachtungen gegenüber. So können Funktionsstörungen der Schilddrüse nicht selten primär aufgrund von Hautsymptomen diagnostiziert werden. Eine Ausnahme des experimentellen Defizits stellt das prätibiale Myxödem (PM) dar. Dieses ist in seiner Pathogenese der endokrinen Orbitopathie (EO) ähnlich. In unserer aktuellen Vorstellung handelt es sich um eine T-Zell-vermittelte Autoimmunreaktion gegen spezielle, lokalisierte Fibroblasten. Die Rolle humoraler Faktoren andererseits muß noch definiert werden.

Wir möchten in der folgenden Übersicht einige pathogenetische Faktoren, die zum Teil Bestandteil aktueller Forschungen sind, erörtern und exemplarisch einige klinische Fälle zeigen.

Unspezifische Hautzeichen einer Schilddrüsenfunktionsstörung

Hautsymptome resultieren von zwei generellen Typen von Schilddrüsenproblemen, der vermehrten Produktion von Hormonen, Überfunktion, und dem Fehlen von Hormonen, Unterfunktion. Unspezifisch heißt in diesem Zusammenhang, daß die Hauterscheinungen durch veränderte Schilddrüsenaktivität von solchen, die ohne Beziehung zur metabolischen Aktivität stehen, getrennt werden.

Die Schilddrüsenhormonrezeptoren sind intrazelluläre Rezeptorproteine. Ligandbindung aktiviert den Rezeptor, der in den Zellkern transloziert und direkt die Regulation der Transkription spezifischer Gene beeinflußt. Der nukleäre Schilddrüsenhormonrezeptor wird in der Epidermis, dem duktalen und sekretorischen Anteil ekkriner Schweißdrüsen und in der Dermis von Fibroblasten, vaskulären Endothelzellen, glatten Muskelzellen und Schwann-Zellen exprimiert [1]. Im Haarfollikel findet man den Rezeptor in der äußeren Haarwurzelscheide, dermalen Papillenzellen, den fibrösen Scheidenzellen, im M. arrector pili und der Talgdrüse. Die Kerne der Haarmatrixzellen exprimieren ihn nicht. In vitro konnte gezeigt werden, daß Zellen, deren Rezeptorexpression immunhistochemisch nachweisbar ist, durch Triiodthyronin zu Proliferation und Metabolismus stimuliert werden. Ein spezielles Gen, ZAKI-4 genannt, das erst nach Stimulation mit Triiodthyronin exprimiert wird, wurde in Fibroblasten der Haut zuerst kloniert [28]. Die Charakterisierung des Genproduktes wird helfen, die genauen molekularen Mechanismen der Hormonwirkungen aufzuklären.

Schilddrüsenhormone sind für die Entwicklung von Dermis und Epidermis essentiell. Tierexperimentell konnte gezeigt werden, daß eine Ablatio thyroideae bei Schaf-Feten die Differenzierung der Haarfollikel und anderer adnexieller Strukturen verzögert, sowie die Entwicklung von Epidermis und Dermis verlangsamt [11]. Experimente mit Amphibienhaut lassen vermuten, daß Schilddrüsenhormone die fetale Entwicklung über die direkte Stimulierung der Mitose und Zelldifferenzierung beeinflussen. Durch Schilddrüsenhormone werden Sauerstoffverbrauch, epidermale mitotische Aktivität und Proteinsynthese gesteigert [22]. Dies scheint sowohl für die Initiierung als auch für die Differenzierung von Haarwachstum und normaler Talgsekretion wichtig zu sein. Ein weiteres interessantes Beispiel für die Wirkung von Schilddrüsenhormon auf die Haut stellt die Reifung von Beuteltieren dar. Erst post partum entwickelt sich bei diesen Tieren die Schilddrüse. Bei Geburt haben die Tiere eine relativ dicke Epidermis von 60 µm. Eine geringe Zahl primordialer Haarfollikel erscheint am 10. Tag post partum. Ab dann nimmt die Dicke der Epidermis kontinuierlich ab. Ein dichtes Haarkleid besitzen die Tiere am 129. Tag. Dabei korreliert die Entwicklung der Lunge, der metanephronischen Niere (sie löst die mesonephronische Niere ab) und der Haut mit dem Plasmaspiegel von Thyroxin [4]. In utero wurde bei Schweinefeten der Einfluß von Thyroxin auf die Fettgewebsdifferenzierung untersucht. Hypophysektomierte Feten zeigten unter Supplementierung von Thyroxin eine vergleichbare Haut- und Haarentwicklung wie gesunde Vergleichstiere. Das Myxödem wurde vollständig geheilt. Allerdings hatten die Thyroxin-Tiere eine ausgeprägte Fettgewebsvermehrung. Gesunde Tiere mit Thyroxin zeigten keine Veränderung, so daß angenommen wird, daß supprimierte Wachstumshormonspiegel und Thyroxin gemeinsam die Adipositas von Feten verursachen [17].

Schilddrüsenhormone sind nicht nur an der Regulation der Zellteilung und -differenzierung beteiligt, sondern beeinflussen auch die Produktion von Kollagen und sauren Mukopolysacchariden durch dermale Fibroblasten. Säure-lösliches Kollagen wird vermehrt produziert und die Akkumulation von Glycosaminoglycanen verlangsamt [38]. In Bezug auf Hautpigmentierung werden bei Hyperthyreose sowohl eine Hypo- als auch eine Hyperpigmentierung beobachet. Einige Effekte der Schilddrüsenhormone auf die Haut werden auch durch die Effekte auf das kardiovaskuläre System und die Thermoregulation erklärt. So sind exzessives Schwitzen und vermehrter kutaner Blutfluß bekannte Beispiele einer Schilddrüsenüberfunktion.

Für die Differenzierung von Epithelien in verschiedenen Organen wie auch der Haut spielen Retinsäure und ihre Derivate, die Retinoide, eine entscheidende Rolle. Die seit kurzem bekannten Retinsäurerezeptoren (RAR) und Retinoidrezeptoren (RXR) gehören zu der Familie der Steroid-/Thyroidea-Hormon-Multigenfamilie mit einem identischen Wirkmechanismus. Ein interessanter Spezialfall der Interaktion beider Rezeptorsysteme wurde kürzlich beschrieben [36]. In der Hypophyse wird die Sekretion von TSH über Trijiodthyronin, gebunden an den Thyroidea-Hormon Rezeptor, reguliert (negativer Feedback). Eine gleichsinnige Interaktion mit dem RXR wird dabei vermutet, so daß die TSH Sekretion gehemmt wird. Tierexperimente lassen vermuten, daß pharmakologische Mengen von Retinoiden die TSH-Konzentration im Serum senken können. Dies spielt z. B. bei der Therapie von Hautkrankheiten (T-Zelllymphome, Psoriasis, Ichthyosen) mit Retinoiden eine Rolle; unter der Retinoidtherapie kann es zu einer reversiblen, zentralen Hypothyreose kommen. Die Ursache dafür ist die Rolle der RXR und ihrer Liganden bei der Suppression der Aktivität des Genpromotors der TSH-β-Domäne.

Hyperthyreose

Haut

Bei Hyperthyreose ist die Haut warm, feucht und weich. Die Textur wird oft mit der von Kinderhaut verglichen [15]. Die Symptome werden durch eine periphere Vasodilatation und verstärkten dermalen Blutfluß erklärt. Hin und wieder werden auch transienter und persistierender fazialer Flush, Röte der Ellbogen und Palmarerytheme beobachtet. Die Hyperhidrose ist generalisiert und palmoplantar akzentuiert. Die Epidermis ist dünn, aber nicht atrophisch, das Stratum corneum ist gut hydriert. Die Talgproduktion nimmt ab, so daß sich eine bestehende Akne bei Hyperthyreose bessert. Pigmentänderungen der Haut beinhalten eine generalisierte oder lokalisierte Hyperpigmentierung; andererseits gibt es im Zusammenhang mit einer Hyperthyreose auch Vitiligo, die häufig mit Autoimmunthyreopathien vergesellschaftet ist (Abb. 1). Die Hyperpigmentierung im Gesicht, besonders der Periorbitalregion, des Halses, in Narben und den Handflächen kann der Hyperpigmentierung beim M. Addison ähneln, betrifft aber die Mundschleimhautpigmentierung weniger als dieser. Die Ursache der verstärkten Melanogenese ist unbekannt. Auch ist die Ursache des nicht seltenen Pruritus bei Hyperthyreose unklar. Bei einigen Patienten liegt eine manifeste Urticaria vor. In der Ursachensuche bei Patienten mit chronischer Urticaria sollte deshalb immer eine Schilddrüsenfunktionsstörung ausgeschlossen werden.

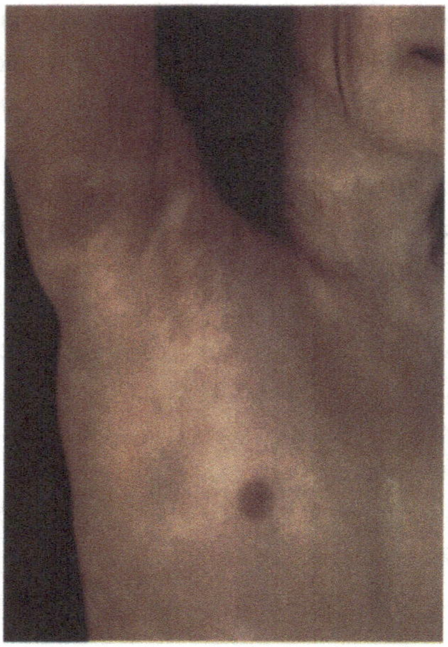

Abb. 1 Vitiligo: 11jähriges Mädchen mit unregelmäßig angeordneten, scharf begrenzten, fleckförmigen Hypopigmentierungen. Die Patientin hat erhöhte Schilddrüsenautoantikörper.

Haare

Das Haar ist fein, weich und glatt; manche Frauen klagen darüber, daß Dauerwellen nicht halten [15]. Eine schwere Hyperthyreose kann eine diffuse Alopezie des Haupthaares verursachen. Bei ca. 50% der Patienten mit Hyperthyreose soll eine verminderte Axillarbehaarung vorkommen [41]. Eine schwere Alopezie ist selten, aber ein diffuser, milder Haarverlust ist häufig. Der Haarausfall bessert sich in der Regel unter der Therapie; es sollte aber bedacht werden, daß auch die schwefelhaltigen Thyreostatika als unerwünschte Wirkung Haarausfall verursachen können. Eine molekulare Erklärung für die Alopezie bei Hyperthyreose gibt es nicht. Bis auf die oben beschriebene Wirkung von Schilddrüsenhormon auf die Haarentwicklung sowie die Präsenz von Rezeptoren in Haaranteilen außer der Haarmatrix weiß man, daß bei Hyperthyreose ein höherer Anteil der Haarfollikelbulbi sich in der S-G2- und M-Phase des Zellzyklus befinden als sonst [34]. Möglicherweise führt dies zu einem verkürzten Haarzyklus mit schnellerem Übergang in die Telogenphase, bei der das Haar ausfällt.

Nägel

Eine distale Ablösung der Nagelplatte (Onycholyse) und Grubenbildung (Koilonychyie) kommen bei Hyperthyreose vor. Oft sind die Nägel weich und bröckelig. Uhrglasnägel und Trommelschlegelfinger treten bei der Osteopathie der immunogenen Hyperthyreose auf (Abb. 2), die in Gegenden ausreichender Iodversorgung 50mal häufiger eine Hyperthyreose verursacht als Schilddrüsenautonomien; der Grund ist, daß Iodmangel die Entwicklung autonom funktionierender Schilddrüsenadenome fördert [16].

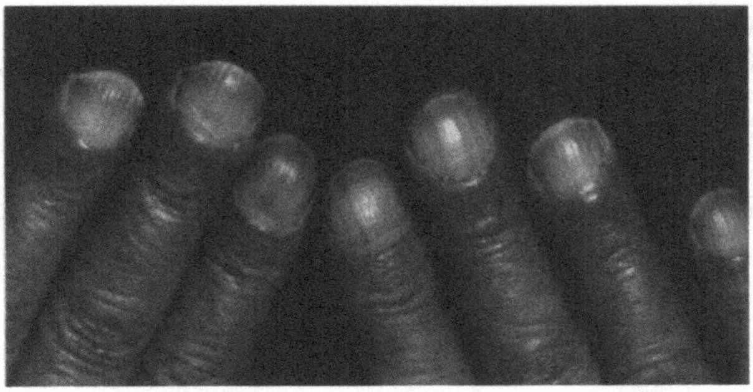

Abb. 2 Trommelschlegelfinger und Uhrglasnägel im Rahmen einer thyreoidalen Osteopathie bei einer 53jährigen Patientin mit seit 15 Jahren bestehender immunogener Hyperthyreose.

Das gut charakterisierte Autoantigen dieser Erkrankung ist der Thyreotropin Rezeptor (TSHR). Bisher konnte keine spezifische antigene Mutation des Rezeptors gefunden werden. Es gibt stimulierende TSHR-Antikörper (TRAK) im Falle der immunogenen Hyperthyreose und Thyroidea-inhibierende-TRAK im Falle der chronisch autoimmunen Thyreoiditis Hashimoto. In beiden Fällen wird die Bindung von TSH inhibiert und die verschiedenen Autoantikörper koexistieren bei ein und demselben Patienten. Beide Erkrankungen werden als Pole von thyreoidalen Autoimmunerkrankungen mit unterschiedlicher Hormonproduktion der Drüse, aber identischer Pathogenese verstanden. Wahrscheinlich sind Autoantikörper an der Regulation der Schilddrüsenaktivität auch beim Gesunden, hier in einem physiologischen Gleichgewicht in geringer Menge, beteiligt. Die TSHR-Antikörper (TRAK) bei der immunogenen Hyperthyreose sind direkt in die Pathogenese involviert. Als Beweis gilt die passagere Hyperthyreose von Neugeborenen durch Thyroidea-stimulierende Antikörper hyperthyreoter Mütter. Es gibt eine Vielzahl von Autoantikörpern, die an den TSHR binden, aber nur einige haben stimulierende Wirkung. Am Wachstum der Schilddrüse sind auch Zytokine, z. B. Insulin-like-growth-factor, Transforming-growth-factor-beta und Fibroblast-growth-factor beteiligt.

Prätibiales Myxödem

0,5 bis 4% der Patienten mit immunogener Hyperthyreose bekommen ein prätibiales Myxödem (PM) [19]. Es ist durch Einlagerung von Glycosaminoglycanen in Dermis und gelegentlich Subcutis charakterisiert. Der Begiff „prätibial“ ist irreführend, denn das Myxödem kann an jeder beliebigen Körperstelle auftreten. Klinisch ist es durch hautfarbene-braunrote, z. T. auch gefältete papillomatöse Plaques charakterisiert. Typischerweise findet sich das prätibiale Myxödem bei Patienten mit Morbus Basedow. Doch auch über das Auftreten bei Hashimoto-Thyreoiditis wurde berichtet. Die Schilddrüsenfunktion kann hyperthyreot, euthyreot oder hypothyreot sein. Der genaue Entstehungsmechanismus ist bisher unklar, obwohl verschiedene pathogenetische Hypothesen diskutiert werden. Der oft ausgedehnte, manchmal entstellende dermatologische Befund stellt ein ausgesprochenes Therapieproblem dar.

Das PM manifestiert sich initial als scharf umschriebener Plaque typischerweise bilateral, aber nicht streng symmetrisch, an den Unterschenkelstreckseiten oder den Fußrücken (Abb. 3). Die Hautinfiltration ähnelt wegen der oberflächlich-prominenten, dilatierten Follikelöffnungen der Schale einer Orange. Bei weiterer Progredienz findet man eine diffus erhabene, feste, nicht wegdrückbare, ödematöse

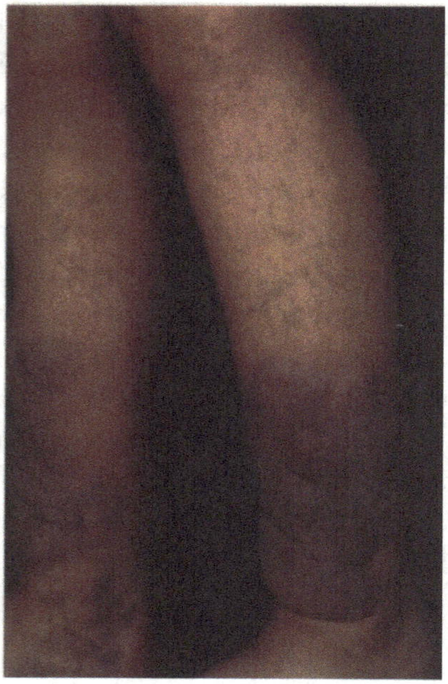

Abb. 3 Prätibiales Myxödem: braunrote, gefältete papillomatöse Plaques und flache Knoten bilateral, streckseitenbetont an der distalen Hälfte der Unterschenkel. Die 39jährige Patientin hat seit 11 Jahren eine immunogene Hyperthyreose.

Schwellung. Es kann zu wachsartigen Knoten und Plaques von beträchtlicher Größe kommen. Die verdickte, zum Teil stark hyperkeratotische Haut kann sich in Falten legen und die Knöchel verdecken; diese Maximalvariante bezeichnet man auch als Elephantiasis verrucosa. Mehr als nur kosmetische Beschwerden machen die schweren Formen mit Schmerzen und signifikanter Extravasion von Flüssigkeit. Hyperhidrose oder Hypertrichose sind eher selten. Die Korrektur der Schilddrüsenfunktionsstörung führt nicht zur Besserung der Hautsymptome. In der Hälfte der Fälle tritt das PM sogar erst nach Einstellung der Schilddrüsenfunktion auf.

Histologisch findet man eine Akanthose der Epidermis und eine massive Einlagerung saurer Mukopolysaccharide im unteren Corium (Abb. 4). Das Entzündungsinfiltrat, bestehend aus CD4- und CD8-positiven T-Zellen, ist geringer als bei der EO [3].

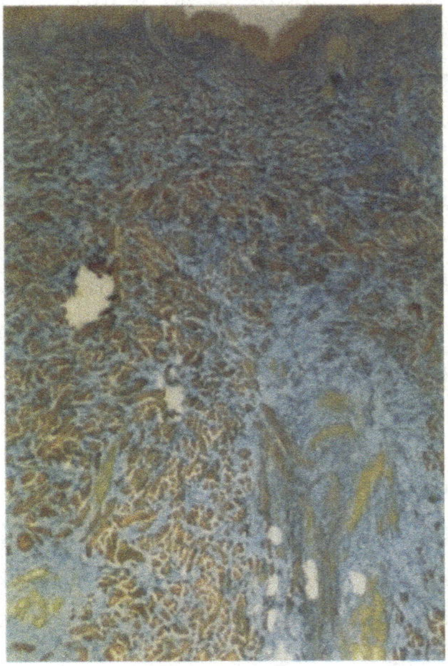

Abb. 4 Prätibiales Myxödem, Muzinfärbung: massive Ablagerung von Mukopolysacchariden in der stark verbreiterten Dermis.

Pathogenese

Die derzeitige Vorstellung zur Pathogenese des PM geht von dem Konzept einer T-Zellvermittelten Immunantwort aus. Das Ziel der Immunattacke ist dabei der prätibiale Fibroblast, d.h. ein spezieller Fibroblast. Man vermutet, daß der TSHR das primäre Autoantigen ist. Das Resultat der Immunantwort ist nun aber nicht die Elimination der Fibroblasten, sondern deren Stimulation zur exzessiven Produktion von sauren Mukopolysacchariden.

Seit langer Zeit weiß man, daß der Fibroblast bei Entzündungen und damit auch bei der Immunantwort eine wichtige Rolle spielt. In fast allen Organen sind die Fibroblasten die letzten Effektorzellen und vermitteln Gewebsreparatur und Fibrose. Ferner sind Fibroblasten an der Rekrutierung migratorischer, hämatopoietischer Zellen beteiligt, wenn sie am Ort einer Gewebsschädigung proinflammatorische Zyto- und Chemokine produzieren wie IL-6 und IL-8. Bei der Sklerodermie kommt es aufgrund eines unbekannten Autoimmunprozesses zur Kollagenproduktion. Es gibt Hinweise darauf, daß Fibroblasten aus unterschiedlichen anatomischen Regionen sich in ihrem Phänotyp unterscheiden. Diese phänotypische Diversität spiegelt einerseits die Bindegewebsspezialisierung wider, andererseits kann sie die Ursache für regionale Manifestationsdifferenzen bei systemischen Erkrankungen sein. In den Untersuchungen von Young et al. wurde zum ersten Mal gezeigt, daß bestimmte Proteine abhängig von der anatomischen Region exprimiert und reguliert werden [42]. Sie demonstrierten auf molekularer Ebene die Ähnlichkeit orbitaler und prätibialer Fibroblasten im Gegensatz zu Fibroblasten der Bauchhaut. Orbitale und prätibiale Fibroblasten exprimieren nach Stimulation mit Leukoregulin große Mengen an Hyaluronsäure und Prostagladin-endoperoxid-H-synthetase-2 (PGHS-2). In früheren Berichten wurde gezeigt, daß Leukoregulin ein wichtiger Induktor für die IL-8-Synthese dermaler Fibroblasten ist [42]. Ein Beweis für dessen Rolle bei PM steht allerdings noch aus. Von der gleichen Arbeitsgruppe wurde gezeigt, daß Ligation von CD40 auf orbitalen Fibroblasten ebenfalls die Stimulation der Hyaluronsäuresynthese sowie die Expression von PGHS-2 auslöst [6]. Dabei induzierte die CD40-Ligation auch die Bildung von IL1-alpha. Das CD40/CD40 Ligand-System ist ein wichtiger Mechanismus der Interaktion von Fibroblasten mit Immunzellen. Seit einiger Zeit ist bekannt, daß Lungenfibroblasten über die Expression von CD40 durch CD40-Ligand-tragende Lymphozyten zur Expression von PGHS-2 und dadurch bedingt zu Bildung von Prostaglandin E2 angeregt werden [43].

Die Analyse des T-Zell-Rezeptor-Repertoires in betroffener Haut bei PM in der Frühphase zeigte eine bemerkenswerte Restriktion verschiedener Vα-und Vβ-Gene [18], was darauf hindeutet, daß das PM eher das Resultat einer spezifischen Immunantwort mit restringierten T-Zellklonen als einen unspezifischen, entzündlichen Prozeß darstellt.

Was ist die Rolle der TRAKs, die für die Hyperthyreose verantwortlich sind? In orbitalen und prätibialen Fibroblasten von Patienten (und nur einem Kontrollspender) wurde die Genexpression von TSHR mittels RT-PCR gefunden [39]. Mit käuflichen Antikörpern konnten die Autoren auch immunhistochemisch die TSHR-Expression in krankem Gewebe, jedoch nicht in Kontrollgewebe nachweisen. Der TSHR wird teilweise an der Zelloberfläche der Fibroblasten, ebenso wie in der Follikelepithelzelle exprimiert [9]. Eine TSHR-spezifische Reaktivität von Patientenserum mit autologen prätibialen Fibroblasten wurde unseres Wissens bisher noch nicht überzeugend nachgewiesen. Mittels In-situ-Hybridisierung konnte eine TSHR-Genexpression bei EO demonstriert werden, die sogar mit der klinischen Aktivität der Erkrankung korrelierte [21]. Burch et al. fanden Reaktivität gegen den TSHR und andere Kandidatenantigene im Immunoblot [5]. 1978 beschrieben Cheung et al., daß Serumfaktoren von Patienten mit PM, prätibiale jedoch nicht andere Fibroblasten zu massiver Hyaluronsäureproduktion veranlaßten [12]. Der vermutete Faktor war aber kein 7S-Protein (Immunglobulin G). Interessant ist hingegen wiederum die Beobachtung, daß eine intravenöse Hochdosis-Immunglobulintherapie ein PM anhaltend reduzieren kann [2]. Wahrscheinlich wirken diese immunmodulierend über die Reduktion der Autoantikörperproduktion oder durch die Solubilisierung von Immunkomplexen.

Zusammenfassend: Die Zielzelle der Haut ist wahrscheinlich der prätibiale Fibroblast. Dort wird der extrazelluläre Anteil des TSHR exprimiert und steht damit stimulierenden Antikörpern sowie reaktiven T-Zellen zur Reaktion zur Verfügung. Die CD40-Ligand exprimierenden, d.h. aktivierten, Schilddrüsenantigen-spezifischen T-Zellen interagieren mit diesen Fibroblasten, was zur Produktion von Leukoregulin und anderen Zytokinen führt, die dann insgesamt eine spezielle Form der Fibroblastenaktivierung, nämlich die intensive Produktion von Glycosaminoglycanen, initiieren.

Therapie

Therapeutische Optionen sind heutzutage symptomatisch orientiert. Kurzfristige Erfolge wurden mit maschineller Lymphdrainage, topischen (intraläsionalen) Steroiden oder Chirurgie beschrieben [24, 35]. Erst die Klärung der Pathogenese würde die Chance einer kausalen Therapie eröffnen. Kasuistisch wurde der Erfolg einer systemischen Steroidpulstherapie beschrieben [30]. Neuere Therapien beinhalten Octreotid, ein Somatostatinanalogon mit Insulin-like-growth-factor I-antagonisierender Aktivität [10]. Sehr gute Erfolge wurden auch für eine intravenöse Hochdosistherapie mit Immunglobulinen beschrieben [2]. Erfolge wurden auch für Pentoxifyllin berichtet, das die in-vitro-Proliferation von Fibroblasten hemmt [8]. Als Meßparameter unter Therapie bietet sich die Messung der Hyaluronsäure im Serum an. Die Dicke der Muzineinlagerungen kann mit der Hautsonographie bestimmt werden. Diese diagnostische Methode ist auch sinnvoll, wenn bei einer Schilddrüsenerkrankung das PM noch subklinisch ist.

Hypothyreose

Haut

Die dominierende Hautmanifestation des Schilddrüsenhormonmangels ist das Myxödem. Die Haut ist kalt, trocken und blaß, besonders die Streckseiten sind betroffen. Dies resultiert aus der gesenkten Körperkerntemperatur und kutaner Vasokonstriktion [29]. Die Xerosis cutis ist durch mangelnde Hydrierung des Stratum corneum bedingt. Die Epidermis ist dünn und hyperkeratotisch. Die Follikelöffnungen enthalten Hornpfröpfe. Das Hautbild kann einer Ichthyose ähneln. In vitro konnte gezeigt werden, daß unter Triiodthyronin-freien Bedingungen humane Keratinozyten Störungen in der Lipidsynthese entwickeln [32]. Weiterhin wurde gezeigt, daß unter solchen Kulturbedingungen die Verhornung der Keratinozyten stark gestört abläuft. Sie exprimieren vermehrt das kreuzvernetzende Enzym Transglutaminase, während der Plasminogen-Aktivator, welcher an der physiologischen Abstoßung von Hornschuppen beteiligt ist, stark vermindert exprimiert wird [23].

Selten kommt es bei Hypothyreose zu einer gelblichen Verfärbung des Integumentes, die besonders ausgeprägt palmoplantar und nasolabial ist. Die Ursache ist die Akkumulation von Karotin im Stratum corneum aufgrund einer sekundären Karotinämie, die an einem hepatischen Defekt in der Konversion von β-Karotin zu Vitamin A liegt. Aufgrund einer erhöhten Kapillarfragilität unbekannter Ursache treten bei Hypothyreose leicht Hämatome auf. Sehr selten entstehen tuberöse und eruptive Xanthome durch sekundäre Fettstoffwechselstörungen.

Die klinischen Manifestationen der Hypothyreose können auf die Verlangsamung zellulärer Stoffwechselprozesse und auf die Akkumulation saurer Mucopolysaccharide in verschiedenen Organen, z.B. der Haut, Stimmbänder oder dem Oropharynx, zurückgeführt werden. Es resultiert das Myxödem, bei dem es sich um dermale Hyaluronsäure- und Chondroitinsulfatablagerungen (Muzin) handelt (Abb. 5). Diese Substanzen sind hygroskopisch, so daß Ödeme entstehen, die nicht wegdrückbar sind. Die ganze Haut fühlt sich wachsartig an. Die Zunge ist oft geschwollen und die Stimme klingt heiser. Die Haut ist betont periorbital, an den Lippen, und akral geschwollen. Die Muzinablagerung beginnt im Stratum papillare und ist am ausgeprägtesten um die Haarfollikel und Blutgefäße. Die Kollagenfasern werden auseinandergeschoben; es kommt zur sekundären Kollagendegeneration. Weiterhin wurde ein erhöhter extravaskulärer onkotischer Druck durch Extravasion von Albumin, nachgewiesen. Als sekundäre Folge führt die resultierende lymphatische Abflußbehinderung zu einer weiteren Verschlechterung der Symptomatik [31]. Die histologischen und klinischen Veränderungen sind komplett reversibel unter suffizienter Therapie mit Thyroxin. Der exakte Mechanismus des Myxödems ist jedoch noch unklar. Aus experimentellen Daten wissen wir, daß Schilddrüsenhormone zur Reduktion von Synthese und Katabolismus von Mucopolysacchariden führen. Eine besondere Rolle hat möglicherweise das erhöhte TSH [13]. Ein Myxödem wird jedoch auch bei Patienten mit sekundärem Hypothyreoidismus, wenn auch seltener, beobachtet.

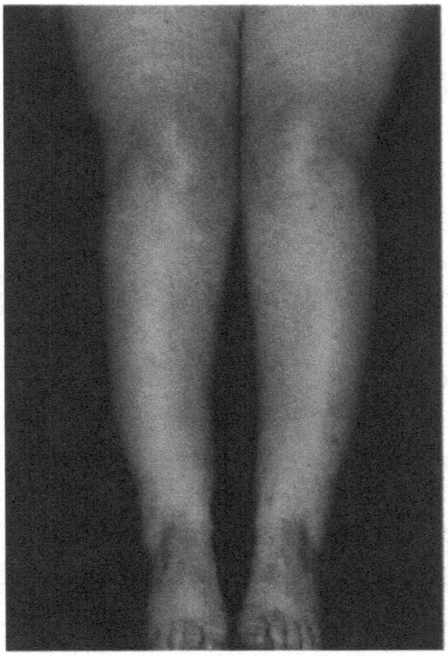

Abb. 5 Diffuses Myxödem bei Hypothyreose. Im Gegensatz zum prätibialen Myxödem langsamere Progredienz und gleichmäßiger Befall der ganzen Unterschenkelzirkumferenz. Keine Septen- und Knotenbildung.

Matsuoka et al. werten die dermalen Ablagerungen von Mukopolysacchariden bei Hypothyreose als systemisches Phänomen, während solche bei anderen kutanen Muzinosen (z. B. Skleromyxödem bei Plasmozytom oder Sklerödem bei Diabetes mellitus) durch die gesteigerte Aktivität dermaler Fibroblasten hervorgerufen wird und einen lokalen Prozeß darstellen [27].

Haar

Eine Hypothyreose kann mit einem diffusen, telogenen Haarausfall einhergehen [37], die Haare scheinen dünner. Es kann zu einem Verlust der Scham,- Achsel-, und Gesichtsbehaarung kommen. Symptomatisch ist ebenfalls der Verlust der lateralen Augenbrauenpartie [15]. Unter Thyroxingabe nimmt der Anteil der Telogenhaare sehr schnell ab, und die ruhenden Haarfollikel treten in die neue Anagenphase ein [14]. Voraussetzung für den Therapieerfolg ist allerdings, daß die Hypothyreose nicht bereits zur kompletten Atrophie des Follikels geführt hat. Eine lange bestehende Hypothyreose kann von androgenetischer Alopezie, Hirsutismus und Akne begleitet sein. Möglicherweise ist dies durch eine Zunahme der freien Androgene im Plasma bedingt, da bei Hypothyreose der Spiegel des sexualhormonbindenden Globulins stark vermindert ist [7].

Nägel

Eine Onycholyse wie bei Hyperthyreose kommt bei Hypothyreose selten vor. Die Nägel wachsen allerdings langsam und sind dünn, brüchig und streifig [15].

Urtikaria und Urtikariavaskulitis bei Schilddrüsenerkrankungen

In einem großen Kollektiv von Urtikariapatienten fanden Leznoff und Sussmann doppelt so viele Patienten mit Autoimmunerkrankungen der Schilddrüse wie in der Kontrollpopulation [25]. Andere Autoren beschrieben eine Abheilung der zunächst auf Antihistaminika nicht angesprochenen Urtikaria nach Behandlung mit Schilddrüsenhormonen [33]. Von der Urtikaria abgegrenzt werden sollte die Urtikariavaskulitis, die klinisch durch längere Persistenz der Urticae und Abheilung mit Hyperpigmentierungen charakterisiert ist. Sie kann mit Arthralgien, gastroin-

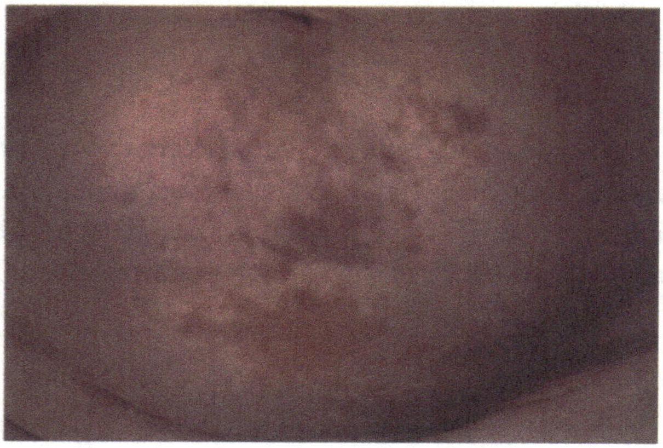

Abb. 6 72jährige Patientin mit Urtikariavaskulitis. Abdominal sind hier frische Urtikae neben bereits abgeheilten Läsionen (paraumbilikal) zu erkennen. Die Urtikae persistieren länger als 24 Stunden und heilen mit Hyperpigmentierungen ab. In der Histologie sahen wir das Bild einer leukozytoklastischen Vaskulitis. Die Patientin hatte erhöhte Schilddrüsenautoantikörper bei euthyreoter Stoffwechsellage; andere auslösende Faktoren wie Infekte, assoziierte gastrointestinale- und rheumatische Erkrankungen, Medikamente oder Malignome konnten ausgeschlossen werden.

Tabelle 1 Hautmanifestationen bei Schilddrüsenerkrankungen (nach [20])

I. Spezifische Läsionen
  A. Thyreoglossuszysten
  B. Hautmetastasen von Schilddrüsenkarzinomen
II. Unspezifische Läsionen
  A. Hyperthyreose
  1. Alopezie
  2. Koilonychie und Onycholyse
  3. Veränderungen der Hauttextur
  B. Immunogene Hyperthyreose
  1. Endokrine Ophthalmopathie
  2. Prätibiales Myxödem
  3. Thyreoidale Akropachie
  C. Hypothyreose
  1. Congenitale Hypothyreose
  2. Generalisiertes Myxödem
    a. Veränderungen der Hauttextur
    b. Xerosis/Keratodermie
    c. Karotinämie
    d. Alopezie
    e. brüchige Nägel
  3. Verschiedene, z. B. „Cullen's sign" [26]
III. Schilddrüsenerkrankungen, die mit anderen dermatologischen und/oder systemischen Erkrankungen assoziiert sind
  A. Immunologische Erkrankungen
  1. Alopecia areata
  2. Anämie
  3. Bullöse Erkrankungen
    a. Pemphigus
    b. Bullöses Pemphigoid
    c. Schwangerschaftspemphigoid
    d. Dermatitis herpetiformis
  4. Bindegewebserkrankungen
    a. Dermatomyositis
    b. Lupus erythematodes
    c. Sklerodermie
  5. Endokrinologische Erkrankungen
    a. G-Protein-Erkrankungen
      i. McCune-Albright-Syndrome
      ii. Albright's hereditäre Osteodystrophie
    b. multiple endokrine Neoplasie, Typ IIa und Typ IIb
    c. Acanthosis nigricans
  6. Pustulosis palmoplantaris
  7. Sweet's Syndrom
  8. Urtikaria und Angioödem
  9. Vitiligo
  B. Kutane Arzneimittelnebenwirkungen bei Schilddrüsentherapie

testinalen Symptomen und Nierenbeteiligung einhergehen und manifestiert sich im Rahmen verschiedener Autoimmunkrankheiten, paraneoplastisch oder postinfektiös (Abb. 6). Insbesondere bei der chonisch verlaufenden Urtikaria ist es häufig schwierig, entsprechende Auslöser der Krankheit zu finden. Auch eine langfristige Behandlung mit Antihistaminika führt meist nicht zur Vollremission der Hautläsionen. Bei einer weiteren 55jährigen Patientin mit Urtikariavaskulitis bei Hashimotothyreoiditis konnte mit Schilddrüsenhormonsubstition eine komplette Remission erzielt werden. Ein Effekt der Hormonsubstitution durch Reduktion der Autoantikörperproduktion oder der Autoantigenexpression wäre vorstellbar [20].

Weitere Assoziationen

Außer der schon genannten Vitiligo (erworbener umschriebener oder generalisierter Melanozytenverlust) sind weitere Hautkrankheiten mit (zumeist autoimmunologischen) Thyreopathien assoziiert, wenn auch eher selten. Eine Zusammenfassung gibt Tabelle 1 (nach [20]). Unter unseren 111 Patienten mit ausgedehnter Alopecia areata wurde bei drei Patienten eine Hashimoto-Thyreoiditis gefunden und bei drei Patienten Schilddrüsenantikörper ohne nachweisbare Funktionsstörung (Abb. 7).

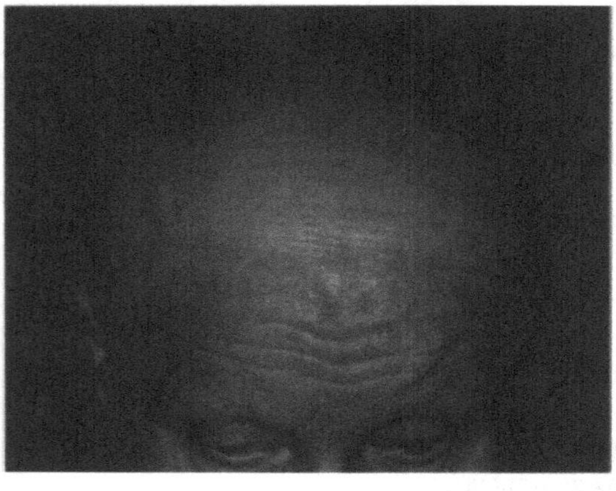

Abb. 7 78jährige Frau mit Hashimoto-Thyreoiditis. Alopecia areata mit komplettem Effluvium an Kapillitium, Wimpern und Augenbrauen (die Axillar- und Schambehaarung waren ebenfalls betroffen, sogenannte Alopecia areata universalis).

Als Differentialdiagnose des fazialen Flush aufgrund Schilddrüsenhormon-bedingter Durchblutungsstörung muß eine venöse Einflußstauung als Komplikation einer großen Struma abgegrenzt werden (Abb. 8) [40].

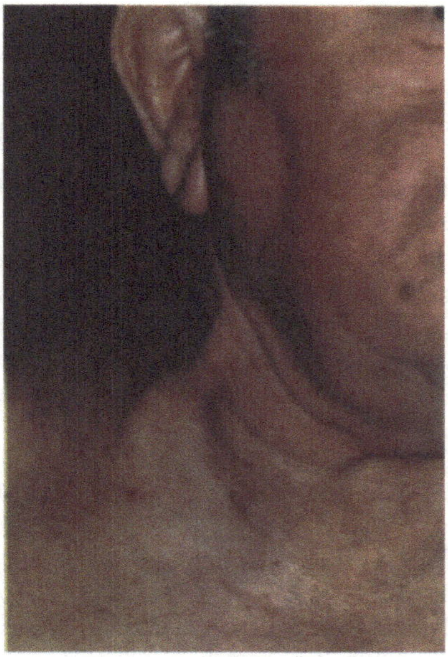

Abb. 8 Persistierendes Gesichtserythem bei venöser Einflußstauung durch eine Struma multinodosa.

Literatur

[1] Ahsan, M.K., Y. Urano, S. Kato et al.: Immunhistochemical localisation of thyroid hormone nuclear receptors in human hair follicles and in vitro effect of L-triiodothyronine of cultured cells of hair follicles and skin. J. Med. Invest. 44 (1998) 179–184.

[2] Antonelli, A., A. Navarranne, R. Palla et al.: Pretibial myxedema and high-dose intravenous immunoglobulin treatment. Thyroid, 4 (1994) 399–408.

[3] Bahn, R.S., A.E. Heufelder: Pathogenesis of Graves ophthalmopathy. N. E. J. M. 329 (1993) 1468–1474.

[4] Buaboocha, W., R.T Gemell: Development of lung, kidney and skin in the brushtail possum, Trichosurus vulpecula. Acta. Anat. Basel 159 (1997) 15–24.

[5] Burch, H.B., D. Selliti, S.G. Barnes et al.: Thyrotropin receptor antisera for the detection of immunoreactive protein species in retroocular fibroblasts obtained from patients with Graves ophthalmopathy. J. Clin. Endocrin. Metab. 78 (1994) 1384–1391.

[6] Cao, H.J., H.S. Wang, Y. Zhang et al.: Activation of human orbital fibroblasts through CD40 engagement results in a dramatic induction of hyaluronan synthesis and prostaglandin endoperoxide synthase-2 expression. J. Biol. Chem. 273 (1998) 29615–29625.

[7] Cavaliere, H., N. Abalin, G. Madeiros-Neto: Serum levels of total testosterone and sex hormone binding globulin in hypothyroid patients and normal subjects treated with incremental doses of L-T4 aor L-T3. J. Androl. 9 (1988) 215.

[8] Chang, C.-C., T.C. Chang, S.C. Kao et al.: Pentoxifylline inhibits the proliferation and glycosaminoglycan synthesis of cultured fibroblasts derived from patients with Graves ophthalmopathy and pretibial myxedema. Acta. Endocrinol. 129 (1993) 322–327.

[9] Chang, T.C., S.L. Wu, Y.L. Hsaio et al.: TSH and TSH receptor antibody-binding sites in fibroblasts of pretibial myxedema are related to the extracellular domain of entire TSH receptor. Clin. Immunol. Immunopathol. 71 (1994) 113–120.

[10] Chang, T.C., S.I. Wu, Y.L. Hsaio et al.: Octreotide and Graves ophthalmopathy and pretibial myxedema. Br. Med. J. 304 (1992) 158.

[11] Chapman, R.E.: The effects of fetal thyroidectomy and thyroxin: A demonstration on the development of skin and wool follicles of sheep fetuses. J. Anat. 117 (1974) 419.

[12] Cheung, H.S., J.T. Nicoloff, M.B. Kamiel et al.: Stimulation of fibroblast biosynthetic activity by serum of patients with pretibial myxedema. J. Invest. Dermatol. 71 (1978) 12–17.

[13] Freinkel, R.K.: Other endocrine disorders. In: T.B. Fitzpatrick, A.Z. Eisen, K. Wolff et al. (Eds.): Dermatology in general medicine. Vol.4th, McGraw-Hill, New York, 1999, pp. 1976.

[14] Freinkel, R.K., N. Freinkel: Hair growth and alopecia in hypothyroidism. Arch. Dermatol. 106 (1972) 349.

[15] Greer, K.E.: Thyroid and the skin. In: J.P. Callen, J. Jorizzo, K.E. Greer et al.(Eds.):, Dermatological signs of internal disease. W.B. Saunders Company, Philadelphia, 1988, pp. 180–186.

[16] Hamburger, J.I.: Evolution of toxicity in solitary nontoxic autonomously functioning thyroid nodules. J. Clin. Endocrinol. Metab. 50 (1980) 1089–1093.

[17] Hausmann, G.J.: The influence of thyroxine on the differentiation of adipose tissue and skin during fetal development. Pediatr. Res. 32 (1992) 204–211.

[18] Heufelder, A.E., R.S. Bahn, P.C. Scriba: Analysis of T-cell antigen receptor variable region gene usage in patients with thyroid-related pretibial dermopathy. J. Invest. Dermatol. 105 (1995) 372–378.

[19] Heymann, W.R.: Cutaneous manifestations of thyroid disease. J. Amer. Acad. Dermatol. 26 (1992) 885–902.

[20] Heymann, W.R.: Advances in the cutaneous manifestations of thyroid disease. Int. J. Dermatol. 36 (1997) 641–645.

[21] Hirosamatsu, Y., M. Sato, Y. Inoue et al.: Localisation and clinical significance of thyrotropin receptor mRNA expression in orbital fat and eye muscle tissues from patients with thyroid-associated ophthalmopathy. Thyroid. 6 (1996) 553–562.

[22] Holt, P.J.: In vitro responses of the epidermis to triiodothyronine. J. Invest. Dermatol. 71 (1978) 202–204.

[23] Isseroff, R.R., K.T. Chun, R.M. Rosenberg: Triiodothyronine alters the cornification of cultured human keratinocytes. Br. J. Dermatol. 120 (1989) 503–510.

[24] Kucer, K.A., H.A Luscombe, Y.C. Kauh: Pretibial myxedema: recurrence after skin grafting. Arch. Dermatol. 116 (1980) 1076–1077.

[25] Leznoff, A., G.L. Sussmann: Syndrome of idiopathic chronic urticaria and angioedema with thyroid autoimmunity: a study of 90 patients. J. Allergy. Clin. Immunol. 84 (1989) 66–71.

[26] Marinella, M.A.: Cullens sign associated with metastatic thyroid cancer. N Engl. J. Med. 340 (1999) 149–150.

[27] Matsuoka, L.Y., J. Wortsman, K.S. Carlisle et al.: The aquired cutaneous mucinoses. Arch. Intern. Med. 144 (1984) 1974–1980.

[28] Miyazaki, T., Y. Kanou, Y. Murata et al.: Molecular cloning of a novel thyroid hormone-responsive gene, ZAKI-4, in human skin fibroblasts. J. Biol. Chem. 271 (1996) 14567–14571.

[29] Nullin, G.E., J.S. Eastern: Cutaneous signs of thyroid disease. Am. Fam. Physician. 34 (1986) 93–96.

[30] Ohtsuka, Y., K. Yamamoto, Y. Goto et al.: Localized myxedema, associated with increased serum hyaluronic acid, and response to steroid pulse therapy. Intern. Med. 34 (1995) 424–429.

[31] Parving, H.-H.,J.M. Hansen, S.L. Nielsen et al.: Mechanisms of edema formation in myxedema-increased protein extravasation and relatively slow lymphatic drainage. N. Engl. J. Med. 301 (1979) 460–465.

[32] Rosenberg, R.M., R.R. Isseroff, V.A. Ziboh et al.: Abnormal lipogenesis in thyroid hormone-deficient epidermis. J. Invest. Dermatol. 86 (1986) 244–248.

[33] Rumbyrt, J.S., J.L. Katz, A.L. Schocket: Resolution of chronic urticaria in patients with thyroid autoimmunity. J. Allergy. Clin. Immunol. 96 (1995) 901–905.

[34] Schell, H., F. Kiesewetter, C. Seidel et al.: Cell cycle kinetics of human anagen scalp hair bulbs in thyroid disorders determined by DNA flow cytometry. Dermatologica 182 (1991) 23–26.

[35] Schleicher, S.M., H.J. Milstein: Treatment of pretibial mucinosis with gradient pneumatic compression. Arch. Dermatol. 130 (1994) 842–844.

[36] Sherman, S.I., J. Gopal, B.R. Haugen et al.: Central hypothyroidism associated with retinoid X receptor-selective ligands. N. Engl. J. Med. 340 (1999) 1075–1079.

[37] Simpson, N.B.: Einfluß der Schilddrüse auf das Haarwachstum. In: A.R. Rook, R.P.R. Dawber (eds.): Haarkrankheiten. pp. 164–166. Vol. Dt. Ausg. Blackwell, Berlin, Wien, 1995.

[38] Smith, T.J., A.L. Horwitz, S. Refetoff: The effect of thyroid hormone on glycosaminoglycan accumulation in human skin fibroblasts. Endocrinology, 108 (1981) 2397–2399.

[39] Stadlmayer, W., C. Spitzweg, A.M. Bichlmayr et al.: TSH receptor transcripts and TSH receptor-like immunoreactivity in orbital and pretibial fibroblasts of patients with Graves ophthalmopathy and pretibial myxedema. Thyroid. 7 (1997) 3–12.

[40] Walchner, M., G. Plewig, M. Röcken: Persistierende Rubeosis faciei durch Einflusstauung bei retrosternaler Struma multinodosa. In: G. Plewig (Ed.): Fortschritte der praktischen Dermatologie und Venerologie 1999. pp. 673–674, Springer. Berlin, Heidelberg, New York, 1999.

[41] Williams, R.H.: Thyroid and adrenal interrelations with special reference to hypotrichiosis axillaris in thyreotoxicosis. J. Clin. Endocrin. Metab. 7 (1947) 52.

[42] Young, D.A., C.H. Evans, T.J. Smith: Leukoregulin induction of protein expression in human orbital fibroblasts: evidence for anatomical site-restricted cytokine-target cell interactions. P. N. A. S. 95 (1998) 8904–8909.

[43] Zhang, Y., H.J. Cao, B. Graf et al.: CD40 engagement up-regulates cyclooxygenase-2 expression and prostaglandin E2 production in human lung fibroblasts. J. Immunol. 160 (1998) 1053–1057.

Diskussion

Kallee:

Sie haben das Hertoghe-Syndrom gar nicht erwähnt. Diesen partiellen Haarausfall, vor allem der lateralen Augenbrauen. Und da wollte ich Sie fragen, ist es eigentlich ein Syndrom einer hypophysären Insuffizienz, also einer sekundären Hypothyreose oder ist es wirklich ein Syndrom sui generis? Die zweite Frage: woher kommt es, daß Patientinnen, die jahrelang mit Myxödem behandelt wurden, immer noch – auch wenn sie ganz geheilt erscheinen – immer noch faltige Haut haben und die leicht gelbliche Verfärbung, vermutlich durch Carotineinlagerung. Braucht das Carotin so lange, bis es aus der Haut verschwindet?

Bröcker:
Diese Fragen kann ich nur sehr ungenau beantworten. Das erste, das Hertoghe Zeichen, ist ein sehr häufiges Phänomen: das Ausfallen der lateralen Augenbrauen, dessen Pathogenese keineswegs geklärt ist. Es kommt zusätzlich zu einer vielleicht telogenen Effluvium-Komponente noch der Juckreiz dazu, der sehr häufig dazu führt, daß man an den seitlichen Augenbrauen reibt. Das ist bei dem atopischen Ekzem eines der klassischen Zeichen, das habe ich jetzt deswegen nicht erwähnt. Die Tatsache, daß eine Haut nach Entfernung einer Einlagerung faltig ist, ist auch für andere Dinge wie Fett bekannt, und die Carotinämie kann ich nicht beantworten, vielleicht Herr Köhrle? Die Hornschicht stößt sich sehr schnell ab, aber warum das lange bestehen soll, kann ich Ihnen nicht beantworten.

Grußendorf:
Frau Bröcker, noch einmal zur aplasia cutis, da haben Sie ja doch relativ Kräftiges gesagt, daß man in der Schwangerschaft nicht die Thionamide benutzen sollte. Gibt es neuere Daten über die Häufigkeit? Nach meinen Kenntnissen ist die aplasia cutis sehr selten. Bei den drei- bis vierhundert Schwangerschaften, die ich behandelte, habe ich sie bisher nicht gesehen.

Bröcker:
Ich kenne diese Assoziation natürlich wegen ihrer so exzessiven Seltenheit nur aus der Literatur, und das ist selten und der Zusammenhang ist auch umstritten. Außerdem ist dieses Erscheinungsbild keine schwere Krankheit. Man sollte es vielleicht kennen.

Hehrmann:
Ich denke, es sollte nicht so stehenbleiben, daß man in der Schwangerschaft die Thionamide außer dem Propythiouracil absetzen sollte. Die neueren epidemiologischen Untersuchungen an über 600 Basedow-Patientinnen, die eigene vor acht Jahren mit fast 400, nicht in einem eigenen Fall ist eine aplasia cutis congenita aufgetreten. Die Beschreibungen dieses Syndroms liegen sehr lange zurück, und ich glaube, man sollte keine falschen Rückschlüsse ziehen.

Szabolcs:
Können Sie uns etwas sagen zur Pathogenese, wie Thyreostatika zum Haarausfall führen. Das haben wir auf einem Slide gehabt. Und die zweite Frage: wie kommt es bei Hypothyreose zu Hypertrichosis?

Bröcker:
Die Hypertrichose in der Myxödemhaut wird durch Faktoren der Fibroblasten

erklärt. Beim prätibialen Myxödem könnte man die Hypertrichose durch den verstärkten Blutfluß erklären. Bei der Hypothyreose ist mir keine Erklärung bekannt. Dann die Nebenwirkung im Sinne von Haarausfall, die Haarmatrixzellen sind extrem empfindliche Zellen, die auf sehr sehr unterschiedliche Medikamente mit Störung reagieren, das ist die Erklärung.

Kahaly:
Ein Kommentar: wir bestimmen diese Glucosaminoglykane im Blut und auch im peripheren Gewebe. Und wir haben das Muster beurteilt, das ist bei der Hyperthyreose und Hypothyreose auch vergleichbar, zu unserer Überraschung, und das glucosaminoglykane Muster im prätibialen Gewebe ist vergleichbar mit dem im Serum und im Urin. Wir gehen mehr und mehr davon aus, daß wir es auch mit einer Systemerkrankung zu tun haben. Können Sie das kommentieren? Bei dem Vitiligo gibt es Publikationen aus der Arbeitsgruppe um Herrn Weetman im Brithish Journal of Dermatology, die sagen daß Tyrosine Antikörper eine wesentliche Rolle spielen. Was halten Sie davon, bestimmen Sie solche Antikörper?

Bröcker:
Die Bestimmung der Glucosamine im Serum und Urin: meines Wissens haben wir Ihnen auch Serum von unserer gemeinsamen Problempatientin geschickt, bei deren wirklich intraktablen prätibialen Myxödem. Wir hoffen, wenn sie vielleicht anspricht auf eine Immunglobulin-Therapie, daß sich das Muster ändern könnte. Also das ist die eine Antwort, ich denke, das sollte man auf jeden Fall systemisch behandeln. Aber natürlich von meiner Warte aus, also als Dermatologin, bei dieser Erkrankung, muß eine systemische Therapie sehr gut interdisziplinär abgesprochen werden. Das sind ja meistens Patienten, die schon von der Schilddrüse her fertig behandelt sind und diese Probleme nach wie vor zeigen. Die Frage nach der Vitiligo habe ich Ihnen unterschlagen. Die Vitiligo ist in ihrer Pathogenese nicht ausschließlich durch zytotoxische Anti-Tyrosin oder andere Antikörper erklärt. Es gibt auch Hypothesen ganz anderer Art außer dem zellulären Schenkel, der ganz sicher ist, den wir selbst beim Melanom nachgewiesen haben; man findet bei einem erfolgreich behandeltem Melanom, was man mit Immuntherapie oder einer immunspezifischen Impfung einmal erfolgreich behandelt hat ganz häufig Vitiligo, und die ist zellulär erklärt. Es gibt auch biochemische Erklärungen.

Schilddrüse und Stimulierung des Energiestoffwechsels

H.-J. Seitz

Es gibt wohl kein Organ im Menschen, das nicht zu irgendeiner Zeit in seiner Entwicklung oder zur optimalen Aufrechterhaltung seiner Funktion von Schilddrüsenhormonen (SD, Thyroxin, Triiodthyronin) abhängig ist. Lange bekannt und eindrucksvoll ist immer wieder die Wirkung der Gabe von T_3 auf den Energiestoffwechsel. T_3 in einen hypothyreoten Organismus injiziert (in Abb. 1 eine Ratte) bewirkt mit einer Verzögerungszeit von etwa 24 h innerhalb der folgenden 48 h einen fast linearen Anstieg im Sauerstoffverbrauch (gemessen unter Grundumsatzbedingungen) auf euthyreote Werte und – falls weiter T_3 gegeben wird – auch weit darüber hinaus. Die Folge ist ein Hypermetabolismus begleitet von Heißhunger, Abbau von Fett und Eiweiß in Fettgewebe und Muskulatur, einem deutlich über die Norm gesteigerten Sauerstoffverbrauch, gefolgt von einer Erhöhung der Körpertemperatur. (Diese Beobachtungen bewogen leichtsinnigerweise Ärzte immer wieder, Schilddrüsenhormone in der Adipositas-Therapie einzusetzen.)

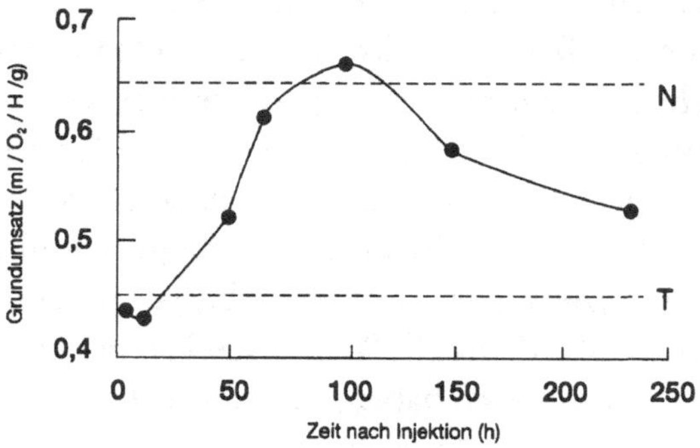

Abb. 1 Wirkung der Gabe von Schilddrüsenhormonen (T_3) auf den O_2-Verbrauch in der hypothyreoten Ratte [1]. Schematische Wiedergabe.T: hypothyreote Ratte, N: euthyreote Kontrolle.

Beobachtungen in vivo, in isoliert perfundierten Organen und auf zellulärer Ebene machten schnell klar, daß vornehmlich Herz, Leber und Muskelgewebe den Sauerstoff verbrauchen. Eine allgemeine Steigerung des Sauerstoffverbrauchs ist jedoch nicht isoliert möglich; Voraussetzung ist:

- eine Steigerung der Herzaktivität, um den Sauerstoff an die Organe heranzutransportieren,
- Substrate für die Oxidation bereitzustellen, also in erster Linie Freie Fettsäuren (mobilisiert aus dem Fettgewebe oder aus zirkulierenden Lipoproteinen) und des weiteren Glukose (mobilisiert aus dem Leberglykogen), neu synthetisiert aus 3-C-Bausteinen (Lactat, Pyruvat, Glycerin, Aminosäuren) im Stoffwechselweg Glukoneogenese bzw. bereitgestellt über Nahrungskohlenhydrate,
- eine Steigerung des Metabolittransportes über die Zellmembran ins Zellinnere,
- eine Steigerung der Fettsäure-Oxidation,
- eine Steigerung der Glykolyse bzw. Glukoneogenese,

und alles zusammen in konzertierter Weise (vgl. Abb. 2) (umfangreiche Übersichtsartikel sind zu jedem Stichwort erschienen [2, 3, 4]).

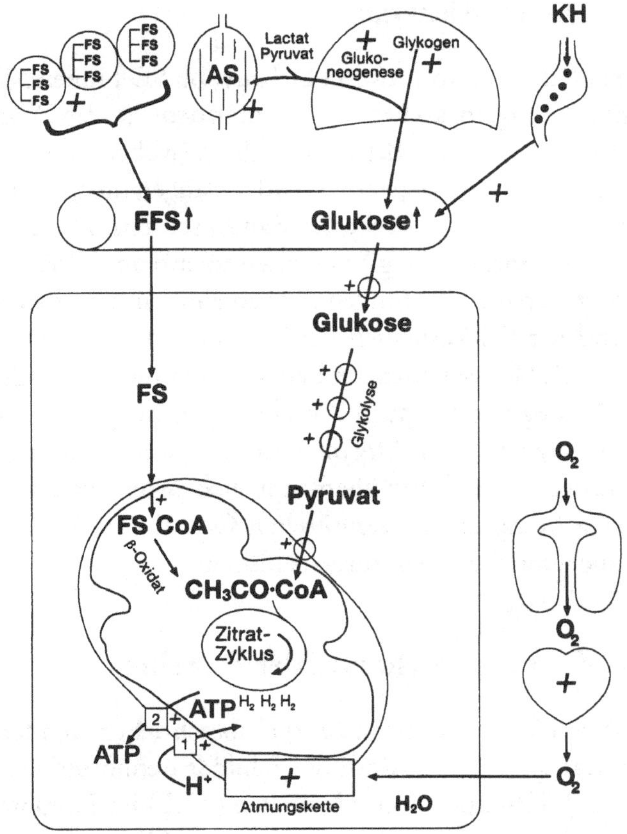

Abb. 2 Darstellung der wichtigen Stoffwechselwege ausgewählter Metabolite und Bereitstellung der vornehmlich oxidierten Brennstoffe: Freie Fettsäuren und Glukose (gezeichnet nach gängigen Lehrbüchern). Stimulation (+) direkt oder indirekt durch Schilddrüsenhormone [2, 3, 4].
1: ATP-Synthase; 2: ANT 2

Stimulierung mitochondrialer Aktivität

Zweifellos können SD die Lipidzusammensetzung der (inneren) mitochondrialen Membran ändern und damit (wahrscheinlich) die Atmungsketten-Aktivität steigern und die Membranpermeabilität verändern. In der letzten Zeit wird aber das besondere Interesse auf die Bereitstellung der Proteine (schließlich lokalisiert in den Mitochondrien) fokussiert. Dabei geht es in dieser kleinen Übersicht nicht um die Frage, wie die Proteine – synthetisiert außerhalb des Mitochondriums – überhaupt dort hinein transloziert werden, sondern wie Schilddrüsenhormone ihre Wirkung zur Steigerung der Synthese selbst entfalten.

Schnelle Wirkung der Schilddrüsenhormone in der Aktivierung mitochondrialer Aktivität

Seit Ende der 70er Jahre besteht eine kontroverse Debatte, ob SD binnen Minuten die mitochondriale Aktivität steigern können. Gut untersucht ist das Phänomen für die Leber. Nach Passieren der SD über die Zellmembran (wobei wahrscheinlich ein bisher nicht charakterisierter Rezeptor genutzt wird) gelangen die SD nun nicht nur in den Kern (s. auch Artikel Köhrle in diesem Band), sondern binnen Minuten auch ins Mitochondrium (unklar wie, gibt es einen membranständigen spezifischen Rezeptor? Transportprotein?). Sie binden dort an einen intramitochondrial lokalisierten Rezeptor, und der O_2-Verbrauch wird (binnen 20 min.) stimuliert; allerdings nur wenig (+ 15–20 %), was manche Laboratorien nicht reproduzieren konnten und daher den Anstieg überhaupt in Zweifel zogen. Im ganzen Tier läßt sich (bei so vielen O_2-verbrauchenden Organen im „Rauschen“ des O_2-Verbrauchs) ein schneller Anstieg in der Leber überhaupt nicht oder nur als geringer Anstieg messen. Die Beobachtung des T_3-vermittelten O_2-Anstiegs in Abb. 1 ist also auf einen anderen biochemischen Weg zurückzuführen.

Induktion nukleär-kodierter mitochondrialer Proteine

Wie in dem Beitrag Köhrle dieses Buches ausführlich beschrieben, binden nach Betreten der Zellen und Transport in den Kern die Schilddrüsenhormone an SD-Rezeptoren, die ihrerseits auf SD-responsiven Elementen (TRE) im Promotor SD-abhängiger Gene sitzen. Und in der Tat bewirkt die Gabe von SD einen deutlichen Anstieg spezifischer mRNAs und konsekutiv (wenn auch nicht im gleichen Ausmaß) einen Anstieg der entsprechenden Proteine, begleitet vom Anstieg in der Aktivität zahlreicher Enzyme der Atmungskette. Der Adenin-Nukleotid-Translokator (Isoform2) folgt, um funktionell sinnvoll das intramitochondrial gebildete ATP im Austausch gegen ADP ins Cytosol zu transportieren (Tabelle 1).

Tabelle 1 T_3-vermittelte mRNA-Induktion am Beispiel der Rattenleber nukleär-kodierter Proteine, die in die Atmungskette funktionell involviert sind

Gene	Maximale Induktion
Cytochrom	5–10 (12 h)
Cytochrom c1	30–40 (12 h)
ANT 2	5–10 (12–48 h)
FAD-glycerol-3-P-DH	10–15 (4–6 h)
β-F1-ATPase Untereinheit	2–3 (1 h)
Cytochrom oxidase Untereinheit VIc	2
Mitochondrialer Transkriptionsfaktor A	2

ANT 2 = Adenin-Nukleotid-Translokase, Isoform2

Induktion mitochondrial-kodierter Proteine

Hier stellt sich nun ein besonderes Problem: während ein Teil der mitochondrialen Enzyme/Proteine nukleär-kodiert und dann nach Produktion der mRNA entsprechend außerhalb des Mitochondriums synthetisiert werden (Tabelle 2 u. Abb. 3), werden andere Untereinheiten auf der mitochondrialen DNA codiert und in der Proteinsynthese-Maschinerie des Mitochondriums selbst synthetisiert. (Und eine Leber- oder Herzmuskelzelle hat Hunderte von Mitochondrien, wobei jedes wie-

Tabelle 2 Nukleär- oder mitochondrial-kodierte Untereinheiten der Atmungskette und zugeordnete Proteine

	mitochondrial-kodiert	nukleär-kodiert
I NADH-CoQ Reduktase	SU 1–7	
II Succinat Q Reduktase		SU 1–4
III CoQH2 cyt c Reduktase	Cytochrom b	Cytochrom c1
		SU 1, 2, 5, 6, 7, 8 Cytochrom c
IV Cytochrom c Oxidase	SU I, II, III	SU IV, V, VI, VII, VIII
V ATPase (FO complex)	SU 6, 8	SU 9
(F1 complex)		SU α, β, γ, δ, ε
Adenin-Nukleotid-Translokase		+
FAD-Glyc 3-P Dehydrogenase		+

(SU = Untereinheit)

derum mehrere DNA-Kopien besitzt, Mitochondrien aber miteinander verschmelzen, sich teilen, so daß ein ständiger Austausch von mt DNA zwischen den Mitochondrien entsteht.) SD binden an intramitochondriale SD-Rezeptoren, die wiederum an TREs auf der mt DNA binden und stimulieren so die mitochondriale Proteinbiosynthese. Welche Rolle dabei ein nukleär-kodierter mitochondrialer Transkriptionsfaktor spielt, ist noch unklar. Wie dem auch sei, die mitochondrial-kodierten Proteine werden mit den nukleär-kodierten Proteinen intramitochondrial zusammengesetzt und dann in die entsprechende funktionelle Einheit des Mitochondriums eingebaut (Abb. 3); sie erfüllen so ihre Funktion in der membranständigen Atmungskette, als ATP-Synthese-Maschinerie und als Translokator des ATP ins Cytosol, wo diese Energie für Muskelkontraktion, Proteinsyntheseleistung (z. B. Leber mit ihren vielfältigen Proteinprodukten) gebraucht wird.

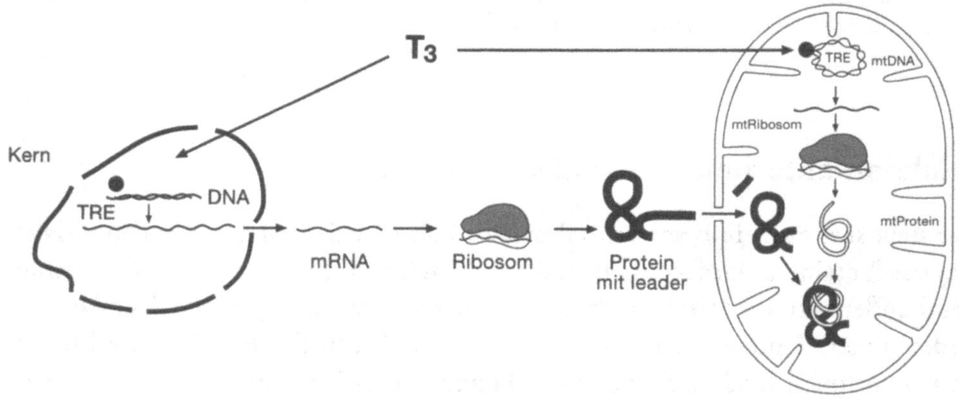

Abb. 3 Proteine, entweder auf der nukleären oder mitochondrialen DNA kodiert, werden intramitochondrial zu funktionsfähigen Einheiten zusammengesetzt. Angriff der Schilddrüsenhormone über Schilddrüsenhormon-Rezeptoren (•), gebunden an nukleäre oder (hypothetisch) mitochondriale TREs (modifiziert nach [5]).

Rolle der Schilddrüsenhormone

Nach den eindrucksvollen Befunden der Steigerung des T_3-vermittelten O_2-Verbrauchs bei entsprechender Steigerung der mitochondrialen Aktivität wurde intensiv nach TREs in den Promotoren der Gene für diese Proteine gesucht, die berechtigterweise dort vermutet werden. Die Enttäuschung ist bis heute groß: während TREs für viele T_3-abhängige Proteine gefunden wurden und damit die Wirkungsweise der SD in der Steuerung des Zellstoffwechsels aufgeklärt wurde, fehlen bis heute solche Elemente in den Promotoren der Enzyme von Atmungskette und

Adenin-Nukleotid-Translokase (eigene Befunde). So ganz überraschend ist dies allerdings nicht, ist doch die Wirkungsweise der SD auf die Gen-Expression nicht wie andere Proteine/Enzyme so überzeugend binnen 2–4 h (s.u.), sondern erst nach etwa 24 bis 48 h nachweisbar und entspricht damit dem beobachteten Anstieg des O_2-Verbrauchs (s. Abb.1). Hier setzt eine Hypothese von Scarpulla [6] ein: SD induzieren über die bekannte Sequenz (T_3 – SD-Rezeptor – TRE – Stimulation in der Transkription) die Synthese eines spezifischen Proteins (des sog. nukleären Respirationsfaktors, NRF), der wiederum nun in konzertierter Aktion die Gen-Expression zahlreicher Enzyme der Atmungskette und des Adenin-Nukleotid-Translokators steuert. Spekuliert wird weiter, daß dieser NRF in den Dialog zwischen Mitochondrien und Nukleus eingebunden ist und sensibel in seiner Transkriptionswirkung auf mitochondriale Signale (welche: Sauerstoff-Radikale?, pH-Verschiebungen?) reagiert.

Bereitstellung von Acetyl-CoA via β-Oxidation

Die Erhöhung des Sauerstoffverbrauchs mit konsekutiver Erhöhung der ATP-Produktion setzt neben einer Steigerung der Atmungsketten-Aktivität auch eine Steigerung des Zitrat-Zyklus zur Regeneration von $NADH+H^+$ und FADH2 (bereitgestellt in den Dehydrogenase-Reaktionen) voraus. Während über Zitrat-Zyklus-Aktivität und Schilddrüsenhormone wenig bekannt ist (möglicherweise werden diese Enzyme unabhängig vom SD-Status ständig und ausreichend nachsynthetisiert), ist die ständige Bereitstellung von Acetyl-CoA, dem Brennstoff für den Zitrat-Zyklus, in Abhängigkeit von SD gut untersucht: Die Halbwertzeit der Freien Fettsäuren im Blut, im hypothyreoten Status deutlich erniedrigt, ist in der Hyperthyreose dagegen erhöht. Die Aufnahme der Fettsäuren in die Zelle (am Beispiel Leber und Herz gut untersucht) ist erhöht und der Weg durch die β-Oxidation, sehr wahrscheinlich reguliert am Eintritt der CoA-aktivierten Fettsäuren in das Mitochondrium, stimuliert. Auf diese Weise wird $NADH+H^+$ bzw. FADH2 für die Atmungskette wie auch Acetyl-CoA für den Zitrat-Zyklus ständig bereit gestellt.

Woher die Freien Fettsäuren nehmen? Einmal durch die Nahrungsaufnahme und weiter durch die T_3-vermittelte erhöhte Lipolyse von Triglyceriden im Fettgewebe: T_3 selbst hat auf die Lipolyse nur eine geringe Wirkung, zusammen mit den zirkulierenden Catecholaminen entfalten sie jedoch ihre lipolytischen Eigenschaften.

Bereitstellung von Acetyl-CoA via Glykolyse

Glukose-Umsatz (gemessen als Halbwertzeit der Blutglukose), Glukoseaufnahme in die Zelle, Glykolyserate, auch Pentose-P-Zyklus-Aktivität, Umsatz von Pyruvat zu Acetyl-CoA in der Pyruvat-Dehydrodenase-Reaktion, alles ist vermindert in der Hypothyreose, erhöht nach Gabe von T_3 (Abb. 3). Untersuchungen zeigten schon vor Jahren die T_3-vermittelte schnelle Aufnahme von Nahrungsglukose im Darm und die verkürzte Halbwertzeit der Glukose – der erhöhte Nüchternblutzucker in der Hyperthyreose ist auf erhöhte Glukoseproduktion zurückzuführen. Untersuchungen auf zellulärer Ebene zeigten dann eine SD-abhängige Erhöhung von spezifischer mRNA für die Glukosetransporter 2 (Leber) und 4 (Herz/Muskel) bei entsprechender Erhöhung der Glukosetransporter-Proteine und Glukose-Aufnahme. Für die Leber gut untersucht ist die Wirkung der SD in der Induktion der Glykolyse-Enzyme Glukokinase, Phosphofructokinase und Pyruvatkinase (übrigens binnen Stunden) und evident im Zusammenwirken mit Insulin und Glukokortikoiden (hier entfalten SD eine permissive Wirkung). Dabei ist am Beispiel der Glukokinase vom Hormon über das TRE, über die rapide Stimulation der Transkriptionsrate bis hin zur Steigerung der Enzymaktivität jeder stimulierende Schritt eindrucksvoll aufgeklärt (u.a. eigene Befunde).

Der in der Glykolyse entstandene Wasserstoff ($NADH+H^+$) wird mittels des Glycerin-3-P-Shuttles in das Mitochondrium transloziert, das molekulare Prinzip der (binnen 2–4 h) T_3-vermittelten Induktion konnte ebenfalls kürzlich über mRNA-Messungen der FAD-abhängigen Glycerol-3-P-DH (Tabelle 1) und Promotorstudien aufgeklärt werden (u.a. eigene Befunde).

Bereitstellung von Glukose durch die Leber als Brennstoff für andere Organe

Hypothyreose geht einher mit niedrigem Blutzucker, der auf eine niedrige hepatische Glukoseproduktion zurückzuführen ist, T_3-Gabe erhöht die Glukoseproduktion binnen Stunden und sorgt auf diese Weise für eine vermehrte Bereitstellung von Glukose zur Oxidation in Herz, Muskel u. Gehirn! Das Schlüsselenzym der hepatischen Glukoneogenese: die P-Enolpyruvat-Carboxykinase wird, T_3-abhängig im Zusammenwirken mit Glukagon/Katecholaminen und Glukokortikoiden, sehr empfindlich induziert, ein TRE wurde im Promotor detektiert und seine Funktion aufgezeigt (u.a. eigene Befunde). Zugleich mit dem Anstieg der Enzymaktivitäten der Glukoneogenese-Strecke wird, T_3-abhängig, im Muskel die lysosomale wie die ATP-Ubiquitin-abhängige Proteolyse stimuliert, glukoplastische Aminosäuren also für die Glukoseproduktion bereitgestellt. Zudem laufen die hepatischen Glykogenspeicher nach T_3-Gabe schnell leer.

Schilddrüsenhormone, „futile cycle", „uncoupling protein"

Welche Bedeutung T_3 in der Aktivierung sog. „futile" oder „useless cycle" für den Gesamt-Energiestoffwechsel eines Organismus hat, ist bisher offen. Gesichert ist jedoch – am Beispiel Leber –, daß ohne T_3 solche „futile cycle" (z. B. Glukose → Pyruvat bei zugleich Resynthese von Pyruvat → Glukose bei „Verpulverung" von 4 mol ATP/mol Glukose) langsam, bei stark erhöhtem zirkulierendem T_3-Spiegel entsprechend schneller laufen.

Im braunen Fettgewebe ist in der inneren Mitochondrienmembran ein Protein lokalisiert, das entsprechend dem H^+-Gradienten die Protonen von außen nach innen zur Synthese von H_2O permeieren läßt, allerdings ohne (gekoppelte) ATP-Synthese, daher „uncoupling protein" (UCP1). Die nukleär-kodierte Synthese dieses Proteins ist unter T_3-Kontrolle, ein TRE wurde im Promotor analysiert. Der der Kälte ausgesetzte euthyreote Säugling kann also die im braunen Fettgewebe lokaliserten Fettsäuren dort schnell oxidieren und damit sinnvollerweise Wärme produzieren. Als weitere uncoupling proteins in zahlreichen anderen Organen entdeckt wurden (UCP2 und UCP3) [Übersicht bei 7], stellte sich – in Analogie zu UCP1 – sofort die Frage nach der Rolle der Schilddrüsenhormone. Bis heute ist die Antwort offen, es ist aber zu vermuten, daß in der Hypothyreose Menge und Aktivität vermindert, hingegen in der Hyperthyreose beide entsprechend vermehrt sind. Eine solche Beobachtung ließe den rapiden Brennstoffverbrauch in der Hyperthyreose bei erhöhtem Sauerstoffbedarf plausibel erscheinen.

Die feine Einstellung beider, der futile cycle Aktivität wie der Aktivität der UCPs, ist für Thermogenese, Anpassung an exzessive Nahrungszufuhr, Hunger, Antwort auf Infektion mit Fieber etc. von hoher Bedeutung. Knock-out-Studien in Tieren mit verschiedenen Variationen an UCP-Gen-Expression, wie die Sequenzierung des humanen Genoms, werden uns in Kürze das Rüstzeug zum Verständnis der Schilddrüsenhormone für den Energiestoffwechsel liefern.

Zusammenfassung

SD stimulieren binnen 24–48 h die mitochondriale Aktivität durch Stimulation der Synthese von Enzymen der Atmungskette, einer Isoform des Adenin-Nukleotid-Translokators und jener Stoffwechselketten, die den Metaboliten Acetyl-CoA für den Zitrat-Zyklus liefern, also die β-Oxidation und Glykolyse. Während für den letzteren Stoffwechselweg die Wirkungsweise der Schilddrüsenhormone genau aufgeklärt ist (vom Hormon über den Hormonrezeptor und sein responsives Element im Promotor entsprechender Gene) gibt es bisher, was den Beweis einer direkten T_3-Wirkung in der Stimulation der Gen-Expression mitochondrialer Enzyme/Proteine betrifft, keinen Beleg. Vieles spricht für einen indirekten Weg der SD-Wirkung; dieser wird z. Zt. intensiv gesucht. Darüber hinaus stimulieren SD schnell (binnen 20–40 min.) in der Leber die mitochondriale Aktivität, allerdings ist dieser Effekt nur klein, seine biologische Bedeutung offen.

Danksagung

Dank für intensive Arbeit in der SD-Forschung in unserer Abteilung für Biochemische Endokrinologie sei gesagt den techn. Assistentinnen Dagmar Fröse, Angelika Harneit, Christiane Radtke, sowie den Mitarbeitern Dr. Ercan Akgün, Dr. Kathrin Dümmler, Dr. Wolfgang Höppner, Dr. Stefan Müller, Dr. Manfred Müller, Dr. Ulrich Paschen, P.D. Dr. Tilo Patschinsky, Dr. Tim Pillar, Dr. Kerstin Pioch, Dipl. Biochem. Beate Warnke, Dr. Joachim Weitzel, cand. med. Angela Wulf u.a. Die Experimente wurden durch Drittmittel von der Deutschen Forschungsgemeinschaft im Rahmen eines Sonderforschungsbereiches sowie im Graduiertenkolleg 336 „Molekulare Endokrinologie – Molekularer Stoffwechsel" finanziert. Dank dem DAAD für die Gewährung von Stipendien. Für die Anfertigung des Manuskriptes Dank an Frau Heidi Salaverría.

Literatur

[1] Tata, J.R., L. Ernster, O. Lindberg et al.: The action of thyroid hormones at the cell level. Biochem. J. 86 (1963) 408–428.

[2] Pillar, T.M., H.J. Seitz: Thyroid Hormone and Gene Expression in the Regulation of mitochondrial respiratory Function. Europ. J. Endocrinology 136 (1997) 231–239.

[3] Müller, M.J., H.J. Seitz: Thyroid hormone action on intermediary metabolism. Klin. Wochenschr. 62 (1984) 11–18, 49–55.

[4] Soboll, S.: Thyroid hormone action on mitochondrial energy transfer. Biochem. Biophys. Acta 1144 (1993) 1–16.

[5] Gerbitz, K.D.: Neuere Methoden der Diagnostik mitochondrialer Defekte. In: K.D. Gerbitz., T. Deufel (Hrsg.): Mitochondriale Stoffwechseldefekte. S. 102–109, Verlag Hans Huber Bern, Stuttgart, Toronto 1990.

[6] Scarpulla, R.C.: Nuclear respiratory factors and the pathways of nuclear-mitochondrial interaction. Trends in Cardiovascular Medicine 6 (1996) 39–45.

[7] Ricquier, D., F. Bouillaud: The uncoupling protein homologues: UCP1, UCP2, UCP3, StUCP and AtUCP. Biochem. J. 345 (2000) 161–179.

Diskussion

Kallee:
Ich möchte Sie beglückwünschen dafür, daß sie so viele Bäume in dem großen Wald der Schilddrüsenhormone beschrieben haben. Aber ich habe eins in beiden Vorträgen vermißt: kein Mensch spricht mehr vom passiven Transport der Schilddrüsenhormone durch Adsorptions-Phänomene, die der langwierigen Adsorptions-Isotherme unterworfen sind und damit dem Massenwirkungsgesetz. Ich kann nicht ganz einsehen, warum das so wenig verstanden wird.

Seitz:
Leider kann ich wenig dazu sagen, ich beschäftige mich mit den molekularen Transportprinzipien, und daher suche ich immer nach einem Protein, das irgendetwas bewirkt. Denn daran kann man manipulieren, man kann einen Inhibitor daraufsetzen, man kann ihn wegnehmen, einen Aktivator daraufsetzen, phosphorylieren, dephosphorylieren, die Transkription stimulieren, den Transporter hineingeben, herausnehmen und so weiter. Nichts gegen den passiven Transport, aber das sind ja Experimente aus den 50er Jahren. Was waren das für Hormone, die appliziert wurden? Welche Zellmodelle? Wie gut waren sie? Das ist klassische Physiologie. Lassen Sie uns heute also den nächsten Schritt gehen, lassen Sie uns das Molekül greifen und sehen, wie das funktioniert. Diese Experimente sind sehr wichtig gewesen, aber heute wollen wir das Molekül in der Hand haben.

Stimulierende TSH-Rezeptor Antikörper bei disseminierter Autonomie

H. Wallaschofski, P. Georgi, R. Paschke

Einleitung

Die Ätiologie der „disseminierten Autonomie" ist unbekannt. Klinisch ist die disseminierte Autonomie eine Ausschlußdiagnose hauptsächlich gegenüber dem Morbus Basedow und der multifokalen Autonomie. Bisher erfolgte in der klinischen Routine der Nachweis von TSH-Rezeptor Antikörpern mittels Radioligandenassay, welcher solubilisierte Schweineschilddrüsenmembranen als Antigen benutzt. Zudem kann der Nachweis von TSH-Rezeptor Antikörpern mittels Bioassay geführt werden. Dazu werden Zellen verwendet, die den humanen TSH-Rezeptor exprimieren. Gemessen wird die Stimulation der cAMP Produktion der Zellen durch Patientenseren. Vorteile dieses Bioassays sind zum einen die funktionelle Charakterisierung der TSH-Rezeptor Antikörper und zum anderen die Verwendung des humanen TSH-Rezeptors als Antigen. Seit kurzer Zeit steht auch ein Radioligandenassay zur Verfügung, der den humanen TSH-Rezeptor als Antigen verwendet (humaner TRAK, BRAHMS Diagnostica GmbH). Diese neueren Untersuchungsmethoden, weisen gegenüber den älteren Radioligandenassays eine deutlich höhere Sensitivität zur Bestimmung von TSH-Rezeptor Antikörpern auf [1, 2]. Daher sollte die Frage geklärt werden, ob durch diese sensitivere Untersuchungsmethode zur Bestimmung der TSH-Rezeptor Antikörper Patienten mit der bisherigen Diagnose einer disseminierten Autonomie identifiziert werden können, welche eigentlich an einem Morbus Basedow erkrankt sind?

Patienten und Methoden

Die Seren von zehn konsekutiven Patienten einer Nuklearmedizinischen Ambulanz mit der Diagnose einer disseminierten Autonomie wurden auf TSH-Rezeptor Antikörper mittels CHO-Zell JP26 Bioassay [3] und humanen TRAK (BRAHMS Diagnostica GmbH) nachuntersucht. Diagnosekriterien der disseminierten Autonomie waren: eine homogene Verteilung des Tc-Uptakes > 1,5% und < 5%, bei einem TSH < 0,3 mIE/l (Normbereich: 0,3–4 mIE/l). Sonographisch bestand eine normale Echogenität, lappenfüllende Knoten waren ein Ausschlußkriterium. TSH-Rezeptor Antikörper waren mittels herkömmlichem Radioligandenassay (TRAK, BRAHMS Diagnostica) nicht nachweisbar. Eine initiale thyreostatische Therapie bestand nicht länger als drei Wochen.

Ergebnisse

Bei fünf der zehn untersuchten Patienten konnten stimulierende TSH-Rezeptor Antikörper im CHO-Zell JP26 Bioassay nachgewiesen werden. Nur neun der zehn Patienten konnten mittels des humanen TRAK (BRAHMS Diagnostica GmbH) untersucht werden. Bei drei von diesen neun untersuchten Patienten konnten TSH-Rezeptor Antikörper im humanen TRAK Assay (BRAHMS Diagnostica GmbH) nachgewiesen werden, zudem lag ein Serum im Graubereich des humanen TRAK Assays (BRAHMS Diagnostica GmbH). In allen vier Seren die im humanen TRAK Assay (BRAHMS Diagnostica GmbH) positiv bzw. im Graubereich waren, konnten ebenfalls stimulierende TSH-Rezeptor Antikörper im CHO-Zell JP26 Bioassay detektiert werden.

Diskussion und Schlußfolgerung

Bei insgesamt fünf von zehn Patienten mit der bisherigen Diagnose einer „disseminierten Autonomie" konnten mittels CHO-Zell JP26 Bioassay bzw. humanen TRAK (BRAHMS Diagnostica GmbH) TSH-Rezeptor Antikörper detektiert und somit ein Morbus Basedow als eigentliche Erkrankung identifiziert werden. Diese Untersuchungsergebnisse belegen, daß durch neue sensitivere Detektionsmethoden zum Nachweis von TSH-Rezeptor Antikörpern, wie dem CHO-Zell JP26 Bioassay bzw. dem humanen TRAK (BRAHMS Diagnostica GmbH) eine sensitivere Ausschlussdiagnostik der disseminierten Autonomie betrieben werden kann. Die bisherige Diagnose einer „disseminierten Autonomie" scheint zum großen Teil auf einem bisher nicht erkennbaren Morbus Basedow zu beruhen.

Literatur

[1] Costagliola, S., N. G. Morgenthaler, R. Hoermann et al.: Second generation assay for thyrotropin receptor antibodies has superior diagnostic sensitivity for Graves' disease. Journal of Clinical Endocrinology and Metabolism 84 (1999) 90–97.

[2] Vitti, P., R. Elisei, M. Tonacchera et al.: Detection of Thyroid stimulating antibody using chinese hamster ovary cells transfected with cloned human thyrotropin receptor. Journal of Clinical Endocrinology and Metabolism 76 (1993) 499–503.

[3] Wallaschofski, H., R. Paschke: Detection of stimulating and thyrotropin stimulation blocking antibodies with CHO cell lines expressing different TSH-receptor numbers. Clinical Endocrinology 50 (1999) 365–372.

Diskussion

Müller:
Zur Klarstellung: waren die fünf TSAB-positiven Patienten und die drei oder vier Patienten mit positivem TRAK-Assay identisch?

Wallaschofski:
Von diesen fünf Patienten, bei denen wir stimulierende TSH-Rezeptoren im Bio-Assay nachweisen konnten, waren drei im neuen TRAK positiv, einer lag im Graubereich und einen konnten wir leider nicht untersuchen, da das Serum nicht mehr vorhanden war.

Müller:
Und für die anderen Fünf müssen wir uns dann etwas anderes einfallen lassen?

Wallaschofski:
Die anderen Fünf, die im Bio-Assay negativ waren, die waren auch im neuen TRAK negativ.

Müller:
Eben, dann ist das etwas anderes.

Wallaschofski:
Das scheint eine andere Entität zu sein.

Bottermann:
Wie war das im Sonogramm, wie sah die Echogenität aus bei diesen Patienten? Wie waren die Anti-TPO-Titer bei diesen Patienten?

Wallaschofski:
Die Anti-TPO-Titer waren negativ. Im Sonogramm war das Echo normal. Wir haben das für das Dia nicht dargestellt, weil die Beurteilung der Echogenität von Untersucher zu Untersucher schwanken kann. Es haben aber mehrere Kollegen unabhängig voneinander diesen Schilddrüsen eine normale Echogenität bescheinigt.

Beyer:
Haben Sie von einzelnen dieser Patienten – oder von allen eventuell – Operationspräparate, histologisch zumindest, über den Immunzustand der Schilddrüse...?

Wallaschofski:
Nein.

Becker:
Sie haben an den 10 Patienten sehr schön zeigen können, daß Sie mit Ihrem Bio-Assay eine gute Korrelation mit dem „neuen“ TRAK gefunden haben. Wie sieht es denn aus, wenn Sie den TRAK im Labor mit dem Normal-Kollektiv messen? Wie häufig sehen Sie dann positive Antikörper-Ergebnisse, obwohl bei den Patienten kein Hinweis für eine Autoimmun-Thyreopathie vorliegt. Ich glaube, das sollte man mit berücksichtigen, wenn man diesen Test schon als den eigentlichen Test, der vergleichbar ist mit dem Bio-Assay, empfiehlt.

Wallaschofski:
In der Veröffentlichung von Costagliola u. a. war die Untersuchung im Normalkollektiv negativ. Die 100 Patienten, die wir als Normalkollektiv untersucht haben, waren ebenfalls negativ in diesem neuen Human-TRAK-Assay.

Mann:
Der neue TRAK-Assay weist eine Sensitivität von 99 % und eine Spezifität von 97 % auf und kann somit eindeutig eine diffuse Autonomie von einer frisch manifestierten Immunhyperthyreose unterscheiden. Dennoch könnte bei einer ihrer Patientinnen die Kombination einer Autonomie mit einem Morbus Basedow vorliegen. War in diesem Fall TSH vollständig supprimiert und war der TcTU unter vollständiger Suppression gemessen worden?

Wallaschofski:
Das TSH bei der Patientin, die ich auf dem Dia vorgestellt habe, war 0,07. Bei den anderen Patienten war das TSH auch supprimiert; dieses war eine Bedingung, so daß wir alle Szintigraphien unter Suppressionsbedingungen durchgeführt haben.

Lemb:
Die Feststellung, daß bei Einsatz von humanem TRAK-Assay Basedow-Erkrankungen bei Patienten gefunden wurden, die bislang unter „disseminierter Autonomie“ liefen, ist hochinteressant. Sie korreliert mit unseren ersten Erfahrungen mit humanem TRAK-Assay, daß die Differenzierungen zwischen verschiedenen Thyreoiditen viel präziser als bisher getroffen werden kann. Dies wird für die diagno-

stische Zukunft (z. B. auch Morbus-Basedow-Fälle bei Zustand nach Radioiodtherapie einer disseminierten Autonomie) von größter Bedeutung sein.

Wallaschofski:
Ich muß noch anmerkend sagen: ich bevorzuge derzeit den Bio-Assay. Dieser ist zwar aufwendiger, aber Sie können dann immer noch zwischen stimulierenden und blockierenden TSH-Rezeptor-Antikörpern klar unterscheiden.

Georgi:
Für mich ergibt sich jetzt die Frage, ob das nicht die Patienten sind, mit denen wir nach der Radioiodtherapie eine Autoimmun-Hyperthyreose finden. Es können sozusagen die Patienten sein, die wir fälschlicherweise unter der Diagnose einer disseminierten Autonomie therapiert haben, und nach einem halben Jahr stellen wir fest, es ist doch eine autoimmune Hyperthyreose gewesen.

Becker:
Ich glaube, das war noch ein sehr wichtiger Kommentar. Ich darf mich noch einmal bei Ihnen ganz herzlich bedanken, Herr Wallaschofski.

Kurzkommentar

U. Siefker und G. Heidrich

Die aufgezeigten Differenzen in der Diagnosefindung bei Differentialdiagnose Morbus Basedow versus nicht immunogen bedingten Formen der Hyperthyreose, insbesondere der funktionellen Autonomie, unter Verwendung von TRAK oder hTRAK waren beeindruckend.

Nicht selten konnten auch wir immunologische Phänomene bei radioiodtherapierten Patienten im Rahmen der Kontrolluntersuchungen feststellen, die vor Radioiodtherapie negative Immuntiter aufwiesen. In der Regel wurden diese Phänomene als sporadischer Effekt interpretiert, wie er in der Literatur häufiger beschrieben wurde. Retrospektiv muß man jedoch die kritische Frage stellen, ob bei diesen Patienten, die beispielsweise mit der Arbeitsdiagnose einer disseminierten Autonomie bestrahlt wurden, in der Tat eine disseminierte Autonomie oder doch eine Immunthyreopathie vorgelegen hat, bei der die serologische Untersuchung nur aufgrund einer zu niedrigen Sensivität des Untersuchungskits negativ ausgefallen war.

Die oben angeführten, durch den Vortrag ausgelösten, Überlegungen werden prospektiv Einfluß auf unsere Verfahrensweisen im Alltag haben.

Neues zur Pathophysiologie des Morbus Basedow und der Endokrinen Orbitopathie

F. Schuppert, H. Benecke, D. Ehrenthal, S. Horter, A. Kromminga

Bereits seit längerem ist bekannt, daß beim Morbus Basedow eine vermehrte Stimulation des TSH-Rezeptors durch TSH-Rezeptor-stimulierende Antikörper zu einer Zunahme des Wachstums und der Funktion des Thyreozyten führt. Erst in jüngerer Zeit konnte dagegen gezeigt werden, daß ein weiteres wichtiges Prinzip des Morbus Basedow der Verlust der negativen Regulation der TSH-Rezeptor Expression ist. Unsere Gruppe konnte zeigen, daß dadurch zum einen die Zahl der funktionell aktiven TSH-Rezeptoren zunimmt, zum anderen ist damit auch die Zahl der TSH-Rezeptorantigene vermehrt. Des weiteren wurde kürzlich nachgewiesen, daß neben dem TSH-Rezeptor ein weiteres Antigen, das sogenannte 1D-Protein, in Schilddrüsen- und Retroorbitalgewebe exprimiert wird. Untersuchungen unserer Gruppe ergaben, daß Antikörper gegen dieses Antigen bei Patienten mit endokriner Orbitopathie in der gleichen Größenordnung von 80 bis 90% anzutreffen sind, wie dies typischerweise für die TSH-Rezeptor Antikörper des Morbus Basedow der Fall ist. Durch den Verlust der negativen Regulation in der Schilddrüsenzelle wird auch die Expression der MHC-Komplex Klasse I und Klasse II als antigenpräsentierende Strukturen vermehrt bzw. induziert. Die intrathyreoidale Iodverarmung im Rahmen der Hyperthyreose führt zu einer weiteren Zunahme der TSH-Rezeptor und MHC Expression.

Zusammengenommen wird durch diese Daten nun erstmals ein Modell möglich, wie der Morbus Basedow sich im Sinne einer positiven Rückkopplung selbst erhält und wie andere Faktoren wie Iodverarmung und Therapie mit z. B. Methimazol immunmodulatorisch wirken. Zudem stützen unsere Ergebnisse die Hypothese, daß das „antigen sharing", zum Beispiel des 1D Proteins, eine Rolle bei der Entstehung und Aufrechterhaltung des Morbus Basedow mit oder ohne Endokriner Orbitopathie spielt.

Diskussion

Grußendorf:
Herr Schuppert, nun ist ja das „Plummern" nicht etwa eine physiologische Iodgabe, sondern eine hochdosierte pharmakologische Therapie mit Iod. Haben Sie denn das auch bei normal mit Iod substituierten Patienten gezeigt? Man kann sich natürlich vorstellen, daß durch diese pharmakologische Therapie viel nach unten geregelt wird.

Schuppert:
Ja, daran haben wir zunächst auch gedacht. Es handelt sich aber in der Tat nicht um einen toxischen Effekt. Wir haben Experimente durchgeführt, die gezeigt haben, daß bei FRTL-5-Zellen in vitro durch Iodgabe eine konzentrationsabhängige „Down-Regulation" der TSH-Rezeptor- und HLA-Expression induziert wird.

Wallaschofski:
Sie haben Ihre Expressionsraten des TSH-Rezeptors und der HLA-Moleküle ja an Patienten gemacht, die operiert worden sind. Das heißt, da besteht schon eine längere Zeit die Autoimmunthyreoiditis, so daß für mich nicht ganz schlüssig ist, ob das eine zuerst oder zuletzt auftritt. Also die Frage „Henne-Ei", denke ich, ist damit noch nicht ganz geklärt.

Schuppert:
Es war ein Ziel, aus dem In-vitro-System wegzukommen und zu sehen, wie das Ganze an humanem Schilddrüsengewebe aussieht. Da müssen wir natürlich arbeiten mit dem, was wir haben, mit allen Vor- und Nachteilen. Dem In-vitro-System können Sie vorwerfen, daß es ein artifizielles System ist. Aber das Schöne ist doch, daß die Daten aus beiden Welten – dem In-vitro- wie auch dem In-vivo-System – gut zusammenpassen. Zudem werden gerade die 50 % der Basedow-Patienten, die nicht auf Thyreoistatika respondieren, operiert, so daß die zugrundeliegenden Veränderungen noch recht gut zu erkennen sein müßten.

Kallee:
Keine Frage, sondern eine Anregung: wir haben kürzlich entdeckt [1], daß sich die Bildung von manchen Antigen-Antikörper-Komplexen in vitro durch nichtsteroidale Antirheumatika blockieren läßt. Außerdem können viele Antirheumatika Antigen-Antikörper-Präzipitate sogar auflösen. Es wäre nun interessant zu sehen, ob solche Antirheumatika sich bei Patienten mit Morbus Basedow günstig auswirken können.

Lemb:
Was ist jetzt die therapeutische Konsequenz? Sollen wir bei der Thyreostase noch Iodid hinzugeben?

Schuppert:
Nein. Unserer Meinung nach sind Thyreostatika wie Carbimazol und Thiamazol immunmodulatorisch wirksam und es gibt ältere Daten – daraus würde ich schließen, daß wir länger thyreostatisch behandeln sollten. Der zweite Punkt: es werden neue Thyreostatika entwickelt, die noch selektiver immunmodulatorisch wirksam sind. Diese Thyreostatika sind zur Zeit in der Erprobung, und ich bin sicher, daß wir in den nächsten Jahren spannende Daten zu diesem Thema bekommen werden.

Paschke:
Die postoperative Therapie von Patienten mit Morbus-Basedow führt zu einer erhöhten Relapsrate. Wie vereinbaren Sie das mit der Theorie, die Sie eben vorgebracht haben, daß der Iodmangel den Autoimmunprozeß unterhält. Das sind Untersuchungen, die im Lancet vor ungefähr 20 Jahren publiziert wurden.

Schuppert:
Ich habe Ihre Frage nicht verstanden.

Paschke:
Wenn Sie Morbus-Basedow-Patienten postoperativ nach der subtotalen Thyreoidektomie mit Iod behandeln, mit µg-Dosen, dann führt dies zu einer erhöhten Rezidivrate.

Schuppert:
Wir behandeln unsere Basedow-Patienten postoperativ nicht mit Iod. Sie haben, nachdem sie subtotal thyreoidektomiert wurden sind, nur einen kleinen Rest von 2 bis 4 Gramm und bekommen nur L-Thyroxin.

Paschke:
Das würde ja das Gegenteil von dem bedeuten, was Sie eben als Hypothese vorgestellt haben, daß eine Erhöhung des Iods zu einer erhöhten Rezidivrate und damit auch zu einer Stimulation des zugrundeliegenden Autoimmunprozesses führt.

Schuppert:
Also, ich kenne diese Daten nicht, und wir haben noch nie Basedow-Patienten postoperativ mit Iod behandelt. Deswegen kann ich dazu nichts sagen. Es gibt aber

einen weiteren Aspekt des Iods und vielleicht haben viele von Ihnen unter anderem im Kopf, daß Iod die Antigenität erhöht. Und das sind Daten, die zurückgehen auf Sandick, der zeigen konnte, daß mit zunehmender Iodierung des Thyreoglobulinmoleküls die Antigenität des Thyreoglobulins zunimmt. Möglicherweise spielt hier die Iodkonzentration eine Rolle.

Mann:
Bei der Diskussion um die Auslösemechanismen der Basedow-Hyperthyreosen und dem Einfluß von Iod muß berücksichtigt werden, daß eine primäre Immunantwort nur durch professionelle antigenpräsentierende Zellen ausgelöst werden kann. Wie hier eine akute hohe Joddosis durch Plummern wirken kann, bleibt völlig offen. Für die Interpretation des Einflusses von Iod auf die Regulation der TSH-R-Expression sind ältere Basedow-Strumen, wie sie durch OP-Präparate zur Verfügung stehen, nicht gut geeignet. Therapie-Empfehlungen hiervon abzuleiten erscheint mir derzeit problematisch.

Schuppert:
Dem stimme ich völlig zu. Es ging uns ja darum, zu zeigen, daß der Hyperthyreose-induzierte Iodmangel den Autoimmunprozeß unterhalten kann. Das ist nach unseren Daten plausibel. Therapeutische Empfehlungen können daraus nicht abgeleitet werden, zumal sich die Iodgabe bei einer Basedow-Hyperthyreose wohl verbietet.

Literatur

[1] Kallee, E. et al.: Eur J Clin Chem Clin Biochem 33 (1995) 711–714.

Objektivierbare Meßparameter bei latenter Hyperthyreose

P. Theissen

Einleitung

Die latente Hyperthyreose ist definiert als supprimiertes TSH-basal bei im Normalbereich liegenden Werten der freien Schilddrüsenhormone. In Iodmangelgebieten ist diese Konstellation hauptsächlich bei Schilddrüsenautonomien zu finden. Eine latente Hyperthyreose kann in 3 bis 10% pro Jahr zu einer manifesten Hyperthyreose führen [4, 12, 14, 16, 17, 20, 23]. Andere, seltenere endogene Ursachen für eine latente Hyperthyreose können auch die latente Phase eines Morbus Basedo und eine eine Thyreoditis de Quervain sein. Exogene Ursachen sind die Hyperthyreosis factitia bzw. die Einnahme von L-Thyroxin in suppressiver Dosierung, eine Iodkontamination sowie verschiedene Pharmaka (wie z. B. zentral wirksame Medikamente, Dopamin, Glukokortikoide). Die Begriffe latente, oder wie im angloamerikanischen Schrifttum verbreitet, subklinische Hyperthyreose, erweisen sich als irreführend, da verschiedene Autoren über eine eindeutig zu erhebende Symptomatik berichten, welche allerdings in den meisten Fällen der ausgeprägten Symptomatik bei einer manifesten Hyperthyreose nicht vergleichbar ist. So wird in verschiedenen Arbeiten über eine gehäuft vorkommende Osteoporose bei der latenten Hyperthyreose berichtet [20], Holsboer und Mitarbeiter beschreiben das vermehrte Auftreten von Parametern der Depression [5]. In Arbeiten von Röckel und Novotny wird über psychische und kognitive Beeinträchtigungen berichtet, welche eine Befundbesserung unter thyreostatischer Medikation erfahren [9, 10]. Des weiteren finden sich ein erhöhter Crooks-Wayne-Hyperthyreose-Index [15], vermehrt paroxysmale Dyspnoen sowie ein aufgehobener zirkadianer Rhythmus der TSH-Sekretion [22]. Die klinische Erfahrung, dass gehäufte Herzrhythmusstörungen in Form von paroxysmalen Tachykardien und einer absoluten Arrhythmie mit Vorhofflimmern bei der latenten Hyperthyreose auftreten, wurde durch die Arbeit von Sawin und Mitarbeitern belegt, welcher ein etwa 3fach gesteigertes Risiko für eine absolute Arrhythmie mit Vorhofflimmern bei älteren Patienten mit latenter Hyperthyreose zeigte [13].

Es muß also gefragt werden, ob pathophysiologische bzw. metabolische Parameter bei Patienten mit latenter Hyperthyreose gemessen werden können, welche objektivierbare Anhaltspunkte dafür ergeben, daß die latente Hyperthyreose eine Krankheitsentität darstellt und therapierelevant ist [4, 20, 23].

Um objektive, pathophysiologische Parameter einer latenten Hyperthyreose zu messen, müssen Untersuchungen an den Zielgeweben der Schilddrüsenhormone durchgeführt werden. In diesem Zusammenhang erschienen Untersuchungen am Muskel aussichtsreich, da sowohl die Skelettmuskulatur als auch das Myokard zu den vorrangigen Zielorganen der Schilddrüsenhormone gehören [1]. Zum einen spricht die erhöhte Inzidenz von Herzrhythmusstörungen für eine Dysfunktion im Bereich des Vorhofmyokards, wozu passend im Tierversuch bei manifester Hyperthyreose eine Aktivitätssteigerung der Kalziumkanalfunktion gefunden wurde [3, 11], und zum anderen konnte die eigene Arbeitsgruppe bei manifester Hyperthyreose mit der In-vivo-Phosphor-Kernspinspektroskopie Stoffwechselveränderungen der energiereichen Phosphate an der Skelettmuskulatur feststellen [8]. Die pathophysiologischen Untersuchungen am Erfolgsorgan der Schilddrüse bei latenter Hyperthyreose konnten auf folgende Weise realisiert werden:

Erstens konnte bei Patienten, die gleichzeitig eine latente Hyperthyreose und eine koronare Herzerkrankung mit Indikation zu einer Bypass-Operation aufwiesen, eine kleine Gewebemenge von Vorhofmyokard, welche bei der Einbringung der Anschlüsse der Herzlungenmaschine in das Vorhofohr rechts zur Vorbereitung der Bypass-Operation abfällt, elektrophysiologisch und biochemisch untersucht werden. An dem so gewonnenen Vorhofmyokard schien auf Grund der früher vorgelegten Untersuchungen im Tiermodell mit manifester Hyperthyreose die elektrophysiologische und proteinbiochemische Untersuchung der L-Typ-Kalziumkanäle am aussichtsreichsten. Zum zweiten erlaubte die In-vivoPhosphor-Kernspinspektroskopie eine gezielte, nichtinvasive Untersuchung des Skelettmuskels, um Verschiebungen der energiereichen Phosphate der quergestreiften Muskelzellen zu quantifizieren [2, 19, 21].

Patienten und Methoden

Patienten

Für die Untersuchungen zur Funktion der L-Typ-Kalziumkanäle am Vorhofmyokard wurden folgende beiden Patientenkollektive herangezogen:

1. 15 Patienten mit latenter Hyperthyreose auf Grund einer Schilddrüsenautonomie und einer koronaren Herzerkrankung.
2. 15 schilddrüsengesunde Patienten mit koronarer Herzerkrankung.

Bei allen Patienten führte die KHK-Diagnose zu einer Bypass-Operation. Bei der Einbringung des Anschlusses der Herzlungenmaschine konnte eine Probe des Vorhofmyokards von bis zu 0,5 mg asserviert werden.

Die latente Hyperthyreose der Patienten mit koronarer Herzerkrankung;korornare wurde anhand einer Routinekontrolle der Schilddrüsen-in-vitro-Werte festgestellt (TSH von < 0,1 µIE/ml). Beim Patienten- und beim Kontrollkollektiv wurde eine Schilddrüsendiagnostik angeschlossen, um eine Schilddrüsenautonomie festzustellen oder auszuschließen. Zum Zeitpunkt direkt vor der Bypass-Operation erfolgte eine erneute Kontrolle der Schilddrüsenparameter, um das konstante Vorliegen einer latenten Hyperthyreose bzw. einer Euthyreose festzustellen. Bei allen Patienten erfolgte ein Monitoring der Medikation (Ausschluß bei Kalziumantagonisten), der Art und des Zeitpunktes einer Iodkontamination, des Herzrhythmus' (ein Patient mit absoluter Arrhythmie und latener Hyperthyreose) sowie bezüglich des Koronarstatus' und des Labors.

Zur Untersuchung der In-vivo-Phosphorspektroskopie des Skelettmuskels wurden drei Patientenkollektive in die prätherapeutische Studie miteinbezogen:

1. 30 Patienten mit latenter Hyperthyreose auf Grund einer Schilddrüsenautonomie (TSH < 0,1 µIE/ml, freie Schilddrüsenhormone im Normalbereich)
2. 12 manifest hyperthyreote Patienten mit Schilddrüsenautonomie (TSH = 0,0 µIE/ml, fT_3 7,6 pg/ml, fT_4 3,6 ng/100ml; normal: 0,5–3,5 µIE/ml, 2,0–5,0 pg/ml bzw. 0,8–2,3 ng/100ml)
3. 24 gesunde Probanden

Von den prätherapeutisch untersuchten Patienten mit latenter Hyperthyreose wurden 20 Patienten 105 ± 8 Tage nach erfolgter Radioiodtherapie zum zweiten Mal spektroskopisch untersucht. Die Radioiodtherapie war bei 18 dieser Patienten erfolgreich, was durch einen signifikanten Anstieg des TSH auf dann 1,1 ± 0,6 µIE/ml; p = 0,0002) und die funktionelle Ausschaltung der Schilddrüsenautonomie dokumentiert wurde.

Methoden

Kalziumkanalaktivität

Nach Asservierung der Myokardprobe erfolgte eine Vereinzelung der Vorhofmyozyten aus etwa der Hälfte des Gewebeasservates. Die vereinzelten Myozyten wurden mittels der sogenannten Patch-Clamp-Methode auf das Schaltverhalten der L-Typ-Kalziumkanäle hin untersucht. Es erfolgte hierbei eine Einzelkanalmessung in der sogenannten „cell-attached" Konfiguration zur Messung des Kalziumkanalstromes. Hierbei wird eine bis auf 0,2 µm dünne ausgezogene Glaspipette an die Zellmembran herangeführt und die Myozyten über eine Badelösung depolarisiert [6]. Aus mehreren Ableitungen der Reizantwort der L-Typ-Kalziumkanäle auf einen depolarisierenden Reiz hin wird ein sogenannter mittlerer Summenstrom errechnet, von welchem sich die folgenden Hauptparameter der Kalziumkanalfunktion bestimmen lassen: Offenwahrscheinlichkeit P0 [%] (Zeitanteil, in dem ein verfügbarer Kanal geöffnet ist), durchschnittlicher Kanalstrom I [fA] (maximale Amplitude), Verfügbarkeit fa [%] (Wahrscheinlichkeit, mit der sich ein Kanal auf einen Depolarisationspuls hin öffnet), mittlere Offenzeit mTo [ms] (Dauer der Kanalöffnung) und mittlere Geschlossenheit mTc [ms] (Zeit zwischen 2 Kanalöffnungen). Hierzu siehe auch Abb. 1. Die Proteinbiochemie der L-Typ-Kalziumkanäle erfolgte mittels Western-Blot-Test, bei dem die relative Expression des a1c-Subunits des L-Typ-Kalziumkanalproteins untersucht wurde. Hierzu wurde mittels Elektrophorese das Protein auf eine Nitrozellulosemembran transferiert. Mittels polyklonalen Antikörpern gegen das a1c-Protein-Subunit des L-Typ-Kalziumkanales erfolgte danach der Immunoblot, welcher densitometrisch ausgewertet wurde [6].

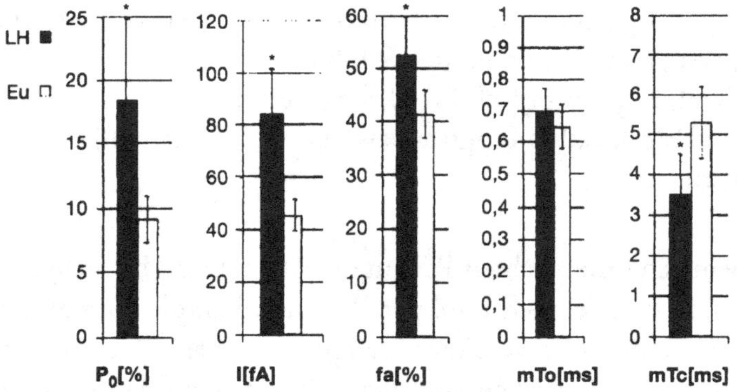

Abb. 1 Elektrophysiologie: Aktivitätsparameter der L-Typ-Kalziumkanäle des menschlichen Vorhofmyozyten: P0 = Offenwahrscheinlichkeit, I = durchschnittlicher Kanalstrom, fa = Verfügbarkeit, mTo = mittlere Offenzeit, mTc = mittlere Geschlossenheit (siehe Text); * $p < 0{,}05$; LH = latente Hyperthyreose, Eu = Euthyreose

Kernspinspektroskopie

Die Phosphor-31-Spektren wurden in einem 1,5-Tesla-Ganzkörpermagneten Gyroscan der Firma Philips aufgenommen. Die Akquisition der Spektren erfolgte über eine Oberflächenspule mit der Volumenselektionsmethode ISIS [7] an der Wadenmuskulatur und nach Verschieben des Volume-of-Interest über einem benachbart gelagerten Reagenzglas mit der Referenzsubstanz K2HPO4. Die Repetitionsszeit betrug 4500 ms. Die Datenanalyse der Spektren erfolgte nach Sättigungskorrektur mit einer Auswertungsroutine mittels iterativer Dekonvolution [19, 21].

Ergebnisse

Die Ergebnisse der Aktivität der L-Typ-Kalziumkanäle des Vorhofmyozyten sind der Abb. 1 zu entnehmen: Bei den Parametern Offenwahrscheinlichkeit, durchschnittlicher Kanalstrom, Verfügbarkeit und mittlere Geschlossenzeit ergaben sich statistisch signifikante Unterschiede der Werte zwischen den KHK-Patienten mit und denen ohne latente Hyperthyreose. Bei den Patienten mit latenter Hyperthyreose waren alle Werte in der Weise verändert, daß sie eine gesteigerte Aktivität des L-Typ-Kalziumkanales anzeigten (erhöhte Offenwahrscheinlichkeit, erhöhter durchschnittlicher Kanalstrom, erhöhte Verfügbarkeit und eine kürzere Geschlossenzeit). Es fand sich ein hierzu kongruentes Ergebnis bei der Proteinbiochemie der Kalziumkanäle: Der Immunoblot zeigte eine intensivere Bandenstärke der Kanalproteinuntereinheit a1c bei Patienten mit latenter Hyperthyreose im Vergleich zu den euthyreoten Patienten. Dies spiegelt auch die Gesamtauswertung der Densitometrie wider: Mit einem Wert von $0{,}93 \pm 0{,}11$ bei Patienten mit latenter Hyperthyreose lag die relative Kanalexpression der Kalziumkanalproteinuntereinheit a1c um etwa das Dreifache über dem der Patienten ohne latente Hyperthyreose ($0{,}30 \pm 0{,}12$, $p < 0{,}01$).

Die Ergebnisse der In-vivoPhosphor-31-Spektroskopie ließen in den Spektren deutlich niedrigere Peaks für das Phosphokreatin (PCr) als dem Hauptenergielieferanten für die Muskelkontraktion bei den Patienten mit latenter Hyperthyreose im Vergleich zu den Gesunden erkennen. Nach Berechnung der Konzentrationen von Phosphokreatin, ATP und anorganischem Phosphat mittels des externen Standards K2HPO4 ergab sich der ausgeprägteste Unterschied beim Phosphokreatin. Wie aus Abb. 2 erkennbar ist, sind die Werte der Patienten mit latenter Hyperthyreose gegenüber den euthyreoten Probanden signifikant verringert. Zudem sind sie nahezu auf das Niveau von Patienten mit einer manifesten Hyperthyreose abgesunken.

Der Paarvergleich der Phosphokreatinkonzentrationen vor und nach erfolgter Radioiodtherapie zeigte einen signifikanten Anstieg der Werte nach der Therapie ($p = 0{,}0009$). Der prätherapeutisch vorhandene, signifikante Unterschied der Phosphokreatinkonzentration zwischen Patienten mit latenter Hyperthyreose und Probanden ($p = 0{,}0005$) fand sich posttherapeutisch nicht mehr ($p = 0{,}209$). Trotz Anstieg des TSH und der Phosphokreatinkonzentration zwischen der prä- und der posttherapeutischen Untersuchung zeigten die Unterschiede des TSH und der

Phosphokreatinkonzentration keine Korrelation (r = 0,315). Auch die Werte des ATP bei Patienten mit latenter Hyperthyreose zeigten einen gewissen Anstieg von der prätherapeutischen zu der posttherapeutischen Kernspinspektroskopie (4,4 ± 0,7 mmol/kg Muskel vs. 5,2 ± 0,9 mmol/kg Muskel; p = 0,039). Ein Unterschied der freien Schilddrüsenhormone fT_3 und fT_4 zwischen der prä- und der posttherapeutischen Untersuchung fand sich hingegen nicht (p = 0,139 bzw. 0,228).

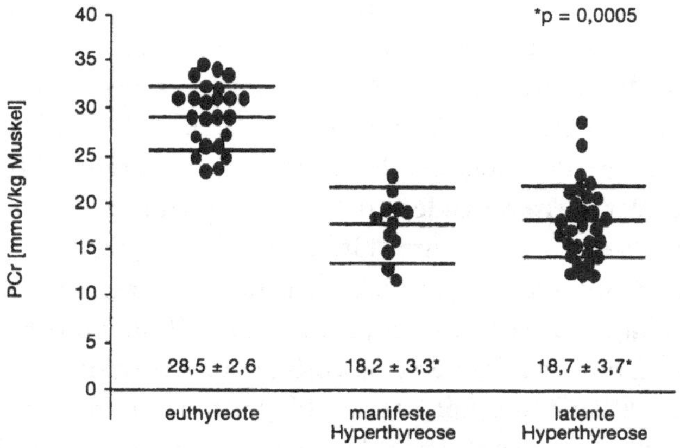

Abb. 2 Kernspinspektroskopie: Konzentration des muskulären Phosphokreatin (PCr) in der prätherapeutischen, spektroskopischen Messung der Patienten mit latenter Hyperthyreose (lat. Hyper.) im Vergleich zu Patienten mit manifester Hyperthyreose (man. Hyper.) und euthyreoten Probanden (eu.).

Diskussion/Schlußfolgerung

Die vorliegenden Daten pathophysiologischer Untersuchungen am Erfolgsorgan der Schilddrüsenhormone ließen sowohl für den menschlichen Vorhofmyozyten wie auch für den quergestreiften Muskel objektiv nachweisbare Veränderungen bei latenter Hyperthyreose erkennen. Diese bezogen sich zum einen auf eine gesteigerte Funktion der L-Typ-Kalziumkanäle und zum anderen auf eine Veränderung des Energiestoffwechsels des Skelettmuskels. Die beschriebenen Untersuchungen zeigten gleichartige Resultate wie bei vergleichbaren Untersuchungen bei manifester Hyperthyreose: Zum einen fand sich korrelierend zur gesteigerten Aktivität der L-Typ-Kalziumkanäle bei manifester Hyperthyreose im Tierversuch ebenfalls eine gesteigerte Aktivität und Proteinexpression der L-Typ-Kalziumkanäle am humanen Vorhofmyozyten [3, 6, 11]. Dies könnte unter anderem eines der Korrelate für die beschriebenen, gehäuft vorkommenden Rhythmusstörungen sein, deren Ursprung zumeist auf Vorhofebene liegt [13]. Auch die mittels Kernspinspektroskopie gemessene Konzentrationsverminderung der energiereichen Phosphate, in besonderem Maße aber des Phosphokreatins als Hauptlieferant der Energie für den Kontraktionsmechanismus der Skelettmuskulatur passt zu den Ergebnissen bei manifester Hyperthyreose [8, 18]. Zudem passen diese Ergebnisse in den Zusammenhang der häufiger berichteten muskulären Symptomatik von Patienten mit latener Hyperthyreose. Die vorgelegten Ergebnisse, welche erstmals am menschlichen Gewebe erhoben wurden, lassen auch die Ergebnisse anderer Studien, z. B. die beschriebenen psychischen und kognitiven Veränderungen in einem objektiven Licht erscheinen [9, 10]. Obwohl die vorgelegten Befunde verschiedene pathophysiologische Aspekte bei der latenten Hyperthyreose auf zellulärer Ebene erhellen, sind die Zusammenhänge zwischen den vorgelegten objektivierbaren Beobachtungen noch hypothetischer Natur. So müsste weiter untersucht werden, ob die vorgelegten Veränderungen durch einen veränderten Umsatz des T_3 an den peripheren Rezeptoren, auf eine veränderte Rezeptoraktivität bzw. -zusammensetzung oder auch den fehlenden Einfluß des TSH auf Rezeptoren außerhalb des Hypophysen-Schilddrüsenregelkreises hervorgerufen sind. Die Auffassung, daß die latente Hyperthyreose und somit auch die Ergebnisse der klinischen und pathophysiologischen Studien auf interindividuell unterschiedlichen Normwerten der Schilddrüsenhormone beruhten, wobei eigentlich eine manifeste Hyperthyreose vorläge, wird weder durch die Beobachtung im klinischen Alltag noch durch wissenschaftliche Studien belegt. Auch der fehlende Unterschied im Paarvergleich der freien Schilddrüsenhormone prä- und posttherapeutisch bei der kernspinspektroskopischen Studie spricht gegen diese Auffassung. Allerdings mag die Hypothese der individuellen Normbereiche der Ansicht entsprechen, daß es sich bei der latenten Hyperthyreose um einen Abschnitt des Kontinuums einer sich entwickelnden Hyperthyreose handelt. Auf jeden Fall aber belegen die aktuell vorgelegten Daten zweier pathophysiologischer Studien mit unterschiedlichem Ansatz gleichermaßen, daß die latente Hyperthyreose Krankheitswert besitzt und dass eine Therapie zumindest bei symptomatischen Patienten indiziert ist. Ferner ist jedoch zu diskutieren, ob die erhobenen pathophysiologischen Daten nicht grundsätzlich eine Therapie bei der latenten Hyperthyreose rechtfertigen.

Literatur

[1] Argov Z., P.F. Renshaw, B. Boden et al.: Effects of Thyroid hormons on skeletal muscle bioenergetics. J. Clin. Invest. 81 (1988) 1695–1701.

[2] Barany M., T. Glonek: Phosphorus-31 NMR. In: D. Gorenstein (Hrsg.): Phosphorus 31 NMR. Vol. Academic Press New York, S. 511–545. Academic Press, New York 1984.

[3] Binah O., I. Rubinstein, E. Gilat: Effects of thyroid hormone on the action potential and membrane currents of guinea-pig ventricular myocytes. Pflügers Arch. 409 (1987) 214–216.

[4] Emrich D., M. Bähre: Autonomy in euthyroid goitre: maladaptation to iodine deficiency. Clin. Endocrinol. (Oxford) 8 (1978) 257–265.

[5] Holsboer F., A. Gerken, U. von Bardeleben et al.: Relationship between pituitary responses to human corticotropin-releasing factor and thyrotropin-releasing hormone in depressives and normal controls. Eur. J. Pharmacol. 110 (1985) 153–154.

[6] Kreuzberg U., P. Theissen, H. Schicha et al.: Single-channel activity and expression of atrial L-type Ca^{2+} channels in patients with latent hyperthyroidism. Am. J. Physiol. (im Druck)

[7] Luyten P.R., J.P. Groen, J. Vermeulen, J.A. Den Hollander: Experimental approaches to Image Localized Human 31P NMR Spectroscopy. Magn. Reson. Med. 11 (1989) 1–21.

[8] Moka D., P. Theissen, A. Linden et al.: Einfluß von Hyper- und Hypothyreose auf den Energiestoffwechsel der Skelettmuskulatur – Eine Untersuchung mit 31P-Kernspinspektroskopie. Nuklearmedizin 30 (1991) 77–83.

[9] Nowotny B., W. van der Heiden, J. Teuber et al.: Behandlungsbedürftigkeit der latenten Hyperthyreose. In: B. Weinheimer (Hrsg.): Schilddrüse 1991. Walter de Gruyter, Berlin-New York 1992.

[10] Roeckel M., J. Teuber, R. Schmidt et al.: Korrelation einer „latenten Hyperthyreose“ mit psychischen und somatischen Veränderungen. Klin. Wochenschr. 65 (1987) 264–273.

[11] Rubinstein I., O. Binah: Thyroid hormone modulates membrane currents in guinea-pig ventricular myocytes. Naunyn-Schmiedeberg's Arch. Pharmacol. 340 (1989) 705–711.

[12] Sandrock D., T. Olbricht, D. Emrich et al.: Long-term follow-up in patients with autonomous thyroid adenoma. Acta Endocrinol. (Copenhagen) 128 (1993) 51–55.

[13] Sawin C.T., A. Geller, P.A. Wolf et al.: Low serum thyrotropin concentrations as a risk factor for atrial fibrillation in older persons [see comments]. N. Engl. J. Med. 331 (1994) 1249–1252.

[14] Schicha H.: Radiojodtherapie – neuester Stand: Nichtimmunogene Hyperthreose. Akt. Endokr. Stoffw. 13 (1992) 71–79.

[15] Stott D.J., A.R. McLellan, J. Finlayson et al.: Elderly patients with suppressed serum TSH but normal free thyroid hormone levels usually have mild thyroid overactivity and are at increased risk of developing overt hyperthyroidism. Q. J. Med. 78 (1991) 77–84.

[16] Studer H., F. Ramelli:: Simple goiter and its variants: euthyroid and hyperthyriod multinodular goiters. Endocrin. rev. 3 (1982) 40–61.

[17] Szabolcs I., J. Podoba, J. Feldkamp et al.: Comparative screening for thyroid disorders in old age in areas of iodine deficiency, long-term iodine prophylaxis and abundant iodine intake. Clin. Endocrinol. (Oxford) 47 (1997) 87–92.

[18] Theissen P., S. Kaldewey, D. Moka et al.: 31P-magnetic resonance spectroscopy: impaired energy metabolism in latent hyperthyroidism. Nuklearmedizin 32 (1993) 134–139.

[19] Tofts P.S.: The Noninvasive measurement of absolute metabolite concentration in vivo using surface-coil NMR spectroscopy. J. Magn. Reson. 80 (1988) 84–95.

[20] Usadel K.H.: Endocrinology: what is missed—how to treat?. Verh. Dtsch. Ges. Inn. Med. 96 (1990) 117–126.

[21] Van der Veen J.W.C., R. De Beer, P.R. Luyten, D. Van Ormondt: Accurate quantification of in vivo 31-P NMR signals using the variable projection method and prior knowledge. Magn. Reson. Med. 6 (1988) 92–98.

[22] Vardarh I., I. Vardarh, R. Schmidt et al.: Significance of latent hyperthyroidism. Klin. Wochenschr. 67 (1989) 543–550.

[23] Wiersinga W.M.: Subclinical hypothyroidism and hyperthyroidism. I. Prevalence and clinical relevance. Neth. J. Med. 46 (1995) 197–204.

Diskussion

Kahaly:
Wie erklären Sie die Veränderungen der Ca-Kanäle bei subklinischer Hyperthyreose und normalem fT_3-Spiegel?

Theissen:
Diese Frage habe ich erwartet, gefürchtet beinahe. Ich glaube, daß wir einen Parameter gar nicht kennen. Wir kennen die Umsätze der Schilddrüsenhormone an dem Rezeptor gar nicht. Es ist sicher noch zu unterscheiden zwischen den Rezeptoren der Schilddrüsenhormone und den Kalziumkanälen z.B. – das ist natürlich nicht der gleiche Ansatzpunkt. Professor Emrich hat mich einmal darauf aufmerksam gemacht, daß man darauf achten müsse, daß es vielleicht im Bereich der Normwerte bestimmte Bereiche gibt, in dem Patienten eher liegen können, d.h. ältere im höheren Bereich etc.

Hehrmann:
Bemerkung zur Frage von Herrn Kahaly: daß ein Patient mit „normalem" fT_3-Stoffwechselveränderungen wie bei manifester Hyperthyreose haben kann, liegt an der unpräzisen Definition der latenten Hyperthyreose, bei der die Schilddrüsenhormonkonzentrationen innerhalb eines breiten, interindividuellen Normalbereichs liegen. Der intraindividuelle Normbereich eines einzelnen Patienten ist aber sehr viel enger, so daß ein „formal" normales fT_3 für einen individuellen Patienten durchaus „zu hoch" sein und so mit einer manifesten Hyperthyreose einhergehen kann.

Fallbericht einer 23jährigen Patientin mit Hyperthyreose, Hypokaliämie und Tetraparese

S. Hahn, S. Pörtl, B. Saller, K. Mann

Anamnese

Eine 23jährige Patientin klagte seit Beginn des Jahres 1998 über eine zunehmende Schwäche begleitet von einer Leistungsminderung und einem Gewichtsverlust von insgesamt 17 kg. Von hausärztlicher Seite erfolgte im Januar des darauffolgenden Jahres die Diagnosestellung einer Hyperthyreose unklarer Genese und Einleitung einer thyreostatischen Therapie mit 20 mg Thiamazol. Zudem kam es rezidivierend zu Lähmungserscheinungen im Bereich der Extremitäten, die sich jeweils nach einigen Stunden reversibel zeigten. Mitte Mai 1999 litt die Patientin unter einer Gastroenteritis. Am Abend des 27. Mai 1999 stellte sie sich aufgrund einer zunehmenden allgemeinen Schwäche mit progredienter Stand- und Gangunfähigkeit in der Notaufnahme des Krankenhauses Gelsenkirchen vor. Da sich im weiteren Verlauf eine Progredienz der Paresen sowie eine Dysarthrie zeigte und laborchemisch der Nachweis einer Hyperthyreose erfolgte, wurde die Patientin am nächsten Tag mit der Verdachtsdiagnose einer thyreotoxische Krise in das Universitätsklinikum Essen verlegt.

Körperlicher Untersuchungsbefund

Im Bereich des Kopfes zeigte sich eine Lidheberschwäche mit rezidivierend auftretenden Doppelbildern. Palpatorisch fand sich eine normal große Schilddrüse ohne Schwirren, bei auch sonst unauffälligem Untersuchungsbefund im Bereich des Halses. Die Herzaktion zeigte sich regelmäßig mit einer Herzfrequenz von 115 S/min. Der Befund im Bereich von Herz, Lunge und Abdomen war ansonsten regelrecht. In der neurologischen Untersuchung imponierte eine Lähmung der Extremitäten mit einem schlaffen Muskeltonus und einem Kraftgrad von 3/5. Die Muskeleigenreflexe zeigten sich mittellebhaft und seitengleich. Sensibilitätsausfälle bestanden nicht. Die Sprache erschien verwaschen bei unauffälligem Sensorium.

Laborparameter

Es fand sich eine Hypokaliämie mit 2,9 mmol/l, die Elektrolyte und Nierenretentionsparameter lagen im Normbereich. Eine Hyperinsulinämie mit 37,9 µg/ml sowie ein erhöhtes C-Peptid mit 6,1 ng/ml waren zu verzeichnen. Die Blutzuckerwerte lagen im Normbereich. Von seiten der Schilddrüsenparameter zeigte sich eine Hyperthyreose mit einem T_4 von 259 nmol/l, einem T_3 von 4,14 nmol/l, einem fT_4 von 79 pmol/l und einem TSH basal von < 0,01 mU/l. Kein Nachweis von TSH-R AK, TPO AK und Tg AK. Das Thyreoglobulin war mit < 1,6 ng/ml supprimiert.

Technische Untersuchungen

Im Ruhe-EKG zeigte sich ein Steiltyp sowie eine Sinustachykardie mit Frequenzen um 115 S/min ohne Hinweis auf höhergradige Rhythmusstörungen. Sonographisch fand sich eine normal große, echonormale Schilddrüse mit einem Gesamtvolumen von 10 ml und regelrechter Binnenvaskularisation. Nachweis eines echoarmen Knotens (9 x 9 x 9 mm) kaudal im linken Schilddrüsenlappen. In der quantitativen Schilddrüsenszintigraphie lag der globale Technetium-Uptake bei 0,3 %. Die Liquordiagnostik ergab keine Pathologika, für ein Guillan-Barre-Syndrom ergab sich kein Anhalt.

Therapie und Verlauf

Unter intensivmedizinischer Überwachung und Substitution mit 10 mval KCL/h konnte innerhalb kurzer Zeit eine Normalisierung der initial mit 2,9 mmol/l ernierdigten Kaliumwerte erreicht werden. Eine thyreostatische Therapie in einer Dosierung von 40 mg Thiamazol brachte die Schilddrüsenparameter bereits nach 5 Tagen wieder in den Normbereich, so daß eine kontinuierliche Dosisreduktion erfolgen konnte. Die Senkung der Herzfrequenz wurde durch i.v Propanololgabe in einer Dosierung von 1 mg pro 4 Stunden erreicht. Unter den beschriebenen Maßnahmen kam es bereits 3 Stunden nach Übernahme der Patientin zu einer Abnahme der Paresen. Im Laufe der folgenden Tage bildeten sich die Lähmungen komplett zurück.

Diskussion

Bei Aufnahme der Patientin stellte sich die Frage nach der Notwendigkeit einer Akut-Operation bei initial bestehender Verdachtsdiagnose einer thyreotoxischen

Krise. Die fehlende Bewußtseinsstörung, die nur geringgradige Tachykardie und die normale Körpertemperatur sprachen jedoch gegen das vermutete Krankheitsbild. Für das differentialdiagnostisch ebenfalls in Betracht gezogene Guillan-Barre-Syndrom ergab sich in der Liquordiagnostik kein Anhalt. In Zusammenschau der körperlichen und laborchemischen Untersuchungsbefunde konnte die Diagnose einer thyreotoxischen hypokaliämischen Lähmung (TPP) gestellt werden. Unter thyreostatischer Medikation und Kaliumsubstitution kam es typischerweise innerhalb weniger Tage zu einer kompletten Rückbildung der Paresen.

Ursächlich für die hyperthyreote Stoffwechsellage ist bei der Patientin eine Hyperthyreosis facticia anzunehmen. Hierfür spricht der unauffällige sonographische Befund, der mit 0,3% supprimierte Uptake in der Szintigraphie bei ebenfalls supprimiertem Thyreoglobulin. In der Literatur finden sich als Ursache einer Hyperthyreose bei der thyreotoxischen hypokaliämischen Lähmung ebenfalls der Morbus Basedow [6], die funktionelle Autonomie [5] oder die Autoimmunthyreoiditis [11].

Differentialdiagnostisch muß bei dem Auftreten einer periodischen Lähmung die autosomal vererbbare familiäre periodische hypokaliämische Parese (FPP) in Betracht gezogen werden. Diese zeigt jedoch im Gegensatz zu der TPP typischerweise ein Auftreten in den ersten beiden Lebensdekaden, eine positive Familienanamnese und eine Wirksamkeit auf eine Azetolamidtherapie [4].

Die Pathophysiologie der TPP ist bislang nur teilweise geklärt. Diskutiert wird ursächlich ein Absinken der Kaliumkonzentration im Serum und Extrazellulärraum durch eine gesteigerte Aktivierung der Natrium-Kalium-ATPase [1]. Eine Aktivitätszunahme durch eine schilddrüsenhormonbedingte Sensitivitätssteigerung des β-adrenergen Systems wurde zudem beschrieben [3]. Ein Zusammenhang der TPP mit dem Nachweis einer Hyperinsulinämie und begleitender Erhöhung der Na-K-ATPase wurde 1994 erbracht [2]. Die Hypokaliämie bedingt schließlich eine paradoxe Membrandepolarisation der Muskelfaser [12] und verhindert, trotz intakter elektromechanischer Kopplung, eine adäquate Erregung der Membran. Als Voraussetzung für diese Wirkungsmechanismen im Rahmen einer thyreotoxischen hypokaliämischen Parese wird ein zusätzlich bestehender Muskelfasermembrandefekt vermutet. Auslösende Faktoren der hypokaliämischen Lähmung sind insbesondere die kohlenhydratreichen Mahlzeiten und die körperliche Belastung.

Zusammenfassend läßt sich sagen, daß die TPP, wenngleich sie bislang vor allem in der asiatischen Bevölkerung beschrieben wurde, bei entsprechender klinischer Symptomatik als Komplikation einer Hyperthyreose mitberücksichtigt werden sollte.

Literatur

[1] Chan, A., R. Shinde, C.C. Chow et al.: In vivo and in vitro sodium pump activity in subjects with thyrotoxic periodic paralysis. British Med. Journal 303 (1991) 1096–1099.

[2] Chan, A., R. Shide, C.C. Chow et al.: Hyperinsulinaemia and Na-K-ATPase activity in thyrotoxic periodic paralysis. Clin. Endocrinol. 41 (1994) 213–216.

[3] Epstein, F.H., R.M. Rosa: Adrenergic control of serum potassium. N. Engl. J. Med. 309 (1983) 1450–1451.

[4] Griggs, R.C., W.K. Engel, J.S. Resnick: Acetazolamide treatment of hypokalemic paralysis. Prevention of attacks and improvement of persistant weakness. Ann. Intern. Med. 73 (1970) 39–48.

[5] Kelley, D.E., H. Gharib et al.: Thyrotoxic periodic paralysis. Report of 10 cases and review of electromyographic findings. Arch. Intern. Med. 149 (1989) 2597–2600.

[6] Kempf, R., D. Wegmann: Periodische hypokaliämische Lähmung bei Thyreotoxikose. Schweiz. Med. Wochenschr. 123 (1993) 1843–1845.

[7] Kusakabe, T., Y. Masako, N. Masaki: Thyrotoxic Periodic Paralysis: A Peculiar Case with Unusual Dystonic Behavior and Variable Relations of Paralysis to Serum Potassium Levels. J. Clin. Endocrinol. Metab. 43 (1976) 730–738.

[8] Lee, K.O., E.A. Taylor, V.M.S. Oh: Hyperinsulinaemia in thyrotoxic hypokalemic periodic paralysis. Lancet 337 (1991) 1063–1064.

[9] Ober, K.P.: Thyrotoxic Periodic Paralysis in the United States. Report of 7 Cases and Review of the Literature. Medicine 71 (1992) 109–120.

[10] Okinaka, S., K. Shizume, S. Iino et al.: The association of periodic paralysis and hyperthyreoidism in Japan. J. Clin. Endocrinol. 17 (1957) 1454–1459.

[11] Piraino-Neuenschwander, P., H. Pumarino-Carte et al.: Thyrotoxic hypokalemic periodic paralysis: 18 cases with different forms of thyreotoxicosis. Rev. Clin. Esp. 195 (1995) 294–297.

[12] Rüdel, R.F., K. Lehmann-Horn, G. Riecker et al.: Hypokalemic periodic paralysis. Muscle and Nerve. 7 (1984) 110–120.

[13] Schulze-Bonhage, A., M. Fiedler, A. Ferbert: Episodische Lähmung als Erstmanifestation einer Hyperthyreose. Dtsch. med. Wschr. 121 (1996) 1498–1500.

Diskussion

Hensen:

Vielen Dank für die schöne Vorstellung eines Falles mit Münchhausen-Syndrom. Die Hypokaliämie führen Sie zurück auf die Hyperthyroxinämie. Sie hatten ein Diuretika-Screen gemacht, oder?

Hahn:

Das haben wir nicht gemacht. Man weiß ja, daß es einige auslösende Faktoren für diese thyreotoxische Paralyse gibt, die zu einem bestimmten Zeitpunkt auftritt. Da werden verschiedene Faktoren diskutiert, z. B. kohlenhydratreiche Mahlzeiten, die zu Hyperinsulinämie führen und daraufhin zu dieser Paralyse. Bei der Patientin konnten wir keinen auslösenden Faktor eruieren. Sie hat uns nichts angegeben, weder kohlenhydratreiche Mahlzeit noch irgendeine körperliche Aktivität vorher.

Beyer:
Das Schilddrüsenhormon ist ja rezeptpflichtig. Hatte die Patientin einen Grund, daß sie Gewicht abnehmen wollte? Sie haben nicht gezeigt, ob sie übergewichtig war. In Ihrer Gegend hat es Rezepte gegeben, die von Apothekern hergestellt wurden für Gewichtsabnahme und die zu ähnlichen schweren Veränderungen geführt haben.

Hahn:
Sie hat kein Rezept vom Arzt gehabt. Ein Punkt ist, die Patientin ist Krankenschwesterschülerin, hat von daher Zugang zu Medikamenten, zum anderen sie war schon/noch übergewichtig, als sie zu uns kam. Von daher schließen wir diesen Faktor nicht aus, zumal ich auch mit der Hausärztin telefoniert habe, die auch schon den Verdacht geäußert hatte, daß medikamentös bei der Patientin ein Abusus besteht. Aber sie hat es weder uns noch der Hausärztin jemals zugegeben.

Ziegler:
Haben Sie außer dem Insulin vielleicht noch das C-Peptid gemessen? Wir haben bei den Hypoglykämien im Rahmen des Münchhausen-Syndroms die eine Sorte, die spritzt sich Insulin und dann bleibt das C-Peptid unten. Die andere nimmt Glibenclamid oder so etwas, und dann kriegen Sie es raus durch den Anstieg des C-Peptid plus dem Nachweis dieser gängigen oralen Anti-Diabetika. Frage: ist in dieser Richtung etwas untersucht worden?

Hahn:
Wir haben sowohl das Insulin als auch das C-Peptid untersucht, es waren beide erhöht bei der Patientin, als sie kam.

Schweigart:
Mitte-20jähriger Patient, ebenfalls mit dem Bild eines „funktionellen“ Querschnitts. Diagnostisch ebenfalls Hyperthyreose im Rahmen der Ursachenabklärung gesichert. Jeweils anamnestisch bei zwei Ereignissen zeitlich kurz vorausgehende kohlenhydratreiche Mahlzeit. Eine kohlenhydratreiche Mahlzeit induzierte die hypokaliämische Lähmung auf dem Boden der Hyperthyreose. Das scheint als Erklärung sehr wahrscheinlich. Die Muskelbiopsie-Untersuchung auf muskelmechanische und -membrangebundene Kalzium- und Kaliumkanal-Auffälligkeiten zeigten keine erklärenden Befunde. Zusammenfassung: Die kohlenhydratinduzierte Auslösung erscheint klinisch sehr wahrscheinlich. Ein Kalzium- oder Kaliumkanaldefekt als Auslöser bzw. Ursache erscheint eher konstruiert und unwahrscheinlich.

Hahn:
Es ist bis jetzt nichts genetisch definiert oder bewiesen im Gegensatz zu dieser familiären periodischen Paralyse, bei der es einen Gendefektnachweis gibt.

Hensen:
Vielen Dank, Frau Hahn. Ich würde allerdings doch in diesem Fall wirklich empfehlen, noch einmal zu schauen, ob man nicht noch Urin findet für ein Diuretika-Screen, das scheint mir persönlich sehr wahrscheinlich.

Morbus Basedow in der Schwangerschaft

M. Grußendorf, M. Grußendorf

Der Morbus Basedow ist nach der Gestationshyperthyreose die zweithäufigste Ursache einer Hyperthyreose in der Schwangerschaft, es sind ca. 0,2% aller Schwangeren betroffen [2].

Die Erkrankung hat glücklicherweise bei der überwiegenden Anzahl der Patientinnen einen blanden Verlauf, da die Aktivität der Erkrankung während der Schwangerschaft durch die physiologische Immuntoleranz in der Regel abfällt, meistens kann die thyreostatische Therapie im 2. Trimenon beendet werden. Allerdings bleibt bei einem kleinem Teil der Patientinnen die Aktivität des TSH-Rezeptorantikörpers (TRAK) unverändert hoch.

Durch den ungestörten diaplazentaren Übergang der Thyreostatika wirken diese nicht nur auf den Schilddrüsen-Stoffwechsel der Mutter, sondern auch auf den des Feten [4]: allgemeiner Konsens war bisher, daß daher die Thiamazol-Dosis zur Behandlung der mütterlichen Hyperthyreose nicht höher als 7,5 mg/die liegen sollte, damit es nicht zur iatrogenen Hypothyreose des Feten kommt. Dabei wurde bisher jedoch die Bedeutung des maternalen TRAK-Wertes zu wenig beachtet, obwohl schon lange bekannt ist, daß TRAK ebenfalls diaplazentar übertragen wird und bei einer maternalen Serumkonzentration > 40 U/l regelmäßig eine fetale Hyperthyreose verursacht [3]. Dies wird beispielhaft in der folgenden Kasuistik gezeigt.

Kasuistik: 25jährige Erstgravida

- keine relevanten Vorerkrankungen
- unauffällige Frühschwangerschaft, Einnahme von Iodid 200 µg/d
- Hyperthyreose in SSW 14 bei eindeutiger Klinik
- Absetzen von Iodid, Gabe von Thiamazol 20 mg/d, darunter persistierende Hyperthyreose, daher

Erstvorstellung hier SSW 22, 9/97

Hyperthyreote Patientin, Struma II,
im Sonogramm diffuse Echoarmut der Struktur, Volumen 42 ml, keine umschriebenen Areale

Verlauf der Mutter:

Datum	SSW	Klinik	Thiam.Dosis	fT_4	fT_3	TSH	TRAK
9/97	22	hyperth.	20 mg	2,4	9,7	< 0,01	240
10/97	26	hyperth.	30 mg	1,4	6,2	< 0,01	148
11/97	30	euth.	30 mg	1,0	4,5	< 0,01	140
12/97	34	euth.	20 mg	1,2	5,3	< 0,01	102

Entbindung 1.1.98, Verlauf des Kindes:

Datum	Klinik	Thiam.Dosis	fT_4	fT_3	TSH	TRAK
1.1.98	euth.	0	1,5	4,6	19,0	
5.1.98	hyper	0	5,3	14,3	< 0,01	53
20.1.	euth	1,6 mg	1,2	4,9	2,0	23

Normwerte: fT_4: 0,7–1,8 ng/dl, fT_3: 2,2–4,7 pg/ml, TSH: 0,4–4,0 mU/l, TRAK: -10 U/l.

Kommentar

Bei der Mutter bestand eine ausgeprägte Hyperthyreose mit hochpositivem TRAK, die sich in der Schwangerschaft entwickelt hat. Obwohl in dem damals verwandten TRAK-Bindungs-Assay (Fa. Brahms) nicht differenziert werden konnte, ob es sich um stimulierende oder blockierende Antikörper gehandelt hat, ist aus der Konstellation der Werte eindeutig zu folgern, daß es stimulierende Antikörper waren: die hyperthyreote Mutter ist sozusagen als „Bioassay" für die Aktivität des TRAK zu sehen [3]. (Durch den jetzt verfügbaren neuen rekombinanten TRAK-Assay [1], der nur die stimulierende Aktivität des Antikörpers am Rezeptor mißt, kann dies jetzt noch besser differenziert werden).

Bei der hohen maternalen TRAK-Aktivität mußte man davon ausgehen, daß diese zu einer fetalen Hyperthyreose durch diaplazentaren Übergang geführt hat: aus diesem Grund war es sinnvoll, die bisher akzeptierte Obergrenze der Thiamazol-Dosis (s.o., 7,5 mg/die bei schwangeren Frauen) zu überschreiten. Ganz im Vordergrund stand zudem, möglichst eine euthyreote Stoffwechsellage der Mutter zu erreichen. Klinische Anzeichen einer fetalen Hyperthyreose waren nicht nachweisbar.

Bei der Entbindung war die Stoffwechsellage des Neugeborenen eindeutig euthyreot, TSH lag im oberen Grenzbereich für Neugeborene. 5 Tage später war das maternale Thiamazol ausgewaschen, tatsächlich fand sich jetzt klinisch und laborchemisch eine deutliche Hyperthyreose, TRAK war deulich erhöht. Unter thyreostatischer Therapie war das Kind drei Wochen später euthyreot, TRAK fiel im Verlauf ab, Thiamazol konnte nach weiteren vier Wochen abgesetzt werden.

Schlußfolgerung

Diese Kasuistik demonstriert, daß der Höhe des maternalen TRAK-Wertes während der Schwangerschaft eine Schlüsselrolle zukommt, die die weitere Therapie bestimmt. Frühere Studien haben gezeigt, daß bei ca. 10 % aller Schwangeren mit Morbus Basedow mit einer fetalen Hyperthyreose durch erhöhte maternale TRAK-Werte gerechnet werden muß (Übersicht bei [3]). Die bisher akzeptierte Obergrenze der Thiamazol-Dosis muß dann überschritten werden, wenn die Mutter weiterhin hyperthyreot ist, nach der Entbindung muß die Schilddrüsenfunktion des Neugeborenen sorgfältig überwacht und adäquat behandelt werden, (bei inadäquater Therapie wurde eine Mortalität von 20–50 % beschrieben.)

Es steht außer Frage, daß solche Patientinnen nur in hochspezialisierten endokrinologischen Zentren behandelt werden sollten, Gynäkologen und Neonatologen müssen in die Behandlung mit eingebunden sein.

Noch problematischer kann sich die Behandlung gestalten, wenn die Mutter vor der Schwangerschaft wegen eines hochaktiven Morbus Basedow fast total thyreoidektomiert wurde und daher nicht mehr als „Bioassay" für die Aktivität ihres persisitierend hohen TRAK dient: dann muß auf jeden Fall der neue rekombinante TRAK-Assay (s.o. [1]) verwendet werden: bei hoher stimulierender Aktivität muß dann eine kombinierte Therapie mit Thiamazol und Thyroxin erfolgen – auch dies natürlich nur in einem hochspezialisierten Zentrum.

Für die tägliche Praxis ergeben sich folgende Konsequenzen:

- Bei jeder Schwangeren mit Morbus Basedow in der Anamnese TRAK bestimmen, bei Schwangeren mit Hyperthyreose möglichst im rekombinanten Assay.
- Bei TRAK > 40 muß mit einer fetalen Hyperthyreose gerechnet werden, dann Überweisung an ein spezialisiertes Zentrum.
- Thyreostase der Mutter behandelt auch den Feten, Grenzdosis von 7,5 mg/d kann bei deutlich erhöhtem TRAK überschritten werden.
- Bei Entbindung TRAK, fT_3, fT_4 und TSH im Nabelschnurblut bestimmen, wenn TRAK hoch, Kontrolle der Werte nach 5 Tagen, bei Hyperthyreose thyreostatische Therapie des Kindes, enges Monitoring der SD-Werte.
- Nach ca. 1–2 Monaten (TRAK-HWZ) ist das Kind euthyreot, Thyreostase kann beendet werden.

Literatur

[1] Costagliola, S., N.G. Morgenthaler, R. Hoermann et al.: Second generation assay for thyrotropin receptor antibodies has superior diagnostic sensitivity for Graves' disease. J.Clin. Endocrinol. Metab. 84 (1999) 90–97.

[2] Glinoer, D.: Thyroid hyperfunction during pregnancy. Thyroid 8 (1998) 859–864.

[3] Laurberg, P., B. Nygaard, D. Glinoer, et al.: Guidelines for TSH-receptor antibody measurements in pregnancy: results of an evidence-based symposium organized by the European Thyroid Association. Eur. J. Endocrinol. 139 (1998) 584–546.

[4] Momotani, N., J.Y. Noh, N. Ishikawa et al.: Effects of propylthiouracil and methimazole on fetal thyroid status in mothers with Graves' hyperthyroidism. J.Clin.Endocrinol. Metab. 82 (1997) 3633–3636.

Diskussion

Klett:

Ich habe Ihrem Beitrag entnommen, daß Sie bei höheren TRAK-Werten während der Schwangerschaft die Thyreostatika-Dosis erhöhen wollen; dies auch unter dem Argument einer möglicherweise gleichzeitigen fetalen Hyperthyreose aufgrund des transplazentaren TRAK-Übergangs auf den Feten. Wie die Ergebnisse der fT_4- und fT_3-Bestimmung und einem TSH von 19 mU/l zeigen, bestand postpartal auch tatsächlich ein Grenzbefund zur Hypothyreose. Grundsätzlich sollte daher gelten, die Thyreostatika-Dosis während der Schwangerschaft so niedrig wie möglich und so hoch als nötig einzustellen, um der Gefahr einer intra-uterinen Hypothyreose zu begegnen.

Grußendorf:

So niedrig wie möglich dosieren wir sowieso, wir werden bei der Mutter keinen mittleren Normbereich der fT_3- und fT_4-Konzentrationen anstreben. Wir streben Werte im oberen Normbereich an. Sie wissen, daß sogar bei athyreoten Kindern der diaplazentare Übergang von Schilddrüsenhormonen, den wir ja früher immer bestritten haben, ausreicht, diese Kinder intra-uterin mit ausreichend mütterlichen Schilddrüsenhormonen zu versorgen; insofern ist die Gefahr der fetalen Hypothyreose nicht so groß. Aber natürlich wäre es unsinnig, die Werte in den unteren Normbereich zu drücken.

Garweg:

Zur Frage der diaplazentaren Transportfähigkeit des TRAK-Moleküls. Das ist ja ein Eiweißmolekül, ich weiß das Molekulargewicht nicht genau, aber es ist doch nicht so sehr verständlich, daß es so ohne weiteres durch die Plazenta transportiert wird.

Grußendorf:

Es wird sogar noch etwas konzentriert.

Garweg:
Das Molekül selbst, können Sie über die Molekülgröße etwas sagen? Das ist ja nicht ganz selbstverständlich.

Grußendorf:
Ich weiß darüber leider auch nicht so viel. Ich weiß nur, daß es sogar noch im Kind etwas höher ist als in der Mutter. Herr Gärtner weiß es.

Gärtner:
Der TRAK ist ein Immunglobulin, und Immunglobuline werden aktiv über die Plazenta transportiert, selektiv und sogar konzentriert.

Hehrmann:
Völlig d'accord, aber ich denke man sollte auch im Hinblick auf das, was Herr Klett gesagt hat, nochmal betonen, daß das eher die Ausnahme ist. Diese hohe Thyreostatika-Dosis und auch die hohen TRAK-Titer sind ja nicht die Regel in der Schwangerschaft. Eine Frage noch: was hättest Du denn gemacht, wenn der TRAK negativ oder niedrig gewesen wäre bei der 30 mg-Dosis, die die Mutter gebraucht hat?

Grußendorf:
Oder wenn Sie eine Autonomie hätte oder was auch immer, dann hätte man natürlich immer noch die Operation im zweiten Trimenon favorisiert. Man hätte aber überlegen können, ob man sie nicht auch da im oberen Normbereicht läßt und das Kind dann damit ausgetragen wird. Das muß man dann neu diskutieren.

Mann:
Wie sehen Sie den Stellenwert einer fetalen Überwachung durch fetale Herzfrequenzanalyse und fetale Schilddrüsensonographie? Sehen Sie hier eine Hilfe für die Dosierung der Thyreostatika?

Grußendorf:
Das ist auch Temperamentsache. Es gibt Gruppen, die schon die fetalen Blutspiegel messen, um das ganz genau zu machen. Ich glaube, daß man auf einer relativ sicheren Seite ist, wenn die mütterlichen Hormonkonzentrationen im obersten Normbereich liegen, so daß da die Feten wirklich ganz gut versorgt sind. Diese Schwangerschaft wurde besser überwacht als eine normale Schwangerschaft, das ist klar.

Bauch:
Haben Sie ebenfalls beobachtet, daß in den letzten Jahren offensichtlich aufgrund inzwischen verbesserter Iodversorgung die Thyreostatika-Dosis bei Basedow-

Schwangeren höher bemessen werden muß? In Chemnitz liegen wir höher als vor einigen Jahren.

Grußendorf:
Also ich glaube, daß es bei diesen Fällen hauptsächlich auf die Höhe des TRAK-Wertes ankommt. Der Witz ist, daß wir tatsächlich in den letzten zwei Jahren seit dieser Beobachtung insgesamt vier solche Patientinnen gehabt haben, also häufiger. Aber das kann auch Zufall sein.

Lemb:
Können Sie schon Grenzwerte sagen für das neue human-TRAK?

Grußendorf:
Nein, kann ich noch nicht.

Gärtner:
Ich wäre vorsichtig, solche Grenzwerte überhaupt zu diskutieren, denn es hängt natürlich auch von der Iodversorgung des Kindes ab. Und der TRAK kann noch so hoch sein, wenn nicht genügend Iod da ist, kriegt das Kind keine Hyperthyreose.

Grußendorf:
Aber die Mutter, wenn die eine bekommt...?

Gärtner:
Ja, ja klar, o.k. Aber das andere: Sie hatten gesagt, daß das Kind am ersten oder am fünften Tag eine Hyperthyreose hatte, normales TSH; Neugeborene haben höhere fT_3- und fT_4-Werte, die doppelt so hoch als beim Erwachsenen oder noch höher sein können. Wieso hatte das wirklich eine Hyperthyreose trotz normalem TSH?

Grußendorf:
Das TSH war komplett supprimiert, das Kind hatte eine deutliche Tachykardie, wirkte auf die Pädiater hyperthyreot, und diese fT_3-Werte waren auch für ein fünf Tage altes Kind deutlich zu hoch.

Hyperthyreose durch HCG-Exzeß bei Blasenmole

B. Mödl, K. Nentwich, H.-J. Hitzler, C. Pfafferott,
R. Lorch, E. Keller

Einleitung

Schon 1955 wurde von Tisne [33] erstmalig das Vorkommen einer Hyperthyreose bei einer Patientin mit Blasenmole beschrieben, in der Folgezeit erschienen mehrfach kasuistische Berichte von zunächst unklaren Hyperthyreosen, die eine enge Assoziation mit Trophoblastentumoren wie Chorionkarzinom, Blasenmole oder nicht seminomatösen Keimzelltumoren des Hodens aufzeigten [7, 10, 11, 14, 23, 27, 29]. Bekannt ist auch seit längerem die inverse Korrelation von HCG und dem TSH-Serumspiegel im Verlauf einer Schwangerschaft [4, 12]. In der Frühschwangerschaft [8–14. SSW] unterliegt die Schilddrüse vorwiegend der plazentaren Kontrolle durch HCG bei gleichzeitigem Rückgang der hypophysären Stimulation, wobei bei einer normal verlaufenden Schwangerschaft diese Schwankungen im Normbereich bleiben [4, 12]. Der genaue biochemische Mechanismus der thyreotropen Stimulation durch HCG ist noch unklar.

Wir berichten im folgenden über einen Krankheitsverlauf einer 51jährigen Patientin mit zunächst auch unklarer Hyperthyreose.

Patientencharakteristik – Diagnostischer Weg – Untersuchungsbefunde

Es handelte sich um eine 51jährige, aus der Ukraine stammende Patientin. Bekannt war bisher lediglich ein arterieller Hypertonus, der mit einem ACE-Hemmer eingestellt war. Eine kardiale oder schilddrüsenspezifische Erkrankung war bisher nicht bekannt. Die stationäre Aufnahme in die Interne Klinik erfolgte wegen zunehmender Dyspnoe, Beinödemen und den klinischen Zeichen einer kardialen Dekompensation. Zusätzlich berichtete die Patientin beiläufig noch von Mensesunregelmäßigkeiten.

Es zeigte sich im Ruhe-EKG eine Sinustachykardie, Hf 130/min., ohne pathologische Erregungsbildungsstörungen, echokardiographisch ein normal großer linker

Ventrikel mit global und regional regelrechter Kontraktilität bei unauffälliger Klappenmorphologie. Radiologisch fanden sich beidseitige Pleuraergüsse und Zeichen der zentral pulmonal-venösen Stauung. An pathologischen Laborwerten wurden bestimmt: eine hypochrome, mikrozytäre Anämie (Hb 10,5 g/dl, MCH 26,2 pg). Laborchemisch ergab sich nun auch der Nachweis einer manifesten Hyperthyreose: TT_3 5,1 nmol/l (0,72–2,2 nmol/l), TT_4 > 308 nmol/l (58–170 nmol/l), T-uptake 0,9 rel. Bdg. (0,66–1,2), TSH-basal 0,01 mU/l (0,25–4,0 mU/l). Im Schilddrüsenszintigramm fand sich ein normal großes, orthotop gelegenes Organ ohne nachweisbare regionale Autonomien, TcTU 6,7 %. Sonographisch betrug das Schilddrüsengesamtvolumen 15 ml mit regelrechter Echogenität beider Schilddrüsenlappen ohne intrathyreoidale Knotenbildungen. Die ergänzend bestimmten Schilddrüsenantikörper lagen im Normbereich (TPO, TAK, TRAK). Zur weiteren Abkärung der unklaren Anämie erfolgte auch eine Sonographie des Abdomens, hier ergab sich der Nachweis eines soliden Unterbauchtumors ohne Aszites. Wegen der Hyperthyreose erfolgte die weitere Abklärung durch eine Kernspintomographie des Abdomens, korrespondierend fand sich hier eine tumoröse Vergrößerung von Corpus-Fundus uteri, die morphologisch differentialdiagnostischen Überlegungen umfassten ein Leimyom, Leiomyosarkom oder Endometriumkarzinom. In den ergänzend bestimmten Tumormarkern fand sich nun eine massive Erhöhung von HCG im Serum mit 1.168.000 U/ml, CA-125 im Serum war mit 332 U/ml nur mäßig erhöht.

Zu diesem Zeitpunkt des klinischen Verlaufs ergaben sich nun folgende differentialdiagnostische Überlegungen:

Klinisch imponierte zunächst das Bild einer Globalherzinsuffizienz bei florider, unklarer Hyperthyreose, diese möglichweise Folge einer disseminierten Autonomie. Zusätzlich lag ein Unterbauchtumor mit HCG-Exzeß vor, möglicherweise bei bestehendem Chorionkarzinom oder Blasenmole. Oder gab es doch einen Zusammenhang zwischen beiden Erkrankungen, handelte es sich um eine seltene Form der Hyperthyreose durch HCG-Exzeß?

Verlauf – Therapie – Diagnose

Die Patientin konnte rasch kardial rekompensiert werden. Wegen der klinischen Symtomatik erfolgte präoperativ eine Thyreostase mit 40 mg Carbimazol/d bei niedrig dosierter Betablockergabe (3 x 20 mg Propranolol). Es erfolgte laparatomisch die Hysterektomie, histologisch ergab sich nun der Nachweis einer kompletten Blasenmole. Postoperativ zeigte sich nun innerhalb von 12 Tagen ein rascher, simultaner Abfall der Schilddrüsenhormonwerte und des HCG-Spiegels im Serum mit rascher klinischer Besserung, nach 14 Tagen erreichten die Schilddrüsen- und HCG-Werte den Normbereich (Abb. 1).

Aufgrund des klinischen Verlaufes mit der engen Assoziation der Hyperthyreose im Zusammenhang mit der Behandlung der Grunderkrankung konnte nun abschließend die Diagnose einer seltenen Form einer Hyperthyreose gestellt werden: Hyperthyreose durch HCG-Exzeß bei Blasenmole.

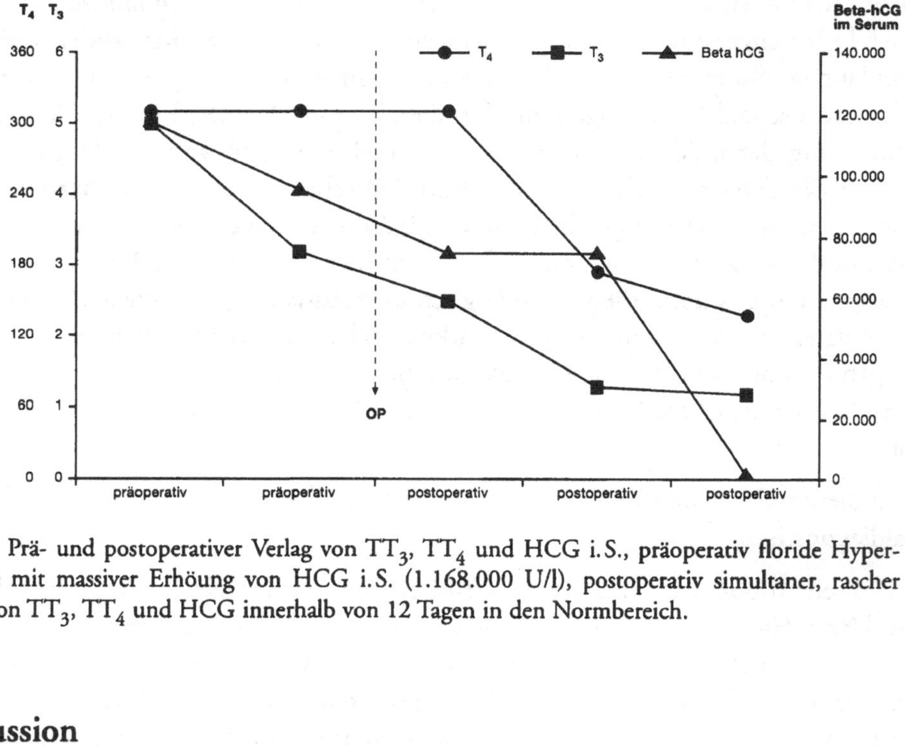

Abb. 1 Prä- und postoperativer Verlag von TT_3, TT_4 und HCG i.S., präoperativ floride Hyperthyreose mit massiver Erhöung von HCG i.S. (1.168.000 U/l), postoperativ simultaner, rascher Abfall von TT_3, TT_4 und HCG innerhalb von 12 Tagen in den Normbereich.

Diskussion

In dem vorliegenden Fall handelte es sich um eine seltene Form einer Hyperthyreose durch HCG-Exzeß bei Blasenmole. Die Diagnose der Hyperthyreose wird durch die übliche Konstellation eines supprimierten TSH-Basalwertes und erhöhte periphere Schilddrüsenhormonwerte gestellt. Differentialdiagnostisch sollte vor allem an diese seltene Form der Hyperthyreose gedacht werden, wenn die morphologische bildgebende Schilddrüsendiagnostik (Schilddrüsenszintigraphie, Schilddrüsensonographie) keine richtungsweisende Befunde für die Ursache einer Hyperthyreose ergeben und auch die Schilddrüsenantikörper (TSH-R-Ak, TPO-Ak) negativ ausfallen. Da Patientinnen mit Trophoblastentumore erhöhte TBG-Spiegel aufweisen, sollte in jedem Falle auch die Bestimmung der freien Schilddrüsenhormone erfolgen. In dem dargestellten Fall kam differentialdiagnostisch auch die Möglichkeit einer disseminierten Autonomie in Frage, entscheidend für die Diagnose einer HCG-induzierten Hyperthyreose ist aber die enge Assoziation der Hyperthyreose mit dem Verlauf der Grunderkrankung und die rasche Remission mit Einleitung einer kausalen Therapie. Das klinische Bild der Hyperthyreose wird meist durch die Grunderkankung geprägt, so daß je nach klinischer Symptomatik vor Einleitung der spezifischen Therapie (Operation, Chemotherapie) nicht zwingend eine thyreostatische Therapie erforderlich ist.

Die enge Assoziation zwischen der Hyperthyreose mit Trophoblastentumoren führten zu der Annahme einer thyreotropen Aktivität von HCG und grenzt diese Hyperthyreoseform klar von anderen Ursachen einer Hyperthyreose wie der funktionellen Schilddrüsenautonomie oder der Immunhyperthyreose ab. 1955 berichtete Tisne [33] erstmalig vom Vorkommen einer Hyperthyreose bei einer Patientin mit Blasenmole. In der Folgezeit werden mehrfach Hyperthyreosen im Zusammenhang mit Blasenmolen, Chorionkarzinomen und nicht seminomatösen Hoden-Tumoren beschrieben [7, 10, 11, 14, 23, 27, 29]. Diese klinischen Beobachtungen führten zu der Annahme einer Interaktion von HCG mit dem TSH-Rezeptor. HCG gehört wie LH, FSH und TSH zu der Gruppe der Glykoproteinhormone, die aus zwei nichtkovalent gebundenen Untereinheiten, einer alpha- und einer beta-Untereinheit bestehen. HCG wird unter physiologischen Bedingungen von den Trophoblastenzellen der Plazenta gebildet, unter pathologischen Bedingungen wird HCG nahezu von allen Blasenmolen, Chorionkarzinomen und nichtseminimatösen Hodenkarzinomen freigesetzt und gilt hier als sensitiver Tumormarker. Die Rezeptoren der Glykoproteinhormone weisen wie die Glykoproteine selbst große strukturelle Homologien auf und gehören zur Untergruppe der G-Protein gekoppelten Rezeptoren.

Unklar ist jedoch weiterhin der genaue biochemische Mechanismus der thyreotropen Aktivität durch das Tumor exprimierte HCG. Aus In-vivo-Untersuchungen ist bekannt [1, 2], daß gereinigtes HCG eine schilddrüsenstimulierende Aktivität im McKenzie-Maus-Bioassay besitzt. Obwohl diese In-vivo-Daten zeigen, daß HCG eine thyreotrope Aktivität besitzt, konnte dieser Effekt am Menschen bisher nicht nachgewiesen werden. Durch Injektion hoher Dosen von ungereinigtem HCG beim Menschen konnte lediglich ein Freisetzung von markiertem Iod, nicht jedoch ein Anstieg der Schilddrüsenhormonkonzentration nachgewiesen werden [31].

In In-vitro-Assays mit einer Rattenschilddrüsenzellinie FRTL-5 zeigte sich durch HCG eine Stimulation der Adenylatzyklase, der Iodaufnahme und des Zellwachstums, allerdings an Schilddrüsenzellen des Menschen konnte dieser stimulierende Effekt nicht gezeigt werden [9, 13, 17]. Diese Beobachtungen führten zu der Annahme, daß die thyreotrope Aktivität von HCG bei Patienten mit Trophoblastentumore durch andere Faktoren hervorgerufen werden muß, so daß nicht HCG selbst, sondern ein eng mit HCG assoziierter Faktor für die thyreoidale Stimulation verantwortlich zu sein scheint. Tomer [34] konnte an einer mit dem menschlichen TSH-Rezeptor transfizierten CHO-Zellinie einen schilddrüsenstimulierenden Effekt von HCG zeigen. In weiteren In-vitro-Studien an einem rekombinanten TSH-Rezeptor (CHO-TSH-R) konnte eine verstärkte cAMP-Stimulation von bestimmten HCG-Varianten gezeigt werden [25, 28]. Es scheinen bestimmte Varianten von HCG für die thyreotrope Aktivität verantwortlich zu sein. Diese vorwiegend durch den Tumor exprimierte HCG-Varianten weisen einen höheren Kohlenhydratanteil auf und unterscheiden sich dadurch von normalen Schwangeren-HCG [17, 18, 25, 26, 28, 31]. Diese sauren HCG-Varianten [18, 28] „superglykosierte Formen“ können auf Grund ihrer unterschiedlichen pI-Werte in der isoelektrischen Fokussierung getrennt werden [25, 26]. Die Arbeitsgruppe von K. Mann [25] konnte bei Patienten mit Trophoblastentumoren zeigen, daß diese sauren HCG-Varianten in vitro zu einer Stimulation der T_3-Freisetzung aus menschlichen Schilddrüsen führen, während normales Schwangeren-HCG keine stimulierende Aktivität aufwies. Daraus kann man schließen, daß die schilddrüsenstimulierende Wirkung und Aktivität von den tumorspezifischen sauren, isoelektrischen Varianten mit hohem Kohlenhydratanteil ausgeht. Diese Varianten machen bei Patienten mit Trophoblastentumoren ca. 10–30 % des Gesamt-HCG aus [19, 25, 26], während in Schwangeren-Seren der Anteil bei 1–3 % liegt. Es scheint damit nicht die Quantität von HCG, sondern vielmehr die Qualität der HCG-Varianten (mit hohem Kohlenhydratanteil) für die thyreotrope Wirkung bei Patienten mit Trophoblastentumoren verantwortlich zu sein. In unserem Patientenserum zeigte sich auch am funktionellen Bioassay (CHO-TSH-R, Hormonlabor Universität Essen, K. Mann, R. Hörmann, S. Pörtl, s. Abb. 2) präoperativ zunächst eine signifikante Stimulation, nach der Operation dann ein Rückgang der TSH-Rezeptor-stimulierenden Aktivität.

Neben diesen sauren HCG-Varianten mit thyreotroper Aktivität können in unreinen HCG-Präparationen auch alkalische Varianten nachgewiesen werden, diese Varianten wirken am TSH- Rezeptor kompetitiv antagonistisch [17, 18]. Die Existenz von verschiedenen HCG-Varianten mit stimulierender und inhibierender TSH-Rezeptoraktivität geben damit auch interessante Einblicke in die komplexe Interaktion mit der thyreoidalen Regulation.

Zusammenfassung

Faßt man diese Befunde zusammen, so stützt sich die Diagnose einer HCG-assoziierten Hyperthyreose zum einen auf den üblichen laborchemischen Nachweis einer manifesten Hyperthyreose, die HCG-Werte sind üblich größer als

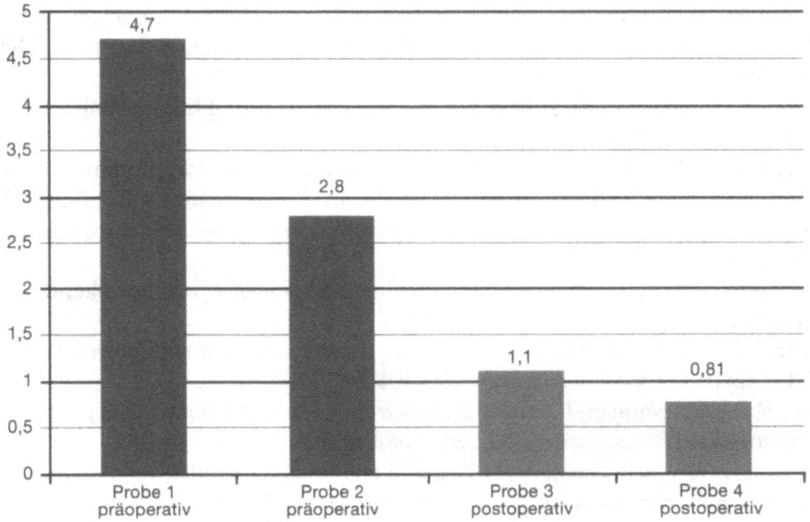

Abb. 2 Vergleich der schilddrüsenstimulierenden Aktivität des Patientenserums im funktionellen Bioassay (CHO-TSH-R) prä- und postoperativ. Zunächst signifikante Stimulation mit 4,7 und 2,8 über den Basalwert (Probe 1, 2 präoperativ), dann postoperativ Rückgang der TSH-Rezeptor-stimulierenden Aktivität, 1,1, 0,81 (Probe 3, 4 postoperativ), Referenzbereich: < 1,96.

50.000 U/l, die morphologisch-funktionelle Schilddrüsendiagnostik ergibt keinen richtungsweisenden Hinweis für das Vorliegen einer Autonomie oder Immunhyperthyreose. Für die mit Trophoblastentumoren assoziierte Hyperthyreose sind pathogenetisch am ehesten vom Tumor freigesetzte Varianten (superglykolisierte Formen mit hohem Kohlenhydratanteil) des humanen Choriongonadotropins verantwortlich. Entscheidend für das Krankheitsbild ist die enge Assoziation der Hyperthyreose mit der Grunderkrankung, wie auch der dargestellte Fall zeigte.

Abschließend sei der Arbeitsgruppe von Herrn Prof. Mann, Prof. Hörman, Dr. S. Pörtl, Universität Essen, ganz herzlich für die Bestimmung der Serumproben am rekombinanten TSH-Rezeptor und die Zusammenarbeit gedankt.

Literatur

[1] Amir, S., K. Endo, R. Osathanondh et al.: Divergent responses by human and mouse thyroids to human chorionic gonadotropin in vitro. Mol.Cell. Endocrinol. 39 (1985) 31–37.

[2] Amir, S., R.C. Sullivan, S.H. Ingbar: In vitro responses to crude and purified hCG in human thyroid membranes. J. Clin. Endocrinol. Metab. 51 (1980) 51–58.

[3] Bahl, O.: Human chorionic gonadotropin.II. Nature of the carbohydrate units. J. Biol. Chem. 244 (1969) 575–583.

[4] Ballabio, M., M. Poshychinda, R.P. Ekins: Pregnancy-induced changes in thyroid function: role of human chorionic gonadotropin as putative regulator of maternal thyroid. J. Clin. Endocrinol. Metab.73 (1991) 824–831.
[5] Berger, P., S. Madersbacher, K. Mann et al.: Does tumor-derived hCG stimulate thyroid? (letter). Lancet 338 (1991) 454.
[6] Carayon, P., G. Lefort, B.C. Nisula: Interaction of human chorionic gonadotropin and human luteinizing hormone with human thyroid membranes. Endocrinology 106 (1980) 1907–1916.
[7] Cohen, J., R.D. Utiger: Metastatic choriocarcinoma associated with hyperthyroidism. J. Clin. Endocrinol. 119 (1970) 365–376.
[8] Combarnous, Y.: Molecular basis of the specifity of binding of glycoprotein hormones to their receptors. Endocr. Rev.13 (1992) 670–691.
[9] Davies, T.F., M. Platzer: hCG-induced TSH receptor activation and growth acceleration in FRTL-5 thyroid cells. Endocrinology. 128 (1986) 2149–2151.
[10] Desai, R.K., R.J. Norman, I. Jialal et al.: Spectrum of thyroid function abnormalities in gestational trophoblastic neoplasia. Clin. Endocrinol. Oxf. 29 (1988) 583–592.
[11] Giralt, S., F. Dexeus, R. Amato et al.: Hyperthyroidism in men with germ cell tumors and high levels of beta-human chorionic gonadotropin. Cancer 69 (1992) 1286–1290.
[12] Glinoer, D.: Maternal thyroid function in pregnancy. J. Clin. Endocrinol. Invest. 16 (1993) 374–378.
[13] Hershman, J.M., H.Y. Lee, M. Sugawara et al.: Human chorionic gonadotropin stimulates iodide uptake, adenylate cyclase and deoxyribonucleic acid synthesis in cultered rat thyroid cells. J. Clin. Endocrinol. Metab. 67 (1988) 74–79.
[14] Hershman, J.M., H.P. Higgins: Hydatiform mole: a cause of clinical hyperthyroidism. N. Engl. J. Med. 284 (1971) 573–577.
[15] Hersman, J.M.: Trophoblastic tumors. In: L.E. Braverman, R.D. Utiger (Hrsg.): Werner's and Ingar's The Thyroid, S. 705–709. Lippincott, Philadelphia 1992.
[16] Hoermann, R., S.M. Amir, S.H. Ingbar: Evidence that partially desiaylated variants of human chorionic gonadotropin (hCG) are the factors in crude hCG that inhibit the response to thyrotropin in human thyroid membranes. Endocrinology 123 (1988) 1535–1543.
[17] Hoermann, R., H.T. Keutmann, S.M. Amir: Carbohydrate modifications transform human chorionic gonadotropin into a potent stimulator of adenosine 3',5'-monophosphate and growth responses in FRTL-5 thyroid cells. Endocrinology 128 (1991) 1129–1135.
[18] Hoermann, R., P.M. Schumm-Draeger, K. Mann et al.: Asialoagalacto-human chorionic gonadotropin, a carbohydrate-modified variant of human chorionic gonadotropin, antagonizes the stimulatory actions of bovine thyroid-stimulating hormone on thyroid function and HLA-DR expression in human thyroid in vitro and in vivo. J. Clin. Invest. 88 (1991) 1947–1954.
[19] Hoermann, R., M. Ott, B. Saller et al.: Relationship between human chorionic gonadotropin and thyroid function in normal pregnancy. In: Beckers C., D. Reinwein (eds.) The Thyroid and Pregnancy, S. 65–71. Schattauer, Stuttgart-New York 1991.
[20] Kenimer, J.G., J.M. Hershman, H.P. Hinggins: The thyrotropin in hydatiform moles is human chorionic gonadotropin. J. Clin. Endocrinol. Metab. 40 (197) 482–491.
[21] Kennedy, R.L., J. Darne, R. Davis et al.: Thyrotoxicosis and hyperemesis gravidarum associated with a serum activity which stimulates human thyroid cells in vitro. Clin. Endocrinol. (Oxf.) 36 (1992) 83–89.
[22] Kim, J.M., K. Arakawa, V. McCann: Severe hyperthyroidism associated with hydatiform mole. Anesthesiology 44 (1976) 445–448.
[23] Lemon, M., B.R. Bevan, T.C. Li et al.: Thyroid function in trophoblastic disease. Brit. J. Obstet. Gynaecol. 94 (1987) 1084–1088.

[24] Mann, K., R. Hoermann: Thyroid stimulation by placental factors. Journal of Endocrinological Investigation 16 (1993) 378–384.
[25] Mann, K., N. Schneider, R. Hoermann: Thyrotropic activity of acide isoelectric variants of human chorionic gonadotropin from trophoblastic tumors. Endocrinology 118 (1986) 1558–1566.
[26] Mann, K., B. Saller, R. Hoermann: Clinical use of hCG and hCGβ determinations. Scand. J.Clin.Lab.Invest. 53 Suppl.216 (1993) 97–104.
[27] Norman, R.J., R.W. Green-Thompson, I. Jialal et al.: Hyperthyroidism in gestational trophoblastic neoplasia. Clin. Endocrinol. (Oxf.) 15 (1981) 395–401.
[28] Poertl, S., I. Liss, K. Mann, R. Hoermann: Crude urinary human chorionic gonadotropin contains variant forms of HCG with low sialic acid content that exhibit an increased thyrotropic activity in CHO cells expressing the human TSH receptor. Exp. Clin. Endocrinol. 103 (1995) 168–174.
[29] Rajatanavin, R., L. Chailurkit, S. Srisupandit et al.: Trophoblastic hyperthyroidism: clinical and biochemical features of five cases. Am. J. Med. 85 (1988) 237–241.
[30] Saller, B., R. Clara, G. Spöttl et al.: Testicular cancer secretes intact human choriogonadotropin (hCG) and its free β-subunit: evidence that hCG (+hCG-β) assays are the most reliable in diagnosis and follow-up. Clin.Chem. 36 (1990) 234–239.
[31] Sowers, J.R., J.M. Hershman, H.E. Carlson et al.: Effect of human chorionic gonadotropin on thyroid function in euthyroid men. J. Clin. Endocrinol. Metab. 47 (1978) 898–901.
[32] Stoffer, R.P., I.A. Koenecke, V.E. Chesky et al.: The thyroid in pregnancy. Amer. J. Obstet. Gynecol. 74 (1957) 300–308.
[33] Tisne, L., J. Barzelatto, C. Stevenson: Estudio de function tiroidea durante e estado gravido-puerperal con el yodo radioactivo. Bol.Soc. Chilena de Obstet. y Ginec. 20 (1955) 246.
[34] Tomer,Y., G.K. Huber, T.F. Davies: Human chorionic gonadotropin (hCG) interacts directly with recombinant human TSH receptors. J. Clin. Endocrinol. Metab. 74 (1992) 1477–1479.
[35] Vassart, G., J.E. Dumont: The thyrotropin receptor and the regulation of thyrocyte function and growth. Endocr. Rev. 13 (1992) 596–611.
[36] Yazaki, K., C. Yazaki, K. Wakabayashi et al.: Isoelectric heterogenity of human chorionic gonadotropin: presence of choriocarcinoma specific components. Am. J. Obstet. Gynecol. 138 (1980) 189–194.

Diskussion

Müller:
Vielen Dank, Herr Mödl für diese schöne Kasuistik einer HCG-induzierten Hyperthyreose außerhalb der Schwangerschaft.

Grußendorf:
Warum ist die Schilddrüse echonormal und nicht echoarm?

Mödl:
Es war hier eine echonormale Schilddrüse sonographisch vorliegend, eventuell hat es damit zu tun, daß die Schilddrüse exogen durch HCG stimuliert wird.

Grußendorf:
In diesem Fall war sie echonormal, aber eigentlich würde wir ja eine echoarme erwarten, ist das richtig?

Mödl:
Das ist richtig.

Mann:
Hohe HCG-Spiegel und HCG-Variantformen stimulieren die Schilddrüse über den TSH-Rezeptor, und dies führt zur Hyperthyreose bei Trophoblastentumoren (Blasenmole, Chorionkarzinom, Hodentumoren). Ein vergleichbarer Mechanismus ist bei der Schwangerschaftshyperthyreose im 1. Trimenon (ausgeschlossen Morbus Basedow bzw. Autonomie) belegt.

Müller:
Aber Herr Mann, Sie können doch aus der Praxis plaudern. Sie haben doch soviele HCG-induzierte Hyperthyreosen gesehen, wie ist denn nun da das Echomuster?

Mann:
Die sind häufiger echoarm, das ist schon richtig, warum das hier nicht der Fall war, hat vielleicht auch mit der Dauer der Stimulation zu tun. Die andere Frage ist natürlich, wie das funktioniert. Wir haben Daten zum Vergleich am rekombinanten LH-Rezeptor in der Tat, so daß einfach die Affinität Stimulation an dem TSH-Rezeptor enorm hoch ist. Diese HCG-Varianten nicht nur sauere, sondern auch alkalische Varianten sind ein ganzes Muster, die haben eben eine hohe biologische Aktivität.

Mödl:
Aber Sie konnten auch gut zeigen, daß nicht die Quantität von HCG, sonder die Qualität der HCG-Varianten für die thyreotrope Stimulation verantwortlich ist, vielleicht hat dies sogar einen Einfluß auf die Echogenität der Schilddrüse.

Mann:
Beides bei sehr hohem HCG-Spiegel, aber auch die speziellen Formen und vielleicht noch ein Kommentar: im ersten Trimenon finden wir nicht selten niedrige TSH-Spiegel, und wir konnten auch da zeigen, daß ein gewisser Anteil diese speziellen Varianten hat, und auch dort finden wir sozusagen in einer subklinischen Form eine Stimulation an TSH-Rezeptoren. Und im zweiten und dritten Trimenon normalisiert sich das TSH wieder, und dann fallen auch diese vielen Varianten weg. Insofern gibt es diese subklinische Form auch in der normalen Schwangerschaft, insbesondere bei solchen mit Hyperemesis gravidarum.

Kallee:
Kann es sein, daß Blasenmolen außer HCG auch noch paraneoplastisches TSH produzieren? Von Bronchialkarzinomen weiß man ja, daß sie oft mehrere Protehormone paraneoplastisch produzieren können.

Mödl:
Es ist mir diesbezüglich nichts bekannt, sondern wie man aus diesen In-vitro-Studien weiß, sind es eher die Varianten von HCG, diese superglykolisierten kohlehydratreichen Anteile, die speziell bei Trophoblastentumoren dann in bis zu 30% sezeniert werden. Paraneoplastisches TSH ist mir nicht geläufig in diesem Zusammenhang.

Müller:
Herr Mann, können Sie da etwas dazu sagen?

Mann:
Das waren die Vorstellungen, die man früher hatte, daß es in der Tat TSH-ähnliche Varianten gäbe! Das ist nicht der Fall, sondern das ist inzwischen geklärt. Das hat mit dem TSH nichts zu tun, sondern mit diesen HCG-Varianten.

Müller:
Dankeschön für diese Klarstellung.

Symptome einer Hyperthyreose bei normalem TSH

S. Dunkelmann, F. Rudolph, A. Prillwitz, B. Reincke, C. Kittner, P. Groth, C. Schümichen

Eine inadäquate TSH-Produktion kann nach der Klassifikation von Weintraub und Gershengorn [5] verschiedene Ursachen haben, wobei diese Auflistung aus dem Jahre 1981 auch theoretische Möglichkeiten enthält, die sich in der Praxis bisher nicht bestätigt haben. Eine neoplastische TSH-Sekretion durch Hypophysentumore stellt eine ausgeprägte Rarität dar, die durch eine entsprechende Bildgebung ausgeschlossen werden muß. Bei der nicht-neoplastischen TSH-Produktion konnte bisher nur die Organresistenz gegenüber Schilddrüsenhormon gesichert werden, die auf eine Mutation im Chromosom 3 zurückgeführt wird und die sich durch Fehlen des β-Rezeptors äußert. Die heterozygoten Patienten mit generalisierter Resistenz weisen eine latent hypothyreote Stoffwechsellage auf, die homozygoten Formen sind dagegen manifest hypothyreot von Geburt an. Die isolierte Resistenz der Hypophyse gegenüber Schilddrüsenhormon (Typ II, A2) führt zu einer Sollwertverstellung des hypophysären Regelkreises. Die betroffenen Patienten sind klinisch latent bis manifest hyperthyreot [3]. Ob hierbei ein spezieller Gendefekt zugrundeliegt, ist bisher nur in Einzelfällen [3, 4] bewiesen.

Grundsätzlich kann die Diagnosesicherung einer Organresistenz gegenüber Schilddrüsenhormon anhand der Genanalyse Schwierigkeiten bereiten, da noch immer neue Mutanten entdeckt werden [1, 3, 4] und diese durch eine Routineuntersuchung üblicherweise nicht abgedeckt werden.

Ist sowohl eine neoplastische hypophysäre TSH-Mehrproduktion als auch eine Organresistenz gegenüber Schilddrüsenhormon durch Bildgebung und Genanalyse ausgeschlossen, so muß sich bei inadäquater TSH-Sekretion und Hyperthyreosesymptomatik die Diagnosesicherung allein auf die Klinik stützen. Die Symptomatik der Hyperthyreose ist bei Älteren anders ausgeprägt als bei Jüngeren, indem hier neben dem Gewichtsverlust, kardiale und pulmonale Symptome in Form einer Belastungsdyspnoe und Herzklopfen bei gleichzeitiger schneller Erschöpfbarkeit im Vordergrund stehen.

Wir berichten über zwei Patientinnen, die uns mit der Diagnose einer Hyperthyreose zur Radioiodtherapie überwiesen wurden, bei denen trotz erhöhter Hormonwerte normale TSH-Spiegel gemessen wurden. Bei beiden Patientinnen ging eine langjährige Thyreostase voraus, bei einer von ihnen lag zusätzlich ein Z.n. zweima-

Tabelle 1 Klassifikation der inadäquaten TSH-Sekretion nach Weintraub und Gershengorn [5]

I. Neoplastische TSH-Produktion

II.A. Hypophysen-Tumore
  1. mit Mehrsekretion anderer Hormone
  2. ohne Mehrsekretion anderer Hormone
B. Ektope TSH-Produktion*

II. Nicht-neoplastische TSH-Produktion
A. Organresistenz gegenüber SD-Hormon
  1. generalisierte Resistenz (periphere Gewebe und Hypophyse)
  2. hypophysäre Resistenz (nur Hypophyse)
B. Abnormale Stimulation der TSH-Sekretion*
  1. durch TRH
  2. durch andere Stimulatoren
C. Ungenügende Suppression der TSH-Sekretion*
  1. durch Somatostatin
  2. durch Dopamin
  3. durch andere Suppressoren

* bisher kein Fall beobachtet

liger Strumaresektion vor. Diese Anamnese ist als typisch für die Organresistenz anzusehen, ebenso wie die große Struma (90 ml) bzw. Rezidivstruma (110 ml) infolge der chronischen TSH-Stimulation (Tabelle 2).

Beide Patientinnen im Alter von 67 bzw. 79 Jahren klagten vorrangig über eine Dyspnoe, bei einer Patientin bestand diese bereits in Ruhe und bei beiden unter Belastung. Daneben bestanden Herzrhythmusstörungen und Herzklopfen. Außerdem wurde von beiden ein Globus- bzw. Druckgefühl im Hals, sowie eine innere Unruhe und von einer Patientin auch eine Gewichtsabnahme angegeben.

Bei beiden Patientinnen lag der Ausgangswert von TSH im mittleren Normbereich, der TRH-Test war bei ersterer Patientin deutlich und bei der zweiten Patientin schwach positiv, die Hormonwerte waren bei der jüngeren Patientin mäßig und bei der Älteren deutlich erhöht. Der Tc-Uptake lag bei ersterer Patientin im Normbereich, bei der zweiten Patientin war er massiv erhöht. Eine Mutation im Exon 7, 8, 9 und 10 des Chromosom 3 (Gemeinschaftspraxis Breustedt, Schulte & Partner GbR, Hamburg) wurde ebenso wie ein Hypophysenadenom durch CT bzw. MRT ausgeschlossen.

Beide Patientinnen erhielten eine probatorische Radioiodtherapie mit einer Herddosis von 100 bzw. 200 Gy unter der klinischen Diagnose einer Hyperthyreose und zur gleichzeitigen Verkleinerung der großen Strumen. Mit der 1. Radioiodtherapie konnte eine Schilddrüsenvolumenabnahme um 48 bzw. 68 % erzielt werden. TSH

Tabelle 2 Befunde/Anamnese vor Radioiodtherapie

Alter	67	79
langjährige Thyreostase	+	+
Strumaresektion		+(2 x)
Schilddrüsenvolumen (ml)	90	110
TSH basal (µE/ml)	1,4	1,5
stimuliert	6,3	2,05
fT_3 (pmol/l)	8,5	15,2
fT_4 (pmol/l)	30,7	50
TcTU (%)	1,7	12,2
Mutation im Exon 7, 8, 9, 10 im Chromosom 3	negativ	negativ
Hypophysenadenom (cCT, MRT)	negativ	negativ

Tabelle 3 Radioiodtherapie – Verlauf

Alter	67	79
1. Radioiodtherapie		
Herddosis (Gy)	100	200
Schilddrüsenvolumenabnahme um %	48	68
Restvolumen (ml)	47	35
TSH (µE/ml)	4,3	1,3
fT_3 (pmol/l)	4,2	9,1
fT_4 (pmol/l)	13,1	54,2
Schilddrüsen-AK (TPO, TRAK)	negativ	negativ
L-Thyroxin 200 µg/d 14 Tage, TcTU (%)	0,16	
Beschwerden	gebessert	unverändert
2. Radioiodtherapie		
Herddosis (Gy)		200
Schilddrüsenvolumenabnahme um %		48
Restvolumen (ml)		17
TSH basal (µE/ml)		4,7
stimuliert		9,4
fT_3 (pmol/l)		5,2
fT_4 (pmol/l)		19,4
Beschwerden		mäßige Belastungsdyspnoe, auf Fenoterol-Dosieraerosol gebessert

lag danach immer noch im Normbereich, die Hormonwerte normalisierten sich bei ersterer Patientin und waren bei der zweiten Patientin gegenüber dem Ausgangswert nochmals erhöht. Schilddrüsen-Antikörper traten auch nach der Radioiodtherapie nicht auf. Bei der Patientin mit Befundnormalisierung wurde ein Suppressionstest durchgeführt, der einen sehr niedrigen Tc-Uptake von 0,16% erbrachte, obwohl TSH nicht supprimiert war. Der klinische Zustand dieser Patientin war deutlich gebessert, während bei der zweiten Patientin die Beschwerden unverändert bestanden, weshalb eine 2. Radioiodtherapie angeschlossen wurde. Diese zog nochmals eine leichte Volumenabnahme nach sich, das Restvolumen bewegte sich danach im Normbereich. TSH stieg etwas oberhalb des Normbereiches an mit jetzt deutlich positivem TRH-Test, die Hormonwerte normalisierten sich. Klinisch bestand noch eine leichte Belastungsdyspnoe, die sich jedoch nach Inhalation von Feneterol als Dosieraerosol besserte, so daß eine zusätzliche spastische Komponente vermutet werden kann.

Letztendlich bleibt die Diagnose ungeklärt. Vermutet wird jedoch weiterhin eine zentrale Schilddrüsenhormonresistenz, die durch die Genanalyse nicht erkannt wurde. Die unsererseits durchgeführte probatorische Radioiodtherapie konnte in beiden Fällen die Beschwerden bessern, die Struma bzw. Rezidivstruma verkleinern und die Hormonwerte normalisieren, ohne daß TSH bedenklich angestiegen wäre [2].

Literatur

[1] Collingwood, T.N., R. Wagner, C.H. Matthews et al.: A role for helix 3 of the TRbeta ligand-binding domain in coactivator recruitment identified by characterization of a third cluster of mutations in resistance to thyroid hormone. EMBO J. 17,16 (1998) 4760–4770.

[2] Gurnell, M., O. Rajanayagam, I. Barbar et al.: Reversible pituitary enlargement in the syndrome of resistance to thyroid hormone. Thyroid 8 (1998) 679–682.

[3] Menzaghi, C., A. Balsamo, R. Di Paola et al.: Association between an R338L mutation in the thyroid hormone receptor-beta gene and thyrotoxic features in two unrelated kindreds with resistance to thyroid hormone. Thyroid 9 (1999) 1–6.

[4] Safer, J.D., M.G. O'Connor, S.D. Colan et al.: The thyroid hormone receptor-beta gene mutation R383H is associated with isolated central resistance to thyroid hormone. J. Clin. Endocrinol. Metab. 84 (1999) 3099–3109.

[5] Weintraub B.D., M.C. Gershengorn, I.A. Kourides et al.: Inappropriate secretion of thyroid-stimulating hormone. Ann. Intern. Med. 95 (1981) 339–351.

Diskussion

Dunkelmann:
Ergänzend möchte ich an dieser Stelle noch hinzufügen, daß wir auch das Vorliegen von Antikörpern gegen fT_3 und fT_4 ausschließen konnten, ebenso das Vorliegen von Hama-Antikörpern.

Ziegler:
Immer noch keine Diagnose.

Schümichen:
Darf ich das kurz ergänzen: wir haben nur eine genetische Routine-Untersuchung durchgeführt, die eine Organ- oder Schilddrüsenhormonresistenz nicht 100%ig ausschließt, und wir vermuten weiterhin, daß es sich um eine Schilddrüsenhormonresistenz handelt. Die Botschaft ist nun die, daß entgegen der Lehrmeinung bei diesen Patienten eine Radioiodtherapie zu einer Besserung der klinischen Situation geführt hat. Wir haben ja gestern festgestellt, daß man bei solchen Patienten keine Radioiodtherapie durchführen soll, aber hier hat sie zu einer tatsächlichen Besserung geführt, entgegen der Theorie.

Schaaf:
Und zwar, es gibt ja unterschiedlich bioaktives TSH, z. B. kann man es in CHO-Zellen-Essay testen. Haben Sie z. B. dieses Serum im Zellsystem?

Schümichen:
Wenn ich das auch kurz nochmal ergänzen darf: wir haben ja einen positiven TRH-Test gehabt, das war kein Schreibfehler, sondern es war ein positiver TRH-Test, insofern war in der Tat eine TSH-Fehlbestimmung ausgeschlossen. Auch bei dem zweiten Patient, der nur grenzwertig positiv war, konnten wir unter Thyreostase einen richtig positiven TRH-Test beobachten, und die Hormonwerte waren immer noch erhöht.

Mann:
Wie hoch waren die Hormonparameter bei Ihren Patienten? Die Konstellation spricht für eine Hormonresistenz, und daher erscheint mir wichtig, welche Regionen des TR-Gens untersucht worden sind. Welche Analysen wurden gemacht?

Dunkelmann:
Bei der ersten Patientin, der jüngeren, die nur eine Radioiodtherapie bekommen hatte, waren die peripheren Hormonwerte fT_3 knapp 40, fT_4 über 65, also massiv

erhöht. Bei der zweiten Patientin vor der ersten Radioiodtherapie war dies nicht ganz so ausgeprägt, aber nach der ersten Radioiodtherapie waren die Werte gegenüber dem Ausgangswert nochmals erhöht. Die Gen-Analyse haben wir nicht selbst durchgeführt, wir haben dazu das Blut in ein molekular-biologisches Labor verschickt, und dort wurde uns ein Defekt im Chromosom 3 in Exon 7–10 nicht nachgewiesen.

Ziegler:
Dann ist natürlich nachzufragen: ist es ein Labor, das solche Defekte schon einmal nachgewiesen hat? Ich muß das so vorsichtig sagen, das ist wie bei der Zytologie. Es gibt viele, die das machen, und es gibt eine begrenzte Anzahl von denen, die das können. Deswegen ist mein Rat: bei seltenen Sachen nachzufragen an das entsprechende Labor: „lieber Kollege oder Frau Kollegin, haben Sie das schon einmal in Ihrem System gefunden?" Es sichert einen ab, wir haben dieses Problem bei den C-Zell-Karzinomen.

Dunkelmann:
Wir haben das Blut nur in diesen zwei Fällen zu dem entsprechenden Labor geschickt, ich habe nicht nachgefragt, ob sie schon mal sowas gemacht haben.

Ziegler:
Ich würde es empfehlen, denn es gibt einfach Leute, die keine Erfahrung damit haben. Sie kriegen heute nicht die Antwort – leider – „wir haben das zu selten gemacht, bitte wenden Sie sich an ein Labor, das sich damit beschäftigt hat".

Pohlenz:
Ich wollte dazu eine Anmerkung machen, und zwar: es ist trotzdem sehr gut möglich, daß dieser Patient eine Schilddrüsenhormonresistenz hat. Wir haben in Chicago 67 Familien mit dem klinischen Bild der Resistenz untersucht und haben in 6 Familien, die wir auch sauber untersucht haben, mit diesen ganzen Suppressionstests keine Mutation in den Exons 7–10 gefunden, haben dann die Exons 1–6untersucht und haben auch da keine Mutation gefunden, so daß man sagen kann, daß wahrscheinlich 10% aller Fälle mit Schilddrüsenhormonresistenz keine Mutation haben auf den TRβ-Gen. Wo diese Mutation jetzt liegt, weiß man nicht, aber das wird man sicher in der Zukunft finden. In dem Fall müßte man jetzt wahrscheinlich bei diesen beiden Patienten die Exons 1–6 noch sequenzieren, wenn man 7–10 abgeschlossen hat, wobei man sagen muß, daß bei Exons 1–6 bis jetzt nie eine Mutation gefunden wurde, so daß es vollkommen normal ist, wenn man sagt, wenn man in 7–10 keine Mutation findet, dann hat der Patient das nicht. Das machen wir in Mainz in unserem Labor genauso. Also das ist gut möglich, daß diese Erkrankung vorliegt, daß man es einfach da nicht finden kann.

Ziegler:
Herzlichen Dank, Sie haben damit Herrn Köbberlings Frage am Anfang der Diskussion beantwortet.

Multimodale Therapie bei komplexen supraventrikulären Rhythmusstörungen und unifokaler Schilddrüsenautonomie bei einer jungen Frau

B. Stamm, A. Heisel, P. Kann, M. Zeitz

Herzrhythmusstörungen sind bei Stoffwechselstörungen der Schilddrüse ein häufig zu beobachtendes Phänomen. Insbesondere im Rahmen einer Hyperthyreose treten vermehrt Extrasystolen [5] und Vorhofflimmern mit konsekutiver absoluter Arrhythmie [9] auf. Aufgrund der positiven chronotropen und dromotropen Wirkung von Schilddrüsenhormonen liegt die Vermutung nahe, dass auch andere kardiale Rhythmusstörungen bei hyperthyreoten Stoffwechselentgleisungen gehäuft auftreten könnten. So wurde durch eine italienische Arbeitsgruppe kürzlich eine Assoziation zwischen einer suppressiven Thyroxintherapie (TSH < 0,01 µU/ml) und dem Auftreten von AV-nodalen Reentry-Tachykardien beschrieben [2]. Wir möchten im folgenden über eine junge Frau berichten, deren supraventrikuläre Rhythmusstörungen im Rahmen einer Hyperthyreose deutlich progredient waren und ein multimodales therapeutisches Vorgehen implizierten.

Kasuistik

Die 30jährige Patientin litt seit dem 15. Lebensjahr unter paroxysmalen Tachykardien, deren Häufigkeit und Dauer seit dem Beginn des Jahres 1997 stetig zunahmen. In den Jahren zuvor mußten medikamentöse Behandlungsversuche mit einem β-Blocker und Verapamil bei unzureichendem Therapieeffekt und unerwünschten Begleitwirkungen (Hypotonie) abgebrochen werden. Der Hausarzt hatte im Februar 1997 eine Schilddrüsenhormonbestimmung veranlasst [TSH 0,32 µU/ml (Norm 0,2–4,00); fT_3 3,1 pg/ml (Norm 2,0–4,2) und die Patientin zu einem niedergelassenen Kardiologen überwiesen, der der Patientin zunächst Ajmalin und bei Ineffektivität schließlich Amiodaron in einer Dosierung von 200 mg täglich verordnete. Da auch diese Therapie erfolglos blieb und im Rahmen einer LZ-EKG-Registrierung neben der vorbekannten supraventrikulären Tachykardie nun erstmals eine intermittierende absolute Arrhythmie bei Vorhofflimmern auffiel, wurde die Patientin im Juli 1997 zu einer elektrophysiologischen Untersuchung in die kardiologische Ambulanz unseres Klinikums überwiesen. Dort konnte eine AV-nodale Reentry-Tachykardie (bei dualem AV-Knoten) mit Frequenzen um170/min. (Abb. 1) ausgelöst werden. Diese ging spontan in eine absolute Arrhythmie bei Vorhofflimmern über, welche spontan in einen normofrequenten Sinusrhythmus konvertierte. Die empfohlene invasive Therapie (Hochfrequenz-

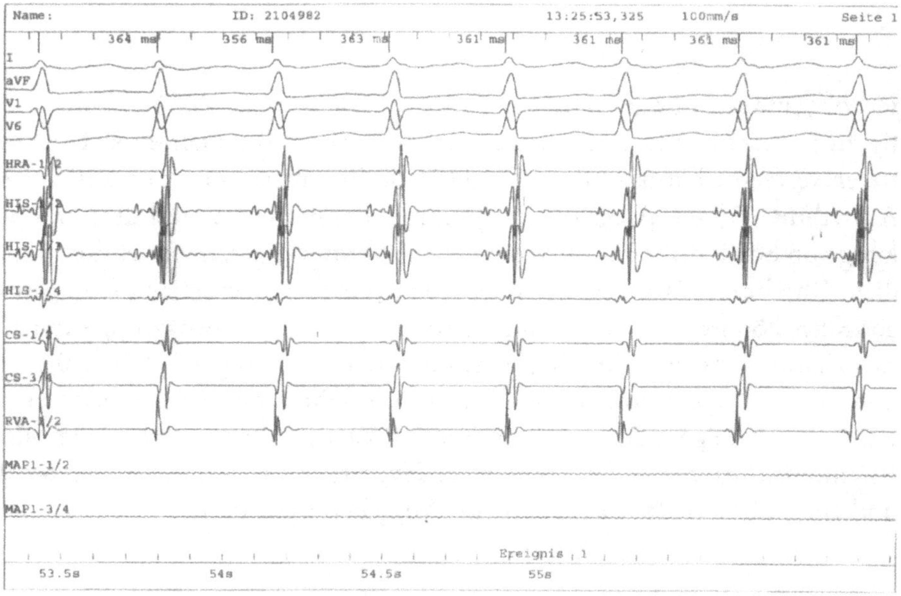

Abb. 1 Intrakardiale EKG-Ableitungen im Rahmen der elektrophysiologischen Untersuchung bei AV-nodaler Reentry-Tachykardie (Periodendauer 356–364 ms; entsprechend einer Frequenz von 167/min) mit langsamer orthograder AV-Überleitung und schneller VA-Überleitung (HRA = Ableitung im hohen rechten Vorhof; HIS = Ableitungen im His'schen Bündel; CS = Ableitungen im Coronarsinus; RVA = Ableitung im rechten Ventrikel).

strommodifikation des langsamen Leitungsweges) wurde abgelehnt, so daß ein neuerlicher medikamentöser Therapieversuch (Flecainid 2 x 100 mg) erfolgte. Da auch dieses Therapieregime wenig wirksam war, entschloß sich die Patientin schließlich zur Durchführung der Katheterablation (Abb. 2), die im April 1998 komplikationslos durchgeführt wurde. In den Tagen des stationären Aufenthaltes bestand anschliessend kontinuierlich ein normofrequenter Sinusrhythmus. Laborchemisch auffällig war nun eine manifeste Hyperthyreose (TSH < 0,02 µU/ml [Norm 0,35–4,50], T_3 2,5 ng/ml [Norm 0,6–1,8]; T_4 13,8 µg/dl [Norm 4,5–11,5]). Die weitere diesbezügliche Diagnostik ergab sonographisch bei sonst

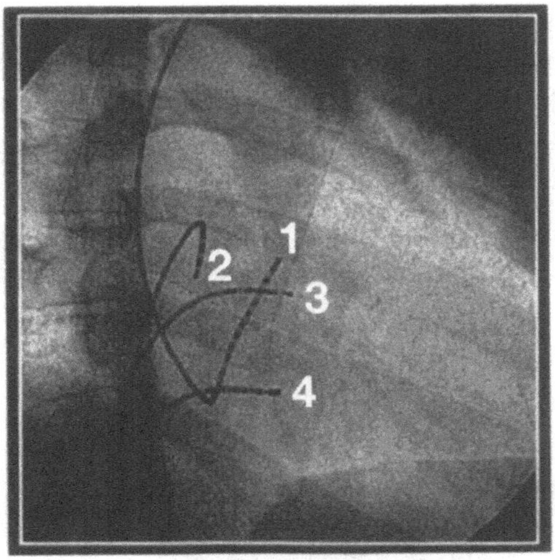

Abb. 2 Katheterposition im Rahmen der Hochfrequenzstrommodifikation.
(1: Katheter im Coronarsinus; 2: Katheter im hohen rechten Vorhof; 3: Katheter im His'schen Bündel; 4: Ablationskatheter im Bereich des langsamen Leitungsweges).

unauffälliger, normal großer Schilddrüse einen 20 x 13 x 18 mm messenden echoarmen Solitärknoten im Isthmus links caudal, der szintigraphisch einem mehrspeichernden Bezirk entsprach (Abb. 3). Die Patientin lehnte zunächst jegliche schilddrüsenspezifischen Therapiemaßnahmen ab, stellte sich jedoch 2 Wochen später,

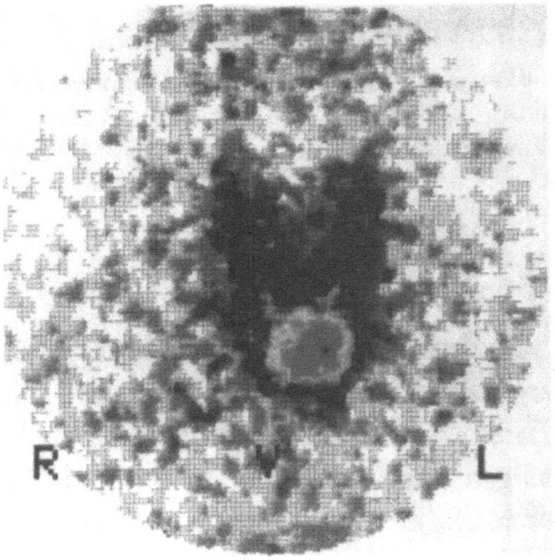

Abb. 3 Schilddrüsenszintigramm. Fokale Mehrspeicherung links kaudal medial im Bereich des palablen, sonographisch echoarmen Knotens.

nachdem am Vortag bei einer über ca. 15 Stunden persistierenden symptomatischen Tachyarrhythmia absoluta eine Kardioversion durchgeführt worden war, zur weiteren Therapieplanung vor. Nach Ablehnung einer Operation und einer Radioiodbehandlung wurde schließlich im Juli 1998 eine lokale Alkoholinstillation (1. Injektion: 0,6 ml 99,9% Äthanol, 2. Injektion nach 3 Tagen: 0,4 ml) in das Adenom (Abb. 4) vorgenommen. Bis auf geringe lokale Schmerzen über 5 Tage traten dabei keine Komplikationen auf. Seit Anfang September 1998 bestand dann eine euthyreote Stoffwechsellage. Symptomatische Herzrhythmusstörungen sind trotz Weglassen jedweder kardial wirksamer Medikation seither nicht mehr aufgetreten.

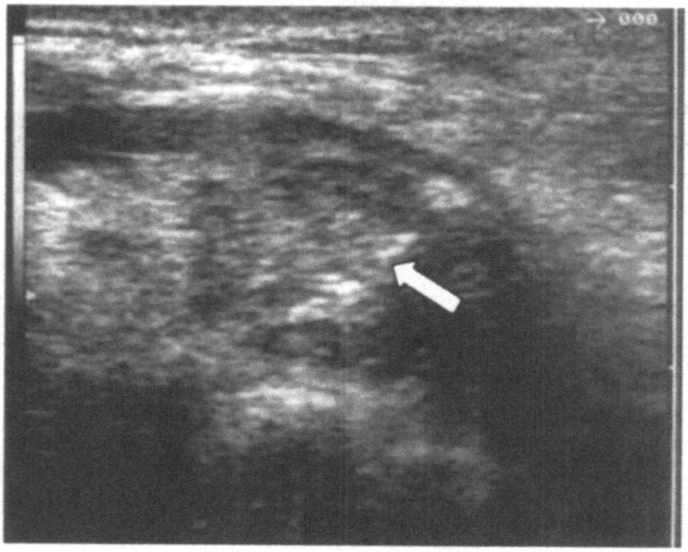

Abb. 4 Sonographische Darstellung des echoarmen Isthmusknotens im Rahmen der Alkoholinstillationstherapie (⇑: Injektionsnadel).

Diskussion

Paroxysmale Tachykardien sind ein von Patienten häufig geschildertes Beschwerdebild und werden von den Betroffenen meist als sehr bedrohlich erlebt [10]. In den letzten Jahren konnten durch die Fortschritte in der elektrophysiologischen Diagnostik die diesen Rhythmusstörungen zugrundeliegenden Pathomechanismen weitgehend identifiziert werden. Als häufigste Ursache paroxysmaler supraventrikulärer Tachykardien gilt heute eine kreisende Erregung im AV-Knoten bei vermutlich kongenitaler Anlage zweier atrioventrikulärer Leitungsbahnen mit unterschiedlicher Leitungsgeschwindigkeit und Erregbarkeit. Neuere epidemiologische

Daten zeigen, daß ca. 20% aller Frauen einen dualen AV-Knoten aufweisen und somit für das Auftreten der sog. AV-nodalen Reentry-Tachykardien prädestiniert sind [6]. Als Auslöser für derartige Tachykardien gelten früh einfallende supraventrikuläre Extrasystolen. Stressituationen (d. h. ein gesteigerter Sympathikotonus) bewirken eine Zunahme der Häufigkeit und der Dauer der tachykarden Episoden. Da auch bei einer hyperthyreoten Stoffwechselentgleisung eine gesteigerte sympathoadrenerge Aktivität bzw. eine erhöhte myokardiale Sensibilität für adrenerge Stimuli zu beobachten ist [1], liegt die Vermutung nahe, daß eine Hyperthyreose als „Stressäquivalent" anzusehen ist und damit auch als potentiell auslösender oder aggravierender Faktor der genannten Rhythmusstörungen anzusehen ist, zumal in verschiedenen Arbeiten gezeigt werden konnte, daß vor allem supraventrikuläre Rhythmusstörungen (Extrasystolie, Vorhofflattern/-flimmern) im Zustand der Hyperthyreose signifikant zunehmen [5, 7, 8]. Durch die Arbeitsgruppe um Biondi konnte 1998 erstmals eine Assoziation zwischen dem Auftreten von AV-nodalen Reentry-Tachykardien und der Zufuhr von Schilddrüsenhormonen unter TSH-suppressivem Therapieansatz aufgezeigt werden [2].

Bei unserer Patientin bestanden bereits seit dem Jugendalter paroxysmale Tachykardien, die im Rahmen der in unserer Klinik durchgeführten elektrophysiologischen Untersuchung als AV-nodale Reentry-Tachykardien bei dual angelegtem AV-Knoten identifiziert werden konnten. Es ist anzunehmen, dass die bestehende Schilddrüsen-Autonomie progredient zu einer gesteigerten Schilddrüsenhormonsynthese und schließlich nach Iodkontamination (durch die kurzfristig durchgeführte Amiodarontherapie) zur Entstehung einer Hyperthyreose geführt hat, welche wiederum eine Potenzierung der bestehenden Rhythmusstörung und das erstmalige Auftreten von Vorhofflimmern mit konsekutiver absoluter Arrhythmie bedingte. Der den paroxysmalen Tachykardien zugrundeliegende Pathomechanismus konnte durch die Ablationstherapie (Hochfrequenzstromablation des langsamen AV-nodalen Leitungsweges) beseitigt werden. Allerdings litt die Patientin bei persistierender Hyperthyreose weiterhin unter Rhythmusstörungen (nun ausschließlich intermittierende Tachyarrhythmia absoluta). Gerade bei jüngeren Patienten läßt sich durch eine Therapie der Hyperthyreose (durch medikamentöse oder ablative Verfahren) in den meisten Fällen auch das Vorhofflimmern beseitigen [4], weswegen in unserem Fall nun zunächst eine rasche Wiederherstellung eines euthyreoten Zustands im Vordergrund stand. Circa 2 Monate nach der Durchführung der lokalen Alkoholinstillation, die nach der aktuellen Datenlage bei mindestens 90% der entsprechend behandelten Patienten mit thyreoidalen Autonomien eine Beseitigung der Hyperthyreose ermöglicht [3], hatte die Patientin keinerlei Rhythmusstörungen mehr.

Fazit

Paroxysmale Tachykardien sind ein häufiges, für die Betroffenen meist belastendes Krankheitsbild. (Latente) Hyperthyreosen sollten als möglicher auslösender oder aggravierender Faktor in Betracht gezogen werden, weswegen unseres Erachtens bei dieser Patientengruppe immer eine Evaluierung der Schilddrüsenfunktionslage erfolgen sollte, besonders dann, wenn eine Behandlung mit Amiodaron in Betracht gezogen wird.

Da für diese Patienten ein Thyreologe oft die erste Anlaufstelle ist, sollte es nicht versäumt werden, auch bei normalem Schilddrüsenbefund das weitere diagnostische Procedere (evtl. elektrophysiologische Untersuchung) zu bahnen.

Literatur

[1] Bilezikian, J., J. Loeb: The influence of hyperthyroidism and hypothyroidism on α and β-adrenergic receptor systems and adrenergic responsiveness. Endocr. Rev. 414 (1983) 378–387.

[2] Biondi, B., S. Fazio, F. Coltorti et al.: Reentrant Atrioventricular Nodal Tachycardia Induced by Levothyroxine. J. Clin. Endocrinol. Metab. 83 (1998) 2643–2645.

[3] Monzani, F., N. Caraccio, O. Goletti et al.: Five-year follow-up of percutaneous ethanol injection for the treatment of hyperfunctioning thyroid nodules: A study of 117 patients. Clin. Endocrinol. 46 (1997) 9–15.

[4] Nakazawa, K., K. Sakurai, N. Hamada et al.: Management of atrial fibrillation in the post-thyrotoxic state. Am. J. Med. 72 (1982) 903–906.

[5] Olshausen, K., S. Bischoff, G. Kahaly et al.: Cardiac Arrhythmias and heart rate in hyperthyreoidism. Am. J. Cardiol. 14 (1989) 930–933.

[6] Orejarena, L., H. Vidailet, F. DeStefano et al.: Paroxysmal supraventricular tachycardia in the general population. J. Am. Coll. Cardiol. 31 (1998) 150–157.

[7] Polikar, R., G. Feld, H. Dittrich et al.: Effect of thyroid replacement therapy on the frequency of benign atrial and ventricular arrhythmias. J. Am. Coll. Cardiol. 148 (1989) 1919–1921.

[8] Sawin, C., A. Geller, P. Wolf et al.: Low serum thyrotropin concentrations as a risk factor for atrial fibrillation in older persons. N. Engl. J. Med. 331 (1994) 1249–1252.

[9] Woeber, K.: Thyrotoxicosis and the heart. N. Engl. J. Med. 327 (1992) 1435–1441.

[10] Wood, K., B. Drew, M. Scheinman: Frequency of disabling symptoms in supraventricular tachycardia. Am. J. Cardiol. 79 (1997) 145.

Diskussion

Müller:
Sie müssen sich einfach die Frage gefallen lassen: war da kein Szintigramm vor der Amiodaron-Therapie? Warum sind Sie bei dieser Herzrhythmusstörung, selbst wenn die Autonomie noch nicht bekannt war, so spät zum Sotalol gekommen?

Stamm:
Ich habe die Patientin zum ersten Mal im April 1998 gesehen, wir haben uns über die Behandlung durch den Kardiologen sehr gewundert. Der klinische Alltag zeigt doch immer wieder, daß Amiodaron heute sehr großzügig eingesetzt wird, und daß es auch in der Notfallsituation nur sehr selten möglich ist, tatsächlich die komplette notwendige und wünschenswerte Schilddrüsendiagnostik durchzuführen.

Müller:
Gut, dann habe ich Ihnen zu einer Klarstellung verholfen.

Bauch:
Bei kardialen Rhythmusstörungen gehört es ja heute zur Routine, an die Schilddrüse zu denken, auch wenn keine Strumaknoten vorliegen. Also ich glaube, darauf verzichten die Kardiologen nicht mehr oder sollten nicht mehr verzichten.

Ziegler:
Vielen Dank für den Kommentar, der natürlich unser selbstverständlichstes Hauptproblem ist: daß die Kollegen, die großzügig mit Amiodaron umgehen, den Gedankensprung zur Schilddrüse halt nicht machen. Vielleicht lernen sie das noch im Laufe der Zeit.

Biokinetik von Levokarnitin bei Morbus Basedow

L.H. Duntas, A. Evangeliou, D.A. Koutras

Einleitung

Die essentielle Aminosäure Karnitin ist ein essentieller Co-Faktor für die Oxidation von Fettsäuren in den Mitochondrien. Der Metabolismus und das Transportsystem von Karnitin sind kompliziert. Karnitin verbindet sich im Zytoplasma mit den Fettsäuren, dort formt es einen Komplex der durch die Wirkung einer Translokase in die Mitochondrien transferiert wird. In den Mitochondrien entsteht durch die Verbindung mit Coenzym-A (CoA) freies Karnitin und fettiges Acyl-CoA. Im Anschluß entsteht, vermittelt durch die Wirkung einer Acyltransferase, Acetyl-Karnitin und Acetyl-CoA. Unter Streß wird die mitochondriale β-Oxidation von Fett reduziert, was in einem Anstieg von toxischen Lang-Ketten-Estern, wie Acyl-Karnitin und Acyl-CoA resultiert. Das Lang-Ketten Acyl-Karnitin ist ein starker Inhibitor der Natrium-Kalium-ATPase, dadurch wird eine Depolarisierung des Aktions- und Zellmembranpotentials in Ruhe hervorgerufen. Dieser Vorgang führt zu intrazellulärer Schwellung, elektrischer Instabilität und eventuell zum Zelltod. In den fünfziger Jahren wurde eine periphere antagonistische Wirkung von Karnitin zu den Schilddrüsenhormonen beschrieben [1]. Kürzlich haben Benvenga et al. in einer Studie diese peripheren Eigenschaften von Karnitin bestätigt, sie konnten jedoch keine Wirkung auf die hypophysären thyreotropen Zellen nachweisen [2]. Das Ziel dieser Untersuchung ist es, die Wirkung und den Metabolismus von Karnitin bei Basedow-Hyperthyreose zu studieren.

Methode

Wir haben eine prospektive, randomisierte, Placebo-kontrollierte Studie organisiert. Zwanzig Patienten (Alter 38 ± 12 Jahre, MW ± SD) mit unbehandeltem, erstmanifestiertem oder rezidivierendem Morbus Basedow haben teilgenommen. Die Patienten wurden über 3 Monate kontrolliert. Zehn Patienten wurden mit Methimazol (MMI) 20 mg/Tag und Placebo (GrI) und zehn Patienten mit oral appliziertem Levokarnitin 2 gr/Tag (Superamin®, VIANEX S.A., Athens, Greece) und MMI 20 mg/Tag behandelt (Gr II). Blutproben zur Bestimmung von totalem, freiem und Acyl-Karnitin wurden zum Therapiebeginn und nach 3 Monaten entnommen.

Um die Kinetik von Karnitin bei Hyperthyreose zu ermitteln, haben wir zusätzlich bei sechs Patienten vor Therapiebeginn und bei sechs Normalpersonen eine orale Belastung mit 1 g Levokarnitin durchgeführt. Blutproben wurden vor Karnitin und nach 15, 30, 45, 60, 90 und 120 Minuten entnommen.

Bestimmung von Karnitin

Karnitin wurde im Serum mit einer radioenyzmatischen Methode nach McGray und Foster gemessen [3]. Die Methode beruht auf einer radioenzymatischen Bestimmung des Karnitinspiegels unter Zusatz von ^{14}C markiertem Acetyl-CoA. Durch die Einwirkung der Karnitin-Acetyl-Transferase (CAT) kommt es zur Bildung von radioaktiv markiertem Acetylkarnitin, welches im Gegensatz zu radioaktiv markiertem Acetyl-CoA nicht an einer zugegebenen Aktivkohlesuspension haftet und somit abgetrennt werden kann. Mit dieser Methodik wird nur das freie Karnitin in einer entsprechenden Probe gemessen. Zur Bestimmung des veresterten Karnitins muß zunächst der Gesamtkarnitingehalt bestimmt werden. Dies erfolgt durch die Messung von freiem Karnitin nach Hydrolyse aller vorliegenden Karnitinester. Die Konzentration der jeweils vorhandenen Karnitinester wird als Differenz von Gesamtkarnitin und freiem Karnitin berechnet.

Bestimmung des freien Karnitins

Die Probe (50 µl Serum oder Urin) wird mit 500 µl Hepes-Puffer (0,5 M) und 500 µl Ethylmaleimid (4 mM) sowie 50 µl ^{14}C-Acetyl-CoA (1 µCi) und 5 µl CAT versetzt. Der Reaktionsansatz wird 45 Minuten bei Raumtemperatur inkubiert, mit 800 µl Aktiv-kohlensuspension (s.o.) versetzt und 2 min. geschüttelt. Danach wird die Probe 5 min. zentrifugiert; 500 µl des Überstandes werden anschließend zu 10 ml Szintillationsflüssigkeit gegeben und in einem Szintillationszähler bestimmt. Zur Konzentrationsbestimmung des Karnitins wird in diesem Verfahren eine Standardkurve, unter Einsatz von 0, 1, 2, 5 und 10 nmol Karnitin pro Kurve, erstellt.

Bestimmung des Gesamtkarnitins

Wie bereits oben erwähnt, ist zur Bestimmung des Gesamtkarnitins zunächst eine alkalische Hydrolyse der vorhandenen Karnitinester notwendig. Die Durchführung der Hydrolyse erfolgt nach folgendem Schema: 50 µl Probe werden mit 100 µl Trispuffer (1 M, pH > 10) und 50 µl KOH 0,4 N versetzt und 30 min bei 50°C erhitzt. Im Anschluß daran wird die Lösung durch Zugabe von 150 µl 0,575 molarem HCI neutralisiert. Der Karnitingehalt in dem neutralisierten Gemisch wird mit der oben beschriebenen Karnitinbestimmungsmethode gemessen.

Der Normalwert für totales Karnitin liegt in unserem Labor bei 41 ± 7 µmol/L, für freies Karnitin bei 36 ± 6 µmol/L und für Acyl-Karnitin bei 5,5 ± 2,5 µmol/L.

Ergebnisse

Es wurde kein Unterschied zwischen den basalen Werten von totalem, freiem und Acyl-Karnitin bei beiden Gruppen beobachtet.

Die Messwerte von totalem Karnitin im Serum zeigen ein Maximum 15 min. nach Einnahme des Medikamentes. Darauf folgend zeigt sich ein schneller Abfall um etwa 30% der Spitzenkonzentration innerhalb von 30 min. Ab 30 Minuten nach Einnahme wird ein langsamer, stetiger Abfall beobachtet. Der Kurvenverlauf ist in beiden untersuchten Gruppen ohne signifikanten Unterschied (Abb. 1).

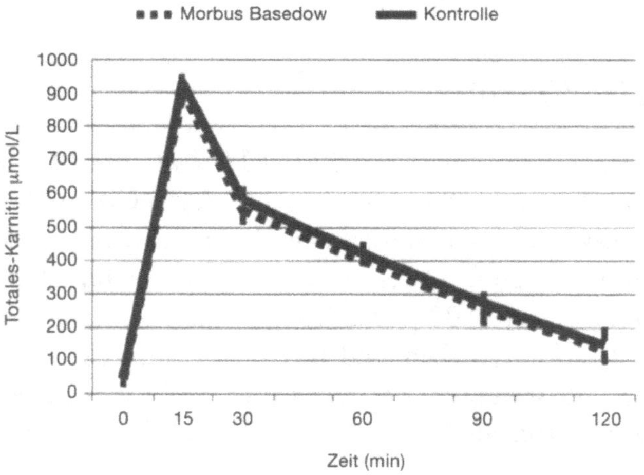

Abb. 1 Kinetik von totalem Karnitin im Serum nach Gabe von oral applizertem Levokarnitin (1 g) bei zehn Patienten mit Morbus Basedow und bei Normalpersonen.

Die Messwerte von freiem Karnitin im Serum zeigen ebenfalls einen vergleichbaren Verlauf in beiden Gruppen (Abb 2).

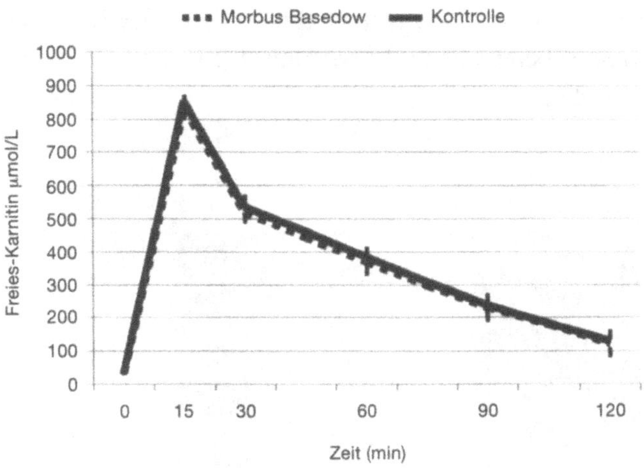

Abb. 2 Kinetik von freiem Karnitin im Serum nach Gabe von oral appliziertem Levokarnitin (1 g) bei zehn Patienten mit Morbus Basedow und bei Normalpersonen.

Acyl-Karnitin zeigt einen dem totalen und freien Karnitin vergleichbaren Kurvenverlauf mit der Spitzenkonzentration ebenfalls nach 15 Minuten. Das Maximum liegt bei der behandelten Gruppe relativ höher, der Unterschied ist jedoch nicht signifikant (Abb 3).

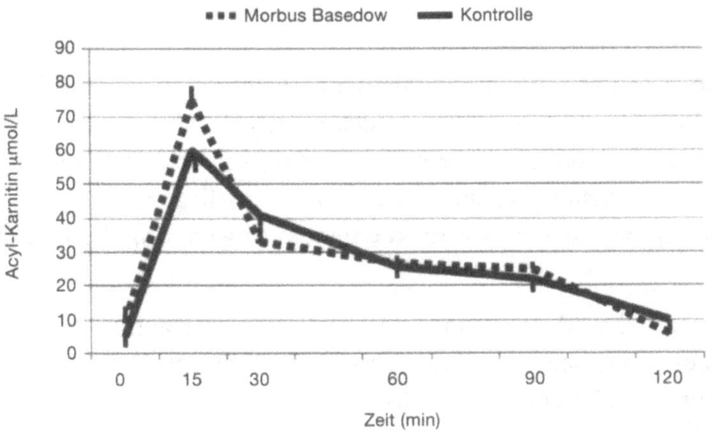

Abb. 3 Kinetik von Acyl-Karnitin im Serum nach Gabe von oral appliziertem Levokarnitin (1 g) bei zehn Patienten mit Morbus Basedow und bei Normalpersonen.

Die Gruppe, die zusätzlich mit Levokarnitin behandelt wurde, zeigt 3 Monate nach Behandlungsbeginn einen vergleichbaren Abfall des T_4-Spiegels mit der Kontrollgruppe, der T_3-Spiegel fällt dagegen signifikant stärker als in der Kontrollgruppe ab (Abb 4). Die Gr I erreicht bereits nach 2 Monaten, Gr II erst nach 3 Monaten eine euthyreote Stoffwechsellage.

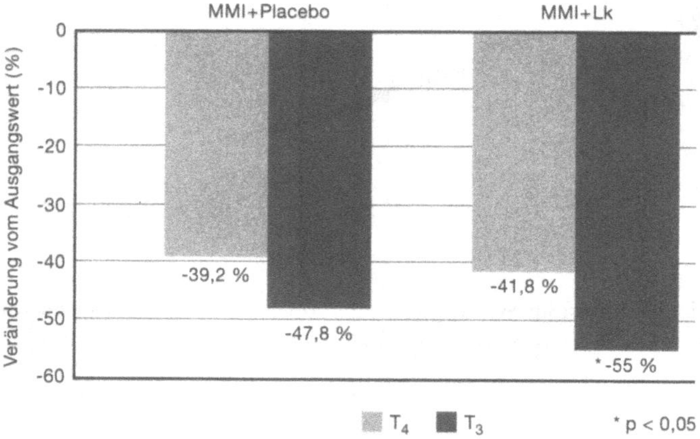

Abb. 4 Prozentuale Kinetik von T_4 und T_3 in den beiden untersuchten Gruppen. T_4 zeigt einen vergleichbaren Abfall in Gr I und Gr II, T_3 dagegen einen signifikant beschleunigten Abfall im Vergleich zur Kontrollgruppe.

Diskussion

Diese Ergebnisse bestätigen die antagonistische Wirkung von Karnitin auf die Konversion von T_4 zu T_3. Das Medikament erwies sich als sehr effektiv, da die Patienten die zusätzlich mit Karnitin behandelt wurden, im Vergleich zu diesen, die nur MMI erhielten, schneller eine euthyreote Stoffwechsellage erlangten. Es wurde keine Nebenwirkung beobachtet, was für die sichere Anwendung des Medikamentes spricht.

Die Absorption und der Metabolismus, der von uns oral applizierten liquiden Form des Medikamentes, bewies sich als relativ schnell mit einer maximal erreichten Serumkonzentration bereits nach 15 Min.

Es ist bekannt, daß ein gestörter intermediärer Metabolismus zu einer intra-mitochondrialen Akkumulation von abnormem Acyl-CoA und zur Erhöhung des Acyl-Karnitins führt [4]. Die normalen basalen Werte von Acyl-Karnitin bei den untersuchten hyperthyreoten Patienten spiegeln einen normalen intermediären Metabolismus bei diesen Patienten wider.

Eine interessante Beobachtung in unserer Studie ist, daß die akute Hyperthyreose keine Wirkung auf den Metabolismus von Karnitin hat. Die Kinetik von totalem, freiem und Acyl-Karnitin ist im Serum bei beiden untersuchten Gruppen vergleichbar.

Karnitin könnte, zusätzlich zu seiner antagonistischen Wirkung auf die Konversion auch einen protektiven Effekt der zellulären Funktion auf mitochondrialer Ebene haben. Diese Hypothese basiert auf der Tatsache, daß Karnitin und besonders Acetyl-L-Karnitin als Energie-Lieferant in den Mitochondrien wirkt und die Produktion von Acetyl-L-CoA kontrolliert [5].

Die Ergebnisse längerdauernder Studien sind jedoch abzuwarten, um den Einfluß von Karnitin auf die Rezidivrate der Hyperthyreose zu ermitteln, und um abzuklären, ob dieses Medikament auch eine Wirkung auf den Autoimmunprozess bei Morbus Basedow hat.

Literatur

[1] Strack, E., G. Woratz, W. Rötzsch: Wirkungen von Karnitine bei Überfunktion der Schilddrüse. Endokrinologie 38 (1959) 218–222.

[2] Benvenga, S., L Bartolone, A Russo et al.: Carnitine as a peripheral antagonist of thyroid hormones: a clinical trial. J. Endocrinol. Invest. 20 (Suppl 5) (1997) 28.

[3] McGary, T.G., F.J. Foster: An improved and simplified radioisotope assay for the determination of free and esterified carnitine. J. Lipid. Res. 17 (1986) 277–288.

[4] Rebouche, C.J., D.J. Paulson: Carnitine metabolism and function in humans. Ann. Rev. Nut. 6 (1986) 41–66.

[5] Sousa, C. de, N.R. English, T.E. Stacey et al.: Measurement of L-Carnitine and acylcarnitines in body fluids and tissues in children and in adults. Clin. Chim. Acta. 187 (1990) 317–328.

Diskussion

Brabant:

Gibt es denn bei den Patienten klinisch einen Einfluß – ich weiß nicht, ob Sie es geprüft haben – daß die Symptomatik der Hyperthyreose rascher verschwindet?

Duntas:

Zuerst: wir haben keine Nebenwirkung von Levokarnitin. Levokarnitin ist breit angewendet in der Sportmedizin halbe Zeit von 15 bis 18 Minuten, Sportler nehmen das bis zu 3–4 mal am Tag. Es wird in der Intensivmedizin bei Patienten mit

Arrhythmien angewendet. Aber wir konnten keinen Unterschied zwischen Arrhythmie-Frequenz und Tachykardien beobachten.

Thyreotoxische Krise

R. Hehrmann

Einleitung

Unter thyreotoxischer Krise („thyroid storm") wird eine meist akut einsetzende, manchmal allmählich fortschreitende Exazerbation einer vorbestehenden Hyperthyreose verstanden, die schließlich zu einem lebensbedrohlichen Krankheitsbild mit ungünstiger Prognose führt. Die Übergänge von einer schweren Hyperthyreose zur Krise sind fließend und ihre Differenzierung unterliegt einem gewissen Ermessensspielraum, zumindest im Stadium I. Darüber hinaus besteht keine enge Korrelation zwischen der Schwere des Krankheitsbildes und der Höhe der Hormonkonzentrationen.

Klinische Symptomatik

Die klassische Hyperthyreosesymptomatik besteht in ausgeprägter Form: Der schwere Hypermetabolismus zeigt sich an Hyperthermie bzw. Fieber, Tachykardie mit Frequenzen über 150/min. und an rapider Gewichtsabnahme. Herz und Kreislauf sind beteiligt durch Sinustachykardie oder Tachyarrhythmia absoluta bei Vorhofflimmern und/oder andere Herzrhythmusstörungen. Die Blutdruckamplitude ist hoch, allenfalls der systolische Druck erhöht, der diastolische Druck ist niedrig als Ausdruck des geringen peripheren Gefäßwiderstandes.

Die Haut ist warm, weich, feucht, gut durchblutet, schwitzend. Gemessen am schlechten Allgemeinzustand und der Dehydratation der Patienten ist der Hautturgor gut. Die Beteiligung des Gastrointestinaltraktes besteht in Inappetenz, Übelkeit, Erbrechen, oft profuser Diarrhoe, die zur weiteren Dehydrierung führt. Auch die Leber ist häufig beteiligt mit erhöhten Leberenzymen.

Die Muskulatur weist eine rapide Atrophie auf, die das Ausmaß des allgemeinen Gewichtsverlustes übersteigt; insbesondere die proximalen Muskelgruppen sind betroffen (thyreotoxische Myopathie).

Das Nervensystem weist Zeichen der verstärkten Irritabilität auf wie Tremor, Agitiertheit, Schlaflosigkeit, Hyperkinese, Verwirrtheit und akute psychotische Symptome.

Die unterschiedlichen Grade der zentralnervösen Beteiligung finden auch ihren Ausdruck in der Stadieneinteilung [14] der thyreotoxischen Krise (s. Tabelle 1).

Tabelle 1 Thyreotoxische Krise – Stadieneinteilung

Stadium I: Tachykardie > 150/min Rhythmusstörung Hyperthermie Adynamie Profuse Durchfälle Dehydratation Tremor Unruhe, Hyperkinese
Stadium II: I + Bewußtseinsstörung: Somnolenz, Stupor Desorientiertheit „Psychose“
Stadium III: I + Koma Stadium IIIa: < 50 Jahre Stadium IIIb: > 50 Jahre

Das Stadium I unterscheidet sich von einer schweren Hyperthyreose nur graduell. Im Stadium II und III kommt die zentralnervöse Beteiligung von Somnolenz, Stupor, Verwirrtheit, Desorientiertheit etc. bis zum Koma im Stadium III hinzu. Wegen der unterschiedlichen Prognose wird zwischen Stadium IIIa und IIIb unterschieden.

Die klinische Erkennung der thyreotoxischen Krise ist oft dadurch erschwert, daß eine Reihe von auslösenden Situationen und Erkrankungen sich überlagern, z. B.

- Infektionen, fieberhafte Erkrankungen
- Entgleisung eines Diabetes mellitus
- Unfälle
- Operationen
- Iodexpositionen, oft im Rahmen diagnostischer Maßnahmen mit Röntgenkontrastmitteln, aber auch z. B. Amiodaron.

Als seltenere, aber weitere auslösende Faktoren werden in der Literatur [25] gefunden:

Diabetische Ketoazidose, Hypoglykämie, globale Herzinsuffizienz, Schwangerschaftsgestose, Geburt, schwerer emotionaler Streß, Lungenembolie, cerebraler Insult, Mesenterialinfarkt, Absetzen von Thyreostatika, Radioiodtherapie.

Nicht selten wird die Hyperthyreose als Ursache einer Gewichtsabnahme nicht rechtzeitig bedacht, umfangreiche diagnostische Maßnahmen, inkl. Kontrastmitteluntersuchungen, vor allen Dingen im Rahmen der Computertomographie durchgeführt und hierdurch eine thyreotoxische Krise bei vorbestehender Hyperthyreose ausgelöst (siehe Fall 2).

Schließlich können auch Komplikationen der Hyperthyreose, vor allem thromboembolische Komplikationen wie tiefe Beinvenenthrombosen und konsekutive Lungenembolie und/oder eine therapierefraktäre Herzinsuffizienz mit Lungenödem und Anasarka im Vordergrund stehen, die zugrundeliegende Erkrankung überdecken und damit die klinische Diagnose erschweren.

Differentialdiagnostisch kommen vor allen Dingen febrile Erkrankungen mit gleichzeitiger zentraler Symptomatik in Frage. Dies können bei betagten Patienten jedwede febrile Zustände sein, die zu Desorientiertheit, Verwirrtheit führen und über eine Exsikkose schließlich zur Bewußtlosigkeit. Ursächlich kommen ganz banale Entzündungen wie Harnwegsinfekte, bronchopulmonale Infekte u. a. in Frage.

Bei Patienten jeder Altersgruppe sind

- primär entzündliche Erkrankungen des Nervensystems wie Meningitis oder Enzephalitis sowie
- zerebrale Ischämien oder Blutungen, insbesondere im Hirnstammbereich, zu bedenken.

Seltene Differentialdiagnosen sind andere Stoffwechselkomata, z. B. die Addison-Krise oder eine konsumierende Erkrankung mit zerebraler Metastasierung.

Diagnostik

Die laborchemische Sicherung einer thyreotoxischen Krise ist in der Regel einfach, da die meisten Patienten sowohl eine Erhöhung der Gesamthormonkonzentrationen T_4 und T_3 als auch der freien Hormonfraktionen fT_4 und fT_3 aufweisen bei gleichzeitiger Suppression des basalen TSH.

Allerdings können die peripheren Hormonkonzentrationen durch Begleiterkrankungen, Komplikationen und Therapiemaßnahmen beeinflußt und verfälscht werden, die im Rahmen jeder schweren Allgemeinerkrankung vorkommen. Hemmung der Konversion von T_4 zu T_3, die üblichererweise als „Low-T_3-Syndrom" bezeichnet wird, kann auch bei der thyreotoxischen Krise zu falsch-niedrigen bzw. falsch-normalen T_3-Konzentrationen führen. Bei septischen Komplikationen, Kreislaufinsuffizienz und Katecholaminabhängigkeit können sogar die T_4-Konzentrationen durch extrathyreoidale Mechanismen absinken („Low-T_4-Syndrom"). In solchen Fällen ist die im übrigen heute nur noch selten indizierte Bestimmung der Thyroxinbindungskapazität TBK, die deutlich erniedrigt ist, hilfreich.

Für die Therapie wichtig wäre auch die Klärung, ob eine Iodinduktion vorliegt, insbesondere dann, wenn diese anamnestisch nicht zu eruieren ist. Dies ist prinzipiell möglich durch die Bestimmung der Iodausscheidung im Urin, die heute als Schnelltest auch in der Akutdiagnostik zur Verfügung steht. Im Stadium I ist es sicher möglich, bei den Patienten auch eine Schilddrüsenszintigraphie durchzuführen. Eine niedrige Nuklidaufnahme in die Schilddrüse ist dann ein deutlicher Hinweis auf eine vorangegangene Iodexposition, während der hohe Nuklid-Uptake eher gegen die Iodexposition spricht.

Therapie

Therapieziele sind die Reduktion der Schilddrüsenhormonsynthese und Sekretion, die Verminderung der Hormoneffekte und damit des Hypermetabolismus, eine Schilddrüsenhormonelimination sowie die Verhinderung von Komplikationen.

Die prinzipiell möglichen Methoden der Hormonelimination,

- die Plasmapherese am Blutzellseparator,
- Plasmaseparation durch Membranfiltration,
- diskontinuierliche Aderlässe,
- Hemoperfusion über Aktivkohle oder Adsorberharze oder
- Peritonealdialyse

werden praktisch nicht mehr angewandt. Ihr Aufwand steht in einem ungünstigen Verhältnis zu dem begrenzten Effekt.

Eine hochdosierte, initial intravenöse thyreostatische Therapie nach stattgehabter Iodexposition in Kombination mit Natriumperchlorat oral bzw. über Sonde wird eingeleitet. Die prinzipiellen Möglichkeiten sind in der Tabelle 2 zugesammengefaßt.

Tabelle 2 Thyreotoxische Krise – Thyreostatische Therapie

Thiamazol i.v.: Favistan bzw. Thiamazol inject 2–3 x 1 Amp.à 40 mg i.v./die Thiamazol oral: Favistan, Thiamazol, Thyrozol (80–160 mg per Sonde)
Carbimazol oral: Carbimazol, Neo-Morphazole Neo-Thyreostat (120–180 mg/d per Sonde)
Propylthiouracil: Propycil, Thyreostat I 500–1.000 mg/d per Sonde
evtl. plus Natriumperchlorat: Irenat Tropfen (1 ml = 300 mg) 3–4 x 1ml (15 Tropfen)/d

Zur intravenösen Therapie steht lediglich Thiamazol (Favistan bzw. Thiamazol-Injekt) zur Verfügung. Carbimazol, Propylthiourazil und Natriumperchlorat können nur oral bzw. per Sonde verabreicht werden und kommen allenfalls im Stadium I in Frage.

Das Problem der thyreostatischen Therapie mit Medikamenten der Thionamidgruppe und mit Perchlorat ist die Tatsache, daß hier lediglich die Neusynthese von Schilddrüsenhormon gehemmt bzw. blockiert wird, nicht jedoch die Sekretion des bereits im Kolloid gespeicherten Hormons. Diese Sekretionshemmung kann prinzipiell durch Iod in hoher Dosierung erfolgen oder durch Lithium (s. Tabelle 3).

Das früher häufig verwendete Endojodin ist nicht mehr im Handel. Eine 10%ige, sterile und pyrogenfreie Natriumiodidlösung läßt sich aber in jeder Krankenhausapotheke herstellen. Auch die orale bzw. enterale Applikation von 2%iger Kaliumiodidlösung per Sonde ist möglich. Diese hochdosierte Iodidtherapie hat nur dann Sinn, wenn zuvor sicher keine Iodexposition vorgelegen hat. Da dies im Einzelfall oft sehr schwierig festzustellen ist, sollte die Indikation zur hochdosierten Iodidtherapie bei der thyreotoxischen Krise sehr zurückhaltend gestellt werden.

Eine Sekretionshemmung kann auch mit Lithium, entweder intravenös oder oral unter entsprechender Kontrolle der Lithiumspiegel erfolgen (s. Tabelle 3).

Tabelle 3 Thyreotoxische Krise – Sekretionshemmung

Iod i.v.:
(Poloniumjodid (Endojodin 3–6 Amp/d) (nicht mehr im Handel!)
10%ige Natriumiodidlösung
(1–5 ml i.v./d)

Iod oral: 2%ige Kaliumiodidlösung
5–25 ml/d (100–500 mg/d)

Lithium i.v.:
0,63%ige Lithiumchloridlösung
3 x 100 ml initial und nach
4 und 8 Std.
dann: 6 ml pro Stunde

Lithium oral:
Lithiumacetat = Quilonum
2 Tabletten initial, nach 4 und 8 h je 1 Tablette,
dann: 3 x 1 Tablette/d
(Kontrolle der Lithiumkonzentration)

Sicher nicht weniger wichtig als die schilddrüsenspezifischen therapeutischen Maßnahmen ist die additive Therapie der thyreotoxischen Krise, die in Tabelle 4 zusammengefaßt ist.

Tabelle 4 Thyreotoxische Krise – Additive Therapie

1. Intensivüberwachung
2. Rehydratation
3. Therapie der Hyperthermie
4. Herz-/Kreislauftherapie
5. Thromboembolieprophylaxe
6. Hochkalorische Ernährung
7. Glukokortikoide (Streßdosierung)
8. Sedierung (nur Stadium I)
9. ggf. Antibiotika
10. Frühoperation

Neben der obligatorischen Behandlung auf einer Intensivstation sind die Fiebersenkung (physikalisch und medikamentös) und die Rehydratation unter Kontrolle des zentralen Venendrucks, die Herz-Kreislauf-Therapie mit Digitalis und Beta-Blockern unter Monitorüberwachung, wobei hier in der Regel Propranolol 4 x 10 bis 4 x 40 mg pro Tag eingesetzt wird (wegen des gleichzeitigen konversionshemmenden Effektes von Propranolol) die Basis der Therapie.

Natürlich sind auch andere, kardioselektive Beta-Blocker möglich und bei Kontraindikationen gegen Beta-Blocker kann auch eine Sympathikolyse mit Reserpin erfolgen.

Wegen der hohen Prävalenz thromboembolischer Komplikationen ist eine wirksame Thromboembolieprophylaxe wichtig und bei klinischen Hinweisen auf Infektionen auch eine aggressive antibiotische Therapie.

Die grundsätzliche Gabe von Glukokortikoiden ist umstritten. Sie wird mit einer partiellen Nebennierenrindeninsuffizienz durch den gesteigerten Metabolismus der endogenen Kortikoide und durch eine Konversionshemmung von T_4 zu T_3 begründet. Wenn Kortikoide eingesetzt werden, dann z. B. Prednison 1 mg pro kg Körpergewicht oder Hydrocortison 2–5 mg pro kg Körpergewicht.

Frühoperation

Insbesondere bei Patienten nach vorangegangener Iodexposition, bei denen erfahrungsgemäß ein Absinken der Schilddrüsenhormonkonzentrationen nur sehr verzögert eintritt, vor allem dann, wenn sie mit einer großen Struma einhergehen, wird heute auch ausnahmsweise bei florider Hyperthyreose eine Frühoperation in verschiedenen Zentren mit versierten Schilddrüsenchirurgen und Anästhesisten durchgeführt. Hierbei wird auf eine schonende, störungsfreie Narkose ebenso geachtet wie auf eine subtotale Strumaresektion unter Belassung sehr kleiner Schilddrüsenreste. Die Ergebnisse dieses Vorgehens sind ermutigend mit erstaunlich geringer Mortalität. In den letzten 10 Jahren ist dieses Vorgehen in deutschen und europäischen Zentren häufiger praktiziert worden [8, 9, 13, 15, 16, 18, 23], während in amerikanischen Zentren dieses Vorgehen sehr zurückhaltend betrachtet oder gar nicht erwogen wird [1, 5, 25, 27].

Häufigste Komplikationen waren postoperative bronchopulmonale Komplikationen, so daß im Falle einer Frühoperation wiederum eine intensive postoperative Nachsorge auf einer Intensivstation unumgänglich ist. Bei der anamnestischen Aufklärung einer möglichen Iodexposition muß nicht nur nach der Applikation von Röntgenkontrastmitteln (im Rahmen von Cholangiographien, Pyelographien, Angiographien, Computertomographien) oder der Applikation kleiner Kontrastmittelmengen zur Katheterdarstellung zentraler Venenkatheter auf Intensivstationen, sondern nach iodhaltigen Expektorantien, iodhaltigen Augentropfen, Desinfizienzen, Geriatrika, Antiarrhythmika, Zahnpasten, iodhaltigen Dermatika gesucht und die diätetische Verwendung von Tang- und Algenpräparaten beachtet werden.

Die Prognose der thyreotoxischen Krise war früher außerordentlich schlecht. Publikationen vor 1940 gaben eine Letalität von praktisch 100% an. Auch in den uns vorliegenden Publikationen, in denen die Methoden der Hormonelimination angewandt wurde, lag die Letalität immer noch zwischen 18 und 47%. Eine kürzliche Umfrage unter Mitgliedern der Sektion Schilddrüse der Deutschen Gesellschaft für Endokrinologie ergab an insgesamt kleinen Fallzahlen, die die relative Seltenheit der Erkrankung belegt, ein günstigeres Ergebnis, insbesondere auch dann, wenn der Entschluß zu einer Frühoperation schnell, d.h. innerhalb von 12 Stunden nach Stellung der Diagnose einer iodinduzierten Hyperthyreose gestellt wurde.

Die von uns selbst in den letzten Jahren behandelten acht Patienten mit einer thyreotoxischen Krise haben mit konservativer Therapie alle überlebt, eine Patientin jedoch mit Defektzustand (gleichzeitiger Hirnstamminsult) ein weiterer Patient mit einem leichteren neurologischen Defizit nach einer sog. Komapolyneuropathie.

Abschließend werden drei aktuelle Kasuistiken mit thyreotoxischer Krise Grad III dargestellt, bei denen sich eine Frühoperation wegen bereits bestehender schwerer Komplikationen (extreme hypertone Dehydratation bzw. schwere Gerinnungsstörung) verbot, die aber auch unter „konservativer" Therapie überlebten. Die Fälle 2 und 3 wurden in diesem Jahr aufgenommen und behandelt.

Fall 1

Ein 69jähriger Patient wurde wegen Gewichtsabnahme von 13 kg über 6 Wochen, Appetitlosigkeit, rezidivierenden Erbrechens, vermehrter Schweißneigung und Diarrhoen in einem auswärtigen Krankenhaus aufgenommen. Die zur Tumorsuche bereits ambulant veranlaßte Koloskopie und Gastroskopie waren unauffällig gewesen. Wegen der als Knochenmetastasierung bei vermutetem Prostata-Karzinom gedeutete Hyperkalzämie erfolgte neben einem Knochenszintigramm ein CT des Abdomens und Beckens mit Kontrastmittel, beide Untersuchungen blieben ohne Tumornachweis. Das Ergebnis der Schilddrüsenhormonbestimmung lag erst nach diesen Untersuchungen vor und zeigte retrospektiv das Bestehen einer Hyperthyreose. Im Verlauf kam es wenige Tage nach der Iodexposition zu akuter Verwirrtheit, Agitiertheit, Hyperkinesie und Unruhe, kurz darauf Vigilanztrübung und Somnolenz. Im Schädel-CT zeigte sich kein pathologischer Befund.

Körperlicher Untersuchungsbefund bei Aufnahme

Somnolenter Patient (169 cm, 69 kg, zwei Wochen zuvor 77 kg), Cheyne-Stokes-Atmung, blasse und exsikkierte Haut und Schleimhäute, rechts betonte Struma diffusa, keine Zeichen einer Ophthalmopathie, Tachykardie um 120/min., RR 140/80 mmHg, ausgeprägte Muskelatrophie des Schultergürtels und der Extremitäten, der übrige Untersuchungsbefund war unauffällig.

Laborbefunde

Die Schilddrüsenwerte vor Kontrastmittelapplikation betrugen fT_3 8,1 pg/nl (Norm < 5,8), fT_4 5,9 ng/dl (Norm < 2), TSH-basal 0,03 µU/l. Bei Übernahme (nach eingeleiteter thyreostatischer Therapie) T_3 2,7 ng/ml (Norm < 2), T_4 17,8 ng/ml (Norm < 12,4), TSH-basal 0,13 µU/l. Die TRAK und TgAK-Titer waren erhöht und ergaben eine immunogene Hyperthyreose als Grundkrankheit.

Als Zeichen einer hypertonen Dehydratation fanden sich ein erhöhtes Na 185 mVal/l und Cl 136 mVal/l. Kalzium 9,3 mVal/l. PTH intakt 33 pmol/l (Norm < 6), PTH c-terminal 257 pmol/l (Norm < 40). Metabolische Azidose mit pH 7,3, pCO2 26 mmHg, pO2 71mmHg, 02-Sättigung 93 %, HCO3 17 mmol/l, BE -8 mmol/l.

Weitere pathologische Werte waren Kreatinin 2,9 mg/dl, BSG 70/110 mm n.W., Ferritin 724 µg/l, GGT 103 U/l, Harnstoff 183 mg/dl, Harnsäure 11,8 mg/dl, GPT 85 U/l, AP 303 U/l, GOT 41 U/l, LDH 285 U/l, BZ 180 mg/dl, Leukozyten 16/nl mit Linksverschiebung, Elektrophorese mit deutlicher Vermehrung der alpha1-, alpha2-, beta- und gamma-Fraktion. Im Normbereich lagen Hb, Thrombozyten, Gerinnung, Kalium, CK, PSA.

Weitere Befunde

Sonographisch Struma links 26 ml, rechts 46 ml mit typisch echoarmem, inhomogenem Reflexmuster. Nur vager Verdacht auf 2 vergrößerte Nebenschilddrüsenadenome.

Therapie und Verlauf

Bei vorbestehender immunogener Hyperthyreose kam es nach Iodexposition im Rahmen einer thyreotoxischen Krise zu einer rapiden Verschlechterung des Allgemeinzustandes. Gleichzeitig bestand eine hyperkalzämische Krise bei primärem Hyperparathyreoidismus mit schwerer Exsikkose und hypertoner Dehydratation, teilweise bedingt durch therapeutische Maßnahmen.

Die Einleitung einer hochdosierten thyreostatischen Therapie mit täglich 3x40 mg Thiamazol (Favistan) i.v. und zusätzlich täglich 4x300 mg Natriumperchlorat (Irenat) p.o. führte erst nach ca. 6 Wochen zu einer Normalisierung der SD-Werte.

Begleitend setzten wir eine Therapie mit Glukokortikoiden ein, um die periphere Konversion von T_4 zu T_3 zu hemmen und ggfs. eine partielle Nebennierenrinden-Insuffizienz zu beseitigen. Die Therapie der Hyperkalzämie erfolgte mit Calcitonin bis zu 400 I.E. täglich, wobei mit dieser Dosis die Werte gesenkt, aber nicht normalisiert werden konnten.

Im Verlauf der 45tägigen intensivmedizinischen Behandlung kam es initial neben Elektrolytentgleisung und Hyperthyreose zu einer Staphylococcus-aureus-Sepsis, die zu Schock, akutem Nierenversagen, Katecholaminpflichtigkeit und Langzeitbeatmung über 4 Wochen führte.

An weiteren Komplikationen kam es zu einer Ulcus duodeni-Blutung, außerdem zu einer frischen kardialen Ischämie an Septum und Hinterwand. Bei einer weiteren Sepsis wurden Corynebakterien und Hefen nachgewiesen. Als Residualzustand bestand nach der Beatmung eine Koma-Polyneuropathie mit inkompletter Paraparese.

Nach knapp 3 Monaten war der Patient in operablem Zustand, und es erfolgte die beidseitige fast totale Strumaresektion und Parathyreoidektomie. Intraoperativ fanden sich zudem drei eindeutig vergrößerte Nebenschilddrüsen, die reseziert wurden, eine nur minimal vergrößerte Nebenschilddrüse wurde belassen. Postoperativ bedurfte der Patient der Thyroxin- und vorübergehenden Kalziumsubstitution, bis sich Kalzium und PTH normalisierten. Im postoperativen Verlauf bestand noch eine beinbetonte Halbseitenschwäche rechts, die sich in einer anschließenden Rehabilitationsmaßnahme soweit zurückgebildet hat, daß der Patient inzwischen ohne Gehhilfe beweglich und weitgehend selbständig war. Nach 1 Jahr konnte er auch wieder Sport treiben (Tennis).

Fall 2

Eine 46jährige Patientin mit seit einem Jahr gestellter Diagnose der immunogenen Hyperthyreose hat sich nach vorübergehender thyreostatischer Behandlung alternativen Therapieverfahren zugewandt, hat Thiamazol abgesetzt und stattdessen ein Algenpräparat eingenommen. Die Hyperthyreosesymptomatik steigerte sich über Wochen bis der Ehemann die Patientin morgens soporös und desorientiert auffand und sie in die Klinik brachte. Sie war kardial dekompensiert bei Vorhofflimmern mit Tachyarrhythmia absoluta, Pleuraergüssen und offenbar hypoxisch bedingter Erhöhung der Transaminasen auf > 800 und einer Erniedrigung des Quickwertes auf 32 %. Diese Befunde gaben den Ausschlag für die Entscheidung gegen eine Frühoperation.

Die Schilddrüsenhormonkonzentrationen waren extrem erhöht und ließen sich nur nach Serumverdünnung quantitativ bestimmen (fT_4 24 ng/dl (normal < 1,8), T_3 16 ng/dl (normal < 2,0)).

Unter der o.g. konservativen Therapie war die Patienten am 2. Tag nicht mehr ansprechbar. Danach besserte sich der Zustand kontinuierlich bis zur Normalisierung der Hormonkonzentrationen nach 3 Wochen. Die Patientin konnte nach 5 Wochen in euthyreotem Zustand operiert werden.

Fall 3

Ein 91jähriger, bislang sehr rüstiger und selbständiger Patient wurde wegen einer Gewichtsabnahme über 6 Wochen ambulant einer Computertomographie zugeführt, die mit Kontrastmittel durchgeführt wurde. 10 Tage später wurde er soporös und exsikkiert in die Klinik eingeliefert. Fremdanamnestisch hatte er seit Wochen eine klassische Hyperthyreosesymptomatik.

Seine Schilddrüsenhormonkonzentrationen waren extrem hoch und nur nach Serumverdünnung quantitativ zu messen. Unter einer gleichzeitig bestehenden Pneumonie rechts wurde der Patient vorübergehend komatös, besserte sich aber ab dem 7. Tag der o.g. konservativen Therapie bei gleichzeitigem Abfall der fT_4- und T_3-Konzentrationen. Es konnte schließlich eine euthyreote Stoffwechsellage erreicht werden. Dennoch starb der betagte Patient an den Folgen der ausgedehnten Pneumonie.

Allen drei Fällen von thyreotoxischer Krise Grad III ist gemeinsam, daß sie nach Iodexposition (2 x Röntgenkontrastmittel, 1 x Algenpräparat) auftraten, wobei in zwei Fällen die Möglichkeit einer Hyperthyreose nicht rechtzeitig bedacht wurde und in einem Fall durch eine gleichzeitige Hypercalcämie diagnostische Unklarheit bestand.

Alle drei Patienten hatten bereits bei Aufnahme Komplikationen, die eine Frühoperation unmöglich machten. Sie haben auch ohne Frühoperation unter konservativer Therapie überlebt.

Zusammenfassung

Die thyreotoxische Krise – eine meist akut einsetzende, dramatische Exazerbation einer vorbestehenden Hyperthyreose mit Hypertermie, Tachykardie und zentralnervöser Symptomatik hat auch heute noch eine ernste Prognose. Wegen der Überlagerung der Symptomatik durch auslösende Erkrankungen und durch Komplikationen, z. B. thromboembolische Ereignisse, ist die klinische Diagnose nicht leicht und wird oft „zu spät" gestellt. Da meist auch eine Iodexposition eine zusätzliche Rolle spielt, ist auch die Therapie erschwert, da Thyreostatika nur die Neusynthese, nicht jedoch die Sekretion des bereits gespeicherten Thyroxins hemmen. Die Behandlung muß auf einer erfahrenen Intensivstation mit schilddrüsenspezifischen und zahlreichen adjuvanten Maßnahmen erfolgen. Auch eine Frühoperation ohne vorherige Normalisierung der Stoffwechsellage muß erwogen werden.

Literatur

[1] Bacchus, H.: Hyperthyroid storm. In: Bacchus, H. (ed.): Metabolic and endocrine emergencies, S. 167-176. University Park Press, Baltimore 1984.

[2] Böhmig, H.J., N. Leitner, G. Smat, B. Markt: Hyperthyreose bei Operationen nichtthyreoidaler Erkrankungen. Wien. med. Wschr. 18 (1988) 447–449.

[3] Bottermann, P.: Lithium-Dosierung bei thyreotoxischer Krise. In: Schilddrüse 1981, S. 217–224. Georg Thieme Verlag, Stuttgart 1982.

[4] Brabant, E.G.: Endokrinologische Notfälle. In: R.D. Hesch (Hrsg.): Endokrinologie, S. 1305–1315, Urban & Schwarzenberg 1989.

[5] Burch, H.B., L. Wartofsky: Life-threatening thyrotoxicosis. Endocr. Metab. Clin. N.A. 22 (1993) 263–277.

[6] Burger, A.G., J. Philippe: Thyroid emergencies. Baillière's Clin. Endocrinol. Metabol. 6 (1992) 77–93.

[7] Dralle, H., W. Lang, D.P. Pretschner et al.: Operationsindikation und chirurgisches Vorgehen bei jodinduzierten Hyperthyreosen. Langenbecks Arch. Chir. 365 (1985) 79–84.

[8] Friedrich, J., B. Saller, R. Scherer, U. Krause: Die Notfalloperation bei thyreotoxischer Krise. In: K.-H. Usadel, B. Weinheimer (Hrsg.): Schilddrüse 1995, S. 328–333. Walter de Gruyter, Berlin-New York 1996.

[9] Frilling, A., P.E. Goretzki, H.D. Röher: Jodinduzierte Krise bei Schilddrüsenautonomie: Ein chirurgischer Notfall. Am. Med. Ass. 17, Suppl.3 (1990) 86–87.

[10] Hehrmann,R.: Schilddrüsenresektion bei Hyperthyreosen in der Schwangerschaft. In: Th. Junginger, J. Beyer (Hrsg.): Diagnostische und operative Strategien bei endokrinen Erkrankungen, S. 358–361. PMI Verlag, Frankfurt 1990.

[11] Hehrmann, R.: Die thyreotoxische Krise Fortschritte der Medizin 114 (1996) 114–117.

[12] Heinen, E.: Thyreotoxische Krise. Internistische Welt 6 (1986) 179–188.

[13] Hermann, M., B. Richter, R. Roka, M. Freissmuth: Thyroid surgery in untreated severe hyperthyroidism: perioperative kinetics of free thyroid hormones in the glandular venous effluent and peripheral blood. Surgery 115 (1994) 240–245.

[14] Herrmann, J.: Neuere Aspekte in der Therapie der thyreotoxischen Krise. Dtsch. med. Wschr.103 (1978) 166–174.

[15] Herrmann, J.: Früh-Operation bei jodkontaminierter thyreotoxischer Krise. In: Th. Junginger, J. Beyer (Hrsg.): Diagnostische und operative Strategien bei endokrinen Erkrankungen, S. 349–354. PMI Verlag, Frankfurt 1990.

[16] Hintze, G., J. Köbberling, K.H. Usadel: Schwere jodinduzierte Hyperthyreose – eine mögliche Indikation zur Thyreoidektomie, insbesondere bei Thyreotoxikose mit Koma. Inn. Med. 16 (1989) 161–164.
[17] Koch, H.-H.: Therapie der Thyreotoxikose mit Lithium. In: Schilddrüse 1981, S. 214–216. Georg Thieme Verlag, Stuttgart 1982.
[18] Köbberling, J., G. Hintze, H.-D. Becker: Iodine-induced thyrotoxicosis – a case for subtotal thyrodectomy in severely ill patients. Klin. Wochenschr. 63 (1985) 1–7.
[19] Mann,K.: Thyreotoxische Krise. In: K.H. Usadel, B. Weinheimer (Hrsg.): Schilddrüse 1995, S. 266–272. Walter de Gruyter, Berlin-New York 1996.
[20] Röher, H.D.: Zur Operationsvorbereitung der Hyperthyreose und Therapie der thyreotoxischen Krise. Wien. med. Wschr. 18 (1988) 441–444.
[21] Rudorff, K.H., G. Habermann, U. Saueressig, K. Jahnke: Therapeutisches Vorgehen und Behandlungsergebnisse bei thyreotoxischer Krise. In: Schilddrüse 1981, S. 195–213, Georg Thieme Verlag Stuttgart 1982.
[22] Schulz, F., E. Schifferdecker, P.-H. Althoff: Jodinduzierte hyperthyreote Krisen. Fortschr. med. 105 (1987) 48–54.
[23] Seif, F.J.: Operation der Hyperthyreose bei multimorbiden Patienten. In: Th. Junginger, J. Beyer (Hrsg.): Diagnostische und operative Strategien bei endokrinen Erkrankungen, S. 355–357. PMI Verlag, Frankfurt 1990.
[24] Tibaldi, J.M., U.S. Barzel, J. Albin, M. Surks: Thyrotoxicosis in the very old. Am. J. Med. 81 (1986) 619–622.
[25] Tietgens, S.T., M.C. Leinung: Thyroid storm. Medical Clinics of North America 79, Vol. 1 (1995) 169–184.
[26] Wall, R.T.: Unusual endocrine problems. Anaesthesiology Clinics of North Amerca 14 (1996) 471–493.
[27] Wartofsky, L.: Treatment options for Hyperthyroidism. Hospital Practice Sept. 15 (1996) 69–83.
[28] Wisskirchen, T., H. Simon: Thyreotoxische Krise unter Amiodaron. Herz/Kreislauf 27 (1995) 98–101.

Diskussion

Lehnert:
Herzlichen Dank, Herr Hehrmann, für den sehr schönen, sehr klinisch orientierten Vortrag, vor allen Dingen auch meinen Glückwunsch zur Demonstration Ihrer Überzeugungskraft, das hat uns allen sehr imponiert.

Moser:
Herr Hehrmann, eine thyreotoxische Krise nach Radioiodtherapie ist eine seltene Komplikation. Haben Sie die jemals erlebt?

Hehrmann:
Ich muß Ihnen sagen: ja. Den Fall haben wir übrigens bei Herrn Lehnert in Magdeburg auf der SAE-Tagung vor knapp vier Jahren dargestellt, aber das ist ein abso-

lutes Kuriosum gewesen, das muß man zugeben. Das war ein Patient, der war an einem Morbus Basedow operiert, mit einem wunderschönen – wie es sich gehört – kleinen Schilddrüsenrest im Schilddrüsenlager von jeweils 1 ml. Und dann entwickelte er trotzdem wieder eine Hyperthyreose, und dann wurde er – damals kannte ich ihn noch nicht – zur Radioiodtherapie dieses winzigen Schilddrüsenrestes geschickt und hat die auch bekommen. Kein Mensch war auf die Idee gekommen, daß von einem winzigen Schilddrüsenrest dieser Größe eine erneute schwere Hyperthyreose hat kommen können. Dann wurde diese Radioiodtherapie durchgeführt im Nachbarkrankenhaus, und 10 Tage später kam er mit einer thyreotoxischen Krise Grad 3 A in die Klinik; wir haben eine ^{131}I-Szintigraphie durchgeführt und er hatte eine faustgroße intrathorakale Struma, die jeder übersehen hatte. Die ist dann durch die Radioiodtherapie zerfallen, so daß genügend Hormon ausgeschwemmt wurde bei dieser ohnehin vorbestehenden Hyperthyreose. Der Patient war auch, wohlgemerkt, nicht vorbehandelt. Er war schon schwer hyperthyreot, hatte diese unbekannte große intrathorakale Struma im Rahmen eines Basedow. Das war bisher der einzige Fall einer thyreotoxischen Krise nach Radioiodtherapie. Aber ich gebe zu, er hat einige Besonderheiten.

Eversmann:
Herr Hehrmann, der Nutzen von β-Blockern bei der Hyperthyreose ist klar. Wie weit würden Sie den Stellenwert der β-Blocker in der Krise sehen?

Hehrmann:
Die setzen wir selbstverständlich mit ein, wenn die Patienten tachykard sind. Bei reinen Sinustachykardien reichen β-Blocker allein, bei absoluter Tachyarrhythmie werden β-Blocker in Kombination mit Digitalis eingesetzt, besonders bei gleichzeitiger Herzinsuffizienz wie im Fall 2.

Beyer:
Herr Hehrmann, ich glaube Sie sollten betonen, daß man, wenn man an eine thyreotoxische Krise denkt, sofort handeln muß, wenn die Diagnose gesichert ist und gleich daran denken sollte, alle verfügbaren Maßnahmen parallel einzusetzen.

Hehrmann:
Ja, Herr Beyer, ich stimme Ihnen voll zu, aber ich hätte dann, wie Herr Seibel gestern, Dreifach-Projektionen machen müssen, um das, was simultan abzulaufen hat, gleichzeitig zu zeigen. Darauf habe ich verzichtet.

Maschek:
Würden Sie die Plasmapherese bei einer thyreotoxischen Krise als Kontraindikation ansehen?

Hehrmann:
Nein, der Begriff Kontraindikation ist überzogen. Ich habe, glaube ich, die Formulierung gewählt: ich halte das Verhältnis zwischen dem Aufwand dieses Verfahrens und dem Effekt, den man damit erreicht, für nicht mehr ausgewogen, verglichen mit den Verfahren, die wir sonst zur Verfügung haben. Wir haben das in den 70er Jahren gemacht, sie können mit der Plasmapherese innerhalb von Stunden die Schilddrüsenhormonwerte senken, und vier Stunden später sind sie wieder genauso hoch wie vorher, das ist das Problem. Wir haben bei einer thyreotoxischen Krise eine solche Überschwemmung mit Schilddrüsenhormonen an den Rezeptoren, daß nach wenigen Stunden die Plasmakonzentrationen wieder hoch sind. Natürlich wird man die Patienten dann parallel thyreostatisch behandeln und irgendwann gehen die Hormon-Konzentrationen dann auch nach unten, aber die Plasmapherese als solche hat nur einen geringen Effekt.

Gärtner:
Herr Hehrmann, haben Sie vor der Fühoperation ein bißchen gewarnt bei den Patienten, die kardial dekompensiert sind? Wenn ich Sie richtig verstanden habe, den 89jährigen z.B. haben Sie nicht operieren lassen.

Hehrmann:
Der hatte auch nicht nur eine Herzinsuffizienz, der hatte eine Pneumonie der gesamten rechten Lunge plus des linken Unterlappens.

Gärtner:
Ich wollte Ihnen auch nur nochmal sagen, daß wir auf jeden Fall immer die frühe Operation anstreben und auch nicht diese multiple Vorbehandlung mit Thyreostatika usw., sondern die werden stabilisiert und innerhalb der ersten 24 Stunden operiert. Dann braucht man keine Beta-Blocker, nur während der Anästhesie, und u.U. sogar kein Thiamazol, denn das ist das schnellste Verfahren und man ist nirgendwo so sicher, wie in den Händen von Anästhesisten, d.h. daß es wirklich von denen, die geübt sind, sicher nach unseren Erfahrungen das Beste und Sicherste ist, was man tun kann.

Hehrmann:
Also Herr Gärtner, im Prinzip ja. Ich habe nicht gewarnt vor den Frühoperationen beim Stadium 1 oder meinetwegen auch noch 2. Aber die beiden Patienten, die ich

Ihnen dargestellt habe, hatten gravierende Komplikationen. Wenn Sie eine junge Frau aufnehmen, die vorher nie herzkrank war, jetzt schwerst kardial dekompensiert, Transaminasen von fast 1.000 hat und einen Quick von 30% – ich weiß nicht, ob Sie diese Frau operiert hätten an diesem Abend. Also, ich hatte Angst vor den bereits eingetretenen Komplikationen und zumindest unsere Anästhesisten und unsere Chirurgen haben in diesen beiden Fällen eine Operation weit von sich gewiesen, und die sind sonst nicht zimperlich.

Mann:
Ich wollte es auch nochmal kurz unterstützen, was Herr Gärtner gesagt hat: das sind zwei ganz besondere Fälle gewesen, wo wir wahrscheinlich alle gleich entschieden hätten, aber die, die kommen, ohne die speziellen Komplikationen, die profitieren von der Frühoperation enorm, und da gibt es ja auch eine schöne Studie aus der Wiener Gruppe (Hermann), daß auch die Halbwertszeit der Hormone durch den Hypermetabolismus beschleunigt ist und damit innerhalb von 24 Stunden die Werte normal sind, und zwar irreversibel normal sind, und das gibt natürlich eine sehr gute Ausgangssituation. Also auf jeden Fall, wenn nicht so ganz spezielle Dinge vorliegen, Frühoperation und nur eine kurze intensive medizinische Vorbereitung für die Operation. Das kann ja in einer Stunde gehen, also wirklich rasch. Und wir machen das in Essen auch so.

Hehrmann:
D'accord.

Schilddrüse und Psyche: psychische Symptome, Streßwahrnehmung und Streßbewältigung bei Hyperthyreose

K. Rodewig, Ch. Heckmann, E. Leibing, K.H. Rudorff

Von Beginn der psychosomatischen Forschung an wurden zwischen den körperlichen und psychischen Auffälligkeiten der Hyperthyreose kausale Zusammenhänge hergestellt. So nannte Lewis [11] die Hyperthyreose eine strukturalisierte Angstneurose und Graves [6] stellte sie in einen Zusammenhang zur hysterischen Neurose [14]. Auch Streßereignisse [17] oder eine besondere psychische Labilität [8] werden als Ursache der Hyperthyreose diskutiert. In einer Untersuchung von Yoshiucchi et al. [18] haben Frauen mit einem hohen Streßlevel ein 7,7fach höheres Erkrankungsrisiko für Morbus Basedow als Frauen mit geringerem Streßlevel. Auch erreichen Patientinnen, die 6 Monate nach Beginn der thyreostatischen Therapie über mehr alltägliche Belastung klagen, 12 Monate nach Therapiebeginn signifikant häufiger noch keine Stoffwechselnormalisierung [19].

Umgekehrt wird die Stoffwechselentgleisung auch als Ursache der psychischen Symptomatik angesehen. In Ergänzung früherer Untersuchungen [7, 10, 13] konnten Rodewig et al. [16] zeigen, daß sich die psychopathologische Symptomatik im SCL-90-R (allgemeine psychische Symptom-Checkliste), BDI (Depressionsskala) und STAI X1 und X2 (Skala für State- und Trait-Angst) unter Hyperthyreose verstärkt bzw. unter Stoffwechselnormalisierung zurückbildet.

Eine Patientin schildert die Auswirkung ihres veränderten körperlichen und psychischen Erlebens mit den Worten: „Angst macht mir, daß ich meine körperlichen und seelischen Regungen so nicht kenne, und ich keine Möglichkeiten sehe, mit ihnen umzugehen [15]". Vor diesem Hintergrund erscheint das Angst- und allgemeine Streßerleben verständlich. Folgerichtig müssen Streßbewältigungsmechanismen aktiviert werden, um die zu verarbeitenden Reize (und Konflikte) zu minimieren und die psychische Funktion zu sichern.

Nach Rodewig [15] läßt sich das Erleben und Verhalten von hyperthyreoten Patienten einordnen als Symptome der Überforderung eines rezeptiven und Aktivierung eines protektiven Reizschutzes [2]. Die Patienten schildern, daß sie sich z. B. wie ein gehetztes Tier fühlen und alle seelischen und körperlichen Vorgänge als beschleunigt und sprunghaft wahrnehmen, hierbei schützen sie sich vor weiterer

Reizanforderung, indem sie z. B. nicht mehr in Kneipen gehen und sich aus sozialen Beziehungen zurückziehen. In ihren Selbstbeschreibungen wird deutlich, wie sehr die Patienten bemüht sind, ihre veränderte körperliche und seelische Wahrnehmung und Reaktionsweise kognitiv zu bewerten und in ihre sonstigen Lebensbezüge einzuordnen. Hiernach stellen sich uns die Streßbewältigungsmechanismen selektiv als protektiver Reizschutz und kognitiver Bewältigung und damit in erster Linie situations- und nicht persönlichkeitsspezifisch dar. Im Gegensatz hierzu sind neurotische Verarbeitungsmodi als persönlichkeits- und nicht als situationsspezifische Bewältigungsmechanismen anzusehen.

Bei dem beobachtbaren Zusammenhang zwischen psychischer Symptomatik und Stoffwechselentgleisung liegt die Hypothese nahe, daß die Hyperthyreose die körperlichen (gemessen am Ausmaß vegetativer Entgleisung) wie auch psychischen Veränderungen (psychische Symptome, Streßwahrnehmung) in gleicher Weise hervorruft und beide Bereiche untereinander sowie mit der Aktivierung der Streß-Bewältigung korrelieren.

Wir haben auf dem Hintergrund dieser Überlegungen folgende Hypothesen untersucht:

1. Die vegetative Entgleisung bei Hyperthyreose hängt mit der Ausbildung psychischer Symptome und dem Ausmaß der Streßwahrnehmung sowie der Aktivierung von Streßbewältigungsmechanismen zusammen.
2. Das Ausmaß der Streßwahrnehmung und der psychischen Symptomatik sowie die Aktivität der Streßbewältigung nehmen im Laufe der thyreostatischen Therapie und der Stoffwechselnormalisierung ab.
3. Die Streßbewältigungsmechanismen werden in Abhängigkeit von der Situation aktiviert und sind auf Reduktion der Reizanforderung sowie kognitiver Einordnung des veränderten Selbsterlebens ausgerichtet.

Methodik

Zum Zeitpunkt der Diagnosestellung (T_1) wurden 36 Patienten (33 w, 3 m) einer endokrinologischen Fachpraxis untersucht, hiervon nahmen 29 Patienten an einer Follow-up-Studie teil. Die Patienten wurden nach drei Monaten sowie nach einem Jahr thyreostatischer Therapie erneut untersucht. Das Durchschnittsalter der Patienten betrug 38,9 Jahre (Range von 26 bis 54). Der Beginn der Symptomatik einer aktuellen Stoffwechselentgleisung lag nach Angaben der Patienten retrospektiv bei etwa 6–12 Wochen vor Diagnosestellung.

7 Patienten nahmen nach der Erstuntersuchung (T_1) an der Studie nicht weiter teil, da sie durch andere Praxen weiterbehandelt wurden oder wegen beruflicher

Belastungen oder weiter Anfahrtswege die Teilnahme ablehnten. Die Patientenzahl reduzierte sich im Laufe des Follow-up um weitere 3 auf 26 Patienten nach T_2 (Strumektomie, Umzug).

Während der gesamten Untersuchungsdauer wurde eine endokrinologische Therapie nach anerkanntem Standard entsprechend den jeweiligen Erfordernissen durch die Fachkollegen durchgeführt. Die Erfassung der somatischen und insbesondere endokrinologischen Daten erfolgte entsprechend der European Multicenter Study [1]. Hierin ist auch ein „therapeutischer Index" enthalten, der sich aus der Einschätzung des Schweregrades vegetativer Symptome der Stoffwechselentgleisung zusammensetzt (Tabelle 1). Der therapeutische Index wurde nur zu T_1 erhoben, da nach 3 Monaten thyreostatischer Therapie in der Regel keine klinische Symptomatik mehr erhoben werden kann.

Tabelle 1 Therapeutischer Index [1]

1.	
Dyspnoe bei Anstrenung	+1
Palpitationen	+2
Müdigkeit	+2
Vorliebe für Kälte	+5
exzessives Schwitzen	+3
Nervosität	+2
gesteigerter Appetit	+1
Gewichtsverlust	+4
Gewichtszunahme	-1
(-1 pro 2 kg Zunahme)	
Gesamtpunkte von 1.:	_____
2.	
Hyperkinesie	+4
heiße Hände	+2
feuchte Hände	+1
Fingertremor	+1
Pulsrate > 85/min.	+3
Gesamtpunkte von 2.:	_____
Gesamtpunkte von 1. und 2.:	_____

Zu allen 3 Untersuchungszeitpunkten wurden folgende Selbstbeurteilungsfragebögen eingesetzt:

- Perceived Stress Scale (PSS) [3] zur Erfassung des Ausmaßes der Streßwahrnehmung,
- SCL-90-R [4] zur Erfassung der allgemeinen psychischen Symptomatik (berichtet wird der Gesamtwert GSI) und

– der Streßverarbeitungsfragebogen (SVF) von Janke et al. [7] zur Erfassung der Streßbewältigung.

Die statistischen Analysen wurden mit dem Statistikprogramm SAS 6.11 für Window (SAS Institute 1999) durchgeführt, zur Anwendung kamen dabei t-Tests für abhängige Stichproben sowie die Berechnung von Produkt-Moment-Korrelationen. Aufgrund von einzelnen Fehldaten und den beschriebenen drop-outs variieren die in die Berechnung eingehenden Fallzahlen zwischen 24–33.

Das Signifikanzniveau legten wir konventionell auf $\alpha = 0{,}05$ fest.

Ergebnisse

Hypothese 1

Die körperliche Symptomatik repräsentiert im therapeutischen Index (Tabelle 1, Spannbreite der möglichen Werte -1 bis +31, in der vorliegenden Stichprobe: x = 13,7, sd = 6,5, Range: 26, Median: 14), korreliert entgegen unseren Erwartungen weder mit der Streßwahrnehmung noch mit der psychopathologischen Symptomatik und ebenfalls nicht mit der Aktivierung der Streßverarbeitung. Im Gegensatz dazu korrelieren die psychometrischen Skalen untereinander hochsignifikant. Lediglich der SCL-90-R korreliert in der Tendenz zwar deutlich mit den Ergebnissen des SVF, dies jedoch knapp oberhalb des Signifikanzniveaus. (Tabelle 2).

Hypothese 2

Die psychopathologische Symptomatik nimmt mit Erreichen der Stoffwechselnormalisierung bis T_3 kontinuierlich und bezogen auf die Differenz T_1–T_2 sowie T_1–T_3 hochsignifikant ab. Parallel hierzu reduziert sich die Streßwahrnehmung zu T_2 signifikant, zu T_3 hin hochsignifikant. Die Aktivität der Streßbewältigung sinkt kontinuierlich mit zunehmender Stoffwechselnormalisierung, allerdings erst zu T_3 hin hochsignifikant (Tabelle 3).

Hypothese 3

Die Aktivierung der einzelnen Bewältigungsarten (differenziert in den Subskalen des SVF) bleiben jedoch gering und unterhalb des Signifikanzniveaus. Die Subskala Selbstbemitleidung verändert sich lediglich zwischen T_1 und T_2 signifikant, wohingegen die Differenz zwischen T_1 und T_3 unterhalb des Signifikanzniveaus bleibt. Diese Subskala weist, wie Janke et al. [8] bemerken, darauf hin, daß die Patienten es aufgegeben haben, sich gegen die Symptomatik zu wehren. Die Subskala

Tabelle 2 Interkorrelation psychischer und vegetativer Parameter zu T_1

	PSS	SCL-90-R/GSI	SVF-Summe
Therapeutischer Index	N = 25 r = 0,20 p = 0,33	N = 28 r = 0,00 p = 0,99	N = 24 r = 0,02 p = 0,91
PSS		N = 33 r = 0,46 p = 0,008	N = 32 r = 0,51 p = 0,003
SCL-90-R/GSI			N = 32 r = 0,33 p = 0,063

r = Produkt-Moment-Korrelation, p = Signifikanzniveau

Tabelle 3 Veränderungen psychischer Parameter

Skalen	T_1	T_2	T_3	p*	p*
SCL-90-R (GSI)	0,80 (0,56)	0,47 (0,51)	0,41 (0,51)	0,004	0,003
PSS	30,79 (8,3)	28,8 (5,6)	28,78 (14,7)	0,05	0,009
SVF-Summe	215,3 (41,4)	209,2 (38,1)	206,4 (47,7)	0,094	0,05

p*: zweiseitiger t-Test für abhängige Stichproben, N = 23–29

Pharmakaeinnahme sinkt nach Erreichen der Euthyreose ebenfalls signifikant und bleibt zu T_3 knapp unterhalb des Signifikanzniveaus. Durch Aktivierung dieses Bewältigungsmechanismus versuchen Patienten die Streßreaktion zu umgehen bzw. sie zu reduzieren.

Im wesentlichen wird jedoch die Veränderung des SVF durch drei Subskalen verursacht, die entgegen dem allgemeinen Trend in ihrer Ausprägung zu T_3 hin signifikant bis hochsignifikant abnehmen. Sie beziehen sich auf Fluchttendenz, soziale Abkapselung und gedankliche Weiterbeschäftigung. Diese drei Bewältigungsmodi machen zusammen die Hälfte der Veränderung des Gesamtscores aus und sind damit verantwortlich für dessen hochsignifikante Veränderung zwischen T_1 und T_3 (Tabelle 4).

Tabelle 4 Veränderungen in den verschiedenen Streßbewältigungsmechanismen (Subskalen des SVF)

	SVF–Subskalen	T_1 M(SD)	T_2 M(SD)	T_3 M(SD)	P* (T1-T2)	P* (T1-T3)
01	Bagatellisierung	11,84 (3,98)	12,44 (4,44)	11,62 (4,5)	0,094	0,61
02	Herunterspielen durch Vergleich mit anderen	7,66 (3,86)	7,52 (4,15)	7,93 (4,23)	0,290	0,187
03	Schuldabwehr	10,84 (3,62)	11,68 (4,36)	10,66 (4,16)	0,143	0,504
04	Ablenkung von Situationen	12,56 (4,52)	13,48 (3,54)	12,45 (4,38)	0,331	0,841
05	Ersatzbefriedigung	10,69 (4,82)	9,89 (4,53)	10,41 (5,04)	0,110	0,164
06	Suche nach Selbstbestätigung	9,53 (3,65)	10,14 (4,98)	9,62 (5,19)	0,771	0,761
07	Situationskontrollversuche	15,06 (3,81)	14,74 (3,98)	14,17 (3,48)	0,437	0,236
08	Reaktionskontrollversuche	14,47 (5,42)	14,63 (4,88)	14,59 (4,6)	0,405	0,212
09	Positive Selbstinstruktion	15,56 (3,94)	15,67 (3,93)	15,07 (4,54)	0,252	0,908
10	Bedürfnis nach sozialer Unterstützung	14,28 (5,34)	13,52 (4,01)	14,86 (3,58)	0,310	0,574
11	Vermeidungstendenz	12,06 (5,67)	12,67 (3,90)	12,14 (4,22)	0,277	0,389
12	Fluchttendenz	12,0 (5,1)	11,11 (4,48)	10,52 (4,31)	0,161	0,015
13	Soziale Abkapselung	9,44 (6,49)	8,96 (6,32)	8,69 (5,97)	0,126	0,021
14	Gedankliche Weiterbeschäftigung	15,5 (5,2)	13,52 (5,67)	13,34 (5,65)	0,06	0,026
15	Resignation	8,59 (4,38)	8,63 (5,29)	7,83 (4,74)	0,636	0,089
16	Selbstbemitleidung	10,47 (5,04)	9,41 (5,2)	9,66 (5,58)	0,049	0,101
17	Selbstbeschuldigung	10,25 (4,91)	10,56 (3,57)	10,17 (2,95)	0,708	0,528
18	Aggression	10,5 (6,13)	8,89 (5,48)	9,52 (5,0)	0,143	0,064
19	Pharmakaeinnahme	3,97 (3,87)	2,78 (2,87)	3,41 (3,59)	0,018	0,061

p*: zweiseitiger t-Test für abhängige Stichproben, N = 23–29

Diskussion

Die körperliche Symptomatik als Ausdruck der hyperthyreoten Stoffwechselentgleisung korreliert entgegen unserer Hypothese mit keiner der psychologischen Parameter, weder mit dem Ausmaß der Streßwahrnehmung noch mit der Ausprägung der psychopathologischen Symptombildung noch mit der Aktivierung von Streßbewältigunsmechanismen.

Eine Erklärung könnte darin liegen, daß die Bewertung der vegetativen Symptomatik und die damit verbundene Angstreaktion individuell sehr unterschiedlich ausfällt. Es ist anzunehmen, daß ängstliche Menschen eher zu einer katastrophisierenden Attribuierung vegetativer Phänomene neigen. Da jedoch nicht alle Patienten mit einer deutlichen vegetativen Symptomatik auch besonders ängstlich sind, bedeutet dies, daß die psychische Symptomatik „Angst" zwar bei allen aktiviert wird, ihr Ausmaß aber von der individuellen Grundängstlichkeit als trait-Merkmal bestimmt wird. In einer früheren Arbeit konnte die Arbeitsgruppe [16] ein solches Phänomen bereits bei verschiedenen psychopathologischen Symptomen nachweisen. Vor dem Hintergrund eines tiefenpsychologisch orientierten Interviews hatten sie ein Klientel mit Autoimmunhyperthyreose in eine psychisch relativ niedrig und eine relativ hoch belastete Subgruppe unterteilt. Die niedrig belastete Gruppe zeigte in den psychopathologischen Symptomlisten deutlich niedrigere Werte als die hoch belastete Gruppe. In beiden Gruppen nahmen die Symptome nach Erreichen der Euthyreose signifikant ab, der Unterschied zwischen diesen Gruppen blieb jedoch bestehen (siehe hierzu für den SCL-90-R Abb. 1).

Ergänzend zu diesen publizierten Ergebnissen ist zu erwähnen, daß sich in beiden Gruppen in bezug auf die somatischen Parameter inklusive der vegetativen Symptomatik (therapeutischer Index) kein signifikanter Unterschied darstellen ließ. (Die Gruppe mit relativ niedriger psychischer Belastung zeigte sogar höhere Werte im therapeutischen Index (n = 7, x = 16,29, sd = 6,775) als die relativ stark psychisch belastete Gruppe (n = 12, x = 13,08, sd = 5,664; t-test für unabhängige Stichproben p = 0,889). Die unterschiedlichen Ergebnisse der Subgruppen ließen sich also nicht auf eine unterschiedlich ausgeprägte körperliche Symptomatik zurückführen.)

In Übereinstimmung damit korreliert auch in den hier dargestellten Daten die vegetative Symptomatik mit keiner der psychometrischen Skalen, weder mit der Streßwahrnehmung oder der psychopathologischen Symptomatik noch mit dem Ausmaß der Aktivierung von Streßbewältigungsmechanismen, wobei diese psychometrischen Skalen selbst untereinander hochsignifikant korrelierten. Das heißt, je größer die Streßwahrnehmung, desto höher ist die Ausprägung der psychopathologischen Symptomatik und desto mehr Streßbewältigungsmechanismen müssen

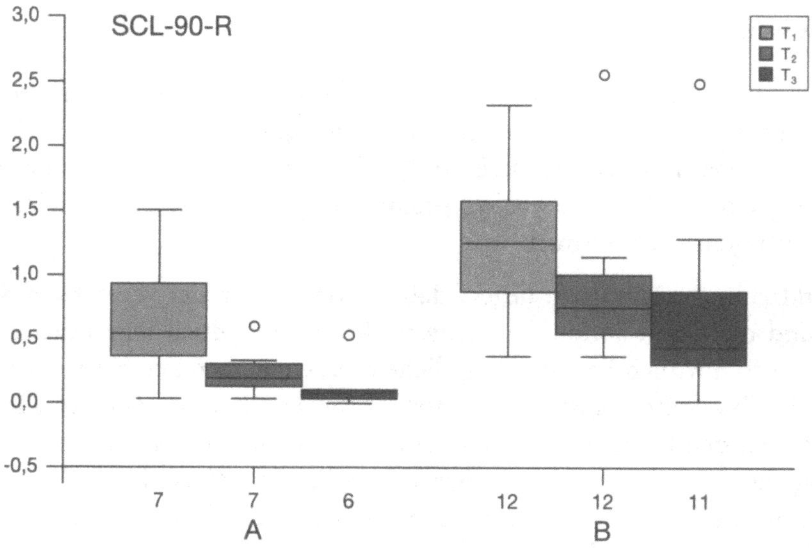

Abb. 1 Boxplots mit den Summenwerten des SCL-90-R [4] von Patienten mit Morbus Basedow. Gruppe A (psychisch relativ wenig belastet) und Gruppe B (psychische relativ hoch belastet) zu den Untersuchungszeitpunkten T_1 (unter Hyperthyreose, T_2 (nach 3 Monaten thyreostatischer Therapie) und T_3 (nach 1 Jahr thyreostatischer Therapie) [16].

aktiviert werden. Lediglich die Ergebnisse des SCL-90-R und des SVF korrelieren nur in der Tendenz, allerdings knapp oberhalb des Signifikanzniveaus. Dies dürfte mit der unterschiedlichen Konstruktion der Fragebögen zusammenhängen. Während der SCL-90-R körperliche und psychische Symptome erfragt, ist der SVF auf Bewältigungsmechanismen gerichtet, die äußere Stressoren ausschalten oder beseitigen sollen. Im Gegensatz zum SCL-90-R fragt der PSS nach den psychischen Auswirkungen im Umgang mit diesen Stressoren und zeigt somit eine höhere Kompatibilität zum SVF.

Sowohl die Streßwahrnehmung als auch die psychische Symptomatik nehmen in Übereinstimmung mit unserer Hypothese bis T_3 kontinuierlich ab. Ebenfalls reduziert sich die Aktivität zur Streß-Bewältigung. Betrachtet man hierbei die einzelnen Subskalen des SVF, die verschiedene Bewältigungsarten abbilden, so fallen lediglich drei Skalen auf, die sich zwischen T_1 und T_3 signifikant verändern. Die Subskalen Fluchttendenz, soziale Vermeidung und gedankliche Weiterbeschäftigung nehmen in ihrer Aktivierung hochsignifikant ab. Die gedankliche Weiterbeschäftigung kann als Symptom der kognitiven Anstrengung gesehen werden, die unter der Hyperthyreose auftretende vegetative Symptomatik einzuordnen. Die Tendenz, sich aus sozialen Beziehungen zurückzuziehen oder vor Anforderung zu fliehen, dient der Reiz- oder Anforderungsentlastung und ist nicht wie beim Vermeidungsverhalten verbunden mit dem Affekt der Angst. Beide Streßbewältigungsmechanismen werden somit in Einklang mit unserer Hypothese situationsspezifisch aktiviert. Auch die Tendenz, mit Medikamenteneinnahmen auf die Symptomatik zu reagieren, kann als Versuch verstanden werden, die körperlichen und psychischen Streßsymptome zu unterdrücken und kann ebenfalls als situationsspezifischer Bewältigungsmechanismus verstanden werden. Janke et al. [8] sehen in der Faktorenanalyse des SVF einen Zusammenhang zwischen den hier genannten Subskalen und beschreiben ihn als Emotionale Betroffenheit und Aufgeben. Alle Subskalen sind gekennzeichnet durch einen depressiven Rückzug aus der belastenden Situation. Lediglich der Bewältigungsmechanismus der Pharmakaeinnahme ist als Auflehnung gegen die Streßsymptome zu werten als unmittelbarer Versuch, sie zu unterdrücken oder zu reduzieren. Kommt es nun zu einer plötzlichen Normalisierung der vegetativen Funktionen, baut sich die Stabilität des Körper-Selbst erst mit der zurückgewonnenen Konstanz der Körpererfahrung wieder auf. Der Patient fühlt sich in seinem Körper wieder zu Hause und erst dann, mit einer zeitlichen Verzögerung, reduziert sich die psychopathologische Symptomatik und die Aktivität der Streßbewältigung nimmt in ähnlichem Maße ab.

Streßbewältigung ist aus verschiedenen Bewältigungsmustern zusammengesetzt. Janke et al. [8] nennen persönlichkeitsspezifische, stabile und situationsunabhängige Verarbeitungsmuster als auch solche, die persönlichkeitsunabhängig aber situationsspezifisch sind. Lazarus [12] betont, daß das Streßerleben davon abhängig ist, ob eine Person das „Subjekt – Umweltverhältnis" zu irgendeinem Zeitpunkt als Bedrohung, Verlust/Schaden oder Herausforderung interpretiert. Ein Unterschied zu sonstigen Lebensereignissen besteht in der Hyperthyreose als Streßauslöser darin, daß sie sich durch grundsätzlich bekannte vegetative Vorgänge bemerkbar macht. Man erlebt seinen Zustand zwar als fremd, doch ist es nicht möglich, sich innerlich von der Erkrankung zu distanzieren oder sie zu verleugnen, weil sie das körperlich-seelische Erleben unmittelbar beeinträchtigt. So ist die depressive Akzeptanz – wie sie sich auch im Selbstmitleid ausdrückt – der durch Willensanstrengungen nicht unmittelbar zu beeinflussenden Krankheit verständlich. Die sich hochsignifikant verändernden beiden Streßbewältigungsmechanismen Fluchttendenz und soziale Abkapselung dienen daher der äußeren und die signifikante, aber nicht stabile, Aktivierung der Pharmakaeinnahme der inneren Reizreduktion. Der Bewältigungsmechanismus der „gedanklichen Weiterbeschäftigung" spiegelt dagegen den Versuch, die an sich wahrgenommene Veränderung der körperlich-seelischen Befindlichkeit über einen Erklärungszusammenhang kognitiv einzuordnen. Alle Bewältigungsmechanismen können daher in Bestätigung unserer eingangs formulierten dritten Hypothese nicht als persönlichkeits-, sondern als situationsspezifische Verarbeitungsmechanismen angesehen werden.

Die soziale Abschirmung und Minimierung der Reizkonfrontation war vor der Thyreostatica-Ära auch ein zentrales therapeutisches Anliegen. So schreibt A. Jores in seinem Lehrbuch Klinische Endokrinologie [9]:

„Bei der Behandlung eines jeden Basedow-Patienten ist es außerordentlich wichtig, dafür Sorge zu tragen, daß das gesamte Milieu, in dem der Kranke sich befindet, so geartet ist, daß alle psychischen Traumen und Möglichkeiten einer Erregung auf ein Mindestmaß reduziert werden... Die völlige Abgeschlossenheit von den im häuslichen Kreise unvermeidlichen Sorgen und Ärgernissen des Alltags wirkt manchmal schon Wunder. Auch im Krankenhaus gehört der Kranke nicht in einen großen Saal, sondern in ein Einzelzimmer".

Literatur

[1] Benker, G., D. Reinwein, H. Creutzig et al.: Effects of high and low doses of methimazole in patients with Graves' thyrotoxicosis. Acta Endocrinol. 281, Suppl. (1987) 312.

[2] Brody, S., S.Axelrad: Angst und Ich-Bildung in der Kindheit. Klett, Stuttgart. 1970, 1974.

[3] Cohen, S., T. Kamarck, R. Mermelstein: A global measure of perceived Stress. Journal of Health and Social Behavior 24 (1983) 385–396.

[4] Franke, G.H.: SCL90–R, Die Symptom-Checkliste von Degoratis, Deutsche Version. Hogrefe, Göttingen. 1995.

[5] Graves, R.J.: Clinical lectures. Lond. Med. Surg. J. LECT: XII (1835) 516.

[6] Hermann, H.T., G.C. Quarton: Psychological Changes and Psychogenesis in Thyroid Hormon Disorders. J. Clin. Endocrin. Metab. 25 (1965) 327–338.

[7] Janke, W., G. Erdmann, W. Boucsein: Streßverarbeitungsfragebogen. Hogrefe, Göttingen. 1985.

[8] Jores, A.: Klinische Endokrinologie. Springer, Berlin-Göttingen–Heidelberg. 1949.

[9] Krüskemper, G., H.L. Krüskemper: Neurotische Tendenzen und Extraversion bei Hyperthyreose. Z. Psychosom. Med. 16, 2 (1970) 178–189.

[10] Lewis, N.D.: Psychicological Factors in Hyperthyreoidism. M. J. Rec. 122 (1925) 1211.

[11] Lazarus, R.S.: Theory-Based Stress Measurement. Psychological Inquiry 1 (1990) 3–13.

[12] Paykel, E.S.: Abnormal Personality and Thyrotoxicosis: A Follow-up Study. J. Psychosomatic Res. 10 (1966) 143–150.

[13] Rodewig, K.: Psychosomatische Aspekte der Hyperthyreose unter besonderer Berücksichtigung des Morbus Basedow. Ein Überblick. Psychother. Psychosom. med. Psychol. 43 (1993) 271–277.

[14] Rodewig, K.: Hyperthyreose. In: Ahrens, S. (Hrsg.): Lehrbuch der Psychotherapeutischen Medizin. Schattauer, Stuttgart-New York. 1997.

[15] Rodewig, K., Ch. Heckmann, C. Leitz, K.H. Rudorff: Gibt es eine besondere Vulnerabilität für Stress bei Patienten mit M. Basedow? Z. Psychosom. Med. 43 (1997) 153–165.

[16] Winsa, B., H.O. Adami, R. Berstrom et al.: Lancet 338 (1991) 1475–1479.

[17] Yoshiuchi, K., H. Kumano, S. Nomura et al.: Stressful life events and smoking were associated with Graves' disease in women, but not in men. Psychosom Med 60 (1998) 182–185.

[18] Yoshiuchi, K., H. Kumano, S. Nomura et al.: Psychosocial factors influencing the short-term outcome of antithyroid drug therapy in Graves' disease. Psychosom. Med. 60 (1998) 592–596.

Diskussion

Zappe:
Wissen Sie Bescheid über Hyperthyreose und Neurotransmitter? Besteht eine Veränderung der Neurotransmitter (z. B. Serotonin) bei Hyperthyreose? Wir bekommen gar nicht so selten Patienten aus einer psychiatrischen Einrichtung. Entweder mit einer schweren Depression oder mit Wahnvorstellungen, weil die Hyperthyreose lange Zeit nicht erkannt wurde.

Rodewig:
Daß Sie in der Psychiatrie gehäuft Patienten mit einer Hyperthyreose aufnehmen und behandeln, ist verständlich, weil Patienten, die an sich von einem relativ hohen psychopathologischen Level aus in die Hyperthyreose kommen, natürlich auch entsprechend ihrer psychischen Stabilität schneller in eine Desorganisation gelangen. Das habe ich versucht, im letzten Schaubild darzustellen. Jemand, der an sich schon eine relativ instabile Ich-Funktion hat, wird unter der Hyperthyreose natürlich auch schneller dekompensieren. Insofern ist es nicht verwunderlich und gehört zum Standard in der Psychiatrie, daß bei jedem neu aufgenommenen Patienten das TSH kontrolliert wird. SCL-90 hat 10 Subskalen und alle Subskalen zeigen verschiedene psychopathologische Symptome: Feindseligkeit, Psychotik, Psychotizismus, Zwanghaftigkeit, Depressivität. Und wenn Sie diese verschiedenen Subskalen in ihrer Entwicklung einmal miteinander vergleichen, dann verändern sie sich alle, aber entsprechend der psychischen Organisation des Patienten mit gewissen, individuellen Schwankungen. Das heißt, jemand der an sich schon sehr zwanghaft ist, wird auch unter der Hyperthyreose noch zwanghafter oder jemand, der sowieso schon eine Neigung zum Psychotizismus hat, wird noch desorganisierter unter der Stoffwechselentgleisung. Und insofern können Sie in der Psychiatrie hyperthyreote Patienten im Grunde unter allen Diagnosegruppen finden.

Heufelder:
Bei einem vergleichbaren Ausmaß der Hyperthyreose weisen Patienten mit Immunhyperthyreose vom Typ Morbus-Basedow andere und gravierendere psychopathologische Veränderungen auf als Patienten mit nicht-autoimmuner funktionell-autonomer Hyperthyreose. Können Sie diesen Eindruck bestätigen und wie erklären Sie diesen Unterschied?

Rodewig:
Dazu liegen mir keine Untersuchungsergebnisse vor. Hypothetisch würde ich bezweifeln, daß es da so einen großen Unterschied gibt.

Schilddrüse und Auge

J. Esser

Eine klinisch erkennbare, endokrine Orbitopathie tritt in etwa 50% der Fälle einer Autoimmunhyperthyreose vom Typ Morbus Basedow (und seltener auch im Rahmen einer Hashimoto-Thyreoiditis) auf [19]. Der Prozentsatz mit subklinischer Beteiligung liegt jedoch deutlich höher. In der Altersverteilung bestehen zwei Gipfel in der 5. und 7. Lebensdekade. Männer sind mit 10–20% deutlich seltener, aber durchschnittlich schwerer betroffen [19]. Die Inzidenz für Frauen (Männer) beträgt 16 (2,9)/100.000 Einwohner Jahr [2].

Die Pathogenese der endokrine Orbitopathie ist derzeit noch nicht schlüssig erklärt. Insbesondere über die auslösenden Autoimmunprozesse finden sich derzeit Konzepte, die sich aus einer Vielzahl mosaiksteinchenartiger Einzelbeobachtungen zusammensetzen. Aktuelle und ausführliche Zusammenfassungen dieser Ätiopathogenesekonzepte finden sich bei Heufelder et al. [15], Förster und Kahaly [12] und Mann et al. [22]. Im Gegensatz hierzu ist die „Endstrecke" der orbitalen Pathologie inzwischen relativ unumstritten: Im Retrobulbärgewebe kommt es zu einer Lymphozyteninfiltration mit Proliferation von Fibroblasten und der Sezernierung von sauren Mukopolisacchariden. Diese Glykosaminoglykane führen auf Grund ihrer Hydrophilie zu Ödembildung und Volumenvermehrung. Nach Abklingen dieser akut-entzündlichen Phase kommt es zu einem fibrotischen Gewebsumbau mit Elastizitätsverlust der Augenmuskeln.

Diagnostik

Eine Reihe von Schilddrüsengesellschaften (ATA, ETA, AOTA, LATS) haben sich 1992 darauf verständigt, eine Klassifikation der endokrinen Orbitopathie zu empfehlen, die aus drei unabhängigen und parallel zu erhebende Komponenten besteht [1]: Zum einen die NOSPECS- oder Werner-Klassifikation (Tabelle 1), zum anderen einen Aktivitäts-Score (Tabelle 2) und darüberhinaus eine Selbsteinschätzung der subjektiven Beschwerden des Patienten hinsichtlich seiner ästhetischen Beeinträchtigung und seiner lokalen Schmerzsymptomatik (Druckgefühl, Augenbrennen und -reiben). Für die standardisierte Erhebung der einzelnen Parameter innerhalb der NOSPECS-Klassifikation hat die Sektion Schilddrüse der Deutschen

Gesellschaft für Endokrinologie Empfehlungen zur Qualitätssicherung der Diagnostik herausgegeben [3] (Tabelle 1). Diese Empfehlungen richten sich an den Augenarzt und unterscheiden zwischen einer obligaten Basisdiagnostik und adjuvanten Untersuchungen.

Tabelle 1 Obligate Untersuchungsmethoden bei endokriner Orbitopathie

	Standardisierung	Basis-Diagnostik	Doppel-Bilder	Visus-minder.
1. Lidzeichen				
Lidretraktion (Ober-, Unterlid)		Kopffixierung	X	
Oberlidmitbeweglichkeit	Kopffixierung	X		
Lidschluß	nicht forciert	X		
Sicca-Symptomatik	Subjektiv: 6-Punkte-Skala			
Druckgefühl	Subjektiv: 6-Punkte-Skala			
Blendungsempfindlichkeit	Subjektiv: 6-Punkte-Skala			
2. Weichteilbeteiligung				
Lidödeme	Photo, Schweregradeinteilung	X		
Bindehautchemosis, -injektion	Photo, Schweregradeinteilung	X		
3. Protrusio				
Exophthalmus	Hertel-Exophthalmometer	X		
4. Augenmuskelbeteiligung				
Strabismus, Motilität	Abdecktest, Führungsbewegungen	X	X	
Bulbusexkursionsstrecken	Goldmannperimeter, Harmswand		X	
Fusionsblickfeld	Harmswand		X	
Kopffehlhaltung	x-, y-, z-Achse im Raum	X	X	
Echographie	A-Bild (B-Bild)	(X)	X	
CT/NMR	Axial, koronar, sagittal		(X)	X
Blickrichtungstonometrie	Applanationtonometrie	X	X	
5. Hornhautbeteiligung				
Spaltlampenmikroskopie	Fluorescein-, Bengalrosa	X		X
Benetzungsstörung	Schirmertest, Tränenfilmaufrißzeit		X	
6. Sehnervbeteiligung				
Visus	optimaler Refraktions+X6ausgleich		X	X
Visuell evoz. kortik. Potentiale	Schachbrettmuster-VECP			X
Gesichtsfeld	statische/kinetische Perimetrie		X	
Farbensättigung	Farbpigmentproben (Ishihara)		X	
Afferenzstörung	swinging-flashlight Test			X

Therapie

Eine Übersicht über die Therapiemöglichkeiten bietet das Flußdiagramm in Abb. 1. Zu den wichtigsten Entscheidungskriterien für die Auswahl der interdisziplinären Therapie gehört die Frage nach der Floridität der Entzündung. Eine gute Entscheidungshilfe stellt hierbei der Aktivitäts-Score (Tabelle 2) dar. Darüberhinaus ist aber auch die Geschwindigkeit der Progredienz wichtig, da auch bei fehlenden oder nur gering ausgeprägten Floriditätszeichen eine konservative Therapie noch erfolgreich eingesetzt werden kann, wenn z. B. die Augenmotilitiätsstörungen oder der Exophthalmus deutlich zunehmen [8]. Eine massive Progredienz, insbesondere von Veränderungen, die auf eine Sehnervkompression hindeuten könnten (Visusminderung, Verschlechterung der VEP-Latenzzeiten, Gesichtsfeldausfälle, Farbentsättigung, pathologischer swinging-flashlight-Test), macht ein rasches Handeln erforderlich.

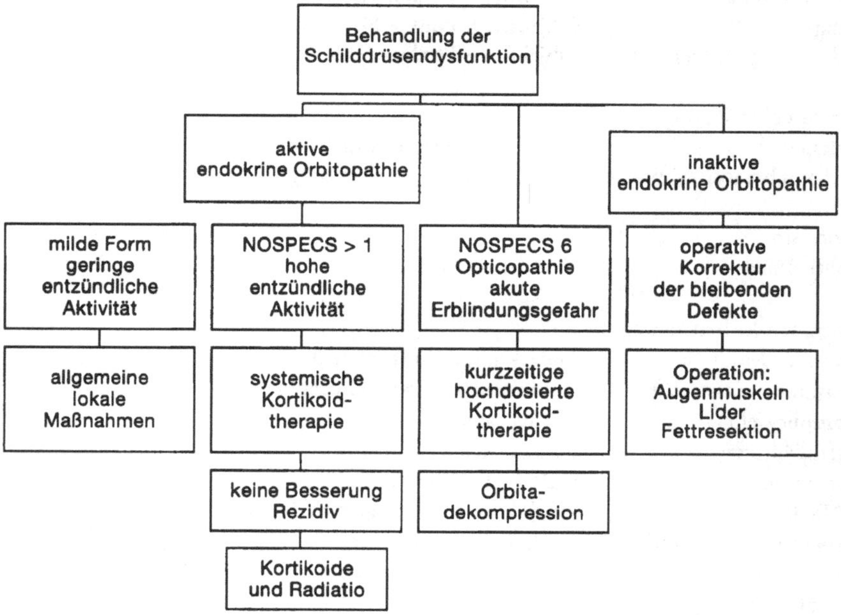

Abb. 1 Therapieschema endokrine Orbitopathie [17].

Konservative Therapie

Lokale Maßnahmen: Bei Lidspaltenerweiterung besteht eine vermehrte Abdampffläche, was zu einer (häufig ausgeprägten) Sicca-Symptomatik mit subjektiv im

Vordergrund stehenden, reaktivem Augentränen führt. Mittel der Wahl sind (auf den ersten Blick paradoxerweise) Tränenersatzmittel und getönte Brillengläser. Darüberhinaus können Lymphdrainagen der Lidödeme in manchen Fällen zu einer Linderung der Beschwerden führen.

Tabelle 2 Aktivitätszeichen einer endokrinen Orbitopathie: Activity score nach Mourits et al. [24]

- Spontaner Retrobulbärschmerz
- Augenbewegungsschmerz
- Erythem der Augenlider
- Konjunktivale Injektion
- Bindehautchemosis
- Karunkelschwellung
- Lidödeme

Medikamentöse Therapie

Sowohl eine systemische Kortikoidstoßtherapie, als auch eine Strahlentherapie der Orbita können in vielen, insbesondere frischen und mit Entzündungszeichen einhergehenden Fällen, zu einer dauerhaften Verbesserung aller Symptome führen führen (Abb. 2–4). So fand sich im eigenen Krankengut sowohl bei einer systemischen Kortikoidtherapie (Fluocortolon 1,2 mg/kg KG/Tag, alle vier Tage um 10 mg reduziert) als auch bei einer Orbitabestrahlung (Gesamtdosis 12 Gray) insbesondere Besserungen der Lidzeichen und der Weichteilsymptomatik während bei der Muskelbeteiligung unter der Therapie auch in etwa einem Viertel der Fälle Verschlechterungen eintraten (Abb. 5–6), ohne daß Einflüsse von Krankheitsdauer, -ausprägung oder Schilddrüsenvorbehandlung erkennbar wären [8].

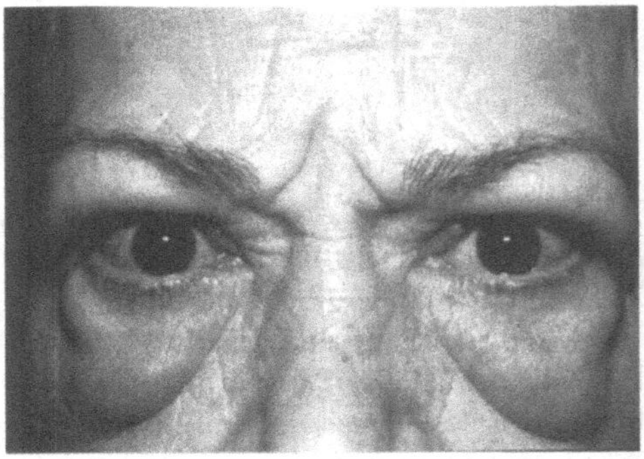

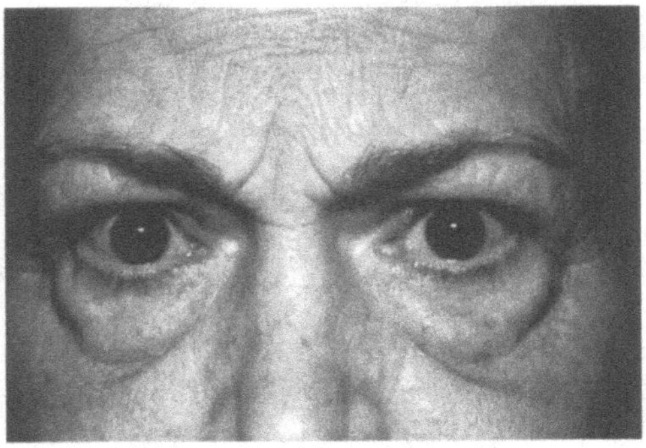

Abb. 2 Rückgang des ödematösen Anteils der Lidschwellung bei einer 62jährigen Patientin nach sechswöchiger systemischer Kortikoidtherapie. Der Septum-orbitale-Fettprolaps ging durch diese Therapie nicht zurück.

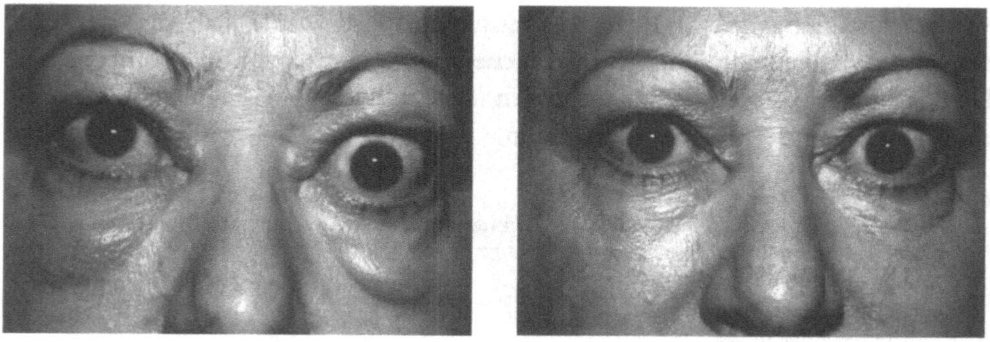

Abb. 3 Besserung der Lidödeme und der Schielstellung durch Kortikoid- und Strahlentherapie bei einer 54jährigen Patientin (vor und 3 Monate nach Therapiebeginn).

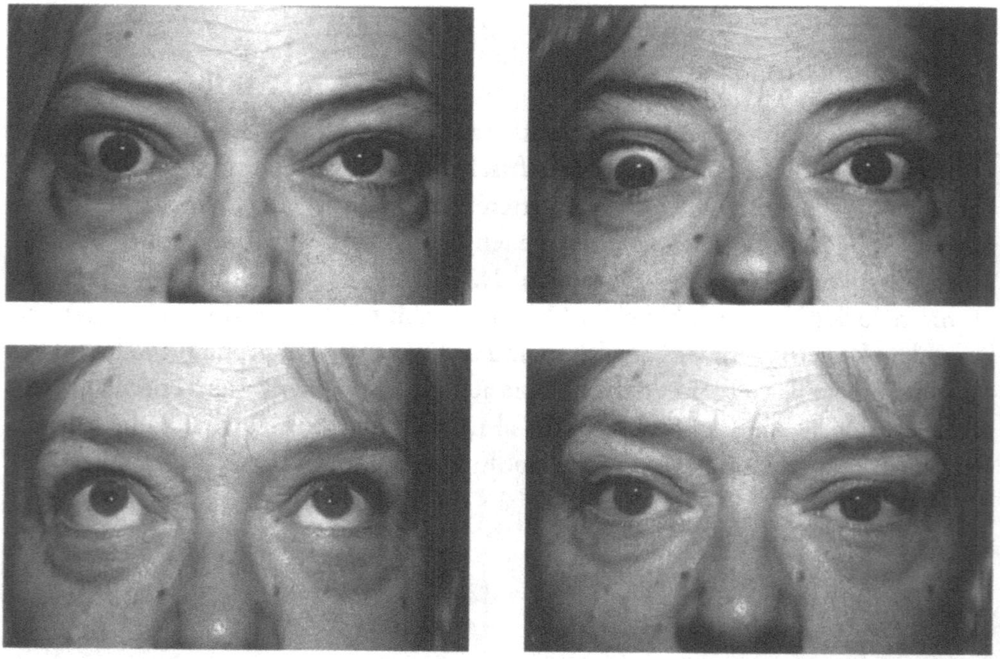

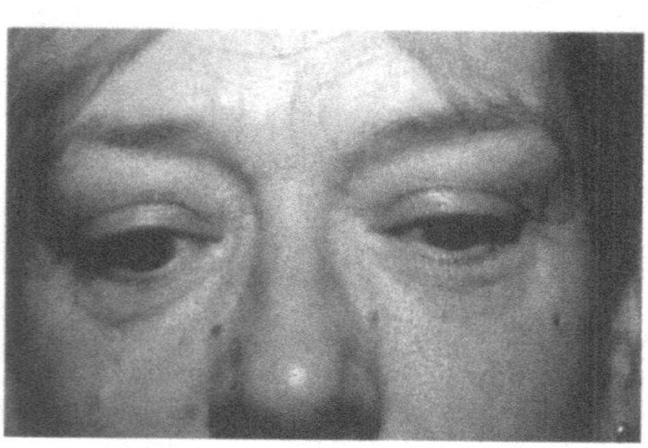

Abb. 4 Rückgang der Bindehautchemosis und Zunahme der Schielabweichung unter Kortikoid- und Strahlentherapie bei einer 47jährigen Patientin; vor (a) und 4 Monate nach Therapiebeginn (b). Beseitigung der Schielstellung und der Oberlidretraktion durch eine Rücklagerung der M. rectus inferior neun Monate später (d). Auch bei Aufblick (c) und Abblick (e) werden keine Doppelbilder mehr wahrgenommen.

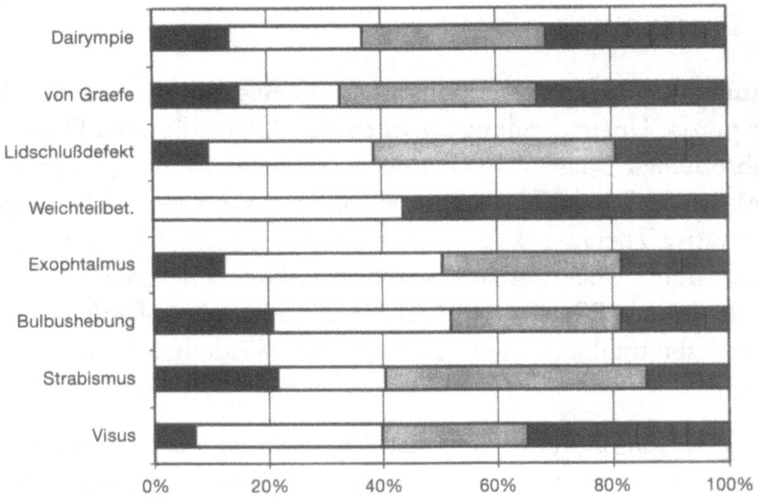

Abb. 5 Veränderungen der Einzelsymptome bei 191 Patienten 6 Wochen nach Beginn der Kortikoidtherapie im Vergleich zur Situation am Tag bevor Therapiebeginn. Analysiert wurden nur diejenigen Patienten mit jeweils pathologischen Ausgangsbefunden. (Schwarze Säulenanteile links: Verschlechterungen; hellgraue Säulenanteile rechts: leichte Verbesserungen bis zu 2 mm bei den Lidsymptomen und dem Exophthalmus bzw. bis zu 5° bei Bulbushebung und Schielwinkel; dunkelgraue Säulenanteile ganz rechts: deutliche Verbesserungen.)

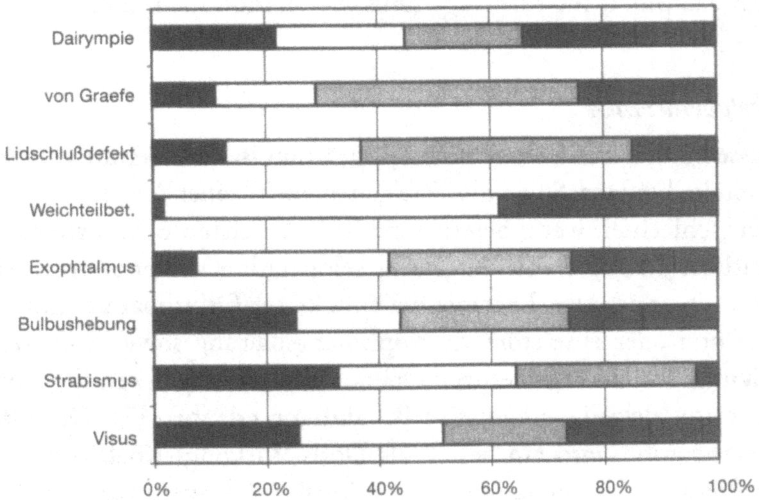

Abb. 6 Veränderungen der Einzelsymptome bei 155 Patienten 3 Monate nach Beginn der Orbitabestrahlung im Vergleich zur Situation kurz (max. 1 Woche) vor Therapiebeginn. Analysiert wurden nur diejenigen Patienten mit jeweils pathologischen Ausgangsbefunden. (Schwarze Säulenanteile links: Verschlechterungen; hellgraue Säulenanteile rechts: leichte Verbesserungen bis zu 2 mm bei den Lidsymptomen und dem Exophthalmus bzw. bis zu 5° bei Bulbushebung und Schielwinkel; dunkelgraue Säulenanteile ganz rechts: deutliche Verbesserungen.)

Operative Therapie

Zur Bestimmung des Operationszeitpunktes für die Augenmuskel- oder Lidchirurgie wäre eine präzise Unterscheidung zwischen der aktiven, floriden Phase und der inaktiven, fibrotischen Phase wünschenswert, ist nicht immer präzise möglich: neben dem Aktivitäts-Score (Tabelle 2) ist vor allem das therapeutische Ansprechen auf die konservative Therapie ex iuvantibus ein wesentlicher Unterscheidungsfaktor: kommt es unter einer systemischen Kortikoidtherapie zu einer Besserung (selbst wenn der initiale Effekt nach Absetzten nicht in vollem Umfang andauert), so ist eine Orbitabestrahlung (oder ggf. auch eine Wiederholung des Kortikoidstoßes) sinnvoll.

Weitere Unterscheidungskriterien befinden sich im Experimentalstadium und sind zum Teil sehr apparateaufwendig (Bestimmung der T2-Relaxationszeiten im NMR [25], Messungen von Längen-Spannungskurven [27], Sakkadengeschwindigkeitsmessungen [20]). Vor der Frage einer operativen Therapie der Augenmuskelfibrosierung kann eine Injektion von Botulinustoxin A in den fibrotischen Augenmuskel ebenfalls ex iuvantibus Aufschluß darüber geben, ob sich der Muskel noch im akut-entzündlichen Kontrakturstadium [27] befindet (wenn das Botulinustoxin zu einer deutlichen Lähmung des Muskels führt) oder ob bereits der fibrotische Umbau der Augenmuskeln mit Elastizitätsverlust stattgefunden hat, so daß das Botulinustoxin nicht zu einer wesentlichen Muskeldehnung führt [26]. In diesem Falle wäre der Zeitpunkt für eine Augenmuskeloperation nicht mehr verfrüht.

Augenmuskeloperationen

Grundvoraussetzung für eine Augenmuskeloperation ist eine Befundstabilität über mindestens ein halbes Jahr. So ist die „Zielgenauigkeit" einer Augenmuskeloperation signifikant schlechter, wenn bereits innerhalb der ersten 6 Monate nach Ende der konservativen Therapie eine Augenmuskeloperation vorgenommen wird [6]. Indikation für eine operative Therapie bei endokriner Orbitopathie sind störende Doppelbilder und/oder eine störende Kopfzwangshaltung sowie eine ästhetische Beeinträchtigung. Für die erforderliche Operationsdosierung liegen Ergebnisse vor, welche eine relativ zielgenaue operative Behandlung erlauben [7]. Der Effekt der Augenmuskeloperation wird am besten als Dosis-Wirkungs-Koeffizient beschrieben (Grad Schielwinkelverringerung pro mm Muskelrücklagerungsstrecke). Bei der endokrinen Orbitopathie fällt der relativ hohe Dosis-Wirkungs-Koeffizient (von etwa 2° Schielwinkelverringerung pro mm Muskelrücklagerungsstrecke) im Vergleich zum konkomitierenden Strabismus convergens (Dosis-Wirkungs-Koeffizient: 1,5–1,6°/mm) auf. Darüber hinaus zeigt sich eine lineare und sehr gute Korrelation zwischen der Augenmuskel-Rücklagerungsstrecke und der Schielwinkelverringerung [7], wodurch eine präzise Doppelbildbeseitigung möglich ist (Abb. 4). Da sich die Muskelfibrosierung aber meist nicht auf einen Muskel beschränkt, sondern häufig die Mm. recti interni und inferiores beider Seiten (in unterschiedlicher Ausprägung) betrifft, ist auch die Seitenverteilung des Eingriffs wichtig: hierbei besteht ein grundsätzlicher Unterschied zwischen einer Fibrosierung der Mm. recti inferiores und einer Fibrosierung der Mm. recti interni, da sich im ersten Falle die Vertikalabweichungen gegenseitig aufheben und sich im zweiten Fall die Horizontalabweichungen addieren, was eine gesonderte Betrachtung dieser beiden Gruppen erforderlich macht:

(1) Mm. recti inferiores: Bei einer völlig symmetrischen Fibrosierung ausschließlich der Mm. recti inferiores mit beiderseits gleicher Hebungseinschränkung besteht oft ein relativ großes Feld des beidäugigen Einfachsehens, allerdings mit einer je nach Ausmaß der Fibrosierung starken Kopfzwangshaltung (Kopfhebung) zum Ausschöpfen des Blickfeldes und nicht zur Doppelbildvermeidung. Das Therapieziel ist folglich die Beseitigung der restriktionsbedingten Kopfzwangshaltung durch beidseitige symmetrische Rücklagerung der Mm. recti inferiores.

Im Gegensatz hierzu führen bereits geringe Asymmetrien der Fibrosierungen der Mm. recti inferiores zu einer vertikalen Schielabweichung mit Doppelbildwahrnehmung und kompensatorischer Kopfzwangshaltung, in diesem Falle zur Doppelbildvermeidung. Therapieziel bei asymmetrischem oder einseitigem Befall der Mm. recti inferiores ist deshalb die Beseitigung des Schielwinkels in Primärposition: Prinzipiell kommt es bei einer asymmetrischen Fibrosierung der beiden synergistisch wirkenden Mm. recti inferiores zu einer Ruhelage der Bulbi im Abblick. Dies wird jedoch beim wachen und geradeaus fixierenden Patienten nicht bemerkt, da beide Augen soweit nach oben gedreht werden, bis das fixierende Auge – in der Regel dasjenige Auge mit der geringeren Fibrosierung des M. rectus inferior – die Primärpostion erreicht hat. Wenn die Beweglichkeit des besser hebenden Bulbus so gut ist, daß bei alleiniger Fixation dieses Auges (durch Okklusion des kontralateralen Bulbus) keine Kopfzwangshaltung (-hebung) besteht – was in der Regel der Fall ist, wenn der besser bewegliche Bulbus über die Mittellinie hinaus eleviert werden kann – dann braucht auch nur diese Differenz ausgeglichen zu werden. Denn hierdurch werden zwei Therapieziele erreicht: ein Parallellstand in Primärposition und eine Symmetrisierung der Motilitätseinschränkung. Eine derartige Angleichung des Auges mit dem stärker beeinträchtigten Motilitätsablauf an dasjenige mit der weniger gestörten Motilität hat ein optimal großes Fusionsblickfeld zur Folge (Abb. 4). Zudem ist in diesem Fall der operativen Eingriff auf nur ein Auge beschränkt. Persistiert hingegen eine Kopfzwangshaltung (-hebung) für den Geradeausblick nach Okklusion des stärker eingeschränkten Auges, so ist diese nicht ausschließlich durch Vermeidung von Doppelbildern zu erklären, sondern durch die nicht über die Primärposition hinausgehende Hebungseinschränkung des besser elevierenden Auges und stellt eine Indikation zu einer bilateralen, asymmetrischen Rücklagerung der Mm. recti inferiores dar.

(2) Mm. recti interni: Ziel der Operation an den horizontalen Rektusmuskeln ist nicht primär die Beseitigung der Asymmetrie, wie bei den vertikalen Mm. recti, sondern die Beseitigung der sich addierenden Gesamteinschränkung. Dennoch sollte die Seitenverteilung der Muskelrücklagerungsstrecken nicht wahllos erfolgen, sondern für jedes Auge getrennt nach seinem anteiligen Beitrag am Gesamtinnenschielwinkel, da es bei den antagonistisch wirkenden Fibrosierungen der Mm. recti interni nicht nur darauf ankommt, in Primärposition Doppelbildfreiheit zu erzielen, sondern auch darauf, das Fusionsblickfeld maximal groß werden zu lassen, was nur durch eine relativ (hinsichtlich der Seitenverteilung) ausgewogene Vergrößerung der Bewegungsfreiheit beider Bulbi zu erzielen ist. Eine Berechnung dieser Seitenverteilung ist möglich [7].

Lidoperationen

Oberlidretraktion: Bezüglich des zu planenden therapeutischen Vorgehens ist es wichtig, zu unterscheiden, ob eine Oberlidretraktion im Rahmen einer endokrinen Orbitopathie in Kombination mit oder ohne Beweglichkeitseinschränkung der äußeren Augenmuskeln vorliegt, da das operative Vorgehen sehr wesentlich hiervon abhängt. Oberlidretraktionen bei endokriner Orbitopathie ohne Beweglichkeitsstörungen der anderen Augenmuskeln können als Ursache neben einem verstärkten Sympathikotonus [14] auch eine Kontraktur [28] oder eine Fibrose des M. levator palpebrae [13] haben. Bei Fibrosierung des M. rectus inferior kommt es durch die dann kompensatorisch vermehrte Kontraktion des M. rectus superior über die intermuskuläre Faszie zwischen dem distalen Anteil des M. levator palpebrae und dem M. rectus superior zu einer Mitelevation des Oberlides [13].

So ist es zu erklären, daß es nach operativer Beseitigung einer Vertikalschielabweichung auch zu einer Besserung der Oberlidretraktion kommt (Abb. 5). Im eigenen Krankengut kam es in 60 % der Fälle einer einseitigen Rücklagerung des M. rectus inferior aufgrund eines fibrosierungsbedingten Vertikalschielens ausschließlich durch diesen Eingriff zu einer Verbesserung der Oberlidretraktion [10].

Bei Persistenz der Oberlidretraktion ist eine Oberlidverlängerung durch Einsetzen eines Implantats (z. B. Sklera oder Dura mater) sinnvoll [4].

Die Breite dieses Interponats kann vor der Operation anhand einer gefundenen Dosis-Wirkungs-Beziehung [10] berechnet werden (Abb. 7).

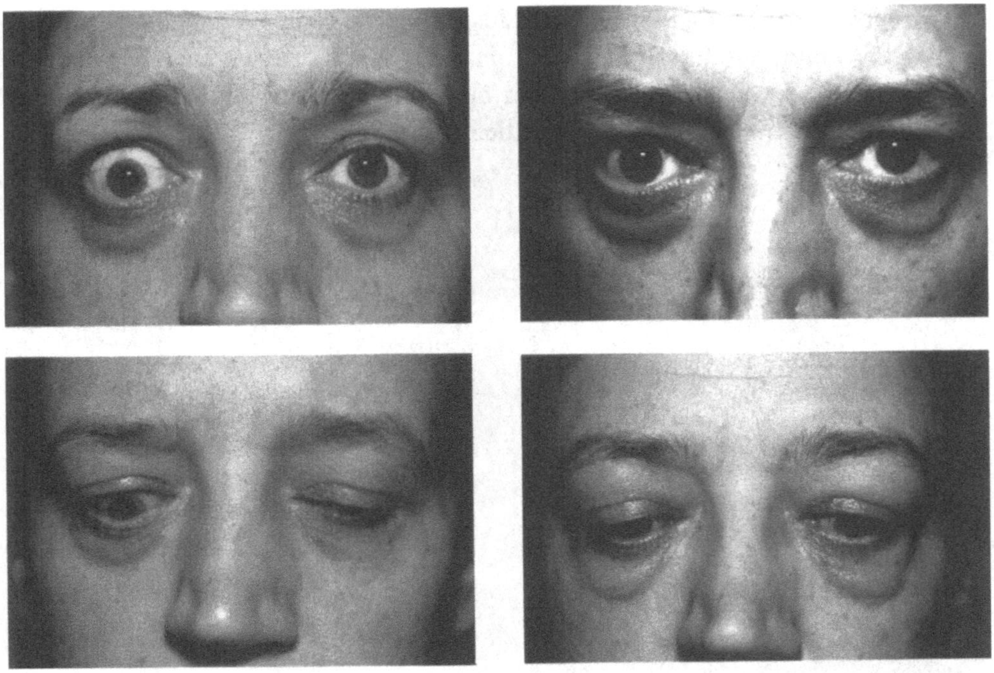

Abb. 7 Rechtsseitige Oberlidabsenkung durch Einsetzen eines 4 mm breiten Interponates aus lyophilisierter Dura zwischen M. levator palpebrae und Tarsusoberrand. (a und c: präoperativ; b und d: 3 Monate postoperativ).

Unterlidretraktion: In spiegelbildlicher Analogie zur Oberlidsituation (mit Kontraktur durch Fibrosierung des M. levator palpebrae) kann am Unterlid ebenfalls eine primäre Fibrosierung des M. retractor des Unterlides zu einer Lidretraktion führen [13]. Im Gegensatz zur Oberlidretraktion, die durch die Vertikalschieloperation verbessert wird, führt eine Rücklagerung des M. rectus inferior zu einer Verschlechterung der Unterlidretraktion, wobei keine Dosis-Wirkungsbeziehung zwischen dem Ausmaß der Rücklagerung und der resultierenden Unterlidretraktion beobachtet werden kann [10]. Allerdings traten massive Verschlechterungen der Unterlidretraktion von mehr als 2 mm nur bei sehr hohen Rücklagerungsstrecken des M. rectus inferior von 8 mm auf.

Die zu beobachtende Verschlechterung der Unterlidstellung ist jedoch nur relativ, da sich der Bulbus unter dem Unterlid nach oben gedreht hat. Es handelt sich folglich eher um das Ausbleiben einer Mitbesserung (-hebung) der Unterlidstellung. Bei stärker störenden Unterlidretraktionen ist analog zum Oberlid eine – wenn auch geringer effektive – plastische Korrektur durch Lyodura-Interponat zwischen Unterlidtarsus und M. retractor (mit transkonjunktivalem Zugang) möglich. Die kleine Fallzahl erlaubt derzeit aber noch keine Dosierungsempfehlungen.

Tarsorrhaphie: Bei gering ausgeprägter Lidspaltenerweiterung kann eine Tarsorrhapie nach Elschnig durchgeführt werden. Hierdurch wird zudem auch der Exophthalmus kaschiert. Vielfach läßt sich ein optimales Ergebnis aber nur durch eine Kombination mehrerer Verfahren erreichen (Abb. 8).

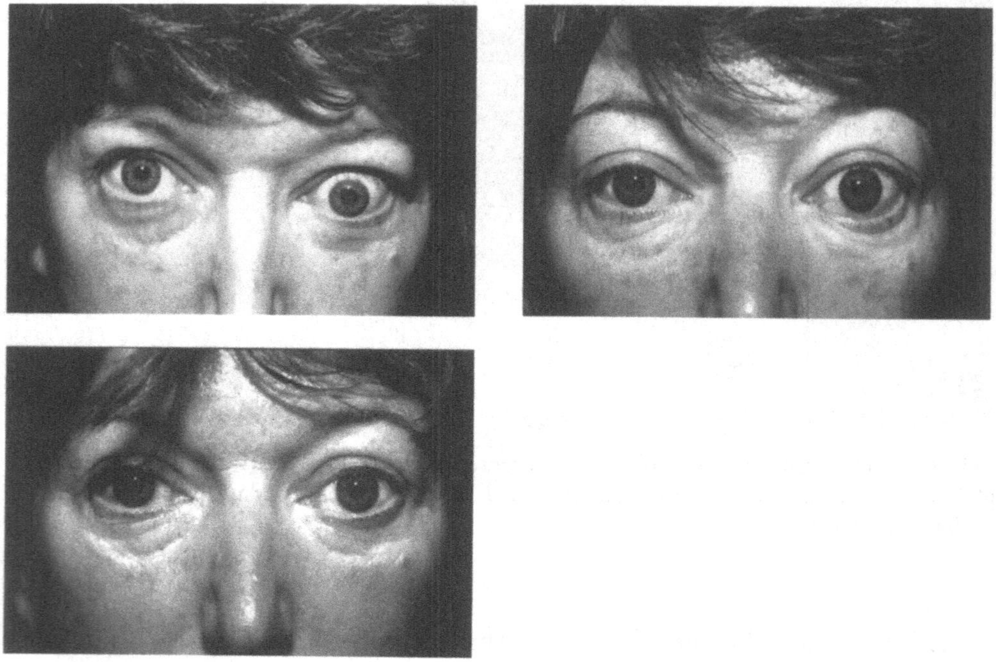

Abb. 8 Die nach Beseitigung der Vertikalschielstellung (a) bestehende Lidspaltenasymmetrie (b) wurde bei der 45jährigen Patientin durch eine Tarsorrhaphie verbessert (c).

Orbitaoperationen

Die von Olivari [24] eingeführte transpalpebrale Fettresektion ermöglicht durch die Verringerung des palpebralen und retroorbitalen Fettgewebes eine Reduktion des Exophthalmus. Auch die verschieden Techniken der knöchernen Orbitadekompression führen zu einer Verminderung des Exophthalmus und darüberhinaus zu einer Druckentlastung des Nervus opticus. Bereits im vorigen Jahrhundert wurden knöcherne Dekompressionen einzelner Orbitawände beschrieben. In den letzten Jahren werden aber zunehmend mehrere Orbitawände gleichzeitig dekomprimiert [21, 23], wobei die Reduktion des Exophthalmus prinzipiell proportional zur Anzahl der dekomprimierten Wände ist (von 2–3 mm bei einer 1-Wand-Dekompression bis zu 16 mm bei einer 4-Wand-Dekompression). Die Spannweite kann auch bei gleicher Technik sehr hoch sein, wie Ergebnisse aus dem eigenen Krankengut zeigen (Abb. 9). Allerdings ist der Erfolg hinsichtlich der Entlastung des Sehnervs auch noch nach über mehreren Wochen bestehender Visusminderung möglich (Abb. 10). Ein Nachteil der Orbitadempression ist der hohe Prozentsatz von ausschließlich durch die Dekompression hervorgerufenen Augenmotilitätsstörungen [11, 17, 29], die allerdings ihrerseits in einem zweiten Schritt durch eine operative Korrektur wieder behoben werden können.

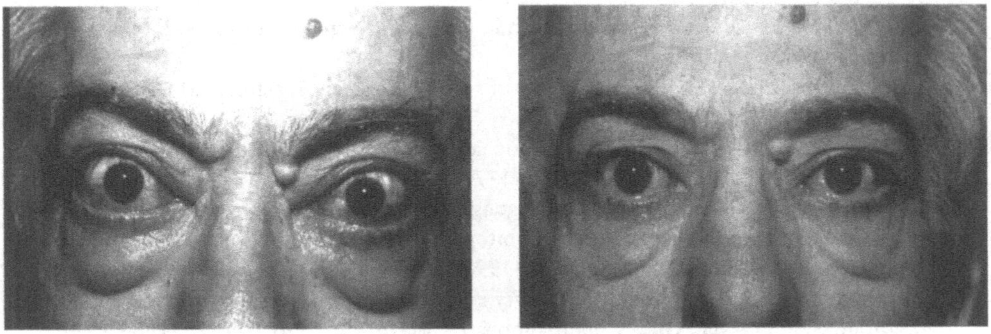

Abb. 9 Reduktion des Exophthalmus von beiderseits 27 mm auf 20 mm bei einem 47jährigen Patienten durch eine 3-Wand-Kompression.

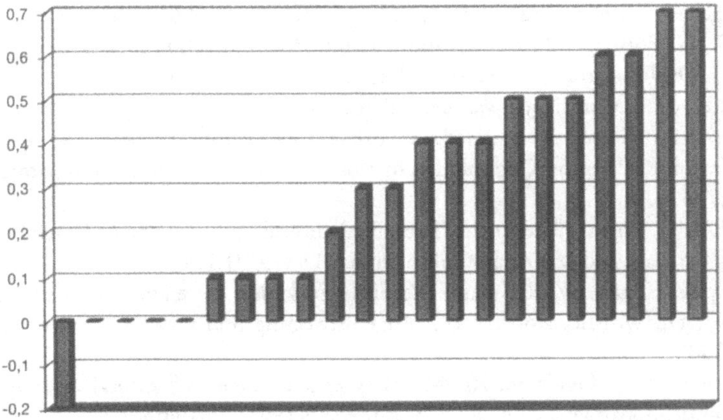

Abb. 10 Veränderung des visus (in Visusstufen bei 22 Augen nach 3-Wand-Dekompression (Patienten wie in Abb. 9).

Literatur

[1] Anonymous: Classification of eye changes of Graves' disease.Thyroid 2 (1992) 235-236.

[2] Bartley, G.B., V. Fatourechi, E.F. Kadrmas, et al.:The incidence of Graves' ophthalmopathy in Olmstedt County, Minnesota. Am. J. Ophthalmol. 120 (1995) 511–517.

[3] Becker, W., H. Dralle, J. Esser et al.: Diagnostik und Therapie von Schilddrüsenkrankheiten – Empfehlungen zur Qualitätssicherung. Internist 38 (1997) 177–185.

[4] Dryden, R.M., D.B. Soll: The use of scleral transplantation in cicatrical entropion and eyelid retraction. Ophthalmology 83 (1977) 669–678.

[5] Esser, J.: Diagnostik der endokrinen Ophthalmopathie. In: O.E. Lund, T. Waubke (Hrsg.): Auge und Allgemeinleiden – Der Augenarzt als Konsiliarius. S. 79–85, Enke, Stuttgart, 1989.

[6] Esser, J.: Ergebnisse der Einmuskelchirurgie bei endokriner Orbitopathie. Z. prakt. Augenheilk. 14 (1993) 280–292.

[7] Esser, J.: Endokrine Orbitopathie – Eingriffe an den äußeren Augenmuskeln.Ophthalmologe 91 (1994) 3–19.

[8] Esser, J., W. Sauerwein, T. Olbricht: Corticoid- und Strahlentherapie bei endokriner Orbitopathie. Nuklearmediziner 18 (1995) 163–177.

[9] Esser, J.: Mechanisch bedingte Augenbewegungsstörungen.Ophthalmologe 92 (1995) 877–900.

[10] Esser, J.: Lidretraktion bei endokriner Orbitopathie: Beeinflussung durch Augenmuskel- und Lidoperationen.Orthoptik – Pleoptik 22 (1998) 13–23.

[11] Fatourechi, V., E.J. Bergstrahlh, J.A. Garrity et al.: Predictors of response to transantral orbital decompression in severe Graves' ophthalmopathy. Mayo. Clin. Proc. 69 (1994) 841–848.

[12] Förster, G., G. Kahaly: Endokrine Orbitopathie 1998. Med. Klin. 93 (1998) 365–373.

[13] Frueh, B.R.: Graves' eye disease: orbital compliance and other physical measurements. Trans. Am. Ophthalmol. Soc. 82 (1984) 492–598.

[14] Gay, A.J., M.A. Wolkstein: Topical guanethidine therapy for endocrine lid retraction. Arch. Ophthalmol. 76 (1966) 364–367.

[15] Heufelder, A.E., H.D. Schworm, L.C. Hofbauer: Die endokrine Orbitopathie. Aktueller Stand zur Pathogenese, Diagnostik und Therapie. Dt. Ärztebl. 93 (1996) 1336–1342.

[16] Kahaly, G., G. Förster, S. Pitz et al.: Aktuelle interdisziplinäre Diagnostik und Therapie der endokrinen Orbithopathie. Dtsch. Med. Wschr. 122 (1997) 27–32.

[17] Kalmann, R., M.P. Mourits, J.P. van der Pol et al.: Coronal approach for rehabilitative orbital decompression in Graves' ophthalmopathy. Brit. J. Ophthalmol. 81 (1997) 41–45.

[18] Kendall-Taylor, P., P. Perros: Clinical presentation of thyroid associated orbitopathy. Thyroid 8 (1998) 427–428.

[19] Kendler, D.L., J. Lippa, J. Rootman: The initial clinical characteristic of Graves' ophthalmopathy vary with age and sex. Arch. Ophthalmol. 111 (1993) 197–201.

[20] Kirsch, A., W. Konen, W. Rüßmann: Vertikale Sakkaden bei endokriner Orbitopathie. In: Mühlendyk, H., W. Rüßmann (Hrsg.): Augenbewegung und visuelle Wahrnehmung. Enke, Stuttgart 1989.

[21] Leatherbarrow, B., J. Lendrum, P.J. Mahaffey et al.: Three wall orbital decompression for Graves' ophthalmopathia: a coronal approach. Eye 5(1991) 456–465.

[22] Mann, K., R. Gieseler, R. Hörmann: Ätiopathogenese des Morbus Basedow. Z. ärztl. Fortbild. Qual.sich. 93 (1999) Suppl I, 29–34.

[23] Mourits, P.M., L. Koorneef, M.W. Wiersinga et al.: Orbital decompression by inferomedial plus lateral and by coronal approach. Ophthamology 97 (1990) 636–641.

[24] Olivari, N.: Transpalpabral decompression of endocrine ophthalmopathy (Graves' disease) by removal of intraorbital fat: experience with 147 operations over 5 years. Plast. Reconstr. Surg. 87 (1991) 627–641.

[25] Pedrosa, P., P. Pfannenstiel, M. Just et al.: Ergebnisse kernspintomographischer Untersuchungen bei endokriner Orbitopathie. Klin. Mbl. Augenheilk. 193 (1988) 169–173.
[26] Roggenkämper, P., Z. Nüßgens: Botulinustoxin-Injektion als Test bei Gefahr postoperativer Diplopie. Z. prakt. Augenheild. 12 (1991) 303–310.
[27] Simonsz, H.J., G. Kommerell: Increased muscle tension and reduced elasticity of affected muscles, squint and restriction of ocular motility in recent-onset Graves' disease are caused by active muscle contraction. In: H. Kaufmann (Hrsg.): Transactions 18th meeting European Strabismological Association. S. 193–199, Krakau, Selbstverlag, 1989.
[28] Small, R.G.: Upper eyelid retraction in Graves' ophthalmopathy: a new surgical technique and a study of the abnormal levator muscle. Trans. Am. Ophthalmol. Soc. 86 (1988) 724–793.
[29] Tveten, S., C. Mohr, J. Esser: Orbitadekompression in der Behandlung der endokrinen Orbitopathie. Mund Kiefer Gesichts.Chir. 2 (1998) 102–106.

Diskussion

Kahaly:
Herr Esser, vielen Dank. Wie würden Sie jetzt die Aktivität ganz genau definieren, wenn Sie hier bildgebende Verfahren einsetzen? Wenn ja, welche? Und würden Sie bei einer aktiven Orbitopathie sofort mit einer Doppeltherapie, sprich Cortison plus Bestrahlung beginnen?

Esser:
Ich darf die letzte Frage zuerst nehmen: wir würden zunächst mit Cortison beginnen. Das hat den Vorteil, daß es sehr rasch wirkt. Der Patient hat schon ein Aha-Erlebnis, er merkt, daß etwas geschieht. Zum zweiten wir sehen ex juvantibus, ob überhaupt noch eine Verbesserung möglich ist. Wir würden dann die Orbita-Bestrahlung anschließen. Das ex juvantibus ist eigentlich auch das Stichwort für die erste Frage: harte Fakten bei der Unterscheidung aktive oder nichtfloride chronisch-fibrotische Phase haben wir nicht.

Maschek:
Sie sind nicht eingegangen auf moderne diagnostische Methoden, wie z.B. In 111 Somatostatin-Rezeptor-Szintigraphie. Ich glaube, das ist ein neuer Weg, das hätte auch erwähnt werden sollen, so wie die Therapie mit Sandostatin.

Clausen:
Herr Esser, es gibt ja aus den USA eine etwas irritierende Mitteilung von der Majo-Klinik, da hat Herr Gormann eine Studie mit Retrobulbar-Bestrahlung am Laufen oder abgeschlossen und findet nach Ablauf eines Jahres keinen Effekt und hört mit dieser Therapie auf, wie bewerten Sie diese Daten? Zweite Frage: wenn wir Cortison-Therapien machen, ist das nur symptomatisch ein Zurückdrängen der Be-

schwerden oder ist es eine Einflußnahme auf den Krankheitsprozeß. Sollen wir etwas großzügiger in der Indikation sein?

Esser:
Sicher ist die Diskussion über die Orbita-Bestrahlung noch nicht abgeschlossen. Es läuft im Moment eine sehr gute prospektive klinische Studie, geführt von der Universitäts-Augenklinik in Freiburg, die uns vielleicht etwas weiterführen wird.

Kahaly:
Ich darf ganz kurz die Frage von Herrn Clausen kommentieren: die Studie von Herrn Gormann, das wurde jetzt letzte Woche bei der ATA vorgestellt, das waren Patienten, die unter Steroiden standen. Das hat er nicht gesagt. Aber das waren Patienten, die mit Steroiden ein Jahr lang behandelt wurden und die inaktiv waren, so daß eine Bestrahlung wahrscheinlich wenig Sinn hatte. Zweiter Punkt: es gibt mehr und mehr Daten, und das hat, glaube ich, Herr Esser auch schon erwähnt, aus Freiburg, wir haben ähnliche Daten, daß eine Bestrahlung mit 20 Gy nicht mehr bringt als eine Bestrahlung mit 10 Gy, das ist sehr, sehr wichtig für den Verlauf.

Esser:
Wir nehmen 12 Gy, und es gibt keine Studie, die bisher die Überlegenheit der im anglo-amerikanischen Raum gerne angewendeten 20 Gy beschreibt. Die Freiburger Studie vergleicht 16 Gy mit 4 Gy.

Die Achillessehnenreflexzeit als metabolischer Marker des Schilddrüsenhormonmangels an der quergestreiften Muskulatur

C. Courtin, J. Galambos, Ch. Meier, M. Guglielmetti, M. Kunz, J.J. Staub

Einleitung

Die Wirkung der Schilddrüsenhormone am peripheren Zielorgan ist sehr komplex. In der Zelle des entsprechenden Organs (z. B. Herz, Gehirn usw.) führen sehr zahlreiche und komplizierte biochemische Vorgänge zur effektiven Wirkung der Schilddrüsenhormone. Diese komplexen Abläufe auf genetischer und molekularer Ebene können große Variationen zwischen einzelnen Individuen und an den verschiedenen Zielorganen zeigen. Die Schilddrüsenhormonwerte korrelieren schlecht mit dem klinisch-metabolischen Schweregrad einer Hypothyreose oder einer Hyperthyreose. Sehr starke Veränderungen der zirkulierenden Hormone (Unterfunktion oder Überfunktion) können zum Teil nur minimale klinische Symptome zeigen (oligosymptomatisches Bild); andererseits können auch geringgradige Hormonstörungen schon eine ausgeprägte Schilddrüsendysfunktion verursachen. Die für das klinische Krankheitsbild entscheidenden Faktoren sind in erster Linie nicht die zirkulierenden Hormone sondern deren biologische Effekte auf Ebene der Zielorgane [1].

Es bedarf deshalb einfacher, kostengünstiger Funktionstests, die uns bereits am Patientenbett eine quantitative Aussage über die Schilddrüsenhormonwirkung am peripheren Zielorgan erlauben. In diesem Zusammenhang ist von Interesse, ob die Bestimmung der Achillessehnenreflexzeit (ASRZ) im Zeitalter der hochsensitiven laborchemischen Diagnostik ein klinisch-metabolisches Grading der Hypothyreose erlaubt. Das Ziel dieser Untersuchung war es, mit Hilfe der ASRZ die biologische Wirkung der Schilddrüsenhormone an der Skelettmuskulatur bei verschiedenen Stadien der Hypothyreose zu untersuchen.

Patienten und Methoden

Patientenkollektiv

Wir haben 209 hypothyreote Frauen (mittleres Alter 54,5 ± 0,9 Jahre) untersucht. Davon lagen 153 im subklinischen und 56 im manifest hypothyreoten Bereich. Die subklinische Hypothyreose wurde definiert durch ein erhöhtes basales TSH (> 6mU/l) und/oder ein stimuliertes TSH über 35 mU/l nach 40 mg oralem TRH, bei gleichzeitig normalen peripheren Werten von fT_4 und T_3. Je nach TSH-Konzentration erfolgte eine Einteilung in einen der drei Schweregrade: TSH < 6 mU/L, mit pathologischem TRH-Test (Grad I, n = 49), TSH 6-12 mU/L (Grad II, n = 45) und TSH > 12mU/L (Grad III, n = 59), gemäß früherer Definition [8]. Die Patientinnen mit manifester Hypothyreose wurden entsprechend dem Schweregrad ihrer Hypothyreose in eine Gruppe mit normalem T_3 (Grad IV, n = 28) und eine Gruppe mit erniedrigtem T_3 (Grad V, n = 28) unterteilt. Zum Vergleich dienten 81 euthyreote Normalpersonen (mittleres Alter 51,8 ± 4,1 Jahre). Alle Studienteilnehmerinnen gehörten zum ambulanten Patientengut der Abteilung für Endokrinologie der Universitätsklinik in Basel und befanden sich in gutem allgemeinen Gesundheitszustand. Um geschlechtspezifische Unterschiede, die insbesondere für die ASRZ und für spezielle Schilddrüsenparameter relevant sind, auszuschließen, wurden nur Frauen der gleichen Altersgruppe in die Studie eingeschlossen.

Methoden

Bei Patientinnen und Kontrollpersonen wurde die Achillessehnenreflexzeit bestimmt und der klinische Hypothyreosescore nach Billewicz evaluiert. Die ASRZ wurde mit einem Photomotographen ermittelt [8, 6]. Durch Auslösen des Achillessehnenreflexes wird der Lichtstrahl einer Photozelle unterbrochen. Die Dauer dieser Unterbrechung wird mit Hilfe eines EKG-Schreibers registriert, dessen Papiervorschubgeschwindigkeit bekannt ist. Es wurde die halbe Relaxationszeit ausgemessen und für die Auswertung das Mittel von 6 Aufzeichnungen (drei links/ drei rechts) verwendet.

Die Methode zur Bestimmung des Hypothyreose-Score stützt sich auf die Arbeit von Billewicz et al. [4] und wurde bereits in früheren Publikationen unserer Schilddrüsenforschungsgruppe beschrieben [6, 8, 9].

Statistik

Mann-Whitney U-Test; Kruskal-Wallis-Test – Einweg Varianzanalyse für nicht parametrische Verfahren; Rangkorrelationskoeffizienz nach Spearman.

Ergebnisse

ASRZ bei subklinischen und manifesten Hypothyreosen im Vergleich zu Kontrollen

Wie in Abb. 1 zusammengestellt, zeigt sich bereits bei Patientinnen mit TSH-Werten unter 12 mU/l entsprechend dem subklinischen Hypothyreosegrad I und II eine signifikante Verlängerung der Achillessehnenreflexzeit im Vergleich zu den Kontrollen ($p < 0{,}0001$). Diese Verlangsamung der Reflexzeit nimmt bei TSH-Werten über 12 mU/l entsprechend dem subklinischen Hypothyreosegrad III nochmals relevant zu ($p < 0{,}0001$). Damit zeigen also bereits leichtere Formen der subklinischen Hypothyreose nennenswerte metabolische Veränderungen am Zielorgan Skelettmuskulatur.

Erwartungsgemäß steigt die Achillessehnenreflexzeit bei manifesten Hypothyreosen weiterhin an. Der starke Unterschied der Reflexzeit von Patientinnen mit normalen zu Patientinnen mit erniedrigten T_3-Werten ($p < 0{,}0001$) widerspiegelt eine Zunahme des metabolischen Schweregrades der Hypothyreose mit Abnahme des T_3-Wertes (vgl. Abb. 1).

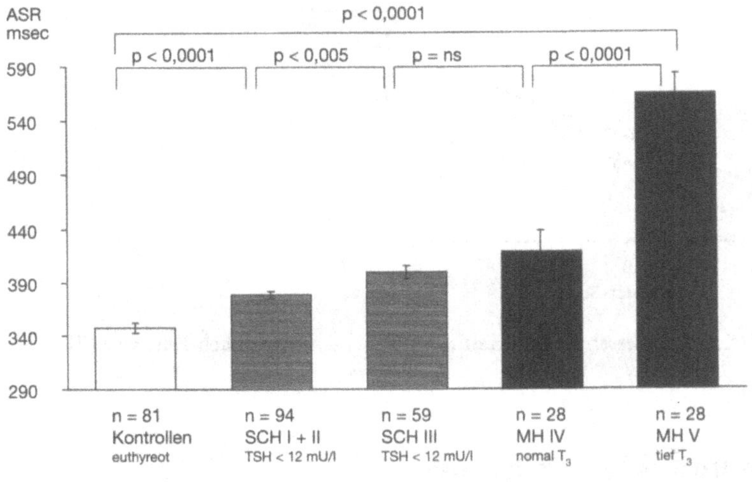

Abb. 1 Achillessehnenreflexzeit bei subklinischen und manifesten Hypothyreosen im Vergleich zu Kontrollen (mean ± SEM).

Korrelation von ASRZ mit Billewicz und TSH-Werten

Ein anerkannter, einfacher, klinischer Test zur Evaluation der Hypothyreosewirkung ist der Score nach Billewicz [2, 9]. Er zeigt in unserer Untersuchung eine gute

Korrelation mit der Achillessehenreflexzeit sowohl bei subklinischer ($r = 0,41$, $p < 0,0001$) als auch manifester ($r = 0,75$, $p < 0,0001$) Hypothyreose (vgl. Abb. 2).

Ganz im Gegensatz dazu findet sich in keinem Stadium der Hypothyreose eine Korrelation zwischen der Achillessehenreflexzeit und dem TSH, was primär sehr erstaunlich scheint (p nicht signifikant).

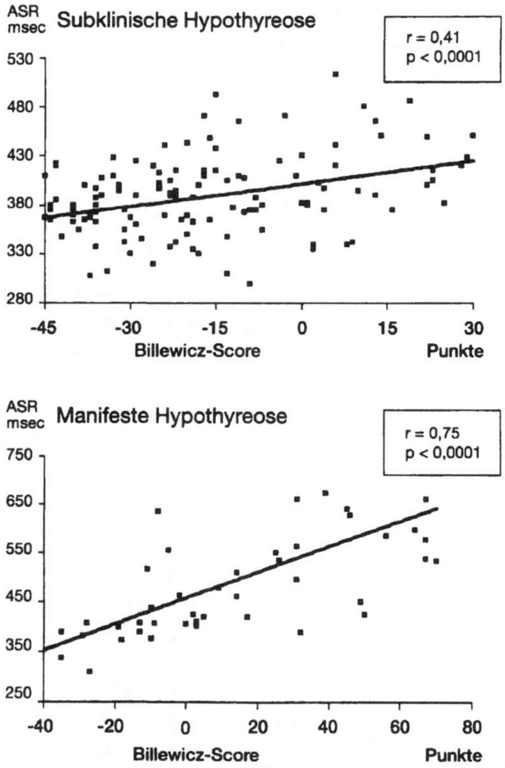

Abb. 2 Korrelation Achillessehnenreflexzeit mit klinischem Score nach Billewicz [2].

Diskussion und Schlußfolgerung

Die Klinik einer Hypothyreose ist nicht nur vom biochemischen Schweregrad, sondern auch von der individuell unterschiedlichen metabolischen Wirkung am peripheren Zielorgan abhängig. Die Bestimmung von verschiedenen metabolischen Parametern erlaubt eine quantitative Aussage über die effektive biologische Wirkung der Schilddrüsenhormone am peripheren Zielorgan [8]. Die Beobachtung einer verlangsamten Relaxationszeit des Achillessehnenreflexes ist ein bekannter klinischer Parameter der Hypothyreose [3, 4]. Detailliertere Arbeiten über die

Achillessehnenreflexzeit sind seit der Entwicklung der modernen Hypothyreose-Diagnostik in der Literatur der letzten 10 Jahre nicht zu finden.

Mit dem Ziel, die Wertigkeit der Achillessehnenreflexzeit zur Evaluation der metabolischen Schilddrüsenhormonwirkung zu untersuchen, haben wir bei 209 hypothyreoten Patientinnen und 81 Normalpersonen die Achillessehnenreflexzeit gemessen, den klinischen Hypothyreose-Score nach Billewicz evaluiert und die Schilddrüsenhormone bestimmt. Die Patientinnen wurden in Gruppen mit subklinischer Hypothyreose Grad I bis III und manifester Hypothyreose Grad IV bis V eingeteilt.

Interessanterweise findet sich bereits bei den Patientinnen mit subklinischer Hypothyreose Grad I und II (TSH-Werte unter 12 mU/L) eine signifikante Verlängerung der Achillessehenreflexzeit im Vergleich zu den Normalpersonen. Damit liegen also bereits bei einem präklinischen Stadium der Hypothyreose nennenswerte metabolische Veränderungen an der Skelettmuskulatur vor. Beim Grad III (TSH-Werte über 12 mU/L) nimmt die Achillessehnenreflexzeit nochmals eindeutig zu. Bei manifesten Hypothyreosen steigt die Achillessehnenreflexzeit weiterhin an. Die Zunahme der ASRZ-Werte mit sinkendem T_3-Spiegel zeigt, daß die Achillessehnenreflexzeit eine metabolische Differenzierung auch bei manifesten Hypothyreosen erlaubt.

Die Achillessehnenreflexzeit korreliert gut mit dem klinischen Hypothyreose-Score nach Billewicz während sich keine Korrelation zum TSH findet. Während das TSH früh und sehr sensitiv auf einen Abfall der zirkulierenden Schilddrüsenhormone reagiert, zeigt die Achillessehnenreflexzeit den Beginn und Verlauf der effektiven biologischen Veränderungen durch den Schilddrüsenhormonmangel an der Skelettmuskulatur an. Sie stellt somit einen metabolischen Indikator einer beginnenden Schilddrüsenunterfunktion dar und kann zusammen mit anderen Parametern als Grundlage zur Evaluation des klinisch-metabolischen Schweregrades dienen. Die Verlängerung der Achillessehnenreflexzeit unterstützt die Indikationsstellung zur Therapie bei subklinischer Hypothyreose, indem sie Patienten identifiziert, die von einer Schilddrüsenhormonbehandlung besonders profitieren können. Bei manifesten Hypothyreosen können mit Hilfe der Achillessehnenreflexzeit diejenigen Patienten mit schweren metabolischen Veränderungen erkannt werden, bei welchen eine L-Thyroxin Behandlung besonders sorgfältig eingeschlichen werden muß. Im weiteren dient die Achillessehnenreflexzeit als Verlaufsparameter des Therapieerfolges sowohl bei subklinischer als auch manifester Hypothyreose [5, 7]. Aufgrund unserer Daten kann geschlossen werden, daß das basale TSH zwar ein sehr sensitiver Test zur Frühdiagnose einer Hypothyreose ist, aber ein schlechtes Maß für die effektive Wirkung der Schilddrüsenhormone am peripheren Zielorgan darstellt. Die Achillessehnenreflexzeit hingegen dient uns zusammen mit anderen klinischen Scores als einfacher „bedside-test" zur raschen, objektiven Beurteilung des metabolischen Schweregrades einer Hypothyreose am peripheren Zielorgan.

Literatur

[1] Bantle, J.P., J.H. Oppenheimer et al.: Common clinical indices of thyroid hormone action: relationships to serum free 3,5,3'-triiodothyronine concentration and estimated nuclear occupancy. J. Clin. Endocrinol. Metab. 50 (1980) 286–293.

[2] Billewicz, W.Z., R.S. Chapman, J. Crooks et al.: Statistical methods applied to the diagnosis of hypothyroidism. Q. J. Med. 38 (1969) 255–266.

[3] Chaney, W.C.: Tendon reflexes in myxedema: a valuable aid in diagnosis. J.A.M.A. 82 (1924) 2031–2036.

[4] Jonckheer, M., R.P. Kaufmann et al.: Use of the Achilles-tendon-reflex in thyroid clinical investigation. Acta. Endocrino. 63 (1970) 175–184.

[5] Khaleeli, A.A., R.H.T. Edwards: Effect of treatment on skeletal muscle dysfunction in hypothyroidism. Clin. Science. 66 (1984) 63–68.

[6] Müller, B., H. Zulewski, P. Huber et al.: Impaired action of thyroid hormone associated with smoking in women with hypothyroidism. N. Engl. J. Med. 333 (1995) 964–969.

[7] Ooi, TC., R.M.L. Whitlock, P.A. Frengley et al.: Systolic time intervals and ankle reflex time in patients with minimal serum TSH elevation: Response to Triiodthyronine therapy. Clin. Endocrinol. 13 (1980) 621–627.

[8] Staub, J.J., B.U. Althaus, H. Engler et al.: The spectrum of subclinical and overt hypothyroidism: Effect on thyrotropin, prolactin, and thyroid reserve, and metabolic impact on peripheral target tissues. Am. J. Med. 92 (1992) 631–642.

[9] Zulewski, H., B. Müller, P. Exer et al.: Estimation of tissue hypothyroidism by a new clinical score: evaluation of patients with various grades of hypothyroidism and controls. J. Clin. Endocrinol. Metab. 82 (1997) 771–776.

Diskussion

Hensen:
Das ist eine schöne klinische Arbeit. Eine Frage vorweg: zum Fotomotographen, was kostet das Gerät, ist das sehr teuer oder kann das jeder kaufen?

Courtin:
Das Gerät ist zur Zeit im Handel überhaupt nicht erhältlich. Unser altes Gerät haben wir jetzt durch ein in unserer eigenen Elektrowerkstatt hergestelltes, neues Gerät ersetzt.

Grußendorf:
Auch eine Frage zu dieser Methodik. Können Sie uns noch etwas sagen über die Varianz sowohl bei euthyreoten als auch bei hypothyreoten Patienten, wenn Sie das

zwanzig Mal hintereinander beim selben Patienten machen? Oder tageweise beim selben Patienten.

Courtin:
Die individuelle Varianz ist sehr groß. Der Achillessehnenreflex wird durch äußere Faktoren, z. B. wenn der Patient friert oder in Eile in die Sprechstunde kommt, beeinflußt. Es gehört deshalb zur Untersuchungsmethodik, daß der Patient vor der Untersuchung eine Weil ruht.

Müller:
Ein kurzer Kommentar: Es ist eindrucksvoll, Ihre Ergebnisse der subklinischen Hypothyreose gegenüber dem Normalkollektiv zu sehen. Ich glaube, Sie dürfen eine weitere klinische Schlußfolgerung ziehen, daß nämlich – wenn nicht irgendwelche ganz relevanten Gegengründe da sind – dies ein Grund ist, der die Behandlungsnotwendigkeit mit Schilddrüsenhormonen auch in diesem subklinischen Stadium gut belegt.

Courtin:
Die Achillessehnenreflexzeit hilft uns zusammen mit anderen klinischen Parametern – speziell bei der subklinischen Hypothyreose – die Indikation zur Therapie zu stellen.

Hehrmann:
Haben Sie auch Patienten gemessen, die ein normales TSH, aber niedrige periphere Werte hatten?

Courtin:
Nein.

Hensen:
Dann darf ich mich noch einmal bedanken und wünsche Ihnen viel Erfolg.

TSH-kontrollierte L-Thyroxin-Therapie bei Patientinnen mit subklinischer Hypothyreose: klinische und metabolische Effekte

C. Meier, C. Courtin, M. Guglielmetti, M. Kunz, C.B. Roth, J.J. Staub

Einleitung

Zur frühzeitigen Erfassung von Schilddrüsenfunktionsstörungen wird in zunehmendem Maße ein breites TSH-Screening empfohlen [3, 7]. Dabei werden immer häufiger latente Schilddrüsenfunktionsstörungen, vorwiegend subklinische Hypothyreosen (erhöhtes TSH, normale periphere Schilddrüsenhormonkonzentrationen [5]) als Zufallsbefund entdeckt. Gemäß der Literatur wird die Prävalenz subklinischer Hypothyreosen in der Bevölkerung mit 2,5 % bis 15,4 % angegeben und wird bei über 50jährigen Frauen am häufigsten beobachtet [4]. In der meist zitiertesten Whickham-Studie mit 2,780 untersuchten Personen fanden Tunbridge et al. erhöhte basale TSH-Werte bei 7,5 % der Frauen und knapp 3 % der Männer [13]. Hochgerechnet ergibt dies für West- und Osteuropa eine Prävalenz subklinischer Hypothyreosen von 43 Millionen. Obwohl definitionsgemäß die subklinische Hypothyreose asymptomatisch verläuft, werden mit zunehmendem Schweregrad verschiedene klinische und metabolische Effekte beobachtet, unter anderem auf die Muskelfunktion, den Lipidstoffwechsel und die Prolaktinsekretion. Aufgrund des atherogenen Effektes der Hyperlipidämie wird ein erhöhtes Risiko für eine koronare Herzkrankheit angenommen [8, 11].

Die Notwendigkeit einer Substitutionsbehandlung wird kontrovers diskutiert [11]. In der Literatur liegen nur wenige Arbeiten mit kleinen Patientenzahlen zur Evaluation des Effektes einer T_4-Behandlung bei subklinischer Hypothyreose vor. In zwei randomisierten Studien konnten Cooper et al. [2] und Nyström et al. [10] eine signifikante Verbesserung hypothyreoter Beschwerden nachweisen. In mehreren nicht-placebokontrollierten Studien konnte zudem ein günstiger Effekt auf den Fettstoffwechsel beobachtet werden [14]. Allen Studien ist gemeinsam, daß nur wenige Patienten untersucht wurden und teilweise fixe T_4-Substitutions-dosierungen mit der Gefahr der individuellen Unter- oder Überdosierung (TSH-Suppression) angewendet wurden.

Das Ziel dieser Studie war es, den Effekt einer physiologischen (TSH-gesteuerten), individuell eingestellten T_4-Therapie auf klinische und metabolische Parameter bei Patientinnen mit subklinischer Hypothyreose zu untersuchen. Erste präliminäre Resultate werden zusammenfassend dargestellt.

Patienten und Methoden

In einem doppelblinden, placebokontrollierten Studiendesign haben wir 63 Frauen mit subklinischer Hypothyreose (mittleres Alter 56,5 ± 1,3 Jahre; TSH basal 12,7 ± 1,0 mU/l, fT_4-Konzentration im Normbereich) prospektiv über 12 Monate untersucht. Die Patientinnen wurden in eine Behandlungsgruppe mit L-Thyroxin Henning (n = 31) bzw. in eine Placebogruppe (n = 32) randomisiert. In der Verumgruppe wurde in 4–6-wöchentlichen Intervallen die T_4-Dosis schrittweise bis zum Erreichen einer physiologischen, euthyreoten Stoffwechsellage (Ziel-TSH: 0,1–4,0 mU/l) eintitriert. In der anschließenden Dauertherapiephase über weitere 6 Monate betrug die mittlere T_4-Dosis 83,1 ± 4,0 µg/Tag. Um das doppelblinde Studiendesign zu garantieren, wurde in der Placebogruppe parallel zur Verumgruppe die Dosierung kontinuierlich angepaßt. Weder die Patientinnen noch das behandelnde Studienteam hatten Kenntnis über die Schilddrüsenhormonwerte und die T_4-Dosis. Die T_4-Dosis wurde anhand der Laborwerte durch einen Endokrinologen außerhalb des Spitals an die zentrale Spitalapotheke mitgeteilt.

Bei allen Studienteilnehmerinnen wurden vor, nach 6 und 12 Monaten die folgenden klinischen und laborchemischen Parameter der peripheren Hormonwirkung gemessen: Schilddrüsenhormone (TSH, fT_4, T_4, fT_4-Index, T3); Body Mass Index (BMI); Gesamtcholesterin, LDL- und HDL-Cholesterin; klinische Hypothyreoseindizes [1, 15]. Die verschiedenen Methoden stützen sich auf unsere früheren Publikationen [9, 12, 15].

Alle Studienteilnehmerinnen waren in gutem allgemeinen Gesundheitszustand und wurden durch die Schilddrüsenforschungseinheit der Abteilung für Endokrinologie der Universitätsklinik in Basel ambulant betreut. Das Studienprotokoll wurde durch die ethische Kommission der Universitätskliniken des Kantonsspitals Basel genehmigt.

Ergebnisse

Bei Studienbeginn haben sich die Patientinnen der Verumgruppe (VG, n = 31) bezüglich Schilddrüsenhormonkonzentrationen, Alter, BMI, Cholesterinkonzentrationen und Hypothyreoseindizes nicht von den Patientinnen aus der Placebogruppe (PG, n = 32) unterschieden (Tabelle 1). Das mittlere basale TSH in der VG betrug 14,1 ± 1,8 mU/l, in der PG 11,4 ± 1,0 mU/l.

Tabelle 1 Charakteristika der Studienpatientinnen mit subklinischer Hypothyreose – die Interventionsgruppe und Placebogruppe unterscheiden sich vor Therapiebeginn bei keinem der untersuchten Parameter

Parameter	Placebo (n = 32)	L-T_4 (n = 31)	p (t-Test)
Alter (Jahre)	56,2 ± 1,9	56,8 ± 1,7	ns
BMI (kg/m2)	26,5 ± 0,8	25,7 ± 0,7	ns
TSH basal (mU/l)	11,4 ± 1,0	14,1 ± 1,8	ns
TSH nach TRH (mU/l)	97,3 ± 7,3	122,5 ± 12,0	ns
fT_4 (pmol/l)	12,2 ± 0,3	11,2 ± 0,3	ns
Gesamtcholesterin (mmol/l)	6,1 ± 0,2	6,3 ± 0,2	ns
LDL-Cholesterin (mmol/l)	3,8 ± 0,2	4,0 ± 0,2	ns
HDL-Cholesterin (mmol/l)	1,6 ± 0,1	1,7 ± 0,1	ns
Billewicz-Score (Punkte)	-28,3 ± 2,5	-25,7 ± 2,7	ns
Zulewski-Score (Punkte)	2,0 ± 0,2	2,1 ± 0,3	ns

BMI (Body Mass Index, ns (p > 0,05); mean ± SEM

Unter der TSH-gesteuerten T_4-Substitution haben sich das basale TSH (3,1 ± 0,3 mU/l), das freie T_4 (17,8 ± 0,8 pmol/l) und das totale T_4 (103,4 ± 3,8 pmol/l) normalisiert (jeweils p < 0,0001). In der Placebogruppe blieben die Schilddrüsenparameter über 12 Monate unverändert.

Bezüglich den Parametern der peripheren Schilddrüsenhormonwirkung in der VG konnte sowohl für die Gesamt- und LDL-Cholesterinkonzentration als auch für die klinischen Hypothyreoseindizes eine Besserung beobachtet werden. Bereits nach 6monatiger Substitutionsbehandlung zeigten alle Parameter einen Trend zur Verbesserung mit in der Folge weiterer, signifikanter Verbesserung nach 12 Monaten. Bei Studienende haben das Gesamtcholesterin auf 6,1 ± 0,2 mmol/l (p < 0,05) und das LDL-Cholesterin auf 3,7 ± 0,2 mmol/l (p < 0,005) abgenommen. Das HDL-Cholesterin hat sich nicht signifikant verändert. Eine Verbesserung der Gesamtpunktzahl war sowohl beim Billewicz- (-32,2 ± 2,2, p < 0,05) als auch beim Zulewski-Score (1,5 ± 0,2, p < 0,05) festzustellen. Im Gegensatz zur VG haben sich die Parameter in der PG nicht signifikant verändert.

Diskussion und Schlußfolgerung

Aufgrund fehlender Daten aus größeren prospektiven Studien wird die Notwendigkeit einer Substitutionsbehandlung bei subklinischer Hypothyreose kontrovers diskutiert. Allgemeingültige Richtlinien zur Behandlung einer subklinischen Hypothyreose liegen in der Literatur nicht vor [6].

In dieser placebokontrollierten, TSH-gesteuerten Studie konnten wir erstmals an einem grösseren Patientenkollektiv zeigen, dass eine physiologische T_4-Therapie einen günstigen Einfluß auf klinische und metabolische Parameter bei Patientinnen mit subklinischer Hypothyreose ausübt.

Die Verbesserung der klinischen Hypothyreosescores widerspiegelt, daß die subklinische Hypothyreose nicht, wie häufig definiert, asymptomatisch verläuft, sondern oligosymptomatisch verlaufen kann und die Symptome unter einer Substitutionsbehandlung reversibel sind. Der günstige Effekt auf die klinische Symptomatik dieser Studie bestätigt die Ergebnisse von Cooper et al. [2] und Nyström et al. [10]. Es ist aber zu beachten, daß im Gegensatz zur euthyreoten Substitutionseinstellung in der Arbeit von Cooper et al. (TSH 2,6 mU/l; T_4-Dosis 71 μg/d), von Nyström und Mitarbeitern eine fixe T_4-Dosierung von 150 μg täglich verabreicht wurde und so eine leichte T_4-Überdosierung bei gewissen Patienten angenommen werden muß. Dank dem kontinuierlichem TSH-Monitoring in unserer Studie unter Aufrechterhaltung des doppelblinden Studiendesigns konnte eine TSH-Suppression ausgeschlossen werden und somit der reine Effekt der T_4-Substitution beurteilt werden.

Das Gesamt- und LDL-Cholesterin wurden in der Behandlungsgruppe nach 12 Monaten signifikant verbessert. Für Cholesterin konnte eine mittlere Abnahme von 0,23 mmol/l, für LDL-Cholesterin von 0,33 mmol/l gemessen werden. Sehr wahrscheinlich stellen die erhöhten Cholesterinkonzentrationen bei subklinischer Hypothyreose einen wichtigen Risikofaktor für die Atherosklerose und koronare Herzkrankheit dar. Diese günstige Beeinflussung des Lipidstoffwechsels sollte bei der Indikationsstellung zur Substitutionsbehandlung berücksichtigt werden. Bei Patienten mit bekannter koronarer Herzkrankheit ist unseres Erachtens auch bei nur leicht erhöhten TSH-Werten die Indikation zur T_4-Therapie großzügig zu stellen.

In dieser doppelblinden, TSH-gesteuerten Studie konnten wir an einem grösseren Patientenkollektiv zeigen, daß eine individuell dosierte T_4-Substitution bei Patientinnen mit subklinischer Hypothyreose einen günstigen Effekt auf die klinische Symptomatik und die Serumlipide ausübt. Diese Resultate zeigen sehr eindeutig, daß bei subklinischer Hypothyreose trotz normaler Schilddrüsenhormonkonzentrationen klinisch-metabolische Veränderungen an peripheren Zielorganen vorliegen und diese unter einer physiologischen Substitution reversibel sind.

Literatur

[1] Billewicz, W.Z., R.S. Chapman, J. Crooks et al.: Statistical methods applied to the diagnosis of hypothyroidism. Quart. J. Med. 150 (1969) 255–266.

[2] Cooper, D.S., R. Halpern, L.C. Wood et al.: L-Thyroxine therapy in subclinical hypothyroidism. Ann. Intern. Med. 101 (1984) 18–24.

[3] Danese, M.D., N.R. Powe, C.T. Sawin et al.: Screening for mild thyroid failure at the periodic health examination. J.A.M.A. 276 (1996) 4 285–292.

[4] Helfand, M., L.M. Crapo: Screening for thyroid disease. Ann. Intern. Med. 112 (1990) 840–849.

[5] Hörmann, R.: Hypothyreose. In: Schilddrüsenkrankheiten. S. 59–60. Blackwell, Wissenschaft, Berlin, Oxford, Boston 1997.

[6] Mann, K., R. Hörmann: Stellt die subklinische Hypothyreose eine Behandlungsindikation dar? Nuklearmediziner 14 (1991) 158–82.

[7] Meier, Ch., J.J. Staub, C.B. Roth et al.: Ultrasensitives TSH-Screening zur Erfassung von Schilddrüsendysfunktionen bei Frauen eines ambulanten medizinischen Krankenguts. Schweiz Med. Wochenschr. 128 (1998) 250–253.

[8] Meng, W., M. Grussendorf, C. Reiners: Schilddrüse. In: Meng W., R. Ziegler Hrsg. Endokrinologie, Grundlagen, Klinik, Praxis. S. 132–225. Gustav Fischer, Jena, Stuttgart 1997.

[9] Müller, B., H. Zulewski, P. Huber et al.: Impaired action of thyroid hormone associated with smoking in women with hypothyroidism. N. Engl. J. Med. 333 (1995) 964–969.

[10] Nyström, E., K. Caidhal, X. Fager, et al.: A double blind cross-over 12-month study of L-Thyroxine treatment of women with „subclinical" hypothyroidism. Clin. Endocrin. 29 (1988) 63–76.

[11] Schumm-Draeger, P.M., K. Drynda, W.A. Scherbaum: Schilddrüse. In: Thiemes Innere Medizin (TIM). S. 159–184. Thieme Verlag, Stuttgart, New York 1999.

[12] Staub, J.J., B.U. Althaus, H. Engler et al.: Spectrum of subclinical and overt hypothyroidism: Effect on thyrotropin, prolactin, and thyroid reserve, and metabolic impact on peripheral target tissues. Am. J. Med. 92 (1992) 631–642.

[13] Tunbridge, W.M.G., D.C. Evered, R. Hall et al.: The spectrum of thyroid disease in a community: The Wickham Survey. Clin. Endocrin. 7 (1977) 481–49.

[14] Tanis, B.C., R.G. Westendorp, A.H. Smelt: Effect of thyroid substitution on hypercholesterolaemia in patients with subclinical hypothyroidism: a reanalysis of intervention studies. Clin. Endocrin. 44 (1996) 643–49.

[15] Zulewski, H., B. Müller, P. Exer et al.: Estimation of tissue hypothyroidism by a clinical score: Evaluation of patients with various grades of hypothyroidism and controls. J. Clin. Endocrinol. Metab. 82 (1997) 771–776.

Diskussion

Brabant:

Gibt es zwischen diesen beiden Gruppen möglicherweise doch kleine Unterschiede? Was auffiel war, daß sowohl bei den Scores als auch beim Cholesterin ja letztlich die Absolutwerte von Placebo-Gruppe und Verum-Gruppe sehr ähnlich waren. Nicht die Dynamik, sondern wo das hingeht, so daß man ein bißchen den Eindruck kriegen konnte, daß ein Unterschied in der Auswahl ist, was naturgemäß sehr schwierig ist bei einem solchen Kollektiv.

Meier:
Das ist ein wichtiger Punkt. Wir haben verschiedene Parameter verglichen in beiden Gruppen, die ja randomisiert wurden. Die beiden Gruppen waren nicht unterschiedlich bezüglich Gewicht, BM-Index, Alter und Lipidwerten. Vielleicht haben die Patienten aber unbewußt eine Ernährungsumstellung vorgenommen, die aber nicht vorgegeben war. Das muß also dann sicher als Placebo-Effekt gewertet werden. Ich möchte noch ergänzen: die Patienten waren nicht unter einer Lipid-Therapie, eine solche war ein Ausschlußkriterium für die Studie.

Mödder:
Nur eine kurze Frage: warum nennen Sie das denn eigentlich immer noch subklinische Hypothyreose, wenn Sie einen guten Effekt auf klinische Parameter beschreiben?

Meier:
In der Literatur wird die subklinische Hypothyreose immer noch definiert gemäß der Biochemie, d.h. periphere Schilddrüsenhormonwerte im Normbereich. Mit Recht kann man sagen, diese Patienten hätten doch eine Klinik und man könnte es hier als wirklich frühe manifeste Hypothyreose bezeichnen.

Hensen:
Eine Frage noch zum TSH in der Kontrollgruppe: gab es da eine Veränderung zum TSH-Wert während der Zeit ?

Meier:
Der TSH-Wert hat sich nicht signifikant verändert in der Placebo-Gruppe.

Verändertes Verhältnis von TSH zu ACTH bei depressiven männlichen Patienten

L. Schaaf, C. Peteranderl, I. A. Antonijevic, E. Kreppold, A. Steiger, G.K. Stalla, F. Holsboer

TSH wird in einem zirkadianen Rhythmus pulsatil sezerniert, mit geringster Ausschüttung am Nachmittag, absinkend bei Schlafbeginn und einem Gipfel zu Beginn der zweiten Nachthälfte. Dieses Muster ist intraindividuell konstant und steht in Zusammenhang mit der Körperkerntemperatur [2, 7]. Ein unzureichender nächtlicher Anstieg von Thyreotropin bei depressiven Patienten gibt einen Hinweis auf eine Störung im Bereich der Hypothalamus-Hypophysen-Schilddrüsen-Achse (HPT) [11, 18, 31, 33]. Intensive Forschung bezüglich der Antwort von TSH auf TRH ergab bei ungefähr 25%–30% depressiver Patienten, ausgehend von einem 5 mU/l cut-off-Punkt, einen verminderten Anstieg der maximalen TSH-Konzentration über der baseline [6, 21, 27]. Trotz dieser Veränderung der TSH-Konzentration sind Patienten mit Depression im Normalfall euthyreot. Über leicht erhöhte Werte für freies und auch Gesamt-T_4, sowie über erniedrigte Konzentrationen von freiem und Gesamt-T_3 wurde berichtet [5, 6]. Um diese Erkenntnisse im Hinblick auf die physiologische feedback-Regulation der TSH-Sekretion zu interpretieren, sollten verschiedene Einflußgrößen, wie etwa der Schilddrüsenstoffwechsel und seine möglichen Auswirkungen auf die Sekretion von Schilddrüsenhormonen, deren Plasmabindung an Transportproteine, Aufnahme im Gewebe, Deiodination, und die Konjugation mit Glukuronylsäure oder Sulfat, berücksichtigt werden [12, 17, 24, 25]. Die Tatsache, daß der zentrale Schilddrüsenstoffwechsel einer Autoregulation durch verschiedene Deiodinasen im Cerebrum und dem Hypophysenvorderlappen unterliegt, und auch die besondere Art der Aufnahme ins Gehirn [8, 28], erschweren es zusätzlich, konkrete Schlußfolgerungen zu ziehen.

In diesem Zusammenhang von zusätzlichem Interesse erscheint die Tatsache, daß periphere Schilddrüsenhormonwerte normalerweise weder einem nächtlichen Rhythmus folgen [10] noch sich den tageszeitlichen Schwankungen des Thyreotropin anpassen, ganz im Gegensatz zu Cortisol im hypothalamisch-hypophysär-adrenalem (HPA) System. Eine mögliche Erklärung hierfür könnte sein, daß während der Nacht TSH mit erniedrigter In-vitro-Bioaktivität und einem unterschiedlichem Glykosilierungsmuster sezerniert wird [26, 30].

Glukokortikoide rufen negative Effekte an der HPT-Achse hervor [24]. Hydrokortison führt zur Erhöhung der TSH-Pulsamplitude und verflacht die nächtliche TSH Kurve bei gesunden Versuchspersonen [29]. Auch im Rahmen eines Cushing Syndroms kommt es zu einer Verminderung des nächtlichen TSH Anstiegs [4]. Es gibt Berichte über eine umgekehrte Korrelation zwischen nächtlichen Plasmakortisolspiegeln und TSH Spiegeln [4]. Überdies fand man positive Korrelationen zwischen der TSH-Antwort auf TRH und der ACTH-Antwort auf CRH bei Depression („major depression, MDE"), was die Vermutung nahelegt, daß beide Hormone zum Teil einer gemeinsamen Kontrolle unterliegen könnten [15]. Um weitere Erklärungen für häufige Störungen der HPT und der HPA Achse zu finden, entwarfen wir eine retrospektive Studie, in der wir simultan die nächtliche Basalsekretion von TSH, ACTH, Kortisol und Prolaktin bei depressiven Patienten ohne Medikation untersuchten und diese mit den Werten einer gesunden Kontrollgruppe verglichen.

Material und Methoden

Im Rahmen einer Schlafstudie wurden neun männliche stationäre Patienten mit Depression (Alter 19–69 Jahre; Ø 35) drei Nächte lang in einem Schlaflabor überwacht. Sämtliche Patienten mit MDE erfüllten die DSM-IIIR-Kriterien, wobei die Schwere der Depression mit Hilfe der 21-Punkte Hamilton-Depressionskala eingeteilt wurde (mean ± SEM score 25,9 ± 1, range 21–29). Die Kontrollgruppe stand seit mindestens drei Monaten nicht unter medikamentöser Therapie, eine psychiatrische Erkrankung kam weder in der persönlichen noch in der Familienanamnese vor.

Beide Gruppen verbrachten drei aufeinanderfolgende Nächte im Schlaflabor, wobei die erste Nacht der Anpassung diente. In der zweiten und dritten Nacht wurde dann ein Schlaf-EEG abgeleitet und um 19.30 Uhr ein Verweilkatheter in die Armbeuge gelegt. Alle Studienteilnehmer bekamen in stündlichem Intervall randomisierte Gaben von 50 µl GHRH oder Placebo in der Zeit von 22.00 Uhr bis 1.00 Uhr. Die Ergebnisse, die hier gezeigt werden, wurden alle ausschließlich in Placebo-Nächten erhoben. Von 20.00 Uhr bis 22.00 Uhr wurden alle 30 Minuten Blutproben abgenommen, von 22.00 Uhr bis 7.00 Uhr alle 20 Minuten. Die Proben wurden zentrifugiert und bei -20°C aufbewahrt. TSH, ACTH und Kortisol wurden in allen Proben bestimmt. PRL wurde stündlich, fT_3 und fT_4 jeweils um 20.00 Uhr und um 7.00 Uhr gemessen.

Die statistischen Analysen wurden mit Wilks multivariate-test-of-significance und univariaten F-Tests geführt. Das Signifikanzniveau lag bei $p < 0{,}05$.

Ergebnisse

Die Varianzanalyse der AUC (area-under-the-curve) für TSH, Kortisol, und ACTH innerhalb der beiden Nachthälften ergab signifikante Gruppenunterschiede, die vor allem durch die TSH und ACTH Spiegel zustandekamen. Die AUC der TSH Kurve war bei Patienten mit Depression sowohl in der ersten (27,53 ± 2,84 vs. 47,5 ± 7,71; p < 0,05) wie auch in der zweiten Nachthälfte (24,44 ± 2,94 vs. 39,72 ± 6,29; p < 0,05) herabgesetzt.

Die Kortisolwerte tendierten während der ersten Nachthälfte bei depressiven Patienten nach oben, jedoch ergab sich während der gesamten beobachteten Zeitspanne keine signifikante Differenz zwischen den beiden Gruppen. Die Werte für Kortisol waren 1,728 ± 406 vs. 693 ± 83 in der ersten Nachthälfte und 3,509 ± 405 vs. 2,939 ± 266 in der zweiten. Die ACTH-AUC-Werte waren bei depressiven Patienten während der ersten Nachthälfte signifikant erhöht (728 ± 72 vs. 499 ± 38; p < 0,05), in der zweiten Nachthälfte hingegen zeigte sich ein solcher Unterschied nicht (1,076 ± 99 vs. 1,040 ± 96; p < 0,05). Die Prolaktin AUC-Werte unterschieden sich allenfalls marginal zwischen den beiden Gruppen.

In der Analyse der TSH/ACTH und TSH/Kortisol-Quotienten fanden wir signifikante Gruppenunterschiede (p < 0,05), hervorgerufen hauptsächlich durch die Differenzen der AUC-Werte der gesamten Nacht bzw. der ersten, nicht aber der zweiten Nachthälfte. Bezüglich des TSH/Kortisol-Quotienten fanden wir nur eine Tendenz aber keine signifikanten Unterschiede zwischen den Gruppen.

Diskussion

Die von uns beobachtete Abflachung des nächtlichen TSH-Anstiegs bei depressiven Patienten steht im Konsens mit den Ergebnissen einiger anderer Forschungsgruppen. Zusätzlich zu einem reduzierten Anstieg von TSH nach TRH-Provokation um 23.00 Uhr [9], ist die Beeinträchtigung der nächtlichen Thyreotropinausschüttung bei Depression erwiesen. Nachdem bei depressiven Patienten erhöhte Plasmakortisolkonzentrationen auftreten [14, 23], Kortikosteroide jedoch die TSH-Sekretion negativ beeinflussen, wie durch den Nachweis einer erniedrigten nächtlichen TSH-Ausschüttung bei Patienten mit Morbus Cushing belegt wurde [1], liegt hier eine mögliche Ursache für die beobachtete Störung der nächtlichen TSH-Sekretion bei Depression. Unklar bleibt weiterhin, ob Glukokortikoide eher auf hypothalamischer oder auf hypophysärer Ebene ihren Einfluß ausüben. Die Tatsache, daß nach kurzfristiger Gabe von Dexamethason die Antwort auf TRH erhalten bleibt, während die basale Sekretion erniedrigt ist, läßt eine Beeinflußung auf suprahypophysärer Ebene vermuten [7].

In unserer Studie ließen sich allerdings keine signifikant erhöhten Kortisolspiegel zwischen 20.00 Uhr und 7.00 Uhr zeigen, wenn auch die Tendenz dazu vorhanden war. Dies könnte wiederum die Hypothese stützen, daß eine direkte negative Wirkung von Kortisol auf thyreotrophe Zellen der Hypophyse nicht für die nächtliche Dysfunktion der HPT Achse bei depressiven Patienten verantwortlich ist.

Es wurde über eine umgekehrte Relation zwischen nächtlichem TSH und Kortisolspiegeln berichtet [4]. In unserer Studie ließ sich keine signifikante negative Korrelation zwischen TSH und Kortisol bei depressiven Patienten finden.

Die ACTH-Ausschüttung wird bei Depression weniger stark durch Dexamethason supprimiert als in einer Kontrollgruppe [16]. Als Antwort auf hCRH fällt die ACTH-Ausschüttung schwächer aus [16]. Demgemäß zeigen depressive Patienten nach Vorbehandlung mit Dexamethason eine beschleunigte Ausschüttung von ACTH und Kortisol als Antwort auf exogenes CRH [13, 14]. Nach einer Therapie mit Metyrapon, welches die Kortisolsynthese unterdrückt, waren die basalen ACTH-Spiegel depressiver Patienten im Vergleich zu Kontrollpersonen erhöht [3]. Wir fanden signifikant erhöhte nächtliche Basalspiegel von ACTH, hauptsächlich in der ersten Nachthälfte. Nachdem bei depressiven Patienten keine erhöhten 24h-Mittelwerte für ACTH nachweisbar waren [20], könnte man unsere Ergebnisse als Hinweis auf eine veränderte circadiane ACTH-Sekretion deuten, die mit höhreren ACTH-Spiegeln während der eigentlichen Ruhephasen der HPA-Achse einhergeht. Der TSH/ACTH-Quotient als Maß für eine umgekehrte Korrelation zwischen den beiden Größen ließ einen hochsignifikanten Gruppenunterschied erkennen. Dieser Quotient hatte niedrigere Werte bei depressiven Patienten hauptsächlich während der ersten Nachthälfte, dem Zeitraum, der bei Depression durch die abgeflachte TSH-Kurve bei gleichzeitig erhöhtem ACTH-Spiegel gekennzeichnet ist.

Nachdem wir keine signifikanten Gruppenunterschiede bezüglich des TSH/Kortisol-Quotienten fanden, folgern wir, daß der signifikante Gruppenunterschied beim TSH/ACTH-Quotienten nicht nur allein auf einem ungenügenden TSH-Anstieg beruht. Es muß auch an eine mögliche Dissoziation zwischen ACTH und Kortisolausschüttung mit Erhöhung des ACTH/Kortisol-Quotienten gedacht werden. Zu diesem Ansatz würde passen, daß bei depressiven Patienten häufig eine Vergrößerung der Hypophyse nachgewiesen werden kann, die mit einer Zunahme der Anzahl und der Größe von kortikotrophen Zellen als Folge der übermäßigen CRH-Stimulation einhergehen kann [19, 23]. Hieraus folgern wir, daß die erniedrigte nächtliche TSH-Sekretion sowie die erhöhte nächtliche ACTH-Sekretion auf einer gemeinsamen Dysregulation beruhen könnten. Weiteren Anhalt für diese Hypothese gibt der Nachweis einer positiven Korrelation zwischen ACTH-Antwort auf hCRH-Stimulation einerseits und TSH-Ausschüttung nach Stimulation durch TRH auf der anderen Seite [15]. Glukokortikoide könnten als Modulatoren für beide endokrinen Achsen fungieren.

In Übereinstimmung mit anderen Studien [32] konnten wir keine signifikant erniedrigten basalen Prolaktinspiegel nachweisen; eine Tendenz dazu war jedoch vorhanden. Unsere Ergebnisse sprechen insofern für die hypothetische Beeinträchtigung der TRH-Rezeptoraktivierung. Dabei ist wieterhin unklar, ob es sich hier um eine Down-Regulation des TRH-Rezeptors handelt, oder ob ein Inhibitor, etwa Somatostatin, eine Rolle spielt.

Die von uns gemessenen erhöhten Werte für fT_4 sowie die Erniedrigung der fT_3-Spiegel stimmen überein mit den Ergebnissen vorangegangener Untersuchungen [5, 6]. Bei der Interpretation dieser Befunde sollte man beachten, daß der Schilddrüsenhormonstoffwechsel auf verschiedenen Ebenen beeinflußbar ist. Zu berücksichtigen sind dabei die verschiedenen Deiodasen und deren jeweilige Aktivierungsmechanismen sowie die Konversion von T_4 zu T_3. Letztere Reaktion wird durch Glukokortikoide gehemmt [12]. Zusätzlich könnten erhöhte Noradrenalinspiegel bei depressiven Patienten zu einer direkten sympathischen Aktivierung der Schilddrüsenfunktion führen [22, 10].

Zusammenfassend könnte die Aktivierung des Hypothalamus-Hypophysen-Nebennierenrinden-Systems bei depressiven Patienten eine Inhibition der Hypothalamus-Hypophysen-Schilddrüsen-Achse auf verschiedenen Ebenen zur Folge haben. Auf hypophysärer Ebene könnte das veränderte Verhältnis von TSH zu ACTH für eine gemeinsame Dysregulation beider Systeme stehen.

Literatur

[1] Adriaanse, R., G. Brabant, E. Endert, W.M. Wiersinga: Pulsatile thyrotropin secretion in patients with Cushing's syndrome. Metabolism 43 (1994) 782–786.

[2] Allan, J.S., C.A. Czeisler: Persistance of the circadian thyrotropin rhythm under constant conditions and after light-induced shifts of circadian phase. J. Clin. Endocrinology and Metabolism 79, 2 (1994) 508–512.

[3] Bardeleben, U. von, G.K. Stalla, O.A. Müller, F. Holsboer: Blunting of ACTH response to human CRF in depressed patients is avoided by metyrapone treatment. Biol. Psychiatry 24 (1988) 782.

[4] Bartalena, L., G.F. Placidi, E. Martono et al.: Nocturnal serum thyrotropin (TSH) surge and the TSH response to TSH-releasing hormone: Dissociated behaviour in untreated depressives. J. Clin. Endocrinology and Metabolism 71 (1990) 650–655.

[5] Baumgartner, A., K.-J. Gräf, I. Kürten, H. Meinhold: The hypothalamic-pituitary-thyroid axis in psychiatric patients and healthy subjects: parts 1–4. Psychiatry Research 24 (1988) 271–332.

[6] Baumgartner, A.: Schilddrüsenhormone und depressive Erkrankungen – Kritische Übersicht und Perspektiven, Teil 1: Klinik. Nervenarzt 64 (1993) 1–10.

[7] Brabant, G., A. Brabant, U. Ranft et al.: Circadian and pulsatile thyrotropin secretion in euthyroid man under the influence of thyroid hormone and glucocorticoid administration. J. Clin. Endocrinology and Metabolism 65 (1987) 83–88.

[8] Chanoine, J.P., L.E. Braverman: The role of transthyretin in the transport of thyroid hormone to cerebrospinal fluid and brain. Acta Medica Austriaca 19, Sonderheft 1 (1992) 25–28.

[9] Duval, F., J.-P. Macher, M.-C. Mokrani: Difference between evening and morning thyrotropin responses to protirelin in major depression. Arch. Gen. Psychiatry 47 (1990) 443–448.

[10] Garbutt, J.C., J.P. Mayo, K.Y. Little et al.: Dose-response studies with protirelin. Arch. Gen. Psychiatry 51 (1994) 875–883.

[11] Goichot, B., G. Brandenberger, J. Saini et al.: Nycthemeral patterns of thyroid hormones and their relationships with thyrotropin variations and sleep structure. J. Endocrinol. Invest. 17 (1994) 181–187.

[12] Goldstein, J., E. van Cauter, P. Linkowski et al.: Thyrotropin nyctohemeral pattern in primary depression: differences between unipolar and bipolar women. Life Sciences 27 (1980) 1695–1703.

[13] Green, W.L.: Effect of drugs on thyroid hormone metabolism. In: Wu Sing-yung (Hrsg.): Thyroid Hormone Metabolism, S. 239–265. Blackwell Scientific Publications, Boston 1991.

[14] Holsboer, F., U. von Bardeleben, K. Wiedemann et al.: Serial assessment of corticotropin-releasing hormone after dexamethasone in depression. Application for pathophysiology of DST nonsuppression. Biol. Psychiatry 22 (1987) 228.

[15] Holsboer, F., N. Barden: Antidepressants and hypothalamic-pituitary adrenocortical regulation. Endocrine Reviews 17 (1996) 187–205.

[16] Holsboer, F., A. Gerken, U. von Bardeleben et al.: Human corticotropin-releasing hormone in depression – correlation with thyrotropin secretion following thyrotropin-releasing hormone. Biol. Psychiatry 21 (1986) 601–611.

[17] Holsboer, F., M. Philipp, A. Steiger, A. Gerken: Multisteroid analysis after DST in depressed patients – A controlled study. J. Affective Disorders 10 (1986) 241–249.

[18] Kaplan, M.M.: Studies of physiologic regulation of iodothyronine deiodination in animals and human cell model systems. In: Sing-yung Wu (Hrsg.): Thyroid Hormone Metabolism, S. 181–194. Blackwell Scientific Publications, Boston 1991.

[19] Kjellman, B.F., J. Beck-Friis, J.-G. Ljunggren, L. Weterberg: Twenty-four-hour serum levels of TSH in affective disorders. Acta psychiatr. Scand. 69 (1984) 503–518.

[20] Krishnan, K.R., P.M. Doraiswami, S.M. Lurie: Pituitary size in depression. J. Clin. Endocrinology and Metabolism 72 (1991) 256–259.

[21] Linkowski, P., J. Mendlewicz, R. Leclercq et al.: The 24 hour profile of adrenocorticotropin and cortisol in major depressive illness. J. Clin. Endocrinology and Metabolism 61 (1985) 429–438.

[22] Loosen, P.T.: Hormones of the hypothalamic-pituitary-thyroid Axis: a psychoneuroendocrine perspective. Pharmacopsychiatry 19 (1986) 401–415.

[23] Maes, M., M. Vandewoude, L. Maes et al.: A revised interpretation of the TRH test results in female depressed patients, part 1 responses. J. Affect Dis. 16 (1989) 203–213.

[24] Morely, J.E.: Neuroendocrine control of thyrotropin secretion. Endocrine Reviews 2 (1981) 396–436.

[25] Nemeroff, C.B., K.R. Krishnan: Neuroendocrine alterations in psychiatric disorders. In: C.B. Nemeroff (Hrsg.): Neuroendocrinology, S. 413–441. CBC Press 1992.

[26] Nicoloff, J.T., J.S. Lopresti: Alternate pathways of thyroid hormone metabolism. In: Sing-yung Wu (Hrsg.): Thyroid Hormone Metabolism, S. 55–64. Blackwell Scientific Publications, Boston 1991.

[27] Pardridge, W.M.: Transport of thyroid hormones into tissues in vivo. Thyroid Hormone Metabolism. J. Clin. Endocrinology and Metabolism 80 (1991) 2722–2728.
[28] Persani, L., M. Terzolo, C. Asteria et al.: Circadian variations of thyrotropin bioactivity in normal subjects and patients with primary hypothyroidism. J. Clin. Endocrinology and Metabolism 80 (1995) 2722–2728.
[29] Prange, A.J., J.C. Garbutt, P.T. Loosen: The hypothalamic-pituitary-thyroid axis in affective disorders: The third Generation of Progress. Psychopharmacology 62 (1987) 629–636.
[30] Robbins, J., M. Lakshmanan: The movement of thyroid hormones in the central nervous system. Acta Medica Austriaca 19, Sonderheft 1 (1992) 21–25.
[31] Samuels, M.H., M. Luther, P. Henry, E.C. Ridgway: Effects of hydrocortisone on pulsatile pituitary glycoprotein secretion. J. Clin. Endocrinology and Metabolism 78 (1994) 211–215.
[32] Schaaf, L., A. Leiprecht, M. Saji et al.: Glycosylation variants of human TSH selectively activate signal transduction pathways. Molecular and cellular Endocrinology 132 (1997) 185–194.
[33] Souetre, E., E. Salvati, J.-L. Belugou et al.: Circadian rhythms in depression and recovery: evidence for blunted amplitude as the main chronobiological abnormality. Psychiatry Research 28 (1988) 263–278.
[34] Steiger, A., F. Holsboer: Nocturnal secretion of prolactin and cortisol and the sleep EEG in patients with major endogenous depression during an acute episode and after full remission. Psychiatry Research 72 (1997) 81–88.
[35] Weeke, A.: The 24-hour pattern of serum TSH in patients with endogenous depression. Acta psychiat. Scand. 62 (1980) 69–74.

Diskussion

Hensen:
Wenn ich Sie richtig verstanden habe, war der Kortisolspiegel bei den depressiven Patienten nicht höher.

Schaaf:
Nicht signifikant höher. Er war etwas höher, aber nicht signifikant höher.

Hensen:
Könnte es sein, daß der Kortisolspiegel zu der Erniedrigung des TSH-Spiegels geführt hat?

Schaaf:
Das hatten wir ursprünglich erwartet. Nur dann hätte man eine deutlichere Signifikanz erwarten müssen. Wenn kurzfristig Dexamethason gegeben wird, geht das basale TSH jedoch etwas nach unten. Während der TRH-Stimulation gibt es keine Störung, das Delta-TSH ist ungestört. Insofern vermuten wir, daß auf höherer Ebene eine Störung vorliegt.

Brabant:
Ihre Arbeitsgruppe Steiger ist interessiert an Schlaf und Hormonsekretion, und wir wissen ja, daß längerfristiger Schlafentzug das TSH erniedrigen kann, wir wissen auch, daß er ACTH und Kortisol erhöhen kann. Könnte es sein, daß diese Mechanismen über Modulation des Schlafs, den man sich bei Depressiven als gestört vorstellen kann, erklärbar sind. Haben Sie den Schlaf überprüft, wie sieht das aus?

Schaaf:
Die Schlafdaten habe ich jetzt nicht hier in dem Datensatz mit, aber sie sind unabhängig davon ausgewertet worden. Die euthyreoten Probanden hatten keine Schlafstörungen. Die Depressiven haben natürlich eine Schlafstörung, und das ist auch entsprechend in den anderen Datensätzen dokumentiert. Ob die Schlafstörung mit der TSH-Veränderung korreliert, das wäre noch eine zusätzliche Auswertung, die wir anschließen könnten.

Szabolcs:
Ich denke, daß die Depression ein Pseudo-Cushing-Syndrom ist und daher vermute ich, daß das erniedrigte TSH vom Kortisol abhängig ist. Egal ob Sie das letztlich nachweisen konnten oder nicht. Aber ich verstehe nicht, warum fT_4 erhöht war.

Schaaf:
Ja, das verstehen wir auch nicht ganz, wobei es nichts Ungewöhnliches ist, daß es bei der Depression Veränderungen gibt. Wir haben teilweise auch Patienten, die eine Panikattacke zusätzlich haben, also eine agitierte Depression. Möglicherweise waren das Patienten, die in diese Richtung alle Auffälligkeiten zeigen. Was wir letztlich vermuten, ist nicht, daß es eine einfache Störung der Hypophysen-Schilddrüsenachse auf der Ebene gibt, daß das TSH unten ist und fT_4 vielleicht auch unten oder niedrig, sondern daß es letztlich darauf beruht, daß, wenn man jetzt das TSH supprimiert, z. B. durch T_3-Gabe, daß dann das Delta-TSH oder das Delta-Delta-TSH unterschiedlich ist. Aber das sind noch Untersuchungen, die jetzt ins Unreine gesprochen sind.

Schilddrüse und Gastrointestinaltrakt

U. Melle, P. Layer

Physiologie

Es gibt vielfältige Beziehungen zwischen Schilddrüse und Magen-Darm-Trakt. So nimmt die embryologische Entwicklung der Schilddrüse ihren Ausgang vom Schlunddarm des primitiven Darmkanals und auch nach Verschluß und Rückbildung des Ductus thyreoglossus bleiben Wechselwirkungen bestehen.

Einerseits ist die Funktion der Schilddrüse von der intestinalen Resorption von Iodid bzw. der Schilddrüsenhormone und von der hepatischen Speicherung, Metabolisierung und Sekretion des Tetraiodthyronins abhängig. Die Leber kann Schwankungen der Hormonkonzentration im Serum ausgleichen. Des weiteren können neben der Schilddrüse auch die großen Speicheldrüsen und die Magenschleimhaut in geringerem Ausmaß Iodid akkumulieren.

Andererseits beeinflussen die Hormone der Schilddrüse die Funktion des Magen-Darm-Traktes in vielfältiger Weise. Die gastrointestinalen Symptome bei einer Hyper- oder Hypothyreose sind hinreichend bekannt, wogegen die physiologische Bedeutung des Thyroxins für den Magen-Darm-Trakt noch weitgehend unklar ist.

Pathophysiologie

Auswirkung von Erkrankungen der Schilddrüse auf den Magen-Darm-Trakt

Ösophagus

Dysphagische Beschwerden sind selten in Zusammenhang mit einer Hypo- oder Hyperthyreose zu beobachten und werden auf muskuläre Störungen des tubulären Ösophagus oder des Pharynx zurückgeführt [30, 22]. Manometrisch war sowohl bei einem Patienten mit Hyperthyreose und Dysphagie [47], als auch bei einem Patienten mit ausgeprägter Hypothyreose und gastroösophagealem Reflux eine verminderte Ösophagusmotilität nachweisbar. Im letzten Fall war darüber hinaus der Ruhetonus des unteren Ösophagussphinkters erniedrigt. Nach Therapie und Erreichen einer Euthyreose ergab die Kontrolluntersuchung einen manometrischen Normalbefund [8].

Magen

Sowohl eine Hyper- als auch eine Hypothyreose können mit dyspeptischen Beschwerden einhergehen. Ursächlich wird eine gestörte gastrointestinale Motilität vermutet [30, 47].

Zur Kinetik der Magenentleerung bei einer Überfunktion der Schilddrüse wurden widersprüchliche Ergebnisse veröffentlicht. Während früher in der Röntgendiagnostik eine beschleunigte Magenpassage von Bariumsulfat beobachtet wurde, zeigen Untersuchungen mit regulären Testmahlzeiten, die eine physiologische Stimulation der gastrointestinalen neurohumoralen Regulation bewirken, eine im Vergleich zur Kontrollgruppe normale Magenentleerungsgeschwindigkeit fester Substanzen [19, 34, 52, 53]. Nach Therapie und Erreichen einer euthyreoten Stoffwechsellage wurde sowohl eine beschleunigte [19] als auch eine unverändert physiologische Entleerungsgeschwindigkeit [53] beschrieben. Daneben gibt es auch Berichte über eine Verzögerung der Magenentleerung [36, 37] bis hin zur akuten Gastroparese bei Hyperthyreose [13]. Bei einer Unterfunktion der Schilddrüse ist die Magenentleerungsgeschwindigkeit für feste Substanzen verlangsamt [18, 20]. Dabei besteht keine Korrelation zwischen der Magenentleerungsgeschwindigkeit und dem Serum-TSH-Spiegel [20].

Elektrophysiologie: Hyperthyreote Patienten zeigen im Vergleich mit Gesunden einen schnelleren präprandialen elektrischen Rhythmus und eine signifikant gesteigerte Tachygastrie-Rate prä- und postprandial. Die Tachygastrien sind jedoch ohne Auswirkung auf die gastrale Motilität. Nach thyreostatischer Therapie bilden sich die postprandialen Tachygastrien zurück [36].

Umgekehrt konnte im Tierversuch an Hunden gezeigt werden, daß eine Hypothyreose eine Bradygastrie hervorruft und nach Stimulation weniger Spikepotentiale und eine verminderte mechanische Antwort resultieren [25].

Die widersprüchlichen Ergebnisse zur Magensäuresekretion bei Hyperthyreose sind durch Verwendung verschiedener Stimulanzien und unterschiedlicher Sammeltechniken bzw. durch mangelhafte Differenzierung der Schilddrüsenerkrankungen, die mit einer Hyperthyreose einhergehen, aber unterschiedliche Auswirkungen auf die Magensekretion haben, begründet [33]. Demgegenüber ist gut belegt, daß bei einer Autoimmunthyreoiditis Belegzellantikörper nachgewiesen werden können, die zu einer Hypo- oder Anazidität führen.

Nach einer Radioiodtherapie wurde eine im Vergleich zum Vorbefund und zur Kontrollgruppe vermehrte gastrale Säureproduktion beobachtet, die aber ohne Auswirkungen auf das pH-Milieu des Magens blieb [34]. Ursache ist möglicherweise eine Iodidansammlung in der Magenschleimhaut. Der Gastrinspiegel im Serum entsprach sowohl vor als auch nach der Therapie dem Wert der Kontrollgruppe. Dagegen berichtete eine andere Arbeitsgruppe über eine Hypergastrinämie bei einer Überfunktion [42, 43] und eine Hypogastrinämie bei einer Unterfunktion der Schilddüse [41].

Darm

10–40 % aller Patienten mit einer Überfunktion der Schilddrüse haben eine erhöhte Stuhlfrequenz. Die unterschiedliche Prävalenz in den einzelnen Studien ist durch verschiedene Definitionskriterien, sowie durch eine Patientenselektion in den verschiedenen Arbeitsgruppen begründet [32].

Klinik: Bei einigen Patienten ist die Diarrhoe das einzige Symptom der Hyperthyreose. Sie kann zu jedem Zeitpunkt der Erkrankung und in Abhängigkeit der hyperthyreoten Stoffwechsellage, welche fluktuierend verläuft, intermittierend auftreten. Das klinische Bild umfaßt wässrige Stühle mit teilweise unverdauten Bestandteilen. Die Patienten klagen über einen imperativen und explosionsartigen Stuhldrang, der vor allem morgens und postprandial auftritt. Das tägliche Stuhlgewicht ist trotz erhöhter Frequenz allerdings eher gering [32]. Ob ein gestörter circadianer Rhythmus die erhöhte Stuhlfrequenz bei Überfunktion der Schilddrüse bedingt, bedarf einer weiteren Abklärung [51].

Ein häufiges und frühes Symptom einer Unterfunktion der Schilddrüse ist die Obstipation [38]. Darüber hinaus kann sich die Hypothyreose klinisch als sekundäre intestinale Pseudoobstruktion [2, 26] manifestieren oder sogar einen Morbus Hirschsprung [12] vortäuschen. Als gastrointestinale Nebenwirkung einer Iodmedikation kommen eine Gastroenteritis und ein Ikterus vor. Perchlorat kann ebenfalls zu Magen-Darm-Störungen führen.

Dünndarmmotilität: Ursache der Diarrhoe und der Malabsorption bei Hyperthyreose ist vermutlich ein beschleunigter gastrointestinaler Transit und weniger eine Beeinträchtigung der exokrinen Pankreasfunktion, wie bereits frühere Untersuchungen mittels Bariumsulfat-Passage vermuten ließen [46, 49].

Sowohl die Szintigraphie mit physiologischer Stimulation der Motilität und Sekretion als auch der Lactitol-H2-Atemtest offenbaren eine verkürzte orocoecale Transitzeit [45, 50, 52]. Dabei ist bei hyperthyreoten Patienten mit Diarrhoen die Verkürzung der Transitzeit im Vergleich zu Patienten mit normaler Stuhlfrequenz ausgeprägter. Die Passagezeit ist der Triiodthyronin-Konzentration umgekehrt proportional [52]. Nach thyreostatischer Therapie erreicht die Transitzeit Normwerte.

Unter Therapie mit β-Blockern (beispielsweise Propranolol) ist die Passagegeschwindigkeit verlangsamt und damit sowohl die Diarrhoe als auch die Steatorrhoe vermindert [49], was die Vermutung, daß die Steatorrhoe durch die Hypermotilität hervorgerufen wird, bekräftigt. Eine sekretorische Genese der Diarrhoe ist aber aufgrund der Wirksamkeit von Propranolol nicht ausgeschlossen. Durch die β-Blockade soll darüber hinaus die Magenentleerungsgeschwindigkeit vermindert sein [39].

Bei einer Unterfunktion der Schilddrüse wurden für die Passagezeit im Lactitol-H2-Atemtest verzögerte [45], oder auch im Vergleich zur Kontrollgruppe unveränderte Werte mitgeteilt [50]. Vermutlich sind für die Obstipation im Rahmen einer Hypothyreose [38] nicht die Dünndarmtransitgeschwindigkeit allein, sondern auch Veränderungen in der Colon-Passage verantwortlich.

Der Pathomechanismus der erhöhten Magen-Darm-Aktivität bei Hyperthyreose ist nach wie vor unklar. Ein extrinsisch-vagal-vermittelter Einfluß auf die Motilität konnte tierexperimentell weitgehend ausgeschlossen werden [10], während aufgrund der Propranolol-Wirkung zumindest eine Mitbeteiligung des β-adrenergen Systems angenommen werden muß.

Am ehesten liegt eine Störung der intrinsischen Regulation vor, die bei hyperthyreoten Patienten zu einem erhöhten elektrischen Grundrhythmus im Duodenum führt [6].

An Hunden konnte gezeigt werden, daß bei hyperthyreoter Stoffwechsellage die Kontraktionsfrequenz des Dünndarmes sowohl nüchtern als auch postprandial um 25–30% erhöht ist. Nach Mahlzeitgabe treten vermehrt gruppierte propulsive Kontraktionen auf und die Zahl der großen migrierenden Kontraktionen nimmt zu [21]. Es ist davon auszugehen, daß die erhöhte Motilität zu einer beschleunigten Passage des Darminhaltes führt, wodurch möglicherweise zusätzlich die Colon-Aktivität gesteigert wird.

Tierexperimentelle und humanphysiologische Untersuchungen zeigen, daß unter normalen Bedingungen eine enge Korrelation zwischen Motilität und Sekretionsprozessen besteht. Eine vermehrte Kontraktionstätigkeit ist dabei mit einem vermehrten Elektrolyt- und Flüssigkeitseinstrom in das Darmlumen assoziiert. Vermutlich wird diese Interaktion neural/cholinerg vermittelt und erfordert eine komplexe Interaktion des Plexus submucosus und des Plexus myentericus, sowie intakte Nn. vagi. Bei der Hyperthyreose stehen Änderungen der Magen- und Darm-Motilität im Vordergrund, während sekretorische und resorptive Prozesse kaum beeinflußt werden [34, 49]. Die Mechanismen, die für die Dissoziation von Motorik und Sekretion verantwortlich sind, entziehen sich bis heute weitgehend der experimentellen Erforschung [9]. Im Gegensatz dazu wurde kürzlich an Ratten eine Korrelation zwischen Serum-Thyroxin und Chloridtransport nachgewiesen. Die Autoren schlußfolgerten, daß Tyroxin primär den Chlorid/Bikarbonat-Anionen-Austausch hemmt und erst sekundär die intestinale Motilität beeinflußt [48].

Histopathologisch war in Dünndarmbiopsien von Patienten mit einer Hyperthyreose ein Schleimhautödem und eine Rundzellinfiltration nachweisbar. Im Dünndarm von Ratten war darüber hinaus ein Laktasemangel festzustellen [33].

Pankreas

Während einige Untersuchungen an Patienten mit einer Hyperthyreose eine normale exokrine Pankreasfunktion zeigten [34, 49], war in anderen Studien die Funktion der Bauchspeicheldrüse vermindert [53].

Bei einer Unterfunktion der Schilddrüse ist die Sekretion von Trypsin, Lipase, Amylase und Bicarbonat ins Duodenum und die Aufnahme von Aminosäuren in die Bauchspeicheldrüse vermindert [15]. Eine Pankreasinsuffizienz als Ursache der Malabsorption bei einer Hypothyreose muß in Betracht gezogen werden. Ein weiterer möglicher Mechanismus ist eine Dissoziation der physiologischen Kopplung zwischen exokriner Pankreassekretion und der gastrointestinalen Motilität bei erhaltener Sekretionskapazität [23, 27, 28].

Im Tierversuch konnte an Ratten bestätigt werden, daß die Schilddrüse Einfluß auf die exokrine Pankreasfunktion hat. So war bei thyreoektomierten Ratten die Enzymsynthese und -sekretion vermindert [4], konnte aber durch Thyroxingabe gesteigert werden [3]. Tiere mit einer hyperthyreoten Stoffwechsellage wiesen normale Trypsin-, Chymotrypsin- und Amylasekonzentrationen in der Bauchspeicheldrüse auf [35].

Bereits Anfang der sechziger Jahre vermutete man, daß die Hormone der Schilddrüse die Pankreasenzymsynthese stimulieren [44]. Jahre später gelang der Nachweis eines Triiodthyronin-Rezeptors im Zellkern von Pankreaszellen [29] und eines Thyroxin-bindenden Proteins im endoplasmatischem Retikulum humaner Acinuszellen [54]. Daneben erhöhen Schilddrüsenhormone in verschiedenen Geweben den Aminosäuretransport durch Stimulation von cAMP [40]. Eine Hemmung der Sekretion [14, 24] und möglicherweise auch der Synthese [11] der Pankreasenzyme durch TRH wird diskutiert. Eine trophische Wirkung der Schilddrüsenhormone auf das Pankreas ist zu vermuten, insbesondere auch unter Berücksichtigung der beim Menschen beschriebenen Hypergastrinämie [42, 43] und der für das Gastrin diskutierten trophischen Wirkung auf den Gastrointestinaltrakt [35].

Leber und Gallenblase

Im Rahmen einer Hyperthyreose kommt es zu einer Veränderungen der Gallezusammmensetzung mit einer Verminderung von Gallensäure und einer Zunahme von Chenodesoxycholsäure, deren Serumkonzentration ebenfalls ansteigt und damit einen Pruritus verursachen kann [17, 34]. Die Zusammensetzung der Gallensalze ist dagegen weitgehend unverändert, wobei tendenziell Dihydroxygallensalze zunehmen [53]. Auch nach thyreostatischer Therapie bleibt der Gallensäureausstoß im Vergleich zu gesunden Kontrollen verringert, unterschreitet aber nicht die kritische micellare Konzentration. Möglicherweise ist die Ursache eine verminderte Gallensäureresorption im Darm und ein dadurch verminderter Gallensäurepool [34]. Eine Hypothyreose führt zu einer verminderten Gallensäuremetabolisierung [17].

In Leberbiopsien von Patienten mit Hyperthyreose sind Vacuolisierungen, eine Hyperchromasie und Kernunregelmäßigkeiten nachweisbar [33], wobei die morphologischen Veränderungen nicht mit der hepatischen Funktion korrelieren und ihre Bedeutung unklar ist [7].

Während bei einem Mangel an Schilddrüsenhormonen die Gallenblase hypoton ist [31], läßt sich bei Patienten mit einer Überfunktion der Schilddrüse sonographisch eine hypertone Gallenblase nachweisen [1].

Auswirkungen von Magen-Darm-Erkrankungen auf die Schilddrüse

In der Klinik sind es im wesentlichen drei Mechanismen, die bei Magen-Darm-Erkrankungen zu endokrinen Störungen führen. Dazu gehören die Unterernährung, die Malabsorption und die „schwere Allgemeinerkrankung". Letztere hat im Falle eines akuten Krankheitsgeschehens eine Reihe unspezifischer endokriner Symptome zur Folge, nämlich einen Abfall des Triiodthyronins (T_3) und einen Anstieg des inaktiven Abbauproduktes „reverse T_3", was unter dem Begriff „Low-T_3-Syndrom" bekannt ist. Ursache ist eine Hemmung der hepatischen 5'-Deiodase, welche physiologischerweise Tetraiodthyronin in Triiodthyronin umwandelt. Von prognostisch ungünstiger Bedeutung ist ein Abfall des Tetraiodthyronins, oft als „non thyroidal illness"-Syndrom bezeichnet. Bei lebensbedrohlichen Krankheitszuständen können hypothyreote periphere Schilddrüsenhormone bei niedrigen oder niedrig-normalem TSH gefunden werden. Chronische Krankheiten manifestieren sich häufig mit einem „low-T_3-Syndrom" bei normaler Schilddrüsenfunktion.

Lebererkrankungen

Im Rahmen einer akuten Hepatitis ist das an Serumproteine gebundene Iodid erhöht und Tetraiodthyronin akkumuliert, da die hepatische Metabolisierung und Ausscheidung gestört ist. Eine chronische Lebererkrankung hat eine verminderte

Proteinbiosynthese und damit einen Mangel an Transportproteinen (thyroxinbindendes Globulin, Präalbumin) zur Folge. Des weiteren kommt es zu einer Konversionsstörung von Tetraiodthyronin zu Triiodthyronin [33].

Pankreaserkrankungen

Patienten mit einer unbehandelten exokrinen Pankreasinsuffizienz weisen einen erhöhten Umsatz von Tetraiiodthyronin und einen vermehrten Verlust über den Faeces auf. Zusätzlich sind bei der Zystischen Fibrose selbst nach Pankreasenzymsubstitution Gesamt- und freies Triiodthyronin vermindert und TSH erhöht [33].

Darmerkrankungen

Darmerkrankungen können die Resorption von Schilddrüsenhormonen beeinflussen [16], was bei der Substitution bzw. der TSH-suppressiven Therapie mit Schilddrüsenhormonen zu beachten ist. Etwa 70% des zugeführten Tetraiodthyronins und 80–90% des zugeführten Triiodthyronins werden im Jejunum und Ileum resorbiert. Bedeutsam ist, daß der Darminhalt aufgrund des enterohepatischen Kreislaufes der Schilddrüsenhormone erhebliche Anteile des Gesamtkörperbestandes enthält. Bei Malabsorptionssyndromen ist die Resorption im großen und ganzen parallel zum Schweregrad der Malabsorption vermindert. Eine Ausnahme bildet das Dumping-Syndrom nach Gastrojejunostomie, wo die Resorption eher gesteigert ist. Die Dosierung der Schilddrüsenhormone sollte nach Effekt, d.h. nach TSH-Spiegel erfolgen.

Patienten mit chronisch entzündlichen Darmerkrankungen weisen eine erhöhte Inzidenz für einen Iodmangel bzw. eine Struma auf. Dabei ist bei diesen Patienten die Iodidabsorption unvermindert, während iodierte Proteine und Tetraiodthyronin vermehrt über den Faeces ausgeschieden werden [33].

Krankheitsbilder, die sowohl den Gastrointestinaltrakt als auch die Schilddrüse betreffen

Autoimmunerkrankungen der Schilddrüse können infolge „Clusterbildung" mit gastrointestinalen Erkrankungen assoziiert sein, z.B. Belegzellantikörper und atrophische Gastritis bei Autoimmunthyreoiditis. Im Rahmen des Immunendokrinopathiesyndroms können eine Malabsorption (22%) und eine primäre biliäre Zirrhose (13%) auftreten [5]. Die multiple endokrine Neoplasie ist durch das gleichzeitige oder sukzessive Auftreten von Tumoren in mindestens zwei endokrinen Drüsen gekennzeichnet und wird in Typ I (Wermer-Syndrom) und Typ II (Sipple-Syndrom) eingeteilt. MEN Typ I umfaßt Tumoren der Hypophyse, Nebenschilddrüse und des Pankreas. Im Rahmen der MEN Typ II können ein Phäochromozytom, ein C-Zell-Karzinom der Schilddrüse und eine Ganglioneuromatose des Darmes, die zum Megacolon führen kann, auftreten.

Literatur

[1] Bachmayer, K.: Is there a „hypertonic gallbladder" in hyperthyroidism? Initial results. Ultraschall. Med. 7 (1986) 123–125.

[2] Bassotti, G., M.C. Pagliacci, I. Nicoletti et al.: Intestinal pseudoobstruction secondary to hypothyroidism. Importance of small bowel manometry. J. Clin. Gastroenterol. 14 (1992) 56–58.

[3] Belleville, J.: Effects of experimental hyperthyroidism on the phospholipase A2, lipase, cholesterolesterase and trypsin activity of the pancreatic juice and of the pancreas in rats. J. Physiol. (Paris) 68 (1974) 65–74.

[4] Belleville, J.: Effects of thyroidectomy on phospholipase A2, lipase, cholesterolesterase, and trypsin activity of rat pancreatic juice and pancreas. C.R. Acad. Sci. Hebd.Seances. Acad. Sci. D. 277 (1973) 81–84.

[5] Benker, G.: Magen-Darm-Trakt und Hormonsystem. In: H. Goebell (Hrsg.) Gastroenterologie Teil C und D, S. 810–818. Urban & Schwarzenberg 1992.

[6] Christensen, J., H. Schedl, J. Clifton: The basic electrical rhythm of the duodenum in normal human subjects and in patients with thyroid disease. J. Clin. Invest. 43 (1964) 1659–1667.

[7] Dooner, H.P., J. Parada, C. Aliaga, C. Hoyl: The liver in thyrotoxicosis. Arch. Intern. Med. 120 (1967) 25–32.

[8] Eastwood, G.L., L.E. Braverman, E.M. White, S.T. Vander: Reversal of lower esophageal sphincter hypotension and esophageal aperistalsis after treatment for hypothyroidism. J. Clin. Gastroenterol. 4 (1982) 307–310.

[9] Erckenbrecht, J.F.: Motor-secretory interactions in the small and large intestine and their disorders. Z. Gastroenterol. 29 Suppl. 3 (1991) 24–26.

[10] Fetter, D., A.Carlson: The effect of experimental hyperthyroidism on gastro-intestinal motility. Am. J. Physiol. 101 (1932) 598–611.

[11] Glasbrenner, B., P. Malfertheiner, L. Duntas et al.: Effects of TRH on pancreatic growth and secretion in rats. Pancreas 5 (1990) 37–41.

[12] Goto, S., D.F. Billmire, J.L. Grosfeld: Hypothyroidism impairs colonic motility and function. An experimental study in the rat. Eur. J. Pediatr. Surg. 2 (1992) 16–21.

[13] Groskreutz, J.L., C.H. Kim, W.M. McConahey: Acute gastroparesis associated with thyrotoxicosis. Am. J. Gastroenterol. 85 (1990) 1206–1207.

[14] Gullo, L., G. Labo: Thyrotropin-releasing hormone inhibits pancreatic enzyme secretion in humans. Gastroenterology 80 (1981) 735–739.

[15] Gullo, L., R. Pezzilli, B. Bellanova et al.: Influence of the thyroid on exocrine pancreatic function. Gastroenterology 100 (1991) 1392–1396.

[16] Hays, M.T.: Thyroid hormone and the gut. Endocr. Res. 14 (1988) 203–224.

[17] Hellstrom, K., S. Lindstedt: Choloc acid turnover and biliary bile acid composition in humans with abnormal thyroid function. J. Lab. Clin. Med. 63 (1964) 666–679.

[18] Jonderko, G., K. Jonderko, C. Marcisz, T. Golab: Gastric emptying in hypothyreosis. Isr. J. Med. Sci. 33 (1997) 198–203.

[19] Jonderko, K., G. Jonderko, C. Marcisz, T. Golab: Gastric emptying in hyperthyroidism. Am. J. Gastroenterol. 92 (1997) 835–838.
[20] Kahraman, H., N. Kaya, A. Demircali et al.: Gastric emptying time in patients with primary hypothyroidism. Eur. J. Gastroenterol. Hepatol. 9 (1997) 901–904.
[21] Karaus, M., M. Wienbeck, M. Grussendorf et al.: Intestinal motor activity in experimental hyperthyroidism in conscious dogs. Gastroenterology 97 (1989) 911–919.
[22] Katschinski, M., J.Schirra: Gastrointestinale Motilitätsstörungen im Senium. In: H. Goebell, P. Layer (Hrsg.) Störungen der Motilität des oberen Gastrointestinaltraktes, S. 51–66. Springer Verlag 1992.
[23] Keller, J., M. Runzi, H. Goebell, P. Layer: Duodenal and ileal nutrient deliveries regulate human intestinal motor and pancreatic responses to a meal. Am. J. Physiol. 272 (1997) G632–G637.
[24] Komiya, I., T. Yamada, Y. Kanno et al.: Inhibitory action of thyrotropin-releasing hormone on serum amylase activity and its mechanism. J. Clin. Endocrinol. Metab. 58 (1984) 1059–1063.
[25] Kowalewski, K., A. Kolodej: Myoelectrical and mechanical activity of stomach and intestine in hypothyroid dogs. Am. J. Dig. Dis. 22 (1977) 235–240.
[26] Kukolja, K., D. Dvorscak, Z. Beer, J. Dumicic: Intestinal pseudoobstruction in hypothyroidism. Lijec. Vjesn. 112 (1990) 165–167.
[27] Layer, P., A.T. Chan, V.L. Go, E.P. DiMagno: Human pancreatic secretion during phase II antral motility of the interdigestive cycle. Am. J. Physiol. 254 (1988) G249–G253.
[28] Layer, P., von der, O. Holst, J.J. Jansen et al.: Altered postprandial motility in chronic pancreatitis: role of malabsorption. Gastroenterology 112 (1997) 1624–1634.
[29] Lee, J.T., E. Lebenthal, P.C. Lee: Rat pancreatic nuclear thyroid hormone receptor: characterization and postnatal development. Gastroenterology 96 (1989) 1151–1157.
[30] Lorenz, R., G. Jorysz, N. Tornieporth, M. Classen: The gastroenterologist's approach to dysphagia. Dysphagia 8 (1993) 79–82.
[31] Lorenzo, Y., H. Losada, E.C. Staricco: Hypotonia of the gallbladder, of myxedematous origin. J. Clin. Endocrinol. Metab. 17 (1957) 133–142.
[32] Marechaud, R., J.C. Rambaud, C. Matuchansky: Intestinal manifestations of thyroid diseases: current clinical and pathophysiological aspects. Gastroenterol. Clin. Biol. 4 (1980) 899–910.
[33] Miller, L.J., C.A. Gorman, V.L. Go: Gut-thyroid interrelationships. Gastroenterology 75 (1978) 901–911.
[34] Miller, L.J., C. Owyang, J.R. Malagelada: Gastric, pancreatic, and biliary responses to meals in hyperthyroidism. Gut 21 (1980) 695–700.
[35] Noll, B., B. Goke, H. Printz et al.: Influence of experimental hyperthyroidism on the adult rat pancreas, small intestine, and blood gastrin levels. Z. Gastroenterol. 26 (1988) 331–336.
[36] Pfaffenbach, B., R.J. Adamek, D. Hagelmann et al.: Effect of hyperthyroidism on antral myoelectrical activity, gastric emptying and dyspepsia in man. Hepatogastroenterology 44 (1997) 1500–1508.
[37] Pfaffenbach, B., R.J. Adamek, G. Lux: The value of electrogastrography for the diagnosis of gastroenterologic function. Dtsch. Med. Wochenschr. 123 (1998) 855–860.
[38] Rahman, Q., N.Y. Haboubi, P.R. Hudson et al.: The effect of thyroxine on small intestinal motility in the elderly. Clin. Endocrinol. (Oxf.) 35 (1991) 443–446.
[39] Rees, M.R., R.A. Clark, C.D. Holdsworth et al.: The effect of beta-adrenoceptor agonists and antagonists on gastric emptying in man. Br. J. Clin. Pharmacol. 10 (1980) 551–554.
[40] Segal, J., S. Ingbar: Plasma membrane-mediated effects of thyroid hormones. In: I. Cumming, J. Funder, F. Mendelsohn (Hrsg.): Endocrinology, S. 405–415, New York, Elsevier, 1980.
[41] Seino, Y., S. Matsukura, Y. Inoue et al.: Hypogastrinemia in hypothyroidism. Am. J. Dig. Dis. 23 (1978) 189–191.

[42] Seino, Y., S. Matsukura, Y. Miyamoto et al.: Hypergastrinemia in hyperthyroidism. J. Clin. Endocrinol. Metab. 43 (1976) 852–855.
[43] Seino, Y., Y. Miyamoto, K. Moridera et al.: The role of the beta-adrenergic mechanism in the hypergastrinemia of hyperthyroidism. J. Clin. Endocrinol. Metab. 50 (1980) 368–370.
[44] Sesso, A., Valeri, V. Jungquerira: Action of thyroxine and cortisone on the secretory activity of the pancreatic acinar cell of the hypophysectomized rat. Pfluegers Arch. 277 (1963) 473–490.
[45] Shafer, R.B., R.A. Prentiss, J.H. Bond: Gastrointestinal transit in thyroid disease. Gastroenterology 86 (1984) 852–855.
[46] Shirer, J.: Hypermotility of the gastrointestinal tract in hyperthyroidism. Am. J. Med. 186 (1933) 73–78.
[47] Sweatman, M.C., L. Chambers: Disordered oesophageal motility in thyrotoxic myopathy. Postgrad. Med. J. 61 (1985) 619–620.
[48] Tenore, A., A. Fasano, N. Gasparini et al.: Thyroxine effect on intestinal Cl-/HCO3-exchange in hypo- and hyperthyroid rats. J. Endocrinol. 151 (1996) 431–437.
[49] Thomas, F.B., J.H. Caldwell, N.J. Greenberger: Steatorrhea in thyrotoxicosis. Relation to hypermotility and excessive dietary fat. Ann. Intern. Med. 78 (1973.) 669–675.
[50] Tobin, M.V., R.A. Fisken, R.T. Diggory et al.: Orocaecal transit time in health and in thyroid disease. Gut 30 (1989) 26–29.
[51] Triantaphyllidis, H., J.P. Bader: Circadian rhythmicity of the intestinal transit in rats and its disturbance through experimental hyperthyroidism. Scand. J. Gastroenterol. 9 (1974) 487–494.
[52] Wegener, M., B. Wedmann, T. Langhoff et al.: Effect of hyperthyroidism on the transit of a caloric solid-liquid meal through the stomach, the small intestine, and the colon in man. J. Clin. Endocrinol. Metab. 75 (1992) 745–749.
[53] Wiley, Z.D., M.E. Lavigne, K.M. Liu, I.L. MacGregor: The effect of hyperthyroidism on gastric emptying rates and pancreatic exocrine and biliary secretion in man. Am. J. Dig. Dis. 23 (1978) 1003–1008.
[54] Willingham, M.C., A.V. Rutherford, S.Y. Cheng: Immunohistochemical localization of a thyroid hormone-binding protein (p55) in human tissues. J. Histochem. Cytochem. 35 (1987) 1043–1046.

Diskussion

Hüfner:

Eine gute Übersicht, die man als Endokrinologe nicht häufig so schön dargestellt bekommt. Ich gehe immer von der Vorstellung aus, daß bei Hyperthyreose nicht die klassische Wasserdiarrhoe, sondern der schlechter geformte Stuhl typisch ist. Das sehen die Gastroenterologen aber anders?

Layer:

Es spielt beides eine Rolle. Ich hatte im initialen Dia auch das Phänomen der anorektalen Funktionsstörung dabei, das ist sicherlich ein Phänomen, das beobachtet wird, aber Sie sprechen einen wichtigen Punkt an: Diarrhoe ist etwas, was man anamnestisch sehr genau erfragen muß beim Patienten. Bis hin zu dem Punkt, daß sehr viele Patienten Diarrhoe sagen, wenn sie in Wirklichkeit Inkontinenz meinen. Und ich sagte ja, daß die Diarrhoe bei der Hyperthyreose typischerweise nicht der massige Stuhl ist wie z.B. beim Malabsorbtions-Syndrom, sondern eher eine erhöhte Stuhlfrequenz mit einer gleichzeitigen Schwierigkeit, die Funktion ordnungsgemäß zu kontrollieren; insofern glaube ich, ist das kein Widerspruch.

Müller:
Sie zeigten, daß die Einschränkung der Magenmotilität bei Hypothyreose nicht mit der Höhe der TSH-Spiegel korreliert. Könnte ein Zusammenhang mit der Dauer der Hypothyreose bestehen?

Layer:
Das könnte sein, aber die Studien sind im Grunde auf relativ kleinen Fallzahlen erhoben, und es gibt extrem wenige und zu dem Punkt überhaupt keine, so weit ich weiß, wirklich longitudinale Studien. Insofern ist der Punkt völlig korrekt, aber offen.

Duntas:
Ein Kommentar: wir haben in der letzten Zeit eine vermehrte Inzidenz von Gallensteinen bei Patienten mit Hyperthyreose beobachtet. Dieses kommt vor bei nicht akuter Phase, sondern in der Remission. Hätten Sie eine Erklärung dafür? Ich hätte eher bei einer Hypothyreose eine vermehrte Inzidenz erwartet - wegen der Dyskinesie oder verminderter Gallensäure-Sekretion und der Gallen-Motilität.

Layer:
Also, eine Gallenblasen-Hypomotilität ist bei der Hypothyreose nachgewiesen. Von daher würde man das erwarten. Bei der Hyperthyreose ist es mir nicht bekannt, ich kann mir nicht vorstellen, daß es ein Mechanismus sein kann, der im Gallenwegsystem selbst liegt, sondern ich könnte mir vorstellen, daß – was ja relativ häufig ist – die erhöhte Stuhlfettausscheidung bei der Hyperthyreose, das ist ja nun etwas, was häufig beobachtet wird, daß diese Stuhlfettausscheidung gleichzeitig zu dem Phänomen führt (das ist z.B. auch bei Morbus Crohn zu beobachten), daß Kalzium mitgenommen wird und dadurch die Oxalatresorption gesteigert wird, was beim Nierenstein der Fall ist. Oder umgekehrt dann, was die Gallensteine angeht, daß die Gallenzusammensetzung über die verminderte Rückresorption von Gallensäuren zu einer Veränderung des Gleichgewichts zwischen Cholesterin einerseits und Gallensäure andererseits mit Lecitin in der Gallenblase führt. Also das Problem ist, daß durch die Beschleunigung des Transits die Ileumpassage beschleunigt wird – das ist eine Hypothese, die ich jetzt so aus den Fingern sauge, aber so kann ich es erklären: eine Beschleunigung der Passage auch durch das Ileum

führt zu einem allmählichen Verlust der Gallensäuren. Und dieser Verlust der Gallensäuren im Gallensäurepool macht sich bemerkbar dadurch, daß die Balance in Richtung Cholesterin in der Gallenblase angehoben wird, und die Gallensäuren abfallen. Das ist ein Mechanismus, der bei anderen Durchfallerkrankungen auch beobachtet wird. Ich nehme also an, es korreliert mit dem Durchfall und nicht mit der Gallenblase selbst.

Rezer:
Das trifft zu bei dem normalen Gallensäure-Aderlaß, wenn die Resorption im terminalen Ileum nicht stattfindet. Aber ist es nicht so, daß die Hyperthyreose gerade mit einer Hypocholesterinämie einhergeht? Man kann ja auch therapeutisch durch Gabe von Schilddrüsenhormonen, das hat man ja früher gemacht, den Cholesterinspiegel senken. Also insofern würde das wiederum nicht passen.

Layer:
Ja, wobei ich jetzt nicht sicher bin, daß es irgendwelche Untersuchungen gibt, die einfach den lithogenen Index der Gallenblase bestimmt haben, unabhängig vom Serum. Aber das ist die Frage des Stoffwechsels, nicht die Frage der Cholesterin-Exkretion in der Galle.

Scriba:
Herr Layer, das hat die Gruppe von Wieland vor über 20 Jahren untersucht. Die fand eine deutlich vermehrte Cholesterin-Ausscheidung über die Galle und die führt zur Hypocholesterinämie bei der Hyperthyreose.

Layer:
Dann paßt es ja.

Schilddrüse und Knochen

U. Benck, M.J. Seibel

Die Schilddrüsenhormone Thyroxin (T_4) und insbesondere dessen aktiver Metabolit Triiodthyronin (T_3) spielen eine wichtige Rolle in der Regulation des Knochenwachstums, der Knochenreifung und des Knochenstoffwechsels.

Bereits 1891 postulierte v. Recklinghausen eine enge Assoziation zwischen Schilddrüsen- und Knochenstoffwechsel, indem er anhand des Autopsiebefundes einer nach langjähriger Hyperthyreose verstorbenen Frau erstmals die „thyreotoxische Osteopathie" beschrieb. Genauere histologische Beschreibungen hyperthyreosetypischer Knochenveränderungen folgten allerdings erst später durch Follis, der eine fortschreitende Knochendestruktion mit erhöhter Osteoklastenaktivität, exzessiver Bildung nicht-mineralisierten Osteoids (Osteomalazie) bzw. eine Rarifizierung der Spongiosabälkchen im Sinne einer Osteoporose fand [12]. In den 70er Jahren erstellten Mosekilde und Melson anhand systematisch ausgewerteter Knochenbiopsate ein genaues histomorphometrisches Profil der osteologischen Veränderungen bei gestörter Schilddrüsenfunktion. So fanden sich bei hyperthyreoter Stoffwechsellage vergrößerte Osteoidoberflächen bei gleichzeitig beschleunigter Mineralisationsrate sowie vertiefte Resorptionslakunen als Ausdruck einer gesteigerten Knochenresorption. Erstmals wurde gezeigt, daß eine erhöhte Osteoblasten- und Osteoklastenaktivität unter hyperthyreoten Stoffwechselbedingungen zu einem Nettoverlust an Knochenvolumen führen kann [27].

Knochenwachstum in Kindheit und Jugend: Beeinflussung durch Schilddrüsenhormone und Schilddrüsenerkrankungen

Das normale Knochenlängenwachstum findet an den Epiphysenfugen der langen Röhrenknochen statt. Hier befinden sich in Schichten organisierte Chondrozyten, von denen das physiologische Längenwachstum ausgeht. Von epi- nach metaphysenwärts unterscheidet man eine Reserve-, Proliferations- und hypertrophische Chondrozytenzone. Von der letzteren wird die Knochenmatrix sezerniert, die dann mineralisiert bzw. von Osteoklasten teilweise wieder resorbiert wird (sog. enchondrale Ossifikation). Osteoblasten, die sich von Knochenmarkstammzellen ableiten, wandern über Kapillaren der Knochenmarkshöhle in die subchondrale primäre Spongiosa ein.

Ein Mangel an biologisch aktivem Schilddrüsenhormon verändert die Morphologie der Wachstumsfugen nachhaltig. So konnten Lewinson und Mitarbeiter in einer Studie an hypothyreoten Ratten eine Verschmälerung der Wachstumsfuge sowie eine Verminderung der Zahl hypertropher Chondrozyten nachweisen. Hieraus resultierte eine fehlende metaphysäre Knochenbildung sowie ein deutlich vermindertes trabekuläres Knochenvolumen. Unter Substitution mit Thyroxin waren sämtliche Veränderungen reversibel [25]. Die Studie beweist somit einen direkten, nicht durch Wachstumshormon vermittelten Einfluß von Schilddrüsenhormon auf die Knochenbildung.

Interessanterweise besitzen auch humane Chondrozyten spezifische nukleäre Bindungsstellen für das biologisch aktive Schilddrüsenhormon, Triiodthyronin (T_3) [8]. Hierbei konnte gezeigt werden, daß T_3 die durch Wachstumshormon vermittelte Differenzierung von Chondrozyten der Reservezone zu proliferierenden Chondrozyten beeinflusst, indem es deren klonale Expansion inhibiert. Die endgültige Differenzierung zur hyperthrophischen Chondrozytenform wird dagegen durch T_3 wahrscheinlich eher stimuliert. Des weiteren erleichtert T_3 die Einwanderung von Osteoblasten über die Mikrozirkulation des Knochenmarks. Neuere Arbeiten belegen darüber hinaus, daß T_3 mit anderen wachstumsregulierenden Faktoren und Hormonen wie STH, IGF-I, Sexualsteroiden, 1,25(OH)2-Vitamin D3 und Retinsäure in einem engen und komlexen Zusammenspiel steht [39]. Diese auf zellulärer Ebene beschriebenen Beobachtungen finden in spezifischen klinischen Krankheitsbildern ihr Korrelat.

So verursacht die kongenitale Hypothyreose schon intrauterin eine verzögerte Skelettreifung. Beim hypothyreoten Neugeborenen drückt sich diese Skelettunreife durch fehlende bzw. unterentwickelte Epiphysen im Bereich des distalen Femurs aus. Die Größe der Knieepiphysen korreliert dabei relativ gut mit den meßbaren Schilddrüsenhormonspiegeln und hierdurch mit dem Schweregrad der angeborenen Schilddrüsenunterfunktion [32]. Da mütterliche Schilddrüsenhormone zum Teil placentagängig sind, kann das klinische Vollbild der kongenitalen Hypothyreose des Neugeborenen zumindestens perinatal maskiert sein [40]. Folglich kann die Geburtsgröße hypothyreoter Neugeborener durchaus normal sein. Unerkannt und unbehandelt zeigt sich jedoch bereits in den ersten postnatalen Lebenswochen eine verminderte Wachstumsgeschwindigkeit und eine relative Makrozephalie [6, 11].

Wie beim Erwachsenen werden im Laufe der Kindheit erworbene Hypothyreosen oft verspätet diagnostiziert. Bei längerfristig unbehandelt verlaufenden Hypothyreosen muß daher, neben anderen Spätschäden, auch mit einer verminderten Endgröße gerechnet werden [31].

Die seltene fetal-kongenitale Hyperthyreose ist durch Frühgeburtlichkeit, vermindertes Geburtsgewicht, eine relative Mikrozephalie und vorzeitige Fontanellen- und Nahtsynostosen gekennzeichnet.

Bei später erworbenen Hyperthyreosen zeigen sich während der kindlichen Entwicklung häufig ein akzeleriertes Knochenalter, beschleunigtes Längenwachstum, erhöhter Knochenumsatz sowie, je nach Dauer der Überfunktion, eine erniedrigte Knochendichte. Unter thyreostatischer Therapie sind diese Veränderungen zumindest partiell reversibel [7, 33].

Knochenstoffwechsel des Erwachsenen

Der adulte Knochen unterliegt einem ständigen Umbau. Dieses „remodeling" dient der Anpassung an wechselnde Belastungen und Beanspruchungen sowie der Gewebserneuerung. Ein „remodeling"-Zyklus hat eine Dauer von ca. 3–4 Monaten und findet normalerweise am trabekulären Knochen in 2–3 jährigen Intervallen statt (Aktivierungsfrequenz). Während einer initialen Aktivierungsphase wird die mineralisierte Knochenmatrix freigelegt, gleichzeitig proliferieren und differenzieren Osteoklastenvorläuferzellen aus dem Knochenmark zu reifen, vielkernigen Osteoklasten. In der folgenden Resorptionsphase resorbieren Osteoklasten die organischen Matrixbestandteile mittels lysosomaler Enzyme (Kollagenasen). In der sich anschließenden Aufbauphase kommt es zur Wiederbesiedelung der Resorptionslakune durch Osteoblasten und zur Knochenformation. Knochenaufbau und -abbau sind dabei über Mediatoren wie Prostaglandine, Wachstumsfaktoren, Cytokine aneinander gekoppelt und befinden sich beim Gesunden in einem kontinuierlichen Fließgleichgewicht („coupling").

Knochenmasseverluste, resultierend aus einem Ungleichgewicht zwischen Knochenresorption und Knochenformation, können reversibel oder irreversibel sein. Wichtige Determinanten hierfür sind die Aktivierungsfrequenz, die Resorptionstiefe, die Dicke der neuformierten trabekulären Knochenmasse und die Dauer des „remodeling"-Zyklus.

Beeinflussung durch Schilddrüsenhormone und Schilddrüsenerkrankungen

Die molekularen Mechanismen der Schilddrüsenhormonwirkung auf Osteoblasten und Osteoklasten sind mittlerweile gut erforscht [2, 20]. Zusammenfassend zeigt sich, daß sowohl die Knochenresorption als auch die Knochenneubildung durch

Schilddrüsenhormone stimuliert werden. Hierbei entfaltet T_3 über einen nukleären Rezeptor einen genomischen Effekt auf aktive Osteoblasten. Im Gegensatz hierzu sollen membrangebundene Rezeptoren nicht-genomische Effekte von T_3 auf Osteoblasten über second-messenger-pathways vermitteln (z. B. Inositolphosphat-, Adenylatzyklasepathway etc.). Funktionell isolierte Osteoklasten hingegen zeigen ohne Anwesenheit anderer Knochenzellen keine direkte T_3-Antwort [1]. Dies weist auf eine indirekte, zytokinvermittelte Wirkung auf Osteoklasten hin.

Bereits vor der Einführung von Knochenstoffwechselmarkern zeigten Mundy et al. [29] in einer histologischen Studie an Rattenzellen eine vermehrte Osteoklastenzahl nach Gabe von T_3. In einer weiteren histomorphometrischen Studie demonstrierten Coindre et al. [9] einen relevanten Verlust trabekulärer und cortikaler Knochenmasse nach sechsmonatiger Thyroxin-Therapie hypothyreoter Patienten.

Hyperthyreote Stoffwechselbedingungen führen zur Erhöhung der Aktivierungsfrequenz, Verkürzung des „remodeling"-Zyklus und verminderter trabekulärer Wanddicke. Dies führt zu einer negativen Nettobilanz des Knochens [28]. Sowohl die biochemischen Marker der Knochenformation (Osteocalcin, Knochenspezifische alkalische Phosphatase) als auch der Knochenresorption (Pyridinolin, Desoxypyridinolin) steigen unter hyperthyreoten Stoffwechselbedingungen signifikant an [17, 18, 26] (Abb. 1a, 1b). Serum-Kalzium und Serum-Phosphat sind hochnormal oder leicht erhöht, ebenfalls erhöht sind Calciurie, Phosphaturie und fäkale Kalziumausscheidung. Die intestinale Kalziumabsorption ist erniedrigt. Es finden sich

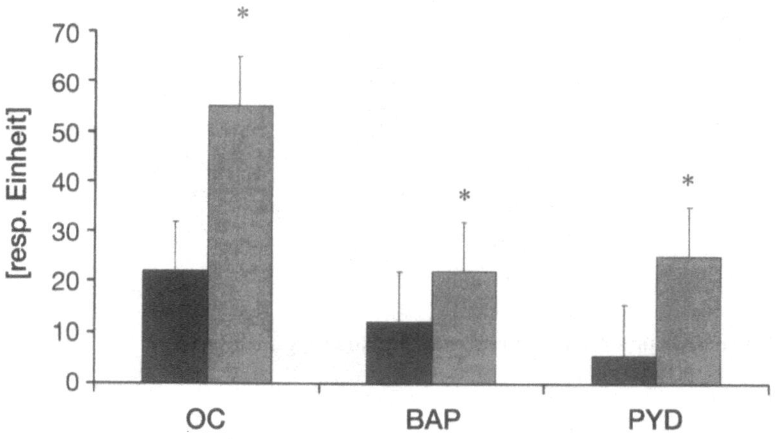

Abb. 1a Knochenstoffwechsel bei manifester Hyperthyreose im Vergleich zur Euthyreose.
OC = Osteocalcin (ng/ml); BAP = knochenspezifische alkalische Phosphatase (mg/l); PYD = Pyridinolin (nmol/mmol Kreatinin). Dunkle Balken: Euthyreote Patienten. Helle Balken: Hyperthyreote Patienten. * = $p < 0,01$ [nach 17].

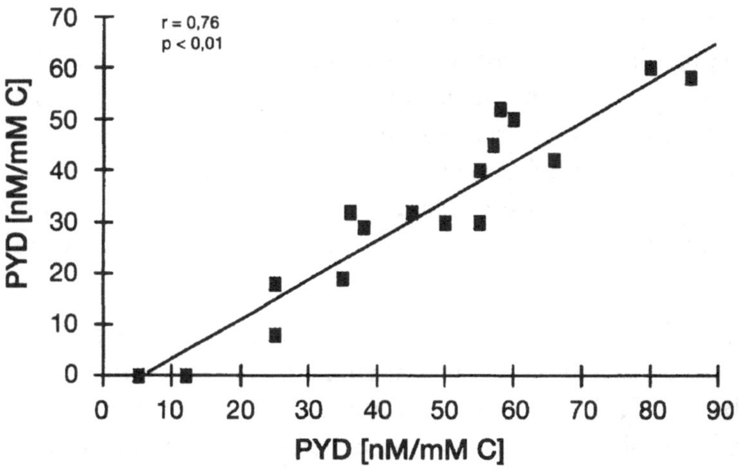

Abb. 1b Korrelation zwischen fT_3 und Pyridinolin-Ausscheidung im Urin [nach 17].

zum Teil erniedrigte Spiegel für 1,25 $(OH)_2$-Vitamin D_3 und Parathormon [14, 28]. Abbildung 2 faßt die komplexen Zusammenhänge schematisch zusammen.

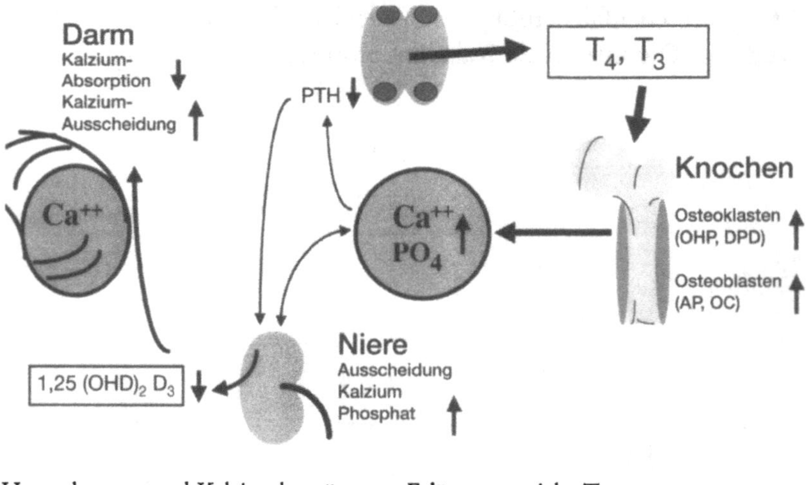

Abb. 2 Hyperthyreose und Kalziumhomöostase. Erläuterung siehe Text.

Eine manifeste Hyperthyreose kann bei einem Teil der Patienten zu einem reversiblen oder irreversiblen Knochenmasseverlust führen [21, 37]. Ausmaß und Reversibiltät dieser Knochenmineralsalzminderung werden durch die Dauer und die Floridität der hyperthyreoten Stoffwechsellage sowie bei Frauen durch den

Menopausenstatus determiniert [14]. Lee et al. [23] berichteten über einen Knochenmasseverlust bei hyperthyreoten Basedowpatienten nur bei weiblichen, jedoch nicht bei männlichen Patienten.

Die klinische Relevanz dieser Beobachtungen ist am besten anhand von Studien zum Frakturrisiko zu bewerten. Hier ist die Datenlage allerdings fragmentarisch. Cummings et al. [10] fanden ein erhöhtes Risiko für hüftgelenksnahe Femurfrakturen bei anamnestisch bekannter Hyperthyreose (Tabelle 1). Solomon et al. [36] zeigten 1993, daß postmenopausale Frauen mit der Vorgeschichte einer Hyperthyreose ihre erste osteoporotische Fraktur statistisch früher erleiden als schilddrüsengesunde Frauen (Abb. 3). Die anamnestische Angabe einer Hyperthyreose wird von manchen Autoren bei postmenopausalen Frauen als unabhängiger Risikofaktor für die spätere Manifestation einer Osteoporose gewertet.

Tabelle 1 Risikofaktoren für Hüftfrakturen bei postmenopausalen Frauen [nach 10]

Risikofaktor	RR	Vertrauensbereich
Antiepileptikagebrauch	2,8	(1,2–6,3)
Immobilisation	2,1	(1,3–3,2)
SH-Fraktur der Mutter	2,0	(1,4–2,9)
Frühere Hyperthyreose	1,8	(1,2–2,6)
Ruhepuls > 80/min	1,8	(1,3–2,5)
Schlechte Gesundheit	1,7	(1,3–2,2)

RR = relatives Risiko; Vertrauensbereich = 95% Konfidenzintervall

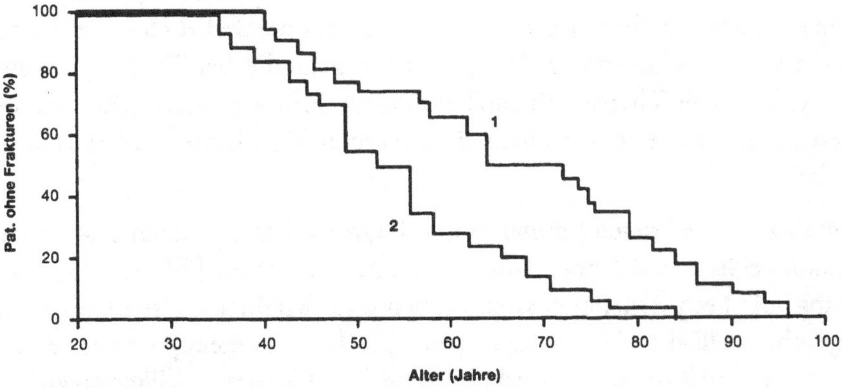

Abb. 3 Hyperthyreose und Frakturrisiko. Untersuchung bei insgesamt 200 Patientinnen, hiervon 45 mit anamnestisch bekannter Hyperthyreose. Linie 1: Patientinnen ohne anamnestische Schilddrüsenerkrankungen; gepunktete Linie 2: Patientinnen mit anamnestisch bekannter Hyperthyreose. $p < 0,06$ [nach 36].

Bei Hypothyreose finden sich bezüglich des „remodeling" und der Laborparameter im wesentlichen zur Hyperthyreose spiegelbildliche Veränderungen (Tabelle 2). Das Serumkalzium ist jedoch meist normal, ebenso ist keine Veränderung der intestinalen Kalziumabsorption beschrieben. Aktives Vitamin D3 und Parathormon tendieren in den hochnormalen Bereich. Knochenformations- und -resorptionsmarker sind erniedrigt [28]. In der Regel finden sich keine Veränderungen der Knochenmineralsalzdichte [5].

Tabelle 2 Aktivierungsfrequenz im trabekulären Knochen bei Schilddrüsenfunktionsstörungen im Vergleich zu gesunden Kontrollen [nach 28]

	Patienten	Kontrollen	p
Hyperthyreose	0,78 0,55–1,01)	0,50 (0,26–0,73)	< 0,01
Hypothyreose	0,15 (0,12–0,18)	0,53 (0,30–0,76)	< 0,001

Aktivierungsfrequenz in Zahl/Jahr, Vertrauensbereiche in Klammern

Klinische Bedeutung bei Thyroxintherapie

Analog dem natürlichen beeinflußt exogen zugeführtes Schilddrüsenhormon den Knochenstoffwechsel und die Knochendichte. Es liegen zahllose Studien zum Einfluß einer suppressiven bzw. nicht-suppressiven Langzeittherapie mit L-Thyroxin auf den Knochenstoffwechsel und die Knochenmineralsalzdichte vor. Leider ist die Datenlage sehr inkonsistent. So gibt es Studien, die bei TSH-suppressiver bzw. nicht suppressiver Thyroxintherapie von unbeeinflußter Knochenmineralsalzdichte berichten, andere stellen einen signifikanten Knochenmasseverlust fest [Übersicht bei 19].

Postmenopausale Frauen können unter Thyroxintherapie einen gesteigerten Knochenstoffwechsel und Knochenmasseverluste entwickeln [24, 26, 35], eine Beobachtung, die bei prämenopausalen Frauen oder Männern seltenst registriert wird. Umgekehrt soll eine Hormonersatztherapie bei postmenopausalen Patientinnen vor den potentiell negativen Wirkungen der Schilddrüsenmedikation auf den Knochenstoffwechsel und die Knochenmineralsalzdichte schützen [13, 34] (Abb. 4).

Bei hypothyreoten Patienten kommt es zu Beginn einer T_4-Substitutionstherapie zu passager und meist reversiblen Steigerungen im Knochenumsatz [9, 21, 22, 30].

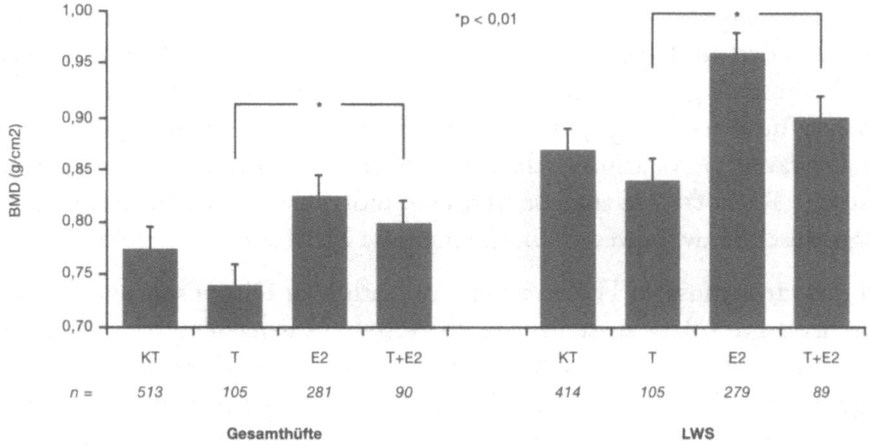

Abb. 4 Effekt von Thyroxin- und Östrogen-Therapie auf die Knochenmasse. Daten aus der Rancho-Bernardo-Studie 1988–1991. KT = keine Therapie; T = Thyroxin-Therapie in suppressiver Dosis; E2 = Hormonersatz-Therapie. * = $p < 0{,}01$ [nach 34].

Toh und Brown [38] zeigten jedoch, daß bei hypothyreoten Patienten nach dreijähriger T_4-Substitutionstherapie im Vergleich zum Therapiebeginn unveränderte Knochendichtewerte vorlagen.

Von klinischer Bedeutung ist die Frage, ob eine Thyroxin-Therapie das Risiko osteoporotischer Frakturen erhöht. Die wenigen vorhandenen Daten deuten darauf hin, daß eine längerfristige Schilddrüsenhormontherapie, auch in TSH-suppressiver Dosis, nicht mit einer statistisch erhöhten Frakturrate assoziiert ist [3, 16, 36]. Demgegenüber steht die Beobachtung, daß anamnestische Hyperthyreosen mit einem statistisch erhöhten Frakturrisiko an der Hüfte einhergehen [10] (Tabelle 2).

Schlußfolgerungen

Welche Handlungsrichtlinien können aus den obigen Ausführungen abgeleitet werden?

Eine Thyroxintherapie sollte stets auch unter Einbeziehung osteologischer Aspekte begonnen und durchgeführt werden. Dies gilt insbesondere für postmenopausale Frauen, bei denen eine TSH-suppressive Thyroxingabe möglicherweise einen unabhängigen Risikofaktor zur Entwicklung einer klinisch relevanten Osteoporose darstellt. Vor Therapieeinleitung ist daher kritisch zu prüfen, ob eine Thyroxingabe in TSH-suppressiver Dosis überhaupt indiziert ist. Eine Einstellung des TSH-Wertes in den antihyperplastischen (d. h. niedrig-normalen) Bereich hat keine spezifischen osteologischen Risiken. Bei Notwendigkeit einer TSH-suppressiven Therapie (Tumornachsorge!) ist in jedem Fall eine Beratung im Sinne der Primärprävention (kalziumreiche Kost, knochenfreundliche Lebensweise etc.), eine klinische Risikofaktorenanalyse und eine individuelle Entscheidung über weitere diagnostische bzw. präventiv-medikamentöse Maßnahmen zu treffen.

Bei postmenopausalen Frauen ist die Indikation zu Diagnostik und Therapie entsprechend großzügig zu stellen. Nach Ausschluß gynäkologischer und internistischer Kontraindikationen sollte eine prophylaktische Hormonersatztherapie vor Beginn einer TSH-suppressiven Thyroxingabe eingeleitet werden. Dies gilt insbesondere bei Patientinnen mit anamnestisch hyperthyreoter Schilddrüsenerkrankung. Alternativ zur Östrogensubstitution bieten sich in dieser Situation auch Bisphosphonate oder selektive Östrogenrezeptor Modulatoren (SERMs) an, wobei für diese Substanzgruppen unter dieser spezifischen Fragestellung bisher keine Daten vorliegen.

Der Ausschluß einer bestehenden latenten oder manifesten Hyperthyreose mittels Bestimmung des TSH-Basalwertes gehört zur Basisdiagnostik jeder Osteoporoseabklärung.

Schilddrüsenerkrankungen mit hypothyreoter Stoffwechsellage sind uneingeschränkt substitutionspflichtig. Die beschriebenen passageren Veränderungen des Knochenstatus schränken diese Indikation in keiner Weise ein.

Literatur

[1] Allain, T.J., T.J. Chambers, A.M. Flanagan, A.M. McGregor: Tri-iodothyronine stimulates rat osteoclastic bone resorption by an indirect effect. Journal of Endocrinology 133 (1992) 327–331.

[2] Allain, T.J., A.M. McGregor: Thyroid hormones and bone. Journal of Endocrinology 139 (1993) 9–18.

[3] Bauer, D.C.: Thyroid hormone use and fractures. Arch. Intern. Med. 156 (1996) 344.

[4] Bordier, P., L. Miravet, H. Matrajt, D. Hioco, A. Rycekwaert: Bone changes in adult patients with abnormal thyroid function. Proceedings of the Royal Society of Medicine 60 (1967) 1132–1134.

[5] Baran, D.T.: The skeletal system in hypothyroidism. In Braverman, L.E., R.D. Utiger (eds.): The Thyroid. 1056–1063. JB Lippincott Company, Philadelphia, 1991.

[6] Bucher, H.A., A. Prader, R. Illig: Head circumference, height, bone age and weight in 103 children with congenital hypothyroidism before and during thyroid hormone replacement. Helv. Paediatr. Acta 40 (1985) 305–316.

[7] Buckler, J.M., H. Willgerodt, E. Keller: Growth in thyrotoxicosis. Arch. Dis. Childh. 61 (1986) 464–471.

[8] Carrascosca, A., M.A. Ferrandez, L. Audil, A. Ballabriga: Effects of triiodothyronine (T_3) and identification of specific nuclear T_3-binding sites in cultured human fetal epiphyseal chondrozytes. Journal of Clinical Endocrinology and Metabolism 70 (1992) 134–140.

[9] Coindre, J.M., J.P. David, L. Riviere et al.: Bone loss in hypothyroidism with hormone replacement. A histomorphometric study. Arch. Intern. Med. 146 (1986) 48–53.

[10] Cummings, S.R., M.C. Nevitt, W.S. Browner et al.: Risk factors for hip fracture in white women. New Engl. J. Med. 332 (1995) 767–773.

[11] Dubius, J.M., J. Glorieux, F. Richer et al.: Outcome of severe congenital hypothyroidism. Journal of Clinical Endocrinology and Metabolism 81 (1996) 222–227.

[12] Follis, R.H.: Skeletal changes associated with hyperthyroidism.Bulletin of the Johns Hopkins Hospital 92 (1953) 405.

[13] Franklyn, J.A., J. Betteridge, R. Holder, C. Sheppard: Effect of estrogen replacement therapy upon bone mineral density in thyroxine-treated postmenopausal women with a past history of thyrotoxicosis. Thyroid 5 (1995) 359–363.

[14] Fraser, S.A., A.D. Smith, J.B. Anderson: Osteoporosis and fractures following thyrotoxicosis. Lancet I (1971) 981–983.

[15] Fraser, W.D., F.C. Logue, K. MacRitchie et al.: Intact parathyroid hormone concentration and cyclic AMP metabolism in thyroid disease. Acta Endocrinologica 124 (1991) 652–657.

[16] Fujiyama, K., T. Kiriyama, M. Ito et al.: Suppressive doses of thyroxine do not accelerate agerelated loss in late postmenopausal women. Thyroid 5 (1995) 13–17.

[17] Garnero, P., V. Vassy, A. Bertholin et al.: Markers of bone turnover in hyperthyroidism and the effects of treatment. Journal of Clinical Endocrinology and Metabolism 78 (1994) 955–959.

[18] Harvey, R.D., K.C. McHardy, I.W. Reid et al.: Measurement of bone collagen degradation in hyperthyroidism and during thyroxine replacement therapy using pyridinium cross-links as specific urinary markers. Journal of Clinical Endocrinology and Metabolism 72 (1991) 1189–1194.

[19] Kann, P., A. Jocham, J. Beyer: Hypothyreose, Hyperthyreose und Therapie mit Schilddrüsenhormonen: Einflüsse auf das Skelettsystem. Dtsch. Med. Wschr. 122 (1997) 1392–1397.

[20] Klaushofer, K., F. Varga, H. Glantschnig et al.: The regulatory role of thyroid hormones in bone cell growth and differentiation. J. Nutr. 125 (1995) 1996S–2003S.

[21] Krolner, B., J.V. Jorgensen, S.P. Nielsen: Spinal bone mineral content in myxoedema and thyrotoxicosis. Effects of thyroid hormone(s) and antithyroit treatment. Clinical Endocrinology 18 (1983) 439–446.

[22] Lakatos, P., G. Tarjan, J. Foldes et al.: The effect of thyroid hormone treatment on bone mineral content in patients with hypothyroidism and euthyroid benign adenoma. Osteoporosis I (1987) 452–453.

[23] Lee, M.S., S.Y. Kim, M.C. Lee et al.: Negative correlation between the change in bone mineral density and serum osteocalcin in patients with hyperthyroidism. Journal of Clinical Endocrinology and Metabolism 70 (1990) 766–770.

[24] Lehmke, J., U. Bogner, D. Felsenberg et al.: Determination of bone mineral density by quantitative computed tomography and single photon absorptiometry in subclinical hyperthyroidism. Clinical Endocrinology 36 (1992) 511–517.

[25] Lewinson, D., Z. Harel, P. Shenzer et al.: Effect of thyroid hormone and growth hormone on recovery from hypothyroidism of epiphyseal growth plate cartilage and its adjacent bone. Endocrinology 124 (1989) 937–945.

[26] McDermott, M.T., J.J., Perloff, G.S. Kidd: A longitudinal assessment of bone loss in women with levothyroxine-suppressed benign thyroid disease and thyroid cancer. Calcified Tissue International 56 (1995) 521–525.

[27] Mosekilde, L., F. Melson: A tetracycline-based histomorphometric evaluation of bone resorption and bone turnover in hyperthyroidism and hyperparathyroidism. Acta Medica Scandinavia 204 (1978) 97–102.
[28] Mosekilde, L., E.F. Eriksen, P. Charles: Effects of thyroid hormones on bone and mineral metabolism. Endocrinology and Metabolism Clinics of North America 19/1 (1990) 35–63.
[29] Mundy, G.R., J.L. Shapiro, J.G. Bandelin et al.: Direct stimulation of bone resorption by thyroid hormones. Journal of Clinical Investigation 58 (1976) 529–534.
[30] Ribot, C., F. Tremollieres, J.M. Pouilles, J.P. Louvet: Bone mineral density and thyroid hormone therapy. Clinical Endocrinology 1990; 33, 143-153.
[31] Rivkees, S.A., H.H. Bode, J.D. Crawford: Long-term growth in juvenile acquired hypothyroidism. The failure to achieve normal adult height. New Engl. J. Med. 318 (1988) 599–602.
[32] Roccicciol, X., G. Dutau, F. Despert et al.: The surface of epiphyses of the knee. Index of the duration of neonatal hypothyroidism. Arch. Fr. Pediat. 41 (1984) 329–332.
[33] Saggese, G., S. Berelloni, G.I. Baroncelli: Bone mineralization and calciotropic hormones in children with hyperthyroidism. J. Endocrinol. Invest. 13 (1990) 587–592.
[34] Schneider, D.L., E.L. Barrett-Connor, D.J. Morton: Thyroid hormone use and bone mineral density in elderly women. Effects of estrogen. J. Med. Amer. Ass. 271 (1994) 1245–1249.
[35] Schoutens, A., E. Laurent, E. Markowicz et al.: Serum triiodothyronine, bone turnover, and bone mass changes in euthyroid pre- and postmenopausal women. Calcified Tissue International 49 (1991) 95–100.
[36] Solomon, B.L., L. Wartovsky, K.D. Burman: Prevalence of fractures in postmenopausal women with thyroid disease. Thyroid 3 (1993) 17–23.
[37] Toh, S.H., B.C. Claunch, P.H. Brown: Effect of hyperthyroidism and ist treatment on bone mineral content. Arch. Intern. Med. 145 (1985) 883–886.
[38] Toh, S.H., P.H. Brown: Bone mineral content in hypothyroid male patients with hormone replacement: a 3-year study. Journal of Bone and Mineral Research 5 (1990) 463–467.
[39] Williams, G.R., H. Robson, S.M Shalet: Thyroid hormone actions on cartilage and bone: interactions with other hormones at the epiphyseal plate and effects on linear growth. Journal of Endocrinology 157 (1998) 391–403.
[40] Vulsma, T., Gons, M., J.M. De Vijlder: Maternal-fetal transfer of thyroxine in congenital hypothyroidism due to a total organification defect of thyroid agenesis. New Engl. J. Med. 321 (1989) 13–15.

Diskussion

Hüfner:

Was Schilddrüsenhormon anbetrifft, erinnere ich mich an ein Poster über die Wirkung des Manifestationsalters der Hyperthyreose auf die Knochendichte. Wenn ich mich recht entsinne, kamen die Autoren zu dem Schluß, daß eine dauerhafte Knochenmineralminderung nur bei den postmenopausalen Frauen nachzuweisen war.

Seibel:

Das Poster habe ich auch gesehen, und das steht genau in Übereinstimmung mit allem, was man bisher weiß. Die Gefahr der Osteopenie und auch der vermehrten

Frakturhäufigkeit infolge einer Hyperthyreose ist nur bewiesen für postmenopausale Frauen, sonst für keine andere Gruppe.

Sippel:
Sollte eine latente Hyperthyreose bei postmenopausalen Frauen thyreostatisch behandelt werden (auch ohne klinische Hyperthyreosezeichen)?

Seibel:
In Abhängigkeit von der Ausgangs-Knochendichte und vom Knochen-Stoffwechsel her ja.

Grußendorf:
Warum hat die Hyperthyreose nur einen Einfluß auf die Knochenmasse der postmenopausalen Frauen, jedoch nicht bei den prämenopausalen Frauen oder bei den Männern?

Seibel:
Wahrscheinlich ist bei postmenopausalen Frauen im Rahmen des Östrogenmangels, der ohnehin schon zum high-turn-over und dann zum entsprechenden Knochenmassenverlust führt, die Ursache zu suchen. Wenn dann noch eine Hyperthyreose hinzukommt, wird das Risiko verdoppelt, und das schlägt sich in einer gesteigerten Knochenmassenverlustrate nieder.

Hüfner:
Ich meine, es geht um die nicht-substituierten postmenopausalen Frauen.

Seibel:
Aus den Daten ist ja eindeutig klar: wenn Sie die substituieren, können Sie diesen Verlust aufhalten bzw. Sie können ihn sogar reversibel machen.

Hesse:
Die Feststellung über Hochwuchs und akzeleriertes Knochenalter bei kindlicher Hyperthyreose möchte ich relativieren. Man muß einfach wissen, daß im Schulalter das Knochen-Alter plus-minus ein Jahr akzeliert oder retardiert sein darf, das ist physiologisch. Die älteren Untersuchungen haben das meist nicht berücksichtigt. Und außerdem glaube ich, daß die Kinder heute einfach sehr frühzeitig zum Therapeuten kommen, so daß sich diese Zustände gar nicht mehr ausprägen, wie wir es in der alten Literatur finden.

Seibel:
Das ist sicherlich richtig. Diese Angaben beziehen sich auch auf das, was in den älteren Lehrbüchern steht. Ich glaube nicht, daß ein Kinderarzt das heute noch in ausgeprägter Form sieht.

Schilddrüse und Wachstum

V. Hesse

Das Wachstum des Kindes und Jugendlichen hängt von genetischen, alimentären und Umwelteinflüssen ab. Für die Regulation des Wachstums sind besonders systemische Hormone (Wachstumshormone, Schilddrüsenhormone, Insulin, Cortisol, Androgene bzw. Estrogene) und systemisch wirksame Wachstumsfaktoren z. B. Insulin-like-growth-factor, platelet-derived-growth-factor, transforming-growth-factors α and β sowie para- und autokrin wirkende Wachstumsfaktoren von Bedeutung.

Schilddrüsenhormone haben z. B. durch ihre Beeinflussung von Synthese und Wirkung [48] des Nervenwachstumsfaktors (nerve-growth-factors) [8, 12, 42, 60] bereits intrauterin Einfluß auf die Hirndifferenzierung, speziell die Dendritogenese und Synaptogenese sowie die Knochenreifung [29, 32]. Ihre intrauterine Wirkung ist für das Längenwachstum des Feten weniger prominent, Neugeborene mit Athyreose und Hypothyreose weisen bei der Geburt überwiegend eine normale Körperlänge auf [38].

Die Schilddrüsenhormone wirken auf unterschiedlichen Ebenen auf das Wachstum ein. Zu nennen sind die Ebenen:

Hypothalamus	– Stimulation des Wachstumshormonfreisetzungsfaktors, GHRH
Hypophyse	– Wachstumshormonsynthese und -sekretion
Leber u. a. Organgewebe:	– Stimulation der Wachstumshormonbindungsproteinsynthese der IGF-I-Synthese
Skelett	– Einfluß auf die Chondrozytendifferenzierung und Reifung
	– Stimulation der IGF-I-Produktion der Osteoblasten

Wirkung auf Gewebswachstumsfaktoren, z. B.

- Epidermal-growth-factor [43, 54]
- Nerve-growth-factor [59, 61]
- Erythropoeitin [15]

Hypothalamus

Die Bildung von Wachstumshormon – Releasing-Hormon (GHRH) – im Hypothalamus wird von Schilddrüsenhormonen beeinflußt. Schilddrüsenhormonrezeptor beta2-mRNA wurde im Hypothalamus der Ratte im Nucleus arcuatus, ventromediales und paraventricularis (und im geringen Umfang im dorsomedialen Nucleus) nachgewiesen [14]. Die hypothalamische GHRH-Konzentration ist bei hypothyreoten Ratten vermindert, wie Diamond und Goodman 1985 und wir in eigenen Untersuchungen zeigen konnten [36, 37].

Hypophyse

Zwischen Schilddrüsenhormonen und der Wachstumshormonsekretion besteht ein enger Zusammenhang [58]. Schilddrüsenhormone (und Glukokortikoide) beeinflussen auch die Genexpression des Growth-hormone-releasing-factor-receptor (GHRH-R) der Hypophyse und beeinflussen so die GHRH-Wirkung [40, 45].

Miki et al. [45] konnten an Hand von Untersuchungen bei Ratten zeigen, daß Thyreoidektomie eine Reduktion der GHRH-R-mRNA Konzentration zur Folge hat, die parallel zum Abfall des STH in der Hypophyse erfolgte und unter Schilddrüsenhormontherapie reversibel war.

Nach einer durch Thyroidektomie bedingten Hypothyreose fällt die hypophysäre STH-Sekretion von Ratten innerhalb von 2 Wochen auf 3% ab. Nach Schilddrüsenhormonsubstitition stieg der STH-Gehalt der Hypophyse kurzfristig wieder an. Der STH-Anstieg im Serum erfolgte zeitlich verzögert [13].

In neueren Untersuchungen konnte gezeigt werden, daß Trijodthyronin die Wachstumshormongenexpression (per se) stimuliert [11]. Bei der Wachstumshormongenexpression der Ratte wirken Schilddrüsenhormone zusammen mit dem hypophysenspezifischen Transkriptions-Faktor GHF-1, der an den GH-Promotor bindet [55]. Schilddrüsenhormone nehmen in vivo auch Einfluß auf die Regulation des hypophysären IGF-I-Rezeptors [44].

Wachstumshormonbindungsprotein (GHPB)

Patienten mit angeborener Hypothyreose haben nicht nur eine verminderte Wachstumshormonausschüttung [9], sondern auch eine bereits bei der Geburt verminderte Konzentration von GHBP. Dies spricht für einen bereits intrauterin stattfindenden Einfluß von Schilddrüsenhormonen auf die Bildung des STH-transportierenden Bindungsproteins [7].

Schilddrüsenhormone, IGF-I und IGF-BP_3

Schilddrüsenhormone sind von wesentlicher Bedeutung für die IGF-I Produktion in der Leber und anderen Organen. Dies konnten wir in eigenen Studien an hypophysektomierten und thyreoparathyroidektomierten (thyroidektomierten) Ratten, die nachfolgend aufgezeigt werden sollen, frühzeitig nachweisen.

Thyreoid und parathyreodektomierte Tiere

18 männliche wachsende Ratten wurden bei einem Körpergewicht von 110 g thyreoparathyroidektomiert. Nach 4 Tagen erhielten 9 Ratten 2 x 5 µg T3/100g KG täglich i.p. über einen Zeitraum von 3 Tagen. Danach wurden IGF-I Bestimmungen im Serum und Körpergeweben vorgenommen. Die Untersuchung 9 anderer Tiere (Basalgruppe) erfolgte am 4. Tag post-operativ. Die Gewebs-IGF-I-Bestimmungen wurden nach der Methode von D'Ercole et al [16] durchgeführt, die IGF-I-Serumbestimmungen erfolgten nach saurer Äthanolextraktion auf der Basis der Methode von Furnaletto et al. [24] (modifiziert). Im Vergleich zu normal wachsenden männlichen Ratten fielen die IGF-I-Werte 4 Tage nach der Operation in der Leber auf 38,5% und in der Lunge auf 29,1% ab, im Serum kam es sogar zu einer Reduktion auf 4,2% (vgl. Tabelle 1).

Tabelle 1 IGF-I-Abfall im Serum und Gewebe bei thyroidektomierten (T^x) bzw. hypophysektomierten (H^x) wachsenden männlichen Ratten

	thyroidektomierte Tiere* n = 9	hypophysektomierte Tiere* n = 8	Vergleichsgruppe** n = 5
Serum	4,2%	2,6%	100%
Leber	38,5%	25,9%	100%
Lunge	29,1%	27,7%	100%
Niere	–	13,2%	100%

(Angaben in Prozent im Vergleich zu normalen Tieren)
Serum rU/ml, Gewebe rU/g
(Teilergebnisse – * vgl. [30], ** [36])

Noch stärker war der IGF-I-Abfall bei 8 männlichen wachsenden Ratten, bei denen beim Vorliegen eines Körpergewichtes von 110 g eine Hypophysektomie erfolgte und somit ein Mangel an STH, TSH sowie Gonadotropinen vorlag.

Die Leber-IGF-I-Konzentration war 7 Tage nach der Hypophysektomie in der Vehikelgruppe auf 25,9% und die Serumkonzentration sogar auf 2,6% des Vergleichswertes abgefallen. Nach 3tägigen Verabreichungen von Schilddrüsenhormon kam es bei den thyreopara-thyroidektomierten Tieren zu einem deutlichen Anstieg der IGF-I-Konzentration in der Leber ($p < 0{,}01$), Lunge ($p < 0{,}05$), Testes ($p > 0{,}05$) sowie besonders ausgeprägt im Serum ($p < 0{,}001$) (vgl. Abb. 1).

Ein Hinweis darauf, daß Schilddrüsenhormone für ihre Wirkung auf die IGF-I-Produktion in der Leber, den Nieren und Hoden Wachstumshormon benötigen, ergaben die entsprechenden Gewebsuntersuchungen der hypophysektomierten Tiere. Nach Gabe von 2 x 5 µg T_3/100 g Körpergewicht i.p. über 3 Tage (n = 8) konnte im Vergleich zu der Kontrollgruppe hypophys-ektomierter Ratten, die ein Vehikel (i.p.) erhielten, kein signifikanter IGF-I-Anstieg in der Leber beobachtet werden. Wohl aber war unter alleiniger T_3-Verabreichung ein eindeutiger IGF-I-Anstieg im Lungengewebe nachweisbar, $p < 0{,}005$ (vgl. Abb. 2).

Der deutlichste Anstieg der IGF-I-Produktion in der Leber wurde bei hypophysektomierten Tieren beobachtet, die eine Kombination von oGH (2 Tage = 2 x 500 µg oGH/pro Tag, 3. Tag: 1 x 500 und 1 x 250 µg/Tag i.p.) und Trijodthyronin (2 x 5 µg T3/100 g KG i.p. 3 Tage lang) erhielten. (Die Vehikelgruppe erhielt 0,1 ml einer 0,03 m NaHCO3 in 0,15 m NaCl-Lösung 2 x tgl. i.p. über 3 Tage).

Wie unsere Untersuchungen ausweisen, wirkt eine alleinige Wachstumshormongabe bei Hx-Ratten vor allem auf die IGF-I-Produktion der Leber und Nieren ein, nicht dagegen auf die IGF-I-Produktion der Lunge. Die Wirkung auf weitere Gewebe bzw. Organe konnte von D'Ercole et al. 1984 [16] aufgezeigt werden.

Diese Beobachtungen sprechen für einen gewebsdifferenten Einfluß systemischer Hormone auf unterschiedliche Organe, der möglicherweise auf eine unterschiedliche Rezeptorenausstattung zurückzuführen ist [30]. Inzwischen konnte eine Sonderstellung von Lunge und Herz dahingehend gezeigt werden, daß speziell in Lunge und Herz unter hypothyreoten Bedingungen die Zahl der IGF-I-Rezeptoren offensichtlich als Schutzmechanismus für die lebensnotwendigen Organe ansteigt [47] und daß z. B. in unterschiedlichen Skelettknochen die schilddrüsenhormonbedingte Genexpression nicht gleichförmig, sondern different ist [57].

Für eine normale IGF-I-Produktion sind bei Säugetieren und Menschen sowohl STH wie auch Schilddrüsenhormone erforderlich [2, 25, 31]. Auch an der Hypophyse beeinflussen Schilddrüsenhormone die IGF-I Genexpression und können so zum Teil parakrine hypophysäre IGF-I-Effekte modulieren [22]. Die periphere Wirkung von Schilddrüsenhormonen wird in der Leber im Rahmen eines feedback-Mechanismus wahrscheinlich dadurch geregelt, daß IGF-I und die Schilddrüsenhormonrezeptorzahl der Leber negativ korreliert sind [51]. IGF-I beeinflußt

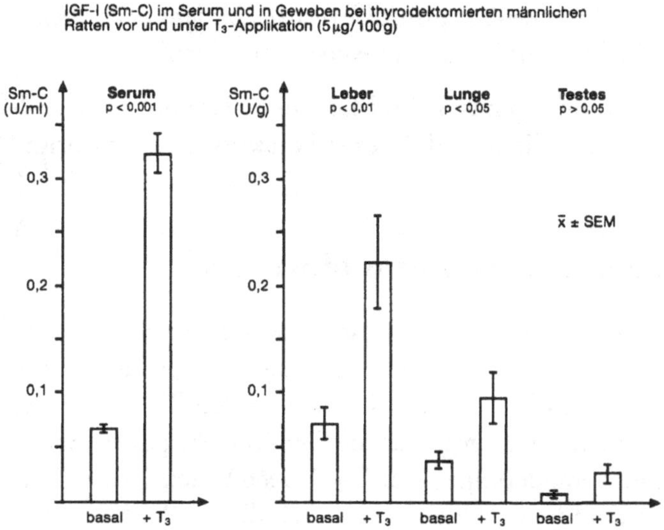

Abb. 1 Die Wirkung von Schilddrüsenhormon (Triiodthyronin) auf die IGF-I-(Sm-C)-Synthese in Leber, Lunge, Testes und Serum thyroidektomierter männlicher Ratten in der Wachstumsphase ([30], Abbildung erstmals publiziert).

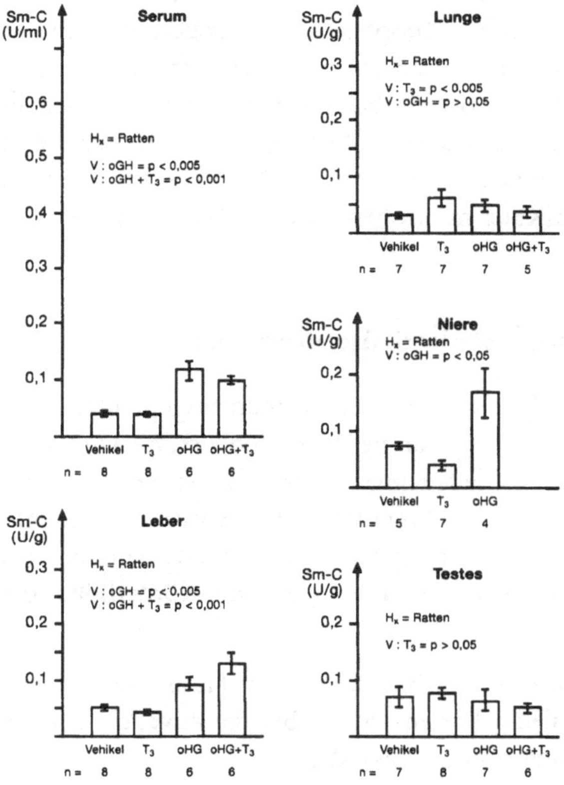

Abb. 2 Vergleich der Wirkung von Schilddrüsenhormon und Wachstumshormon und deren Kombination auf die IGF-I (Sm-C)-Serumkonzentration und die IGF-I-Synthese in Leber, Lunge, Nieren und Testes bei hypophysektomierten männlichen Ratten in der Wachstumsphase [30].

auch den peripheren Schilddrüsenhormonstoffwechsel, in dem es ähnlich wie STH (aber im geringeren Umfang) die T_4/T_3-Konversion beschleunigt [34].

Unter hypothyreoten Bedingungen ist beim Menschen nicht nur die IGF-I-Serumkonzentration, sondern auch die IGFBP3-Serumkonzentration erniedrigt [4, 39].

Schilddrüsenhormone und Knochenstoffwechsel

Schilddrüsenhormone wirken permissiv auf das Skelettwachstum. T_3 stimuliert (in vitro) die IGF-I-Produktion von Osteoblasten und erhöht die Wirkung von IGF-I im Knorpel. An Osteoblasten von Ratten konnten T_3-Rezeptoren inzwischen nachgewiesen werden [3]. T_3 reguliert die Gen-Transkription über einen spezifischen Kernrezeptor. Veränderungen der T_3-R-beta-1-Gen-Expression können während der Osteoblastendifferenzierung vermutlich die T_3-Wirkung im sich entwickelnden Knochen beeinflussen [62]. Verschiedene Skeletteile weisen offensichtlich eine unterschiedliche Ansprechbarkeit auf L-Thyroxin auf, die Expression von Osteocalcin und alkalischer Phosphatase-mRNA ist z. B. bei der Ratte in Femurosteoblasten stärker ausgeprägt als in Wirbelsäulenosteoblasten [57].

Schilddrüsenhormone (speziell T_3) beeinflussen neben der Stimulation reifer Osteoblasten (Anstieg von alkalischer Phosphatase, Osteocalcin und Osteopontin) die Osteoprogenitorzellen im Sinne einer Hemmung der Differenzierung [49] und die osteoklastische Knochenresorption [6]. Schilddrüsenhormone haben abhängig von der Konzentration eine unterschiedliche Wirkung auf das Knochenwachstum, während mittlere Konzentrationen die epiphysäre Wachstumsphase stimulieren, führen im Tierversuch hohe Konzentrationen zu einer Wachstumsverminderung [52].

Postnatales Wachstum und Schilddrüsenhormone

Unbehandelte Patienten mit Hypothyreose weisen einen ausgeprägten Kleinwuchs auf [46]. 17 von 21 Patienten mit angeborener Hypothyreose, die von uns vor Einführung des TSH-Neugeborenen-Screenings untersucht wurden, waren bei der Diagnosestellung kleinwüchsig [29]. Extrem war der Kleinwuchs einer mir anläßlich einer gynäkologischen Dauerblutung erstmalig vorgestellten hypothyreoten Patientin. Diese wies im Alter von 21 Jahren lediglich eine Körperhöhe von 98 cm auf (Abb. 3).

Bei einer erworbenen Hypothyreose (z. B. infolge einer Hashimoto-Thyreoiditis), die längerfristig unerkannt bleibt, kommt es wie bei der angeborenen Hypothyreose zu einem Abfall der Wachstumsgeschwindigkeit.

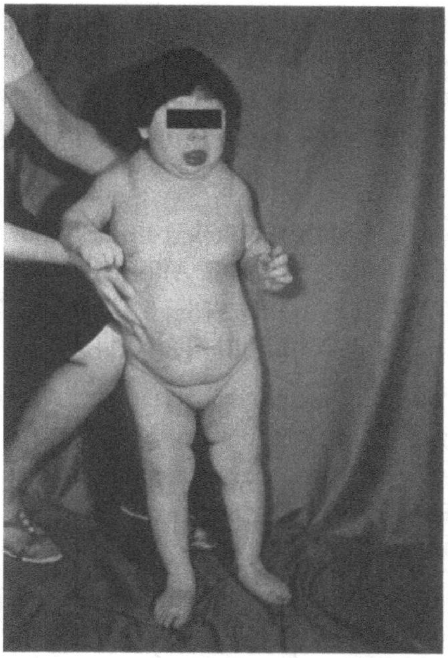

Abb. 3 Extremer Kleinwuchs bei angeborener unbehandelter Hypothyreose (21jährige Patientin, Körperhöhe 98 cm).

Bei Patienten mit hypothyreoten Pubertätsstrumen ist infolge der meist frühzeitigen Diagnose nur bei wenigen Patienten ein reduziertes Wachstum festzustellen [27].

Tabelle 2 Wachstums- und Entwicklungsretardierung bei Patienten mit angeborener A- bzw. Hypothyreose vor Einführung des Hypothyreose-Neugeborenen-Screenings [29]

Wachstumsretardierung (> -2SDS)	17/21 (09/21)	80,9%
Knochenalterretardierung	24/25	96,0%
verzögerte Zahneruption	21/25	60,5%
verzögertes Sitzen (> 9 Monate)	15/32	51,7%
Sprachstörungen	24/31	77,4%
Kieferorthopädische Anomalien	21/28	75,0%
Ophthalmologische Störungen	13/24	38,2%
Hörstörungen	11/32	34,3%

Alter: 5 Monate bis 17 Jahre

Das Knochenalter aller von uns im Säuglingsalter erfaßten Kinder mit angeborener Hypothyreose war retardiert [29]. Eine Knochenalterretardierung konnten wir zusätzlich auch bei 49 % von 118 mit Struma connata untersuchten Neugeborenen nachweisen. 50 % dieser Neugeborenen hatten vor Einführung der Iodprophylaxe eine Schilddrüsenunterfunktion [32].

Ein Mangel an Schilddrüsenhormonen äußert sich am Skelett unter anderem auch in einer verzögerten Zahnung und kieferorthopädischen Anomalien. Zusätzlich sind pathologische ophthalmologische Befunde [28], Hör- [23] sowie Sprachstörungen [56] und weitere Defekte [29] klinisch auffällig (vgl. Tabelle 2).

Im Gegensatz zu früheren Annahmen konnte nunmehr nachgewiesen werden, daß Schilddrüsenhormone bereits in den ersten Lebenswochen [41] und im 1. Lebensjahr für die Realisierung einer optimalen Wachstumspotenz erforderlich sind [33]. Von Aronsen et al. [1] wird angeregt, die L-Thyroxinsubstitution von Kindern mit angeborenen Hypothyreosen so zu wählen, daß sich die T_4-Werte in der oberen Normhälfte befinden. So könnte eine optimierte Wachstumsausschöpfung erreicht werden. Dickerman und De Vries [18] konnten an Hand ihres Krankengutes zeigen, daß im Neugeborenen-Screening frühzeitig erkannte und behandelte Kinder

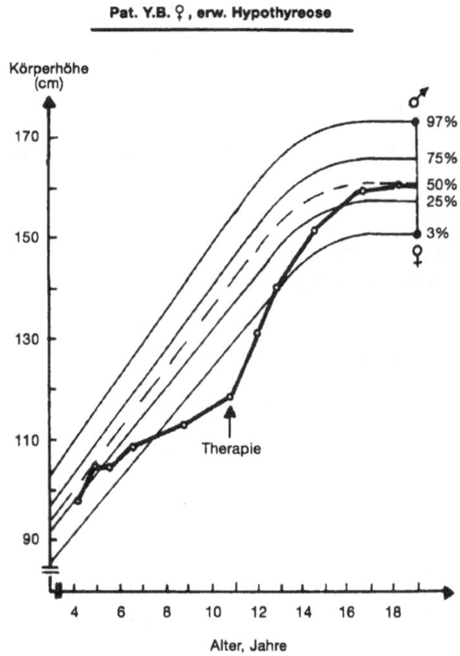

Abb. 4 Verminderung der Wachstumsrate bei erworbener Hypothyreose (Immunthyreoiditis) und Aufholwachstum zur Ausgangsperzentile des Wachstumsverlaufes unter Schilddrüsenhormonsubstitutionstherapie.

Tabelle 3 Entwicklungs- und Intelligenzquotienten bei Patienten mit angeborener A- bzw. Hypothyreose* vor Einführung des Hypothyreose-Neugeborenen-Screenings [29]

DQ/IQ	Beurteilung	n
> 85	niedrig, normale Intelligenz	11/33
84–70	verminderte Intelligenz	10/33
69–50	stark verminderte Intelligenz	10/33
< 50	Imbezillital	2/33
< 85	66,7%	(22/33)

Alter: 5 Monate bis 17 Jahre
* = Athyreosen: n = 8 (Diagnosealter 1,1 ± 0,9 Jahre)
Hypoplasien: n = 17 (Diagnosealter 2,4 ± 2,6 Jahre)
Zungengrundstrumen: n = 4 (Diagnosealter 2,5 Jahre)
Hypothyreose m. Struma: n = 4 (Diagnosealter 3,7 Jahre)

mit angeborener Hypothyreose ein normales präpubertäres Wachstum aufweisen und eine normale Endgröße erreichen. Bei zuvor unbehandelten Patienten mit hypothyreotem Kleinwuchs kommt es unter L-Thyroxin-Substitutionstherapie zu einem beachtlichen Aufholwachstum (vgl. Abb. 5 a, b, c).

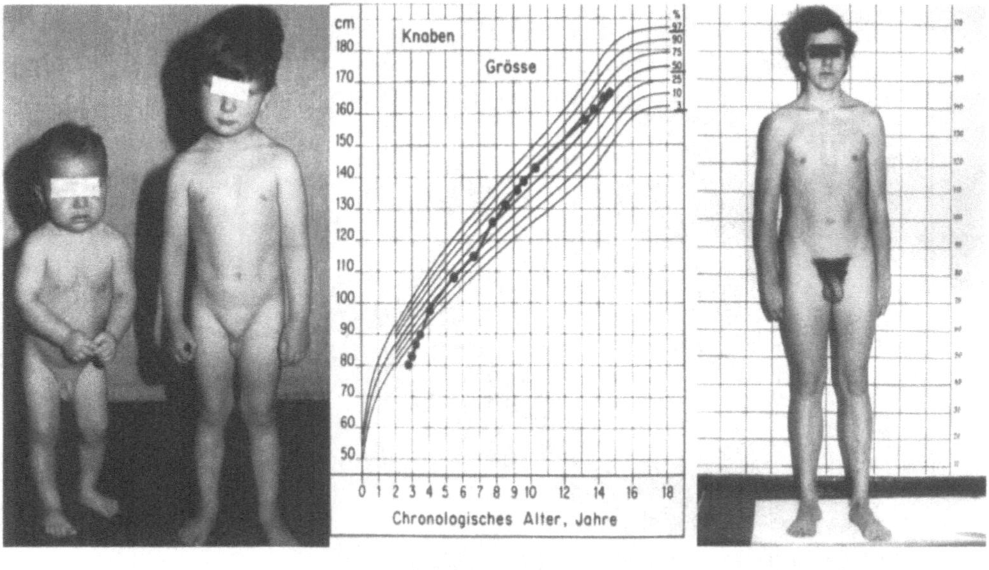

Abb. 5 Aufholwachstum bei einem Knaben mit unbehandelter angeborener Hypothyreose.
a) Kleinwuchs im Alter von 3 1/2 Jahren (mit Vergleichskind)
b) Wachstumsverlaufskurve mit Nachweis des Aufholwachstums (catch-up) unter Schilddrüsenhormontherapie
c) normal großer Knabe im Alter von 14 Jahren

Bei früh, d. h. in den ersten Lebenswochen behandelten Patienten mit angeborener A- bzw. Hypothyreose ist das Aufholwachstum meist im Alter von 4 Jahren [26] abgeschlossen. Wird später (bis zum 1. Lebensjahr) mit der Behandlung begonnen, normalisieren sich Körperhöhe und retardiertes Knochenalter unter der L-T_4-Therapie bis zum 5. Lebensjahr [10]. Eine vollständige Normalisierung des retardierten Knochenalters von Kindern mit Struma connata beobachteten wir im Alter von 3 Jahren [53].

Nach Untersuchungen von Pantsiouou et al. [50] tritt die Menarche bei Mädchen mit juvenilen Hypothyreosen unter Schilddrüsenhormontherapie 1,2 Jahre später auf, die Dauer der Pubertät selbst war verkürzt, dies hatte eine Reduktion der Endgröße zur Folge. Patienten mit einem Schilddrüsenhormonrezeptordefekt (Schilddrüsenhormonresistenz) können, wie eine eigene Beobachtung zeigt (Abb. 6), unter einer adäquat hohen T_3-Substitution ein Wachstum im Bereich ihrer Elternzielgröße erreichen [5].

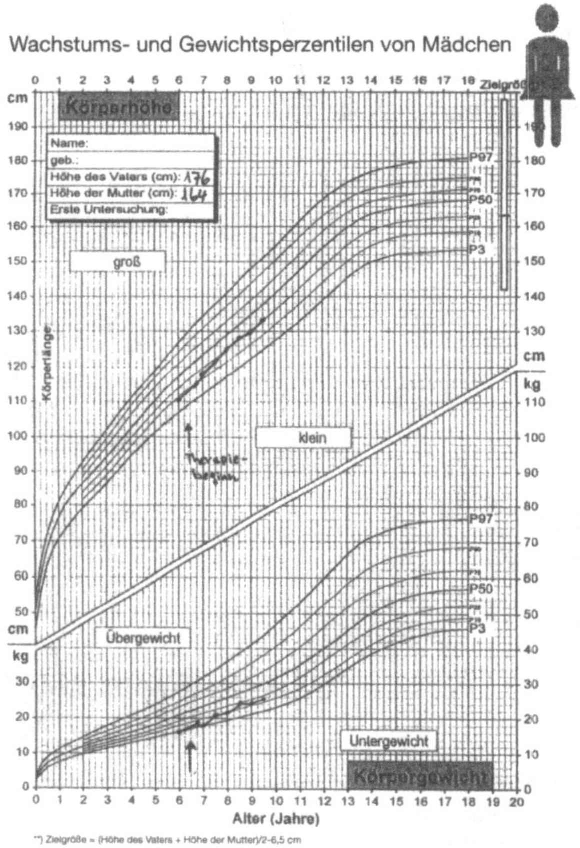

Abb. 6 Wachstumsverlauf bei einer Patientin mit Hypothyreose bei Schilddrüsenhormonresistenz, Aufholwachstum unter hoher Triiodthyronintherapie.

Intelligenzentwicklung

Wachstum ist auch Entwicklung. Normale kindliche Entwicklung setzt eine normale Hirnentwicklung voraus. Bei Kindern mit angeborener Hypothyreose und Schilddrüsenhormonmangel ist bereits die intrauterine Hirnentwicklung gestört. Findet keine Schilddrüsenhormonsubstitution (möglichst bereits in den ersten 14 Tagen) statt, können Hirnentwicklungsstörungen mit Beeinflussung der psychomotorischen Entwicklung und der Intelligenz eintreten [21, 35].

Bei Untersuchungen, die zwischen 1972–1976 vor Einführung des TSH-Neugeborenen-Screenings durchgeführt wurden, mußten wir bei 22 von 33 untersuchten Kindern, d.h. bei 67% eine Intelligenzreduktion (Debilität bzw. Imbezillität) feststellen [29].

In einer weiteren Studie ließ sich bei der Nachuntersuchung von 57 hypothyreoten Kindern erwartungsgemäß eine klare Korrelation zwischen geistiger und psychomotorischer Entwicklung aufzeigen [19].

In nachfolgenden Untersuchungen unserer Arbeitsgruppe wurden bei 41 von 105 hypothyreoten Kindern der Jahrgänge 1950–1987 IQ- bzw. EQ-Werte unter 85 in einer Häufigkeit von 39% ermittelt [20]. Interessant ist besonders die Beobachtung, daß entgegen früheren Aussagen während der Verlaufskontrollen sich bei 57 von 76 Kindern eine Verbesserung des EQ/IQ nachweisen ließ, während 19 eine abfallende Tendenz aufwiesen. Diese „Absteiger" wiesen eine erhöhte Zahl prä-, peri- und postnataler Risikofaktoren auf. Zusätzliche psychosoziale Risikofaktoren wirkten sich additiv zu den biologischen Risikofaktoren negativ aus [20] und reduzierten zusätzlich die Intelligenzentwicklung.

Die Ausführungen unterstreichen, daß die Schilddrüse und ihre Hormone essentiell für das kindliche Wachstum und die Organdifferenzierung sind. Schilddrüsenhormonmangelzustände müssen besonders beim Wachsenden frühestmöglich diagnostiziert und durch eine Substitutionstherapie ausgeglichen werden.

Literatur

[1] Aronson, R., R.M. Ehrlich, J.D. Bailey, J.F.Rovet: Growth in children with congenital hypothyroidism detected by neonatal screening. J. Pediatr. 116 (1990) 33–37.

[2] Bergenstal, D.M., M.B.Lippset: Metabolic effects of human growth hormone and growth hormone of other species in man. J. Clin. Endocrinol. Metab. 20 (1960) 1427.

[3] Bland, R., R.L. Sammons, M.C. Sheppard, G.R.Williams: Thyroid hormone, vitamin D and retinoid receptor expression and signalling in primary cultures of rat osteoblastic and immortalised osteosarcoma cells. J. Endocrinol. 154 (1997) 63–74.

[4] Bona, G., A. Rapa, G. Boccardo et al.: IGF-I and IGF BP-3 in congenital and acquired hypothyroidism after long-term replacement treatment. Panminerva Med. 40 (1998) 103–106.

[5] Brand, E., R. Finke, V. Hesse: Schilddrüsenhormonresistenz als Ursache einer generalisierten Entwicklungsretardierung. Kinderärztl. Praxis 70 (1999) 245–256.

[6] Britto, J.M., A.J. Fenton, W.R. Holloway, G.C. Nicholson: Osteoblasts mediate thyroid hormone stimulation of osteoclastic bone resorption. Endocrinology 134 (1994) 169–176.

[7] Cassio, A., E. Cacciari, A. Balsamo et al.: Low growth hormone-binding protein in infants with congenital hypothyroidism. J. Clin. Endocrinol. Metab. 83 (1998) 3643–3646.

[8] Charrasse, S., F. Jehan, C. Confort et al.: Thyroid hormone promotes transient nerve growth factor synthesis in rat cerebellar neuroblasts. Dev. Neurosci. 14 (1992) 282–289.

[9] Chernausek, S.D., R. Turner: Attenuation of spontaneous, noctural growth hormone secretion in children with hypothyroidism and its correlation with plasma insulin-like growth factor-I concentrations. J. Pediatr. 114 (1989) 968–972.

[10] Chiesa, A., L. Gruneiro de Papendieck, A. Keselman et al.: Growth following in 100 children with congenital hypothyroidism before and during treatment. J. Pediatr. Endocrinol. 7 (1994) 211–217.

[11] Chomczynski, P., P.A. Soszynski, L.A. Frohman: Stimulatory effect of thyroid hormone on growth hormone gene expression in a human pituitary cell line. J. Clin. Endocrinol. Metab. 77 (1993) 281–285.

[12] Clos, J., C. Legrand: An interaction between thyroid hormone and nerve growth factor promotes the development of hippocampus, olfactory bulbs and cerebellum; a comparative biochemical study of normal and hypothyroid rats. Growth Factors 3 (1990) 205–220.

[13] Coiro, V., L.E. Braverman, D. Christianson et al.: Effect of hypothyroidism and thyroxine replacement on growth hormone in the rat. Endocrinology 195 (1979) 641–646.

[14] Cook, C.B., I. Kakucska, R.M. Lechan, R.J. Koenig: Expression of thyroid hormone receptor beta 2 in rat hypothalamus. Endocrinology 130 (1992) 1077–1079.

[15] Dainiak, N., D. Sutter, S. Kreczko: L-triiodothyronine augements erythropoietic growth factor release from peripheral blood and bone marrow leucocytes. Blood 68 (1986) 1289–1297.

[16] D'Ercole, A.J., A.D. Stiles, L.E. Underwood: Tissue concentrations of somatomedin C: further evidence for multiple sites of synthesis and paracrine autocrine mechanism of action. Proc. Nat. Acad. Sci. 81 (1984) 936–939.

[17] Diamond, D.J., H.M. Goodman: Regulation of growth hormone messenger RNA synthesis by dexamethasone and triiodothyronine. J. Mol. Biol. 181 (1985) 41–62.

[18] Dickerman, Z., L. De Vries: Prepubertal and pubertal growth, timing and duration of puberty and attained adult height in patients with congenital hypothyroidism (CH) detected by the neonatal screening programme for CH–a longitudinal study. Clin. Endocrinol. 47 (1997) 649–654.

[19] Donczik, J., V. Hesse, S. Mahncke, K. Mohnike: Zur geistigen Entwicklung von Kindern mit angeborener Hypothyreose–eine neuro-psychologische Nachuntersuchung. Kinderärztl. Praxis 59 (1991/1) 307–311.

[20] Donczik, J., V. Hesse, K.H. Daute et al.: Intelligenzentwicklung von Kindern mit angeborener Hypothyreose im Langzeitverlauf. Kinderärztl. Praxis 59 (1991/2) 331–335.

[21] Escobar, M., F.E. Rey, A. Ruiz-Marcos: Thyroid hormone and the developing brain. In: J.H. Dussault, P. Walker (Hrsg.): Congenital hypothyroidism. S. 85–126, Butterworths, New York–Base–London 1983.

[22] Fagin, J.A., C. Fernandez-Mejia, S. Melmed: Pituitary insulin-like growth factor-I gene expression: regulation by triiodothyronine and growth hormone. Endocrinology 125 (1989) 2385–2391.

[23] Finsterer, I., V. Hesse, E. Schleier: Audiometrische und röntgenologische Untersuchungen bei angeborenen Hypo- und Athyreosen. Dt. Gesundh.-Wesen 32 (1977) 644–647.

[24] Furnaletto, R.W., L.E. Underwood, J.J. van Wyk: Estimation of somatomedin-C levels in normals and patients with pituitary disease by radioimmunoassay. J. Clin. Invest. 60 (1977) 648–657.

[25] Gaspard, T., R. Wondergern, M. Hamamdzic, H.M. Klitgaard: Serum somatomedin stimulation in thyroxine treated hypophysectomized rats. Endocrinology 102 (1978) 606–611.

[26] Grant, D.B.: Growth in early treated congenital hypothyroidism. Arch. Dis. Child. 70 (1994) 464–468.

[27] Hesse, V., H. Lauterbach, W. Stoll: Die „hypothyreote“ Struma in der Pubertät unter der Therapie mit T_3/T_4-Kombinationspräparaten. Dtsch. Med. Wschr. 102 (1977) 1412–1418.

[28] Hesse, V., W. Krebs, W. Schmäche et al.: Ophthalmologische Befunde bei angeborenen Hypo- und Athyreosen und deren Kombination mit zusätzlichen Störungen. Kinderärztl. Praxis 6 (1977) 267–272.

[29] Hesse, V.: Endokrinologie des Kindes- und Jugendalters, Kapitel Hypothyreose, S. 140–153. Thieme, Leipzig 1982.

[30] Hesse, V., D.A. Fisher, D. Polk: Tissue IGF-I/Sm-C concentrations in hypophysectomized (Hx) and thyroidectomized (Tx) rats following hormonal stimulation. J. Endocrinol. Invest. 10, Suppl. 4 (1987) 26.

[30] Hesse, V., G. Jahreis, H. Schambach et al.: Insulin like growth factor-I correlations to changes of the hormonal status in puberty and age. Exp. Clin. Endocrinol. 102 (1994) 289–298.

[32] Hesse, V.: Iodprophylaxe bei Kindern. Blackwell Wissenschafts-Verlag, Berlin-Wien 1997.

[33] Heyerdahl, S., A. Ilicki, J. Karlberg et al.: Linear growth in early treated children with congenital hypothyroidism. Acta Paediatr. 86 (1997) 479–483.

[34] Hussain, M.A., O. Schmitz, J.O. Jorgensen et al: Insulin-like growth factor I alters peripheral thyroid hormone metabolism in humans: comparison with growth hormone. Eur. J. Endocrinol. 134 (1996) 563–567.

[35] Illig, R., R.H. Largo, Q. Auing et al.: Geistige Entwicklung bei angeborener Hypothyreose. Dtsch. Med. Wschr. 113 (1988) 667–671.

[36] Jahreis, G., V. Hesse: Tissue and plasma concentrations of somatomedin C/Insulin like growth factor-I in female and male rats after application of the goitrogen nitrate. Acta Paediatr. Jpn. 30 (1988) 216–218.

[37] Jahreis, G., V. Hesse, W. Rohde et al.: Nitrate-induced hypothyroidism is associated with a reduced concentration of growth hormone-releasing factor in hypothalamic tissue of rats. Exp. Clin. Endocrinol. 97 (1991) 109–112.

[38] Job, J.C., P. Canlorbe, A.M. Faure: Weights and heights of newborn infants with hypothyroidism. Arch. Fr. Pediatr. 34/10 (1977) 959–964.

[39] Kandemir, N., N. Yordam, H. Oguz: Age-related differences in serum insulin-like growth factor-I (IGF-I) and IGF-binding protein-3 levels in congenital hypothyroidism. J. Pediatr. Endocrinol. Metab. 10 (1997) 379–389.

[40] Korytko, A.I., L. Cuttler: Thyroid hormone and glucocorticoid regulation of pituitary growth hormone-releasing hormone receptor gene expression. J. Endocrinol. 152 (1997) 213–217.

[41] Leger, J., P. Czernichow: Congenital hypothyroidism: decreased growth velocity in the first weeks of life. Biol. Neonate 55 (1989) 218–223.

[42] Legrand, C., J. Clos: Biochemical, immunocytochemical and morphological evidence for an interaction between thyroid hormone and nerve growth factor in the developing cerebellum of normal and hypothyroid rats. Dev. Neurosci. 13 (1991) 382–396.

[43] Lin, H.Y., A. Shih, F.B. Davis, P.J. Davis: Thyroid hormone promotes the phosphorylation of STAT3 and potentiates the action of epidermal growth factor in cultured cells. Biochem. J. 338 (1999) 427–432.

[44] Matsuo, K., S. Yamashita, M. Niwa et al.: Thyroid hormone regulates rat pituitary insulin-like growth factor-I receptors. Endocrinology 126 (1990) 550–554.

[45] Miki, N., M. Ono, Y. Murata et al.: Thyroid hormone regulation of gene expression of the pituitary growth hormone-releasing factor receptor. Biochem. Biophys. Res. Commun. 26 (1995) 1087–1093.

[46] Mohnike, K., M. Seige, V. Hesse: Somatic and mental development of children with congenital hypothyroidism before introduction of TSH-Screening. In: G. Dörner, S.M. Mc Cann, L. Martini (Hrsg.) Systemic Hormones, Neurotransmitters and Brain Development, S. 214–215. Karger, Basel–München–Paris–London–New York–New Dehli–Singapore–Tokyo–Sydney 1986.

[47] Moreno, B., J.C. Rodriguez-Manzaneque, A. Perez-Castillo, A. Santos: Thyroid hormone controls the expression of insulin-like growth factor I receptor gene at different levels in lung and heart of developing and adult rats. Endocrinology 138 (1997) 1194–1203.

[48] Oh, J.D., L.L. Butcher, N.J. Woolf: Thyroid hormone modulates the development of cholinergic terminal fields in the rat forebrain; relation to nerve growth factor receptor. Brain Res. Dev. 24 (1991) 133–142.

[49] Ohishi, K., H. Ishida, T. Nagata et al.: Thyroid hormone suppresses the differentiation of osteoprogenitor cells to osteoblasts, but enhances functional activities of mature osteoblasts in cultured rat calvaria cells. J. All. Physiol. 161 (1994) 544–552.

[50] Pantsiouou, S., R. Stanhope, M. Uruena et al.: Growth prognosis and growth after menarche in primary hypothyroidism. Arch. Dis. Child. 66 (1991) 838–840.

[51] Pellizas, C.G., A.H. Coleoni, M.E. Costamagna et al.: Insulin like growth factor I reduces thyroid hormone receptors in the rat liver. Evidence for a feed-back loop regulating the peripheral thyroid hormone action. J. Endocrinol. 158 (1998) 87–95.

[52] Ren, S.G., Z. Huang, D.E. Sweet et al.: Biphasic response of rat tibial growth to thyroxine administration. Acta Endocrinol. 122 (1990) 336–340.

[53] Rönnefarth, G.: Untersuchungen zur Struma connata im Jenaer Endemiegebiet. Inaug. Diss. Fr.-Schiller-Universität Jena 1981.

[54] Salido, E.C., J. Lakshmanan, S. Koy et al.: Effect of thyroxine administration on the expression of epidermal growth factor in the kidney and submandibular gland of neonatal mice. An immunocytochemical and in situ hybridization study. Endocrinology 127 (1990) 2263–2269.

[55] Sanchez-Pacheco, A., P. Pena, T. Palomino et al.: The transcription factor GHF-1, but not the splice variant GHF-2, cooperates with thyroid hormone and retinoic acid receptors to stimulate rat growth hormone gene expression. FEBS Lett. 23 (1998) 103–107.

[56] Schleier, H., V. Hesse, I. Finsterer: Phoniatrische Aspekte bei primären kongenitalen Hypothyreosen. Dt. Gesundh.-Wesen 32 (1977) 754–757.

[57] Suwanwalaikorn, S., M. Van Auken, M.I. Kung et al.: Site selectivity of osteoblast gene expression response to thyroid hormone localized by in situ hybridization. Am. J. Physiol. 272 (1997) E 212–217.

[58] Valcavi, R., M. Zini, I. Portioli: Thyroid hormones and growth hormone secretion. J. Endocrinol. Invest. 15 (1992), 313–330.

[59] Walker, P., M.E. Jr. Weichsel, S.M. Guo, D.A. Fisher: Thyroxine increases nerve growth factor concentration in adult mouse brain. Science 204 (1979) 427–429.

[60] Walker, P., M.L. Weil, M.E. Jr. Weichsel, D.A. Fisher: Effect of thyroxine on nerve growth factor concentration in neonatal mouse brain. Life Sci. 28 (1981) 1777–1787.

[61] Walker, P.: Thyroxine increases submandibular gland nerve factor and epidermal growth factor concentrations precociously in neonatal mice; evidence for thyroid hormone-mediated growth factor synthesis. Pediatr. Res. 20 (1986) 281–285.

[62] Williams, G.R., R. Bland, M.C. Sheppard: Characterization of thyroid hormone (T_3) receptor in three osteosarcoma cell lines of distinct osteoblast phenotype: interactions among T_3, vitamin D3 and retinoid signaling. Endocrinology 135 (1994) 2375–2385.

Diskussion

Seibel:
Warum transiente IQ-Steigerung bei Thyroxin-Substitution?

Hesse:
Ja, das ist eine Frage, die man sicherlich aus dem Gesamtfaktorengefüge des Einzelnen interpretieren muß. Es gibt keine Regel, sondern die einzige Aussage, die wir als Gruppenaussage machen können, ist, daß es bei einigen mit entsprechender Schulung Verbesserung gibt. Wir sehen das auch, wenn wir multikomplexe Ansätze bei mehrfach geschädigten Kindern beobachten, wie in einem sozial-pädiatrischen Zentrum, und uns richtig um sie kümmern, dann ist es doch erstaunlich, was gerade in der Vorpubertätszeit noch an Plastizität des Hirns da ist, und wieviel man ausgleichen kann. Also es geht mehr in diese Richtung; eine klare Antwort beim Einzelfall ist da nicht möglich.

Seibel:
Also, ich muß da in Erinnerung rufen, daß das alte Untersuchungen sind. Wenn wir heute die Kinder mit 3 bis 5 Tagen diagnostizieren, dann ist ein normaler IQ erreichbar.

Hesse:
Das muß man sagen, die Untersuchungen sind überzeugend, gerade aus den großen europäischen Screeningstudien. Entscheidend ist, daß man möglichst in der ersten Lebenswoche schon mit Schilddrüsenhormon behandelt, und dann hat man sehr viel auch gerade für die intellektuelle Entwicklung getan.

Schilddrüse und Muskulatur

D.E. Pongratz, M. Späth

Die Muskelschwäche ist das Leitsymptom der Muskelbeteiligung bei Erkrankungen des Schilddrüsenstoffwechsels. Gangbild, Händedruck oder Stimme des Patienten erlauben dem erfahrenen Kliniker bereits rasch eine entsprechende Verdachtsdiagnose. Für den Betroffenen beinhaltet die richtige Diagnose – im Gegensatz zu Myopathien anderer Genese – eine entscheidende therapeutische Konsequenz: Endokrine Myopathien sind behandelbare Muskelerkrankungen.

Myopathie bei Hyperthyreose

Klinik

Berücksichtigt man auch elektrophysiologische Befunde, haben bis zu 82% der hyperthyreoten Patienten eine Myopathie. Die Schwäche betrifft vorrangig die proximale, bisweilen zusätzlich die distale Extremitätenmuskulatur, kann aber auch bulbäre Symptome und Ösophagusmotilitätsstörungen hervorrufen. Die begleitende Muskelatrophie ist in der Regel geringer ausgeprägt als die Schwäche vermuten läßt, kann aber auch deutlich imponieren. Die Myopathie führt zu einer belastungsabhängig abnorm raschen Ermüdbarkeit und zu Muskelschmerzen. Atemnot kann auftreten, Fälle von beatmungspflichtiger respiratorischer Insuffizienz sind beschrieben. Die Serumspiegel der Muskelenzyme bleiben im Normbereich, ganz vereinzelt wurden leichtgradige CK-Erhöhungen beobachtet. Bei der klinischen Untersuchung fallen sehr lebhafte Reflexe auf. Muskelkontraktion und Muskelerschlaffung verlaufen schneller als normal. Die früher häufiger beschriebenen Formen einer akuten Myopathie bei Hyperthyreose ist oft vergesellschaftet mit einer Bulbärparalyse oder mit einer Myasthenie (s. u.).

Elektromyographische Befunde

Die meisten hyperthyreoten Patienten zeigen im EMG ein myopathisches Muster mit verkürzten und vermehrt polyphasischen Aktionspotentialen in der proximalen Muskulatur, nur 20% der Betroffenen auch in der distalen Extremitätenmuskulatur. Sogenannte Spontanaktivität in Ruhe (mit Fibrillationen und positiven scharfen Wellen) ist sehr selten.

Histologische Veränderungen

Die histologischen Veränderungen bei der hyperthyreoten Myopathie sind unspezifisch. Lichtmikroskopisch fallen eine Atrophie mit vorwiegender Verschmächtigung der Typ II-Fasern (Abb. 1), bei längerer Krankheitsdauer degenerative Veränderungen, in einer kleinen Anzahl der Fälle aber auch vermehrte Fetteinlagerungen sowie Fasernekrosen mit lymphozytären Infiltraten auf (Abb. 1). Auf ultrastruktureller Ebene lassen sich deformierte Mitochondrien, eine Degeneration der Z-Linien und eine fokale Schwellung der T-Tubuli nachweisen.

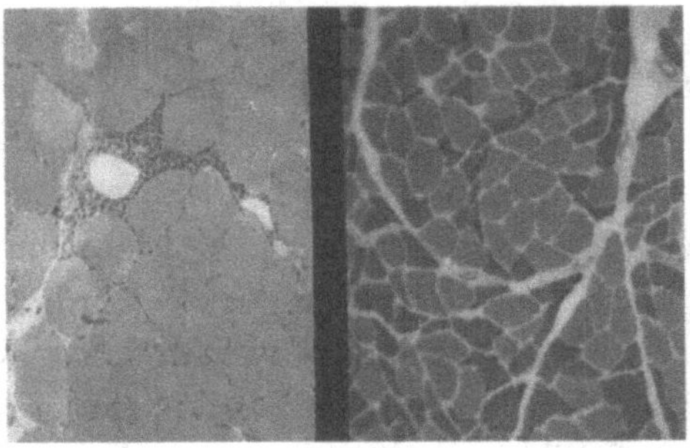

Abb. 1 Hyperthyreose. Lymphozytäre Infiltration (li.) und Verschmächtigung der Typ II-Fasern (re.). Links: HE (x 200); rechts: ATPase Reaktion (x 100).

Metabolische Veränderungen bei der hyperthyreoten Myopathie

Die erhöhte Konzentration von Schilddrüsenhormon stimuliert die mitochondriale Energiegewinnung, beschleunigt den Proteinabbau und die Fettoxidation und stimuliert das β-adrenerge System. Glykogenabbau und verminderte Glukoseaufnahme können zur Ermüdbarkeit beitragen. Die Verkürzung der Kontraktionszeit kann durch einen beschleunigten Myosin-ATPase-Umsatz und eine erhöhte Kalziumaufnahme in das endoplasmatische Retikulum verursacht sein. Depolarisation der Muskelfasern durch relativen Kaliummangel kann zur Muskelschwäche beitragen. Intrazelluläre Elektrolytverschiebungen, veränderte Enzymaktivitäten, Aktivierungen von Proteasen und verminderte Sensitivität für Insulin-vermittelte anabole Prozesse können zu Zelläsionen führen.

Therapie

Durch die Wiederherstellung einer euthyreoten Stoffwechsellage ist die restitutio ad integrum hinsichtlich der muskulären Probleme bei der Hyperthyreose gewährleistet.

Hyperthyreose und periodische hypokaliämische Lähmungen

Vorrangig in Japan und China wurden überwiegend männliche Patienten beobachtet, die neben einer Hyperthyreose auch sporadische hypokaliämische Lähmungen zeigten. Der Beginn der Lähmungsattacken korrelierte dabei mit dem Auftreten der Hyperthyreose.

Zwar differiert das Erstmanifestationsalter bei der hyperthyreoten dyskaliämischen Lähmung (> 30 Jahre) deutlich von dem der familiären Form (< 20 Jahre), jedoch bieten beide ein fast identisches klinisches Erscheinungsbild. Die Lähmungsattacken dauern Minuten bis wenige Tage, ereignen sich bei der hyperthyreoten Form aber meist während der Nacht und erst nach schweren körperlichen Anstrengungen und kohlenhydratreichen Mahlzeiten. Während der Lähmungsattacke ist das Kalium im Serum in der Regel erniedrigt. Der Zusammenhang zwischen Hyperthyreose und periodischer hypokaliämischer Lähmung ist zwar pathogenetisch noch nicht ausreichend erklärt. Eine genetische Prädisposition wird jedoch diskutiert, nachdem zusätzlich zum Vorkommen vorrangig bei asiatischen Männern in einer Familie auch gehäuft die HLA-Haplotypen A2 BW22 und AW19 B17 nachgewiesen wurden; damit ist freilich nicht erklärt, warum Frauen wesentlich seltener betroffen sind. Ferner fand sich in mehreren Studien eine vermehrte Aktivität der Na-/K-Pumpe, die durch Schilddrüsenhormone induziert sein kann. Lähmungsattacken treten unter euthyreoter Stoffwechsellage nicht mehr auf. Im akuten Stadium erfolgt eine Kaliumsubstitution.

Hyperthyreose und immunogene Myasthenie

Ebenfalls überzufällig häufig (30mal häufiger als in der Gesamtbevölkerung) findet man eine immunogene Myasthenie bei Patienten mit Hyperthyreose. Gewöhnlich geht die Hyperthyreose der Myasthenie voraus oder tritt gleichzeitig mit ihr auf, eher selten wird die Diagnose der Hyperthyreose nach der der Myasthenie gestellt. Die myasthenen Symptome unterscheiden sich nicht von denen der Myasthenia gravis, jedoch muß differentialdiagnostisch immer auch an eine bulbäre Beteiligung bei der hyperthyreoten Myopathie oder an Augenmuskelparesen bei der endokrinen Orbitopathie gedacht werden. Hierbei ist der Tensilon-Test hilfreich und aussagekräftig (Abb. 2 und 3). Auch der Zusammenhang zwischen Hyperthyreose und Myasthenie ist bisher pathogenetisch nicht begründet, jedoch deutet der Nachweis von Autoantikörpern sowohl beim Typ Basedow als auch bei der Myasthenie auf eine autoimmune Genese. In der Regel bessern sich die Symptome unter wiederhergestellter Euthyreose, jedoch sind auch myasthene Verschlechterungen unter Hormonsubstitution beobachtet worden.

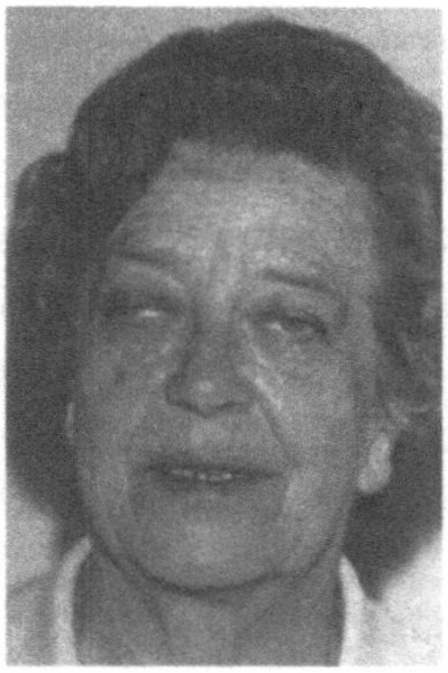

Abb. 2 Myasthenia gravis und Morbus Basedow. Beidseitige Ptosis und Bulbusdeviation vor Gabe von Tensilon.

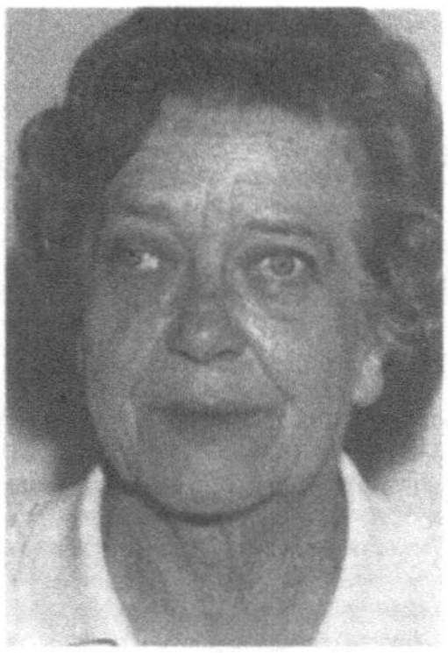

Abb. 3 Myasthenia gravis und Morbus Basedow. Prompte Besserung der beidseitigen Ptosis nach Gabe von Tensilon.

Myopathie bei Hypothyreose

Klinik

Proximale Schwäche, abnorme Erschöpfbarkeit, Bewegungs- und Reflexverlangsamung (Abb. 4), Steifigkeit und Myalgien sind die Hauptsymptome der Skelettmuskelbeteiligung bei der Hypothyreose. Die Muskelkraft ist deutlich reduziert, obwohl die Patienten „muskulös" wirken (Hoffmann-Syndrom); dabei sind die

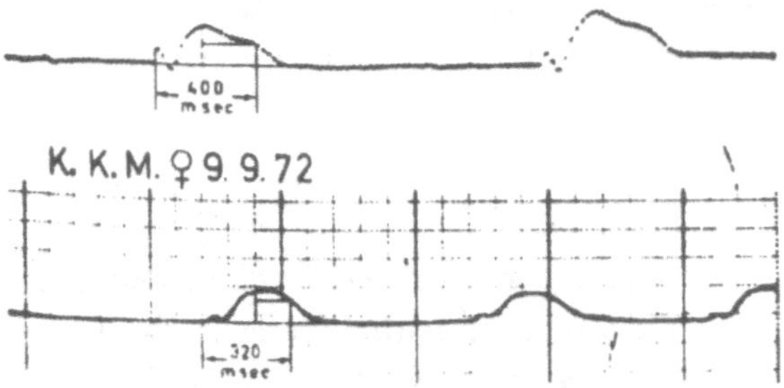

Abb. 4 Reflexzeit des Triceps-surae-Reflexes bei Hypothyreose (oben) sowie nach zweimonatiger Behandlung mit Schilddrüsenhormon (unten).

Muskeln hart und bei Belastung schmerzhaft. Muskelkontraktion und Muskelerschlaffung verlaufen träger als normal. Beim Beklopfen bildet sich ein Muskelwulst

(Abb. 5), der jedoch schneller als bei den übrigen myotonen Reaktionen wieder verstreicht. Die Muskelsteife besteht anhaltend und mindert sich nicht nach Muskelarbeit, wie z. B. bei der Myotonia congenita. Kälte wirkt verstärkend. Klinischen Ausdruck findet die verzögerte Erschlaffung des Muskels in Muskelkrämpfen. Ein Drittel der Patienten entwickelt ein Myxödem. Nicht selten findet sich im Gegensatz zu den meisten anderen endokrinen Myopathien eine deutlich erhöhte CK-Aktivität im Serum (bis zu 10fach). Eine oft begleitende leichtgradige, distal betonte, vorwiegend sensible Polyneuropathie kann sich klinisch ebenfalls in Form von Muskelkrämpfen und Parästhesien äußern.

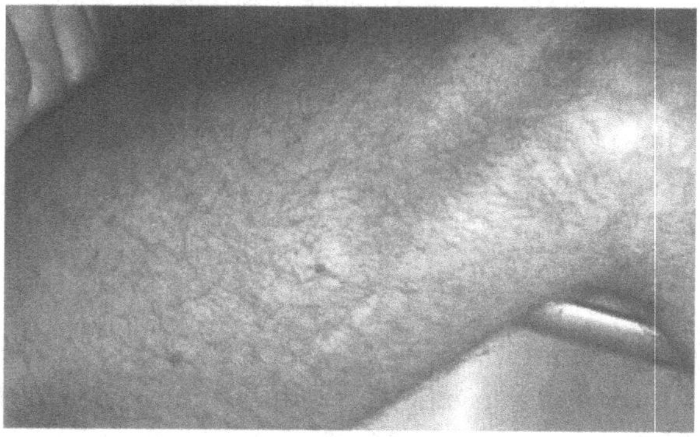

Abb. 5 Hypothyreose. Ausbildung eines Muskelwulstes nach „Beklopfen" der Muskulatur.

Eine Besonderheit des Kindesalters ist das Kocher-Debré-Semelaigne-Syndrom, welches durch eine von Muskelschwäche begleitete Muskelhypertrophie als Folge eines kongenitalen oder frühkindlich erworbenen Myxödems charakterisiert ist.

Elektromyographische Befunde

Das EMG der hypothyreoten Patienten mit muskulären Beschwerden gestaltet sich sehr variabel. Es finden sich sowohl normale Ableitungen als auch niedrig-amplitudige polyphasische Aktionspotentiale. Positive scharfe Wellen oder Fibrillationen sind extrem selten.

Histologische Veränderungen

Lichtmikroskopisch finden sich eine Muskelhypertrophie, die mehr die Typ II-Faser betrifft, und, abhängig vom Schweregrad, auch Strukturstörungen der

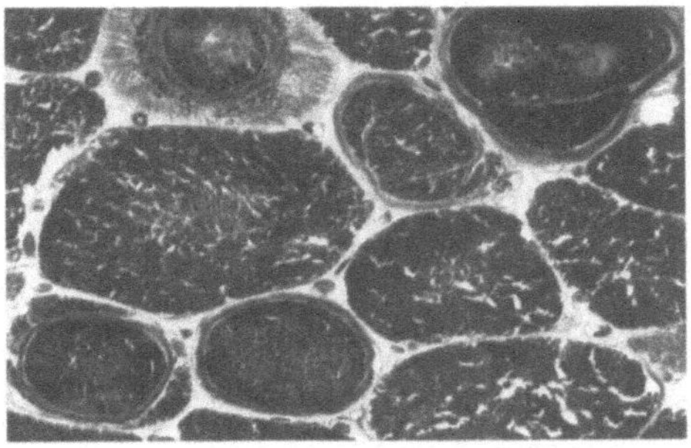

Abb. 6 Skelettmuskelbeteiligung bei Hypothyreose. Nachweis zahlreicher, teils geordneter, teils ungeordneter Ringbinden. Trichrom (x 400).

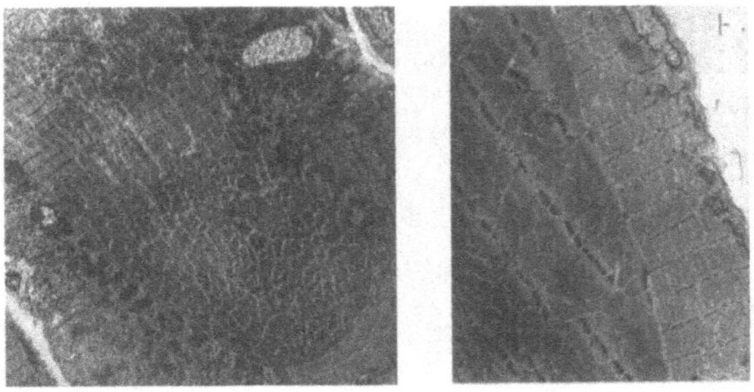

Abb. 7 Ausgeprägte Myopathie bei Myxödem. Links: Die im Ausschnitt von li. oben nach re. unten verlaufende Muskelfaser ist von einer breiten ungeordneten Ringbinde umgeben. EM (x 3.200). Rechts: Regelhaft strukturierte Ringbinde in der re. Bildhälfte. EM (x 10.000).

Fasern, insbesondere viele ungeordnete Ringbinden (Abb. 6 und 7). Der Ringbindenformation liegt vermutlich eine durch die Hypertrophie veränderte Mechanik des Muskels zugrunde. Bereits 1935 konnte Goerttler diesen Zusammenhang aufzeigen, als er bei einem Kaninchen ein Muskelstückchen herausschnitt, es gedreht wieder implantierte und dieses während der Regeneration in der Nachbarschaft zahlreiche Ringbinden induzierte (Abb. 8). In schweren Fällen kommen regressive Faserveränderungen bis hin zu Fasernekrosen vor. Auf ultrastruktureller Ebene finden sich häufig abnorme Befunde in Form von Mukopolysacchariden (Abb. 9) mitochondrialen Deformationen und Einschlüssen, myofibrillärer Fragmentierung, Glykogenakkumulation (Abb. 10), diskret vermehrter Fettbestäubung, autophagischen Vakuolen und Tubulusproliferation. Sämtliche Veränderungen sind reversibel durch Normalisierung des Schilddrüsenstoffwechsels.

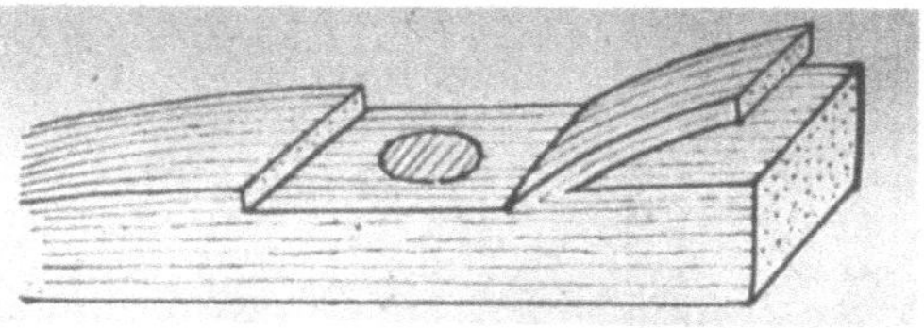

Abb. 8 Skizze zur tierexperimentellen Induktion von Ringbinden [1].

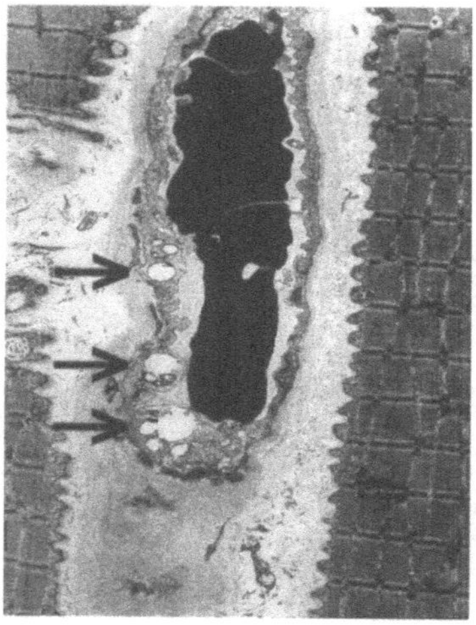

Abb. 9 Myopathie bei Hypothyreose. Eine interstitielle Muskelkapillare mit verdickter Basalmembran zeigt intraendotheliale rundliche Vakuolen (→; entsprechend herausgelösten Mucopolysaccharideinschlüssen?). EM (x 10.000).

Metabolische Veränderungen bei der hypothyreoten Myopathie

Der gestörte Energiemetabolismus kann die Kraftgewinnung in ähnlicher Weise begrenzen wie im Falle der Glykogenspeicherkrankheiten. Reparaturmechanismen myofibrillärer Proteine sind möglicherweise durch den reduzierten Protein-turnover eingeschränkt. Langsame Kontraktion und verzögerte Erschlaffung widerspiegeln die verminderte Myosin-ATPase-Aktivität und den gestörten Kalzium-uptake durch das endoplasmatische Retikulum.

Therapie

Diätetische Maßnahmen oder Training verbessern die muskulären Funktionen nicht. Die einzig effektive Therapie der hypothyreoten Myopathie ist die Wieder-

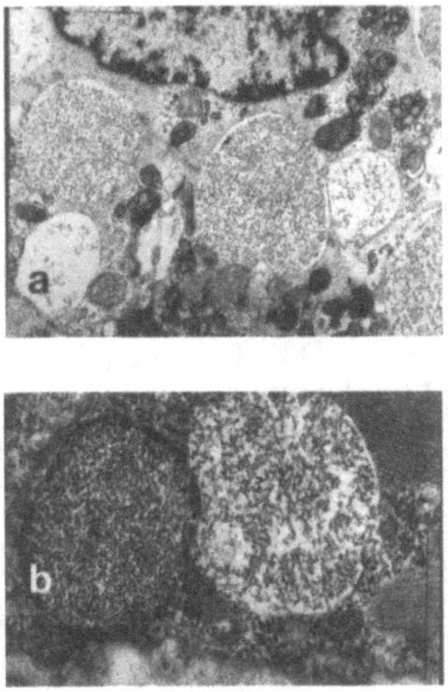

Abb. 10 a) Intravakuoläre Glykogeneinlagerung. Ausgeprägte Myopathie bei Myxödem. EM (x 10.000). b) Intravakuoläre Glykogeneinlagerung. Gleichartige Einlagerung bei einem Fall von Glykogenose Typ II (Morbus Pompe). EM (x 48.000).

herstellung einer euthyreoten Stoffwechsellage. Sie ermöglicht eine vollständige Heilung.

Wenngleich nicht alle pathogenetischen Details der Myopathien bei Störungen des Schilddrüsenstoffwechsels entschlüsselt sind, ist die richtige Einordnung der klinischen Symptome für den Patienten entscheidend. Sowohl die hyperthyreote als auch die hypothyreote Myopathie sind durch die Wiederherstellung einer euthyreoten Stoffwechsellage vollständig behebbar.

Anmerkung

Die elektronenmikroskopischen Aufnahmen entstanden in Zusammenarbeit mit Herrn Prof. Dr. med. G. Hübner (†), Pathologisches Institut der Universität München.

Literatur

[1] Goertler, K.: Verh. Orthop. Ges. 30 (1935) 34–40.
[2] Lehmann-Horn F., A.G. Engel, K. Ricker, R. Rüdel: The Periodic Paralyses and Paramyotonia congenita. In: A.G. Engel, C. Franzini-Armstrong (Hrsg.): Myology, Vol. 2, S. 1303–1334. McGraw-Hill, New York–St. Louis–San Francisco 1994.

[3] Ludin H.P.: Endokrine Myopathien (ohne endokrine Orbitopathie). In: H.C. Hopf, G. Deuschl, H.C. Diener, H. Reichmann (Hrsg.): Neurologie in Praxis und Klinik, S. 613–616. Georg Thieme Verlag, Stuttgart, 1999.
[4] Pongratz D., P.C. Scriba: Muskelschwäche als Leit- und Warnsymptom bei Endokrinopathien. In: B. Schlegel (Hrsg.): Verhandlungen der Deutschen Gesellschaft für innere Medizin, S. 847–852. J. F. Bergmann Verlag, München 1978.
[5] Pongratz D.E., C.D. Reimers, D. Hahn et al.: Atlas der Muskelkrankheiten. Urban & Schwarzenberg, München 1990.
[6] Pongratz D.E.: Primäre und sekundäre Myopathien. In: D.E. Pongratz (Hrsg.): Klinische Neurologie, S. 537–568. Urban & Schwarzenberg, München 1992.
[7] Pongratz D.E., P.C. Scriba: Muskelschwäche. In: M. Classen, V. Diehl, K.-M. Koch et al. (Hrsg.): Differentialdiagnose Innere Medizin, S. 455–466. Urban & Schwarzenberg, München 1998.
[8] Pongratz D.E.: Erkrankungen der Muskulatur. In: K. Kunze (Hrsg.): Praxis der Neurologie, S. 123–167. Georg Thieme Verlag, Stuttgart 1999.

Diskussion

Scriba:
... Ihre Begeisterung für den Muskel in unser Auditorium zu übertragen und daß umgekehrt, das Auditorium sieht, wie nützlich die Verbindung zwischen Neurologie und Innerer Medizin ist.

Brabant:
Es gibt in der neuen Literatur sehr schöne Untersuchungen über die Veränderung der Muskulatur im Verlauf der Behandlung einer Hyperthyreose. Aus Skandinavien wurden im letzten Jahr Untersuchungen mitgeteilt, die zeigen, daß die Muskelmasse im Verlauf der Behandlung und Herstellung einer Euthyreose um mehrere Kilo zunimmt. Haben Sie Verlaufsdaten, wie sich solche Veränderungen im morphologischen Bild darstellen und wie in der Hyperthyreose auf molekularer Ebene in der Initialphase und im Verlauf sich die Dinge verändern?

Pongratz:
Haben wir leider nicht. Die Akzeptanz der Biopsie ist natürlich schwierig zu vermitteln. Verlaufsbeobachtungen bei kausal behandelbaren Krankheiten sind praktisch nicht möglich.

Kahaly:
Warum gibt es eine Muskel-Hypertrophie bei der Hypothyreose? Zweitens: ich sehe auch bei Patienten mit Hyperthyreose eine Neuropathie. Und zwar eine autonome Neuropathie, warum?

Pongratz:
Im Grunde kann ich beide Fragen nicht beantworten. Ich kann nur sagen, daß Ihre Beobachtungen stimmen. Ich kann nicht sagen, warum es isoliert autonome Störungen bei der Hyperthyreose gibt und kann im Grunde pathophysiologisch diese Hypertrophie nicht erklären.

Schilddrüse und Herz

G.J. Kahaly

Symptome und Klinik

Hyperthyreose

Die Einflüsse einer erhöhten Schilddrüsen (SD)-Hormonsekretion auf die kardiovaskuläre Funktion wurden bereits vor mehr als 200 Jahren beschrieben; damals wurden Herzklopfen und Tachykardien mit der Hyperthyreose in Zusammenhang gebracht. Die typischen Symptome einer Herzbeteiligung bei SD-Überfunktion sind Atemnot bei Einschränkung und Palpitationen. Klinisch fallen eine hohe Pulsfrequenz und ein verstärkter Spitzenstoß auf. Auskultatorisch ist als Folge des vermehrten atrioventrikulären Blutstroms ein paukender erster Herzton und ein mesodiastolisches Geräusch zu vernehmen, die vor allem bei einem gleichzeitig bestehenden Vorhofflimmern mit einer Mitralstenose verwechselt werden können. Die Hyperkinesie des Herzens kann auch ein pleuroperikardiales Reiben hervorrufen, das einer Perikarditis ähnelt. An eine Hyperthyreose sollte insbesondere bei Patienten mit anhaltender Sinustachykardie oder Vorhofflimmern gedacht werden, vor allem, wenn sich die Ventrikelfrequenz mit der üblichen Digoxindosis nicht senken läßt; ferner bei Patienten mit Herzinsuffizienz ohne erkennbare Ursache oder mit gleichzeitigem Gewichtsverlust sowie bei Patienten mit unerklärlicher Verschlimmerung einer Angina pectoris. In solchen Fällen sollte stets der basale TSH-Spiegel bestimmt werden; ist er erniedrigt, werden zusätzlich die freien SD-Hormone gemsssen. Eine Hyperthyreose, die zu kardialen Erkrankungen geführt hat, wird mit Thyreostatika und β-Blocker behandelt. Bestand vor der Hyperthyreose noch keine Herzerkrankung, kommt es in der Regel nach Erreichen einer Euthyreose wieder zu einer Normalisierung der Herzfunktion.

Das Herz ist als Zielorgan der SD-Hormonwirkung in besonderem Maße von Störungen der SD-Funktion betroffen. Spiroergometrische Untersuchungen zeigen bei Patienten mit Hyperthyreose eine Verminderung der kardiopulmonalen Leistungsfähigkeit bei submaximaler Belastung. Die Patienten haben eine erhöhte Herzfrequenz in Ruhe und einen im Vergleich zu Kontrollen geringeren Herzfrequenzanstieg bei Belastung. Vergleichbare Ergebnisse wurden mittels dynamischer Streßechokardiographie erzielt. So zeigte die Funktionsanalyse in Ruhe eine hyperkontraktile LV-Funktion, die unter Belastung nicht mehr gesteigert werden konnte. Dies normalisiert sich nach thyreostatischer, jedoch nicht nach alleiniger β-Blocker-Therapie. Patienten mit Hyperthyreose ohne organische Herzkrankheit leiden nicht gehäuft an ventrikulären Arrhythmien. Sie weisen aber eine ausgeprägte, altersabhängige Neigung zu supraventrikulären Arrhythmien auf. Ferner haben Patienten mit autoimmunbedingter SD-Erkrankung eine deutlich erhöhte prevalenz von myxomatös deformierten Herzklappen.

Hypothyreose

Die kardiovaskulären Symptome bei Hypothyreose stehen in unmittelbarem Gegensatz zu denen der Hyperthyreose. Durch Erhöhung des arteriellen Widerstandes kommt es zu einer peripheren Vasokonstriktion mit Abnahme des Wärmeaustausches. Herzfrequenz und Kontraktilität sind vermindert, das Herzminutenvolumen sinkt, und die Kreislaufzeit verlängert sich. Durch Steigerung der Kapillardurchlässigkeit kommt es ferner zu exsudativen Höhlenergüssen. Die myokardiale Funktion wird außerdem durch Glykosaminoglykan-Einlagerung in den Herzmuskel beeinträchtigt. Die Hydrophilie dieser sauren Mukopolysaccharide führt zu Ödem, Muskelfaserschwellung und Basalmembranverdickung mit anschließender negativer Inotropie. Bei lange unbehandelter Hypothyreose kommt es zu einer Bindegewebsvermehrung und Lipideinlagerung im Myokard. Im Tierexperiment wurde belegt, daß ein SD-Hormonmangel die Koronarsklerose fördert und daß sich Atherome nach Gabe von SD-Hormonen zurückbilden können. Autopsiestudien haben ergeben, daß Patienten mit Hypothyreose eine ausgedehntere Koronarsklerose haben als euthyreote Patienten.

Molekulare Mechanismen

Die SD-Hormone üben einen direkten Einfluß durch Bindung des Triiodothyronins (T_3) an der biologisch aktiven β-Form des nuklearen Rezeptors c-erb-A auf das Myokard aus. Nach Eintritt in den Zellkern stimuliert T_3 die Transkription der von SD-Hormonen abhängigen Gene. Nach gesteigerter Produktion der mRNA erfolgt die Translation in spezifische Proteine, deren vermehrte Synthese zu einer Hypertrophie des Myokards mit reversibler Zunahme des Herzgewichtes führt. Damit übt das T_3 einen Einfluß auf die Verteilung der Myosin-Isoenzyme aus. Die Myosin-ATPase Aktivität des Isoenzyms V1 ist deutlich stärker als die des V3. Das V1-Isoenzym überwiegt bei Hyperthyreose; dies führt zu einer erhöhten Kontraktionsgeschwindigkeit. Des weiteren kommt es bei Hyperthyreose zu einer erhöhten Ansprechbarkeit gegenüber Katecholaminen durch Zunahme der Zahl der betaadrenergen Rezeptoren und stimulierender Guanin-Nukleotid-Regulator-Proteine.

Insgesamt aktivieren die SD-Hormone Enzyme, welche am Ionenaustausch beteiligt sind. Die Enzyme führen zu einer Dephosphorylierung der Zell-ATP und erklären den stimulierenden Effekt der SD-Hormone auf den Sauerstoffverbrauch. Die kardialen Auswirkungen der Hypothyreose sind durch eine Umverteilung der Myosin-Isoenzyme zugunsten des Isoenzyms V3 bedingt. Der Kalziumeinstrom in die Muskelzelle ist deutlich herabgesetzt und die Zahl der β-adrenergen Rezeptoren nimmt ab.

Diskussion

Kallee:
Ende der 60er Jahre haben französische Autoren berichtet, daß 25% ihrer Patienten mit zerebraler Embolie autoptisch toxische Adenome der Schilddrüse hatten. Und da muß man auch dran denken, daß die Schilddrüse ja so ziemlich das thromboplastinreichste Organ des Körpers ist [1].

Hehrmann:
Herr Kahaly, eine kurze Bemerkung zu der Arbeit von Petersen und Hansen von 1988, die Sie erwähnt haben, mit der hohen Prävalenz und cerebrovaskulären Ereignissen in Abhängigkeit von Vorhofflimmern oder Sinusrhythmus. Dieser Faktor 7 ist natürlich nicht korrekt über die gesamte Altersgruppe. Wenn Sie das ansehen: in der Gruppe mit Sinusrhythmus, das sind überwiegend unter 50jährige. In der Gruppe mit Vorhofflimmern sind überwiegend über 60jährige. Wenn Sie die Alten alleine vergleichen, ist das überhaupt kein Unterschied in der Prävalenz von Stroke, egal ob sie Sinusrhythmus oder Vorhofflimmern haben. Das heißt, der Risikofaktor ist Vorhofflimmern plus Alter, und alte Patienten mit Überfunktion und Sinusrhythmus haben auch ein erhöhtes Risiko.

Kahaly:
Das ist richtig, das Alter spielt natürlich eine wesentliche Rolle, deshalb sagte ich ja auch bei der therapeutischen Empfehlung, Patienten über 50.

Scherbaum:
Darf ich zur Klärung Ihrer Antikoagulations-Indikation fragen: jedes einzelne dieser Kriterien, die Sie aufgezählt haben, ist eine Indikation und nicht die Summe aller Kriterien, als über 50 mit Vorhofflimmern.

Kahaly:
Das ist richtig. Ich würde Patienten über 50 Jahren mit Hyperthyreose und mit einer dieser Kriterien, z. B. Koronar-Herzerkrankung oder Herzklappenveränderung antikoagulieren.

Krüger:
Kann bei substitutionspflichtigen Hypothyreosen (subtotale Thyreoidektomie, Immun-Thyreoiditis) die TSH-geführte T_4-Dosierung vor iatrogenen Tachykardien bzw. HRST schützen und mit welchen TSH-Werten?

Kahaly:
Das TSH ist sicherlich auch relevant, das haben Sie gesehen an dieser Arbeit von Souen, daß eine subklinische Hyperthyreose ein Risiko birgt. Ich würde aber das viel stärker sehen bei der Erhöhung des fT_3. Ich gehe davon aus, daß das fT_3 eigentlich das potentere Hormon ist. Aber bei der subklinischen Hyperthyreose würde ich auch ein erhöhtes Risiko um das Dreifache erwarten.

Literatur

[1] Hiller, E. et al.: Thrombokinaseaktivität von Schilddrüsenextrakten. Klin. Wschr. 53 (1975) 283–284.

Einfluß der Iodversorgung auf Schilddrüsenvolumen und TSH bei Neugeborenen

M. Klett, M. Ohlig, F. Manz, J. Tröger, U. Heinrich

Einleitung

Deutschland gilt bis heute als endemisches Iodmangelgebiet. Obwohl der Iodmangel aufgrund der verstärkten Iodsalzprophylaxe der letzten 10 Jahre allmählich rückläufig ist und einige städtisch geprägte Regionen in den Neuen Bundesländern eine weitgehend ausreichende Iodversorgung aufweisen, gibt es überwiegend in den Alten Bundesländern ausgedehnte Landstriche, die gemäß WHO-Einteilung als Grad-1-Iodmangelgebiete gelten. Besonders während der Schwangerschafts- und Laktationsperiode sowie während des Wachstumsschubs in der Pubertät besteht angesichts einer durchschnittlichen Iodzufuhr von 120 µg täglich [1] ein deutliches Defizit im Hinblick auf die von der Deutschen Gesellschaft für Ernährung und der WHO während Schwangerschaft und Laktation empfohlene Iodzufuhr von 230 bis 260 µg täglich. Trotz dieser eindeutigen Empfehlungen überrascht die Tatsache, daß nach einer 1996 repräsentativ für ganz Deutschland durchgeführten Iodmonitoring-Studie nur 20% der Schwangeren regelmäßig mit Iodtabletten substituiert werden [1]. In Ergänzung der bundesdeutschen Studie wurden im Rahmen einer regionalen Querschnittsstudie in einer großen Heidelberger Geburtsklinik 100 Mutter-Kind-Paare untersucht. Ziel der Untersuchung war die Bestimmung der Iodversorgung und des zugehörigen Schilddrüsenvolumens bei Neugeborenen zum Zeitpunkt des TSH-Screenings.

Material und Methoden

Eine randomisierte Gruppe von 100 Mutter-Kind-Paaren wurde ausgewählt. Alle teilnehmenden Mütter erklärten ihr Einverständnis zur freiwilligen Teilnahme an der Fragebogenaktion, der Untersuchung einer Urinprobe und der Durchführung einer Sonographie der Schilddrüse bei Mutter und Kind sowie zur Mitteilung des Ergebnisses des Neugeborenen TSH-Screening und der anonymen Auswertung der Daten.

Die Untersuchung erfolgte ausschließlich an gesunden Neugeborenen im Alter von drei bis fünf Tagen und deren Müttern. Alle Mütter erhielten einen Fragebogen, der Daten zur Iodversorgung und den Ernährungs- und Rauchgewohnheiten umfasste. Im Kreißsaal wurden ausschließlich nichtiodhaltige Antiseptika eingesetzt.

Das Schilddrüsenvolumen wurde mit linearem Schallkopf bei den Müttern mit 5 Mhz, bei den Neugeborenen mit einem speziellen 7,5 Mhz-Kopf durchgeführt. Die Berechnung des Schilddrüsenvolumens erfolgte nach der von Brunn [2] angegebenen Methode. Die Iodexkretion wurde aus Spontanurinproben mittels der von Wawschinek angegebenen modifizierten Sandell-Kolthoff-Methode bestimmt [3] und bei Neugeborenen in µgl/L, bei den Müttern in µgl/g Kreatinin angegeben. Die statistische Analyse erfolgte unter Einsatz von SAS.

Ergebnisse

Von insgesamt 100 Mutter-Kind-Paaren lagen bei 89 vollständige Datensätze für Iodexkretion, Schilddrüsenvolumen, TSH-Screening und den begleitenden Fragebogen vor. Während der Schwangerschaft wurden 35 Mütter (39,3 %) regelmäßig mit Iodtabletten versorgt, doch fast alle glaubten, daß eine Fortführung der Iodprophylaxe während der Stillperiode unnötig sei. Die durchschnittlich zugeführte Iodmenge betrug 175 µg/Tag. Unter Zugrundelegung des in Deutschland für Frauen empfohlenen Grenzwertes von 20 ml für das Schilddrüsenvolumen lag die Strumaprävalenz der Mütter bei 23 %. Den in Schweden gültigen Grenzwert von 12 ml überschritten hingegen 91 % der Mütter. Demnach wurde bei 68 % der Mütter ein Schilddrüsenvolumen zwischen 12 und 20 ml beobachtet. Die Iodexkretion betrug 44,9 µgl/g Kreatinin bei Müttern ohne Iodtabletten, gegenüber 61 µgl/g Kreatinin bei Müttern mit Iodtabletten (Tabelle 1). Hierbei ist allerdings zu beachten, daß die Substitution mit Iodtabletten nur bis zum Zeitpunkt der Geburt erfolgte, die Urinprobe jedoch erst am 3.–4. Tag post partum gewonnen wurde.

Tabelle 1 Mittelwert und Median von Iodexkretion und Schilddrüsenvolumen bei 89 Müttern ohne und mit Iodtabletten (durchschnittlich 175 µg Iodid/Tag)

Mutter	n =	keine Iodtabletten	n =	Iodtabletten 175 µg/Tag
Iodexkretion µgl/g creatinine	57	48,2 ± 25,9 (7,4–124,1) median 44,9	32	61,0 ± 31,9 (13,6–168,3) median 57,1
Schilddrüsenvolumen (ml)	57	Mw 19,5 ± 9,5 (10,5–61,3) median 17,4	32	Mw 16,7 ± 5,5 (9,3–33,7) median 15,4

Bei 58 Neugeborenen, deren Mütter keine Iodtabletten eingenommen hatten, fand sich eine mittlere Iodexkretion von 58,4 µgI/L (± 33) gegenüber 94,6 µgI/L (± 51) in der 31 Neugeborene umfassenden Gruppe, deren Mütter Iodtabletten einnahmen. Die signifikant höhere Iodexkretion dieser Gruppe ($p < 0{,}001$) (Tabelle 2) entspricht einer Zunahme um 62% und korrespondiert umgekehrt proportional sehr gut mit den Ergebnissen der Schilddrüsenvolumina. So findet sich bei Neugeborenen ohne Iodsubstitution ein Schilddrüsenvolumen von 1,19 ml (± 32), während das Schilddrüsenvolumen Neugeborener mit Iodtabletten mit 0,99 ml (± 0,19) um 18% geringer ausfiel ($p = 0{,}024$) (Tabelle 2). Neugeborene, deren Mütter während der Schwangerschaft rauchten, wiesen im Vergleich zum Schilddrüsenvolumen Neugeborener nichtrauchender Mütter mit 1,36 ml (± 0,44) gegenüber 1,09ml (± 0,27) ein um 24% größeres Schilddrüsenvolumen auf ($p < 0{,}02$) (Tabelle 3).

Tabelle 2 Mittelwert und Median von Iodexkretion und Schilddrüsenvolumen bei 89 Neugeborenen ohne und mit Iodtabletten während der Schwangerschaft (durchschnittlich 175 µg Iodid/Tag)

Neugeborene	n =	keine Jodtabletten	n =	Iodtabletten 175 µg/Tag
Iodexkretion µgI/L	58	58,4 ± 33,0* (6,8–171,0) median 51,0	31	94,6 ± 51,0 (27,6–221,6) median 79,1*
Schilddrüsenvolumen (ml)	58	1,19 ± 0,33** (0,6–2,07) median 1,33	33	0,99 ± 0,19** (0,59–1,34) median 0,96

*p < 0,001, ** p < 0,005

Tabelle 3 Schilddrüsenvolumen bei Neugeborenen und deren Müttern, eingeteilt nach Raucherinnen (n = 8) und Nichtraucherinnen (n = 81)

Schilddrüsenvolumen (ml)	n =	Raucherinnen	n =	Nichtraucherinnen
Neugeborenes	8	1,36 ± 0,44 (0,81–1,96)	81	1,09 ± 0,27* (0,59–2,07)
Mutter (Volumen in ml)	6	23,7 ± 7,3 (range 14,8–35,9)	81	18,2 ± 8,4 (range 9,3–61,3)

*p < 0,001, ** p < 0,005

Diskussion

Aus der Europäischen Datenlage vom Beginn der 80er Jahre, hatte Delange schon postuliert, daß für Neugeborene mit einer Urin-Iodexkretion von unter 50 µg/L, die Gefahr besteht eine transiente Hypothyreose zu bekommen [4]. Damals lag die Iodexkretion in Heidelberg bei durchschnittlich 50 µg/L und hat sich bei Neugeborenen ohne mütterliche Iodsubstitution innerhalb der folgenden 15 Jahre nur um 12% verbessert. Im Vergleich mit Daten aus Berlin und Leipzig fanden sich dort deutlich höhere Iodexkretionswerte mit 100 µgI/L bzw. 180 µgI/L und dies ohne zusätzliche Iodsubstitution [5,6]. Die Autoren folgern, daß ihre lokalen Resultate angesichts der repräsentativen Ergebnisse der Iod-Monitoring-Studie [1] nicht auf ganz Deutschland übertragbar seien. Die in der Iod-Monitoring-Studie weniger bei der Iodzufuhr als bei der Iodausscheidung beobachtete große Variationsbreite (Vk > 90%) könnte Indiz sein für bestimmte nicht identifizierbare Faktoren, wie Iodkontamination durch nicht erkennbare Quellen oder Iodsubstitution des Tierfutters, einer Besonderheit, die zur Tierzucht in Ostdeutschland entwickelt wurde, um dem Effekt der im Raps enthaltenen antithyroidalen Substanzen entgegenzuwirken und die in bestimmten Betrieben unverändert beibehalten wurde.

Neuere Publikationen belgischer Autoren weisen, ähnlich wie in Heidelberg, auch dort auf eine trotz Iodsalzprophylaxe persistierende Iodmangelsituation. Sie empfehlen deshalb während Schwangerschaft und Laktation auf eine angemessene Iodsubstitution zu achten [7]. Auch in Deutschland muß Schwangeren und Stillenden in Anbetracht der nicht ausreichenden Iodzufuhr generell zur Verwendung von Iodtabletten geraten werden, um sich selbst und ihr Kind vor den Folgen eines vermeidbaren Iodmangels zu schützen. Obwohl der Einfluß des Zigarettenrauchens auf die Schilddrüsenfunktion beim Erwachsenen gut dokumentiert ist [8] wurde der Haupteffekt des Rauchens während der Schwangerschaft bei Neugeborenen bisher überwiegend auf die Wachstumsretardierung bezogen. Es gibt allerdings nur wenige verläßliche Daten über die Relation zwischen mütterlichem Rauchen und neonataler Schilddrüsenvergrößerung. Hierzu zählt der Bericht einer belgischen Arbeitsgruppe aus einem Gebiet mit grenzwertiger Iodversorgung. Er bestätigt die Bedeutung unserer Ergebnisse bei Neugeborenen rauchender Mütter [9]. Das von den Autoren angeführte Argument erscheint plausibel, daß die Unterschiede zwischen der Raucher- und Nichtrauchergruppe noch deutlicher ausfallen würden, wenn nicht nur das Schilddrüsenvolumen allein, sondern auch das Verhältnis zwischen Schilddrüsenvolumen und Geburtsgewicht der in der Regel untergewichtigen Kinder rauchender Mütter zum Vergleich herangezogen würde. Gerade rauchende Mütter, die aufgrund ihrer Abhängigkeit auch während der Schwangerschaft auf Zigarettenkonsum nicht verzichten können, müssen daher nicht nur das bestehende Ioddefizit ausgleichen, sondern sollten darüber hinaus auch die gestörte Iodverwertung berücksichtigen, die durch im Rauch enthaltene Thiocyanate entsteht.

Zusammenfassung

Im Rahmen einer Querschnittsuntersuchung an 100 randomisiert ausgewählten Mutter-Kind-Paaren wurde der Einfluß der mütterlichen Iodversorgung auf das Schilddrüsenvolumen bei Neugeborenen untersucht. Die Bestimmung des Schilddrüsenvolumens erfolgte sonographisch, die Iodausscheidung wurde aus einer Spontanurinprobe bestimmt. Die Iodversorgung, Ernährungs- und Rauchgewohnheiten wurden mit Hilfe eines Fragebogens ermittelt. Die bei 89 Mutter-Kind-Paaren vollständigen Datensätze wurden mit folgendem Ergebnis analysiert: 32 Mutter-Kind-Paare (36%) wurden mit Iodtabletten, durchschnittlich 175 µg/Tag, substituiert, während 57 Mutter-Kind-Paare (64%) keine Iodtabletten einnahmen. Neugeborene der mit Iod substituierten Gruppe wiesen eine um 62% höhere Iodausscheidung und ein um 18% kleineres Schilddrüsenvolumen auf als die nicht mit Iodtabletten substituierten Neugeborenen. Neugeborene rauchender Mütter (n = 8, ≥ 10 Zig./Tag) hatten ein um 20% größeres Schilddrüsenvolumen als Neugeborene nichtrauchender Mütter. Das Neugeborenen TSH-Screening beider Gruppen war unauffällig (TSH < 10 µU/ml).

Literatur

[1] Manz, F. Hrsg.: Jod-Monitoring 1996, Band 110 Schriftenreihe Bundesministerium für Gesundheit, Nomos, Baden-Baden 1998.

[2] Brunn, J., U. Block, G. Ruf et al.: Volumetrie der Schilddrüsenlappen mittels Real-time-Sonographie. Dtsch. med. Wschr. 106 (1981) 1338–1340.

[3] Wawschinek, O., O. Eber, W. Petek et al.: Bestimmung der Harniodausscheidung mittels einer modifizierten Cerarsenidmethode. Berichte der Ö.G.K.C. 8 (1985) 13–15.

[4] Delange, F., P. Heidemann, P. Bourdoux, et al.: Regional variations of iodine nutrition and thyroid function during neonatal period in Europe. Biol. Neonate. 49 (1986) 322–330.

[5] Willgerodt, H., E. Keller, C. Perschke et al.: The status of iodine nutrition in newborn infants, schoolchildren, adolescents and adults in former East Germany. Exp. Clin. Endocrinol. Diabetes 105, Suppl. 4 (1993) 38–42.

[6] Hesse, V.: Iodprophylaxe bei Kindern: Auswirkungen vor und nach der Wiedervereinigung Deutschlands, Blackwell, Berlin Wien, 1993.

[7] Glinoer, D., P. De-Nayer, F. Delange et al.: A randomized trial for the treatment of mild iodine deficiency during pregnancy: maternal and neonatal effects. J. Clin. Endocrinol. Metab. 80 (1995) 258–269.

[8] Bartalena, L.,F. Bogazzi, M.L. Tanda et al.: Cigarette smoking and the thyroid. Eur. J. Endocrinol. 133 (1995) 507–512.
[9] Chanoine, J.P., V. Toppet, P. Bourdoux et al.: Smoking during pregnancy: a significant cause of neonatal thyroid enlargement. Br. J. Obstet. Gynaecol. 98 (1991) 65–68.

Diskussion

Müller:
Vielen Dank, Herr Klett, für diese schöne Studie, die nochmal so schön belegt, wie gut Iodid in der Schwangerschaft ist.

Köbberling:
Ich weiß nicht, ob sie das wirklich belegt. Was weiß man denn über das Schilddrüsenvolumen in garantiert nicht ioddefizenten Populationen? Kann es nicht sein, daß diese 1,18 ml völlig normal sind und die 1,01 ml noch ein bißchen besser als normal, aber auch normal sind?

Klett:
Und damit sind wir dann wieder an der Normalwert-Diskussion. Also wenn Sie im deutschen Schrifttum nachsehen, dann sehen Sie ja als Normalwerte sehr viel höhere Volumenwerte gegenüber den schwedischen Besserversorgten, und dann ist immer die Streitfrage, wer hat recht? Sind unsere Normalwerte wirklich Normalwerte oder sind es die anderen. Ich würde mal sagen, diese Unterschiede weisen eindeutig darauf hin, daß offensichtlich mehr Iod benötigt wird, wenn ein bestimmtes Volumen erreicht werden soll. Also die Daten aus dem internationalen Schrifttum aus den Ländern, die eine bessere Iodversorgung haben, die liegen darunter und haben Größenordnungen um 0,8 ml für das Volumen als Durchschnittsgröße.

Müller:
Auch wenn es diese Ergebnisse nicht gäbe, es kann ja wohl kein Schaden sein, daß die Schilddrüsen etwas kleiner sind bei den Neugeborenen.

Hehrmann:
Herr Klett, die Schlußfolgerung, daß Rauchen den Effekt der Iodtabletten aufheben würde, den kann ich aus Ihren Daten nicht nachvollziehen. Den Effekt der alleinigen Iodsalzgabe, den hat es aufgehoben und die Schilddrüsen waren am größten, aber die zusätzlichen mit 175 µg Iod Versorgten haben ja das gleiche Volumen gehabt wie die Nichtraucher. Das macht ja auch Sinn. Denn wenn das Rauchen über das Thiocyanat wirkt und Sie nur genügend Iod dazugeben, dann wird das ja antagonisiert und aufgehoben.

Klett:
Vielen Dank, Herr Hehrmann, daß Sie das klarstellen. Ich habe das bewußt etwas provokativ formuliert, einfach weil eine solche Situation ja häufig auch dazu benutzt wird, daß z. B. Raucher sagen „ja, ich gleiche das mal aus, indem ich mehr Iod zu mir nehme".

Feldkamp:
Ich kann Herrn Hehrmann bestätigen, wir haben in Düsseldorf auch bei Raucherinnen Iodausscheidung und Thyreoglobulin in Nabelschnurblut bei den Kindern untersucht. Und das war bei den Raucherinnen signifikant höher als bei den Nichtraucherinnen, Iodausscheidungs-Unterschiede gab es keine. Aber ich habe noch eine Frage an Sie: es gab eine Zweigipfeligkeit der Iodausscheidung bei den Wöchnerinnen am Anfang zu sehen. Waren die Frauen, die sehr hohe Iodausscheidung gehabt haben, Frauen, die Tabletten eingenommen haben?

Klett:
Ja.

Hesse:
Herr Klett, Ihre Daten sind 1996 erhoben worden. Wir führen seit 1991 jährlich in Berlin ein Iodmonitoring bei Neugeborenen durch. 1998 konnten wir bei (318) Neugeborenen eine Uriniodausscheidung von 71 µg/l (Medianwert) messen. Die Schilddrüsenvolumina betrugen in einer Stichprobenuntersuchung 1,0 ml, so daß inzwischen eine weitere Verbesserung der Iodversorgung Neugeborener (in 1995 62 µg/l) erreicht wurde.

Klett:
Also Sie haben schon die Ergebnisse in Berlin, die wir noch nicht haben. Aber das ist wieder ein Hinweis, das ist ja auch schon anderswo angeklungen, daß eben regionale Unterschiede bei der Iodversorgung leider existent sind, und wir können es eigentlich nicht so genau festmachen, woran das liegt.

Garweg:
Gibt es eine Korrelation zwischen der Größe des Organs bzw. dem Schilddrüsenvolumen bei Neugeborenen und ihren Müttern und der Funktion der Hormonproduktion.

Klett:
Ja, insofern natürlich, als die Größe des Organs direkt mit der Affinität zu Iod zu tun hat, d. h. wenn die Schilddrüsen-Thyreozyten Iod avide sind, dann vergrößern

sie sich, das ist ein allgemein bekanntes Phänomen, und der intrathyreoidale Iodgehalt ist geringer. Ist er größer, dann ist die Schilddrüse kleiner, produziert aber auch mehr Schilddrüsenhormon. Wir wissen aus den gutversorgten Gebieten in USA, daß die Neugeborenen Schilddrüsenhormonwerte, also ich nehme jetzt mal das T_4, im Durchschnitt deutlich höher liegen als bei unseren Kindern.

Aktueller Stand der Iodversorgung und Schilddrüsenvolumina von Leipziger Schülern

H. Willgerodt, Th. Baldauf, C. Dannenberg, E. Keller, B. Stach

Einleitung

Nach wie vor ist die Bundesrepublik Deutschland ein Iodmangelgebiet [7, 8]. Allerdings ist im Zuge der schrittweisen Liberalisierung der gesetzlichen Vorschriften über die Verwendung von iodiertem Kochsalz zur gewerblichen und industriellen Zubereitung bzw. Erzeugung von Lebensmitteln eine allmähliche Verbesserung der alimentären Iodversorgung eingetreten. Dabei sind jedoch in den letzten Jahren deutliche regionale Unterschiede zu registrieren. In den neuen Bundesländern war es nach dem Wegfall der gesetzlich verordneten Iodprophylaxe nach der Wiedervereinigung Deutschlands zunächst zu einer deutlichen Verschlechterung der Iodversorgung mit einem Absinken der renalen Iodausscheidung auf das Niveau vor der gesetzlichen Prophylaxe oder sogar noch darunter gekommen [9, 12, 13].

Mit der erwähnten Liberalisierung der gesetzlichen Vorschriften und Propagierung des Freiwilligkeitsprinzips der Iodprophylaxe war jedoch bald ein erneuter Anstieg der renalen Iodausscheidung zu beobachten. So konnten wir in Leipzig bei Schulkindern 1994/95 für die Iodurie einen Medianwert von 11,03 µg I/dl feststellen [17]. Aus Berlin berichteten Liesenkötter und Mitarbeiter 1997 [11] über eine normale renale Iodausscheidung und niedrige Schilddrüsenvolumina bei Schulkindern, die als Ausdruck der verbesserten alimentären Iodversorgung bereits den niedrigen Werten schwedischer Kinder entsprachen. Etwa zur gleichen Zeit durchgeführte Untersuchungen von Metges et al. [14] und von Gärtner et al. [5] zeigen jedoch, daß keineswegs überall in der BRD von einem deutlichen Anstieg der Iodaufnahme ausgegangen werden kann. Auch die praktisch flächendeckende, 32 Regionen in der gesamten BRD erfassende Studie von Hampel et al. [8] zeigte einen nach wie vor im gesamten Bundesgebiet vorhandenen Iodmangel mit einer ebenfalls hohen Strumaprävalenz in allen Altersgruppen. In dieser Studie wurden nach Angaben der Autoren jedoch nur wenige Kinder und Jugendliche untersucht, so daß die Angaben für Personen unter 18 Jahren nicht verwertbar sind.

Diese regional sehr unterschiedliche Situation hat uns dazu veranlaßt, die eigenen, seit 1981 kontinuierlich durchgeführten Untersuchungen zur alimentären Iodversorgung von Neugeborenen, Schulkindern und Erwachsenen im Raum Leipzig fortzusetzen. Dabei bestand das Ziel der im folgenden dargestellten Untersuchungen darin, zu prüfen, ob eine weitere Verbesserung der alimentären Iodzufuhr zu beobachten ist, und diese möglicherweise ebenfalls Auswirkungen auf das Schilddrüsenvolumen besitzt. Gleichzeitig damit sollten eigene Referenzwerte für das Schilddrüsenvolumen erarbeitet werden, die den geänderten Verhältnissen der alimentären Iodversorgung Rechnung tragen. Für derartige Untersuchungen sind Kinder im Alter von 6 bis 15 Jahren besonders geeignet, da bei ihnen im Gegensatz zu Erwachsenen noch keine regressiven Veränderungen, wie bindegewebige und knotige Umwandlungen in der Schilddrüse infolge eines Iodmangels vorhanden sind. Eine Verbesserung der alimentären Iodzufuhr wirkt sich daher viel eher auf das Schilddrüsenvolumen bei Kindern und Jugendlichen als von Erwachsenen aus [2].

Probanden und Methode

Im Zeitraum von Mai bis Oktober 1998 wurden an 8 über das Stadtgebiet von Leipzig verteilten Grund- und Mittelschulen insgesamt 1.391 Schülerinnen und Schüler der Klassenstufen 1 bis 10 untersucht. Die Mädchen und Jungen waren daher mindestens 6 und max. 16 Jahre alt. Den Schülern wurden Fragebögen ausgehändigt, in denen Anliegen und Art der Durchführung der beabsichtigten Untersuchungen erläutert wurden. Außerdem wurde nach der Verwendung von Iodsalz im Haushalt, Schilddrüsenerkrankungen, der Einnahme von schilddrüsenwirksamen Medikamenten, Ernährungsgewohnheiten u. a. gefragt. Die Fragebögen sollten gemeinsam mit den Eltern beantwortet und von den Eltern unterschrieben werden, sofern sie mit der Teilnahme ihres Kindes an der Untersuchung einverstanden waren. Die Teilnahme an der Untersuchung war freiwillig. Die Erfassung von Daten erfolgte anonym. Bei der Rückgabe der Fragebögen wurde den Schülern ein Plasteröhrchen für eine Spontanurinprobe ausgehändigt. Anschließend erfolgte eine sonografische Untersuchung der Schilddrüse mit einem Siemens-Sonoline-Gerät mit einem 7,5 MHS-Schallkopf. Alle Untersuchungen wurden von zwei (Th. B. und C. D.) in die Untersuchungstechnik speziell eingewiesenen Untersuchern durchgeführt. Das Schilddrüsenvolumen wurde nach der Methode von Brunn [1] aus Länge x Breite x Dicke beider Schilddrüsenlappen berechnet und der erhaltene Wert mit dem Korrekturfaktor 0,479 multipliziert. Das Volumen des Isthmus blieb unberücksichtigt. Das Schilddrüsenvolumen konnte auf diese Weise bei 1.391 Schülern untersucht werden.

Verwertbare Ergebnisse der Iodbestimmung haben wir aus den Urinproben von 1.326 Schülern erhalten, da nicht alle Teilnehmer an der sonografischen Untersuchung auch eine Urinprobe abgegeben hatten und außerdem Urine mit einer Iodkonzentration von mehr als 50 µg/dl von uns als „iodkontaminiert" angesehen und verworfen wurden. Die Urinproben wurden bis zur Analyse tiefgefroren aufbewahrt. Die Iodbestimmung erfolgte nach dem Prinzip der Sandell-Kolthoff-Methode nach saurer Veraschung mit einem Chlorsäure/Perchlorsäuregemisch wie früher beschrieben als kinetische Messung der Extinktionsänderung [16]. Die Angabe der Iodkonzentration erfolgt in µg/dl. Zusätzlich wurde in den Urinen auch die Kreatininkonzentration nach der Jaffé-Methode bestimmt, um zu Vergleichszwecken die auf 1 g Kreatinin bezogene Iodkonzentration verwenden zu können.

Ergebnisse

Wie Abb. 1 zeigt, liegen die Medianwerte der Iodkonzentration im Urin in allen 4 Altersgruppen deutlich über dem von der WHO als Maß für eine normale Iodversorgung angesetzten Grenzwert von 10 µg Iod/dl. Der Medianwert aller Urinproben der 1.326 untersuchten Schüler beträgt 12,7 µg Iod/dl bzw. 126,9 µg Iod/1 g Kreatinin. Die entsprechenden Mittelwerte sind mit 13,79 ± 0,21 µg Iod/dl (M ± SEM) bzw. 145,0 ± 2,6 µg Iod/1 g Kreatinin (M ± SEM) geringfügig höher als die Medianwerte.

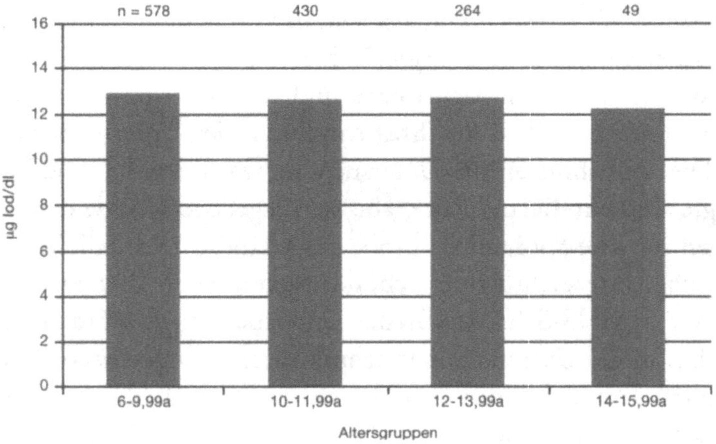

Abb. 1 Renale Iodausscheidung bei Leipziger Schulkindern Medianwerte für die Iodausscheidung in µg I/dl.

Die Häufigkeitsverteilung aller untersuchten Urinproben zeigt (Tabelle 1), daß 67,4 % aller Urine einer normalen Iodversorgung der Schülerinnen und Schüler entsprechen, und weitere 28,4 % einem milden Iodmangel zugeordnet werden können. Dagegen lag bei 3,15% der Urine eine moderat erniedrigte und lediglich 1,05% der Urine eine Iodkonzentration vor, die einem schweren Iodmangel entspricht.

Tabelle 1 Klassifikation der alimentären Iodversorgung von Leipziger Schulkindern auf der Grundlage der Häufigkeitsverteilung der Iodurie entsprechend den WHO-Stadien zur Einteilung des Iodmangels

normal (> 10 µg/dl)	67,40%
mild (5,0–9,9 µg/dl)	28,40%
moderat (2,0–4,9 µg/dl)	3,15%
schwer (< 2,0 µg/dl)	1,05%

In Abb. 2 sind die von uns bei 1.391 Schülern und Schülerinnen (720 Jungen und 671 Mädchen) im Alter von 6 bis 14 Jahren sonografisch ermittelten Schilddrüsenvolumina dargestellt. Den Empfehlungen von WHO und UNICEF entsprechend [18] wurde der obere altersbezogene Normwert angegeben, der durch die 97. Perzentile repräsentiert wird bzw. durch den Mittelwert, zu dem 2 Standardabweichungen addiert wurden. Zum Vergleich wurden die aktuellen Kurven von Liesenkötter für Berliner Schulkinder [11] sowie die von Gutekunst [6] für schwedische Schüler mit einer normalen Iodversorgung ermittelten Werte, und die für Schüler aus 12 europäischen Staaten mit ebenfalls normaler Iodversorgung 1997 von Delange und Mitarbeitern [2] erhobenen Daten ebenfalls dargestellt. Da in allen Altersgruppen zwischen den Schilddrüsenvolumina von Mädchen und Jungen keine signifikanten Unterschiede bestanden, wurde der Mittelwert für beide Geschlechter angegeben. Es zeigt sich dabei, daß die von uns erhobenen Werte von Leipziger Schulkindern den Werten für Kinder aus 12 europäischen Ländern der Studie von Delange et al. [2] entsprechen.

Diskussion

Die Ergebnisse der von uns an einer repräsentativen Zahl von 1.326 Spontanurinproben ermittelten Iodausscheidung im Urin lassen einen weiteren geringen

Anstieg der Iodurie gegenüber dem von uns 1994/95 in Leipzig gefunden Medianwert von 11,03 µg Iod/dl erkennen. Dies spiegelt sich auch darin wider, daß bei 67,4 % aller untersuchten Kinder eine Iodkonzentration von mehr als 10 µg/dl gefunden wurde. Nach den Kriterien der WHO kann damit bei reichlich 2/3 der Leipziger Schüler von einer normalen alimentären Iodversorgung ausgegangen werden [3, 18]. Unsere Untersuchungen lassen keine Rückschlüsse auf die Ursache des bei 3,15 % der Schüler festgestellten moderaten bzw. bei 1,05 % vorliegenden schweren Iodmangels zu. Am ehesten dürfte es sich dabei um Kinder handeln, die aus Familien mit extremen Formen einer alternativen Ernährung stammen.

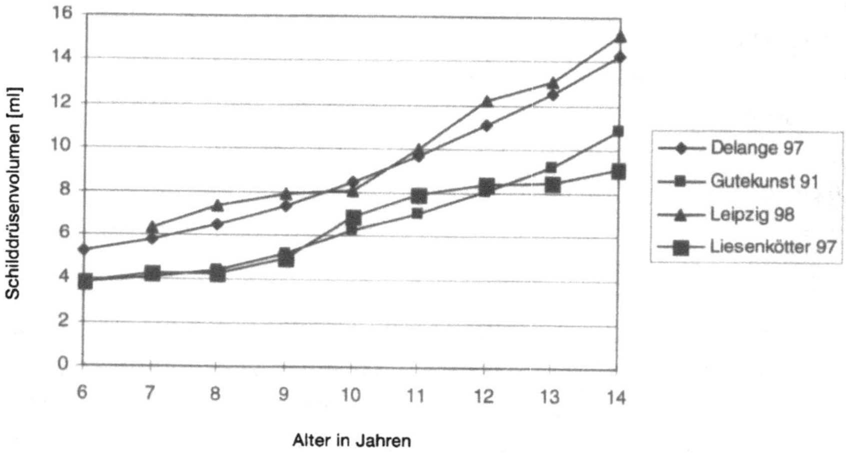

Abb. 2 Schilddrüsenvolumina von 6–14jährigen Schulkindern. Angabe der oberen altersbezogenen Normgrenzen, ausgedrückt als Mittelwert plus 2 Standardabweichungen (M + 2 s). Zusätzlich sind neuere Referenzwerte anderer Autoren angegeben.

Die von uns in den einzelnen Altersgruppen ermittelten Schilddrüsenvolumina stimmen sehr gut mit den von Delange und Mitarbeitern [2] an einer sehr großen Zahl von 5.709 Probanden in 12 europäischen Ländern gemessenen Werten überein. Vergleichbare Schilddrüsenvolumina werden für 7 bis 11jährige auch aus Österreich [10] und auch für finnische Kinder angegeben, die ebenfalls eine normale Iodversorgung aufweisen [15]. Trotz der weiteren Verbesserung der alimentären Iodversorgung in unserem Einzugsgebiet erreicht das Schilddrüsenvolumen nicht die niedrigen Werte von Schulkindern in Schweden, wo seit Jahrzehnten eine normale Iodversorgung vorliegt [6]. Die Schilddrüsenvolumina von Berliner Schulkindern, deren renale Iodausscheidung nach neuesten Ergebnissen von Liesenkötter et al. [11] einen Medianwert von 12,2 µg Iod/dl aufwies, sind ebenfalls deutlich niedriger als das Schilddrüsenvolumen von Leipziger Schulkindern, für das aus der Vergangenheit keine Werte existieren.

Die Ursachen für den erneuten geringen Anstieg der renalen Iodausscheidung gegenüber 1994/95 sind in dem hohen Anteil von 82% der Haushalte zu sehen, die iodiertes Speisesalz verwenden, vor allem aber in der Tatsache, daß alle Bäcker und Fleischer in Leipzig bereits seit Jahren ausschließlich Iodsalz zur Herstellung ihrer Erzeugnisse einsetzen, und auch Großküchen für das Schulessen Iodsalz verwenden. So erfreulich der jetzt erreichte Stand der alimentären Iodversorgung auch ist, kann die Lage noch immer nicht befriedigen, da erst 67,4 % der Schulkinder eine normale Iodversorgung aufweisen, aber bei rund einem Drittel auch weiterhin ein mehr oder weniger ausgeprägter Iodmangel besteht. Erst wenn von der Lebensmittelindustrie, deren Betriebe nur etwa zur Hälfte Iodsalz benutzen [4], dieses in weitaus größerem Umfang als bisher verwendet wird, ist damit zu rechnen, daß für die gesamte Bevölkerung eine normale alimentäre Iodversorgung erreicht wird. Derzeit kann die in unserem Einzugsgebiet erzielte Verbesserung lediglich als Ermutigung bei dem Bemühen gesehen werden, weiterhin alle Möglichkeiten zu nutzen, um die Nachteile einer auf dem Freiwilligkeitsprinzip beruhenden Iodprophylaxe gegenüber einer gesetzlichen Regelung auszugleichen. Dies gilt um so mehr, als die günstige Situation in unserem Einzugsgebiet keinesfalls für die gesamte BRD verallgemeinert werden kann.

Zusammenfassung

Im Zeitraum von Mai bis September 1998 wurde bei 1.391 Schülerinnen und Schülern im Alter um 6 bis 15,8 Jahren das Schilddrüsenvolumen sonografisch gemessen. Bei 1.326 dieser Schulkinder wurde zusätzlich die renale Iodausscheidung bestimmt. Der Medianwert der Iodausscheidung von 12,7 µg Iod/dl entspricht einer normalen alimentären Iodversorgung nach WHO und UNICEF. Betrachtet man die Häufigkeitsverteilung der Iodausscheidung nach diesen Kriterien, so liegt bei 67,40% aller Schüler eine normale Iodausscheidung vor und bei 28,40% ein milder Iodmangel, während 3,15% einen moderaten und 1,05% einen schweren Iodmangel aufwiesen. Die oberen Grenzwerte für das altersbezogene Schilddrüsenvolumen entsprechen den aktuellen, in 12 europäischen Ländern ermittelten Angaben. Diese günstigen Daten für die alimentäre Iodversorgung besitzen lediglich regionale Bedeutung und können nicht auf das gesamte Gebiet der BRD übertragen werden.

Danksagung

Wir danken Herrn Dr. Gronemann, Leitender Medizinaldirektor, Gesundheitsamt Leipzig, und dem Leiter des Staatlichen Schulamtes der Stadt Leipzig, Herrn H.-R. Fischer, für ihre tatkräftige Unterstützung bei der Organisation und Durchführung der Untersuchungen in den Schulen, dem Forum Schilddrüse e.V. sowie der Firma Merck KgaA für die Förderung unserer Arbeit.

Literatur

[1] Brunn, J., U. Block, G. Ruf: Volumetrie der Schilddrüsenlappen mittels realtime-Sonografie. Dtsch. med. Wschr. 106 (1981) 1338–1340.

[2] Delange, F., G. Benker, Ph. Caron et al.: Thyroid volume and urinary iodine in European schoolchildren: standardization of values for assessment of iodine deficiency. Europ. J. Endocrinol. 136 (1997) 180–187.

[3] Delange, F.: Monitoring of programmes of correction of IDD. Proceedings of a Conference held in Munich, Germany, 3–6 September 1997. WHO/EURO/NUT 98.1, 104–115.

[4] Deutsche Gesellschaft für Ernährung e.V.: Ernährungsbericht 1996 Frankfurt, Druckerei Henrich.

[5] Gärtner, R., G. Bechtner, Rafferzeder et al.: Comparison of urinary iodine excretion and thyroid volume in students with or without constant iodized salt intake. Exp. Clin. Endocrinol. Diabetes 105, Suppl. 4 (1997) 43–45.

[6] Gutekunst, R., H. Smolarek, U. Hasenpusch et al.: Goitre epidemiology, thyroid volume, iodine excretion, thyreoglobulin and thyrotropin in Germany and Sweden. Acta Endocrinol. (Copenhagen) 112 (1986) 494–501.

[7] Gutekunst, R., U. Magiera, H.M. Teichert: Iodmangel in der Bundesrepublik Deutschland. Med. Klin. 88 (1993) 525–528.

[8] Hampel, R., Th. Kühlberg, K. Klein et al.: Strumaprävalenz in Deutschland größer als bisher angenommen. Med. Klin. 90 (1995) 324–332.

[9] Hesse, V.: Iodprophylaxe bei Kindern. Blackwell Wissenschaftsverlag, Berlin–Wien. 1997.

[10] Klima, G., P. Lind, P. Költringer et al.: Sonographisch ermittelte Schilddrüsenvolumina bei 7–11jährigen Kindern. Acta Med. Austriaca 13 (1986) 1–4.

[11] Liesenkötter, K.P., A. Kiebler, B. Stach et al.: Small thyroid volumes and normal iodine excretion in Berlin schoolchildren indicate full normalization of iodine supply. Exp. Clin. Endocrinol. Diabetes 105, Suppl. 4 (1997) 46–50.

[12] Meng, W.: Iodmangel existiert noch in Ostdeutschland. Z. ärztl. Fortbild. 87 (1993) 969–974.

[13] Meng, W., A. Schindler, J. Bednar et al.: Die alimentäre Iodversorgung der Bevölkerung nach dem Erliegen der allgemeinen Strumaprophylaxe. Akt. Ernähr.-Med. 19 (1994) 18–24.

[14] Metges, C.C., W. Greil, R. Gärtner et al.: Influence of knowledge on iodine content in foodstuffs and prophylactic usage of iodized salt on urinary iodine excretion and thyroid volume of adults in southern Germany. Z. Ernährungswiss. 35 (1996) 6–12.

[15] Takalo, R.M., H.P. Makrainen, R.K. Jaakkola: Thyroid gland volume and echo structure in 13-year old children in Northern Finland. Acta Endocrinol. 124 (1991) 238–244.

[16] Willgerodt, H., B. Stach, E. Keller: Alimentärer Iodmangel und Strumahäufigkeit im Raum Leipzig. Z. Klin. Med. 42 (1987) 229–231.

[17] Willgerodt, H., E. Keller, C. Perschke et al.: The status of iodine nutrition in newborn infants, schoolchildren, adolescents and adults in former East Germany. Exp. Clin. Endocrinol. Diabetes 105, Suppl. 4 (1997) 38–42.

[18] World Health Organization, United Nations Children's Fund and International Council for Control of Iodine Deficiency Disorders: Indicators for assessing iodine deficiency disorders and their control through salt iodization. Geneva: WHO/NUT/ 94–6, World Health Organization 32 (1994).

Sonographische Volumenbestimmungen der Schilddrüse und Iodanalysen im Morgenurin bei Jugendlichen im Saarland

S. Zabransky, K. Thomitzek, Y. Michaeli, H.-J. Jesberger, A. Sewell, H.J. Böhles

Einleitung

Im September 1990 verpflichtete sich Deutschland zusammen mit 130 anderen Staaten auf dem Weltkindergipfel der Vereinten Nationen dazu, den Iodmangel bis zum Jahr 2000 auszurotten. Unsere 1996/1997 an Jugendlichen durchgeführten Untersuchungen der Schilddrüsenvolumina und Iodurinausscheidungen belegen leider, daß dies für das Saarland nicht gelungen ist. Nach der 1993 verabschiedeten Zweiten Verordnung der Vorschriften über iodiertes Speisesalz ist dessen Verwendung in Deutschland auch in der Industrie und im Gewerbe zulässig, aber nicht vorgeschrieben. Die individuelle Iodprophylaxe mit iodiertem Kochsalz führten zwar 927 von 983 (94,3 %) befragten Jugendlichen im Alter von 11–16 Jahren durch, nur 23 Jugendliche (2,3 %) nahmen jedoch vorbeugend Iodid in Tablettenform. Verzehr von iodiertem Brot gaben 358 von 983 Haushalten an (36,4 %). Ein deutlich positiver Einfluß auf die Iodversorgung ist dabei nur durch Medikation mit Iodid (100–200 µg/Tag) zu erkennen, nicht aber allein mit iodiertem Kochsalz und mit Iodsalz gebackenem Brot.

Unsere Untersuchungen (sonographische Schilddrüsenvolumenbestimmungen bei 887 und Harniodanalysen bei 1.077 Jugendlichen im Alter von 11–19 Jahren) in den Jahren 1996/1997 zeigen:

Unter Zugrundelegung der Schilddrüsenvolumina schwedischer Kinder (1985) mit einem Mittelwert von 4,2 ml und oberen Grenzwerten von 7,4 ml für Jungen und 7,7 ml für Mädchen (Mittelwert + 2 SD) haben im Saarland 58 % der Jungen und 62 % der Mädchen eine vergrößerte Schilddrüse. Wenn man als oberen Grenzwert für die schwedische Norm die dreifache Standardabweichung nimmt (Jungen 9 ml, Mädchen 9,4 ml), dann liegen im Saarland immer noch 43,7 % der Jungen und 42,1 % der Mädchen darüber. Der Mittelwert der Schilddrüsenvolumina der saarländischen Jugendlichen beträgt 9,2 ml, der Median 8,5 ml, die Standardabweichung 4 ml. Die oberen Grenzwerte (Mittelwert + 2 SD) liegen altersabhängig bei 13,4 ml bis 24,5 ml für Jungen bzw. bei 13,5 ml bis 18,7 ml für Mädchen.

Für die Iodausscheidung liegt der Mittelwert von 132,77 µg Iod/g Kreatinin (SD 52,27 µg Iod/g Kreatinin) unter den von der WHO geforderten 150 µg Iod/g Kreatinin. Nur 31 % der Jugendlichen im Alter von 11–16 Jahren wiesen gemessen an Werten über 150 µg Iod/g Kreatinin im Morgenurin eine ausreichende Iodversorgung auf. Der Iodmangel Jugendlicher ist im Saarland noch nicht ausgerottet.

Methoden

Ultraschalluntersuchung

Es wurde das transportable Real-Time Ultraschallgerät Micrus SSD-500 der Firma ALOKA mit 64 Graustufen verwendet, das eine Einrichtung für Längenmessungen aufweist. Es wurden Linearschallköpfe 5 MHz/64 mm und 7,5 mm NHz/38 mm eingesetzt. Zur Dokumentation diente der Drucker der Firma Sony. Zur Verhinderung der Totalreflexion verwendeten wir Ultraschallgel Aquasonic. Die Untersuchungen erfolgten morgens in den Schulen. Zur Berechnung des Volumens der einzelnen Schilddrüsenlappen wurde für jeden Lappen separat die Summe aus Länge x Breite x Dicke ermittelt und mit dem von Brunn et al. [1] ermittelten Korrekturfaktor (f=0,479) errechnet. Der Meßfehler der Volumetrie liegt bei ± 10%. Die sonographischen Untersuchungen erfolgten etwa 6 Monate nach den Urinsammlungen für die Iodbestimmungen. Aus organisatorischen Gründen konnten beide Untersuchungen nicht gleichzeitig erfolgen.

Klinische Untersuchung

Vor Durchführung der Sonographie wurden die Kinder klinisch untersucht. Es wurde speziell der Tastbefund der Schilddrüse dokumentiert. Alle klinischen und sonographischen Untersuchungen erfolgten durch die gleiche Person (Frau K. Thomitzek, cand.med.).

Iodanalysen

Die Iodanalysen in den Morgenurinen wurden mit einer modifizierten Cer-Arsenitmethode von Frau Y. Michaeli (cand.med.) im Labor der Universitätskinderklinik Frankfurt/Main durchgeführt. Die Harnausscheidung wurde dabei auf die Kreatininausscheidung im Harn bezogen (µg Iod/g Kreatinin).

Fragebogen

Mittels Fragebogen, der den Eltern zur Beantwortung und Unterschrift vorgelegt wurde, wurde nach Erkrankungen, Einnahme von Medikamenten jeglicher Art, speziell aber von Schilddrüsenhormon und Iodid, Verwendung von iodiertem Kochsalz und Verzehr von Brot, das mit iodiertem Kochsalz gebacken wird, gefragt.

Probanden

Es wurden an 8 saarländischen Schulen der Klassenstufen 6–13 aus den 6 Landkreisen 1.116 Kinder im Alter von 11–19 Jahren untersucht. Für die Auswertung wurden die Daten der sonographischen Untersuchungen von 877 Jugendlichen aus 5 Landkreisen und die Iodanalysen von 1.077 Jugendlichen aus 6 Landkreisen berücksichtigt. Ausschlußkriterien waren fehlende schriftliche Zustimmung der Eltern, chronische und akute Erkrankungen, fehlende Daten im Fragebogen.

Ergebnisse

Sonographische Untersuchungen

Schilddrüsenvolumen-Bestimmungen

Das mittlere Schilddrüsenvolumen beträgt 9,22 ml (Spanne 2,0–33,0 ml), der Median 8,50 ml, die Standardabweichung 4,09 ml).

Tabelle 1 Gesamtvolumina aller Probanden (Mädchen und Jungen)

Alter Jahre	Anzahl	$\bar{x}$ ml	SD ml	Bereich ml	Spanne ml
11+12	203	7,39	3,0	2,0–20	18,0
13	186	8,33	3,2	2,5–18	15,5
14	194	9,71	3,5	3,2–18	14,8
15	128	10,10	3,8	3,5–25,4	21,9
16	138	11,44	5,3	3,9–33	29,1
17–19	38	9,87	6,3	3,6–29,5	25,9

Schilddrüsenvolumenunterschiede Mädchen vs. Jungen

Im Altersbereich 11 und 12 Jahre sind die Gesamtvolumina bei den Mädchen und den Jungen beinahe identisch. In den Altersgruppen 13 und 14 Jahre liegt das

Schilddrüsenvolumen der Mädchen deutlich über dem der Jungen. Mit 15 Jahren sind die Volumina der Mädchen nur noch durchschnittlich um 0,5 ml größer als die der Jungen. In der Altersgruppe 16 Jahre kehrt sich das Verhältnis um. Hier ist das Gesamtvolumen der Schilddrüse bei den Jungen um 1,3 ml größer als das der Mädchen. Bei den 17jährigen und älteren männlichen Probanden ist der Unterschied der Gesamtvolumina mit 1,76 ml noch größer. Allein in der Altersklasse 13 Jahre weisen die Mädchen signifikant höhere Schilddrüsenvolumina auf (p = 0,008). Ansonsten sind die Volumenunterschiede nicht signifikant.

Tabelle 2 Mittlere Gesamtschilddrüsenvolumina bei 887 Jugendlichen getrennt nach Geschlecht und Alter

	Mädchen			Jungen		
		$\bar{x}$	SD	l	$\bar{x}$	SD
11 + 12 Jahre	115	7,5	3,0	88	7,4	3,0
13 Jahre	104	8,8	3,2	82	7,7	3,3
14 Jahre	101	10,0	3,7	93	9,2	3,2
15 Jahre	62	10,4	3,6	66	9,9	4,1
16 Jahre	66	10,7	4,0	72	12,1	6,2
17–19 Jahre	18	8,9	5,4	20	10,7	7,0

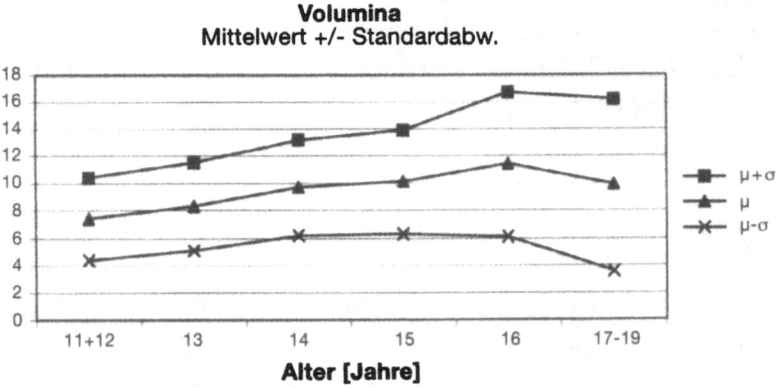

Abb. 1 Schilddrüsenvolumina aller Probanden (± SD). Die Schilddrüsenvolumina steigen von der Altersgruppe 11 + 12 Jahre bis zur Altersgruppe 16 Jahre kontinuierlich um durchschnittlich 1 ml pro Altersgruppe an. Die stärksten Zunahmen sind zwischen 13 bis 14 und 15 bis 16 Jahren zu erkennen. Diese Altersbereiche weisen eine Differenz der Schilddrüsengröße von 1,38 und 1,34 ml auf. Das Volumen der 17jährigen sinkt im Vergleich zu den 16jährigen um 1,57 ml wieder ab, was bei der geringen Probandenzahl (n = 39) in dieser Altersgruppe nicht signifikant ist.

Tabelle 3 Verteilung der Schilddrüsenvolumina

ml	< 10	10–15	15–20	> 20
Anzahl	526	276	68	17
%	59,30	31,12	7,67	1,92

Prophylaktische Iodideinnahme 100–200 µg/Tag gaben lediglich 28 Kinder (25 Mädchen, 3 Jungen; 3,1 %) an. Ihre Schilddrüsenvolumina lagen zwischen 4,77 ml und 8,86 ml. Nur zwei 13jährige Mädchen lagen mit ihren Schilddrüsenvolumina (13,32 und 13,39 ml) außerhalb der geschlechter- und altersspezifischen Grenzen.

Regionale Unterschiede ließen sich in den Landkreisen Illingen und Völklingen aufweisen. Hier lagen die Schilddrüsenvolumina signifikant höher als in den anderen Regionen des Saarlandes.

Strukturelle Schilddrüsenveränderungen

Auffällige Strukturen (in sich homogene klein- bis mittelzystische Veränderungen) des Schilddrüsengewebes fanden wir bei 14 Kindern (1,6%), die ansonsten normale Schilddrüsenvolumina aufwiesen. Bei vier Kindern (0,45%), zwei Mädchen (14 bzw. 16 Jahre) und zwei Jungen (13 bzw. 15 Jahre) fanden wir Strukturauffälligkeiten in Form von echoarmen Knoten bzw. Zysten, in allen vier Fällen im linken Schilddrüsenlappen. Bis auf eine echoarme Zyste bildeten sich die Schilddrüsenveränderungen unter Iodidgabe zurück und waren bei unserer Nachkontrolle nicht mehr nachweisbar. Bei der klinischen Untersuchung wurde bei keinem der 887 untersuchten Jugendlichen ein auffälliger Tastbefund erhoben. Eine klinisch erkennbare Struma lag bei keinem vor.

Diskussion

Das Gesamtschilddrüsenvolumen betrug im Mittel bei 9,22 ± 4,09 ml, der Median 8,50 ml und die Spanne 2,00 bis 33,00 ml. Die Volumina steigen kontinuierlich von der Altersgruppe der 11- und 12jährigen mit einem mittleren Schilddrüsenvolumen von 7,39 ± 3,0 ml bis hin zur Gruppe der 16jährigen mit einem Volumen von 11,44 ± 6,3 ml. Durch alle Altersgruppen und über beide Geschlechter hinweg ist das Volumen des rechten Schilddrüsenlappens im Mittel um 1,02 ml größer als das des linken ($p < 0,05$). Dieser Sachverhalt ist bei Erwachsenen seit langem bekannt und wird allgemein als anatomische Gegebenheit angesehen.

Im Vergleich mit den Werten von Kindern aus einem ausreichend mit Iod versorgten Land wie Schweden (Mittelwert 4,2 ml) liegen die Werte der Schilddrüsenvolumina der saarländischen Kinder deutlich höher. Die oberen Grenzwerte ($\bar{x}$ ± + 2 SD) der in Schweden bestimmten Schilddrüsenvolumina werden mit 7,4 ml für Jungen und 7,7 ml für Mädchen angegeben. Damit verglichen weisen in unserem Kollektiv 58 % der Jungen und 62 % der Mädchen vergrößerte Schilddrüsenvolumina auf.

In der Studie von Gutekunst et al. [2] wiesen die 16jährigen Kinder aus Göttingen (n = 619) ein mittleres Schilddrüsengesamtvolumen von 10,8 ± 6,0 ml auf. Auch hier haben die Mädchen, über alle Altersstufen hinweg (6–16 Jahre), größere Schilddrüsenvolumina als die Jungen des entsprechenden Alters. Im Vergleich mit unseren Werten kann man erkennen, daß die saarländischen Kinder in den Altersstufen 11–14 Jahre deutlich größere Volumina aufweisen, in den höheren Stufen (15 und 16 Jahre) jedoch unter den Volumina der Göttinger Kinder liegen. Auch in dieser Studie fällt eine Abnahme der Schilddrüsenvolumina im höheren Alter (16 Jahre) auf. Die von Menken et al. [3] sonographisch gemessenen Volumina (n = 252, Alter 2–16 Jahre) aus Bochum stimmen praktisch in allen Altersstufen mit unseren Werten überein. In dieser Studie sind, wie bei den saarländischen Kindern, die Volumina des rechten Schilddrüsenlappens in allen Altersgruppen signifikant größer als die des linken (0,6 ml). Müller-Leisse et al. [4] fanden ebenfalls ein in allen Altersklassen signifikant größeren rechten Lappen (0,8 ml). Sie untersuchten 1.080 Kinder (7–20 Jahre) in Speyer und Neckargemünd. Ab dem 16. Lebensjahr konnten sie kein meßbares Schilddrüsenwachstum mehr feststellen (Mädchen ab 15 Jahre, Jungen ab 17 Jahre). Schönau und Mitarbeiter [6] ermittelten 1989 bei 200 Kindern (5–18 Jahre) in Mittelfranken (Erlangen) die Schilddrüsenvolumina. Diese liegen bis zum 17. Lebensjahr um 0,33 bis 2,39 ml unter unseren Werten, danach um 1,3 ml darüber. Neu und Grunert zeigen in ihrer Veröffentlichung [5] Ergebnisse von Schilddrüsenvolumenbestimmungen aus dem Jahre 1990 von 204 Kindern im Alter von 11 bis 20 Jahren aus Tübingen. Diese Werte stimmen sehr gut in den Altersstufen 11 bis 16 Jahren mit den von uns ermittelten Volumina im Saarland überein, in den höheren Altersgruppen (17–19 Jahre) liegen unsere Werte deutlich unter denen der Tübinger Kindern.

Die Schilddrüsenvolumina steigen von der Altersgruppe 11 und 12 Jahre bis zur Altersgruppe 16 Jahre kontinuierlich um durchschnittlich 1 ml pro Altersgruppe an. Die stärksten Zunahmen sind zwischen 13 bis 14 und 15 bis 16 Jahren zu erkennen. Diese Altersbereiche weisen eine Differenz der Schilddrüsengröße von 1,38 und 1,34 ml auf. Das Volumen der 17jährigen sinkt im Vergleich zu den 16jährigen um 1,57 ml wieder ab, was bei der geringen Probandenzahl (n = 39) in dieser Altersgruppe nicht signifikant ist.

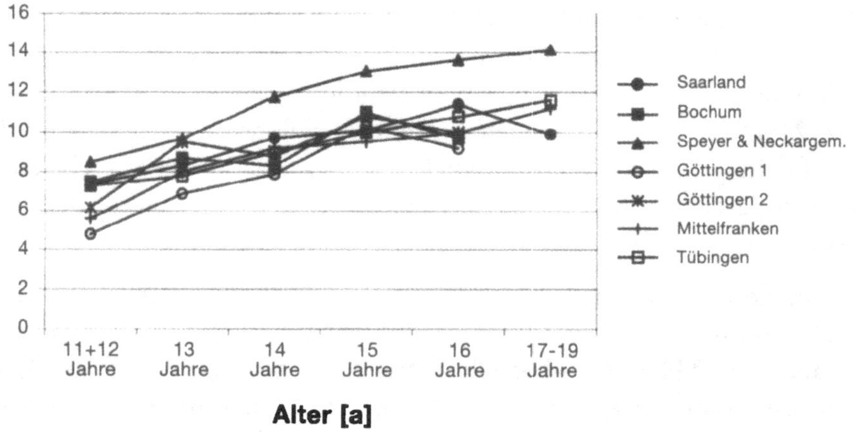

Abb. 2 Vergleich der mittleren Schilddrüsenvolumina (rechter und linker Schilddrüsenlappen) der saarländischen Jugendlichen mit den von anderen Kindern aus verschiedenen anderen Orten Deutschlands:
Bochum: Menken et al. [3]
Speyer & Neckargemünd: Müller-Leisse et al. [4]
Göttingen 1: Jungen der Studie von Gutekunst [2] (abgelesene Werte)
Göttingen 2: Mädchen der Studie von Gutekunst [2] (abgelesene Werte)

Iodurinanalysen

Ausschlußkriterien: Für die Auswertung wurden nur 1.077 der 1.116 untersuchten Proben berücksichtigt. Ausschlußkriterien waren: Mängel bezüglich der Fragebögen (fehlende Zuordnung zur Probe, unvollständige Angaben), Iodwerte über 350 µg/g Kreatinin (Iodkontamination), sowie fehlende schriftliche Zustimmung der Eltern.

Tabelle 4 Alters- und Geschlechtsverteilung der Probanden

Alter	Jungen	Mädchen	Gesamt
11	89	112	201
12	104	121	225
13	100	116	216
14	113	109	222
15	90	74	164
16	23	26	49
Gesamt	519	558	1.077

Tabelle 5 Verteilung der Probanden auf die Landkreise

Bezirk	Jungen	Mädchen	Gesamt
St. Wendel	52	42	94
Ottweiler	61	40	101
Illingen	76	110	186
Saarlouis	73	175	248
Dillingen	23	22	45
Völklingen	77	41	118
Wadern	125	99	224
Saarbrücken	32	29	61
Gesamt	519	558	1.077

Ergebnisse

Nach Ausschluß der oben beschriebenen Fälle ergab sich für die übrigen 1.077 Probanden ein Mittelwert von 132,77 mg Iod/g Kreatinin mit einer Standardabweichung von 52,27. Die Werte streuten von 13,63–348,19 mg Iod/g Kreatinin. Es liegt keine Normalverteilung vor. Der Median der Gesamtheit betrug 123,79 mg Iod/g Kreatinin. 50 Prozent der Werte lagen zwischen 97,41 mg Iod/g Kreatinin und 160, 27 mg Iod/g Kreatinin. 69% der Kinder hatten Iodurinwerte von weniger als 150 mg Iod/g Kreatinin. Nur 31% wiesen mit Werten über 150 µg Iod/g Kreatinin eine ausreichende Iodversorgung auf.

Tabelle 6 Statistische Parameter für alle 1.077 Proben

	µg Iod/g Kreatinin
Median	123,79
Mittelwert	132,77
SD	52,27
Minimum	13,63
Maximum	348,19
1. Quartil	97,41
3. Quartil	160,27

Allein in der Altersgruppe der 11jährigen liegt der Iod/Kreatinin-Mittelwert mit 152,71 mg Iod/g Kreatinin knapp über dem von der WHO geforderten Wert von 150 mg Iod/g Kreatinin. In allen anderen Altersgruppen herrscht ein Iodmangel 1. Grades mit Mittelwerten zwischen 105,25 mg Iod/g Kreatinin und 142,27 mg

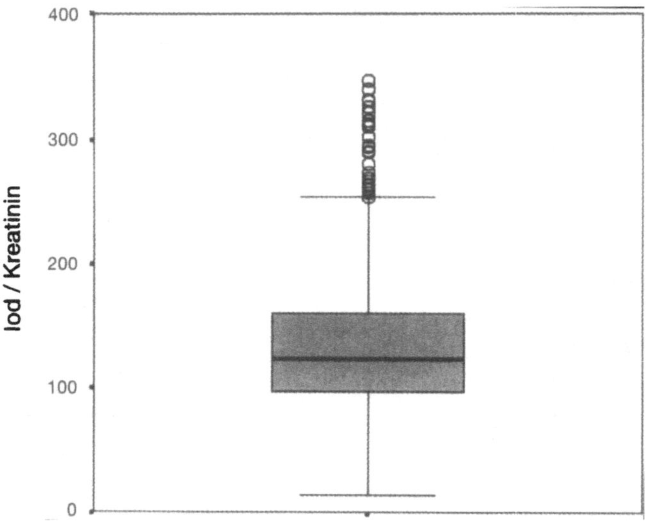

Abb. 3 Streuung der Iod/Kreatinin-Werte der Gesamtheit der untersuchten Probanden. Die graue Box enthält 50 % der Werte, Anfang und Ende der Box stellen somit das 1. und 3. Quartil dar, der Median wird durch den schwarzen Balken gekennzeichnet.

Tabelle 7 Quartilen 1 und 3, Minimum und Maximum, Median, Mittelwert und SD (Standardabweichung) der Iod-Werte (µg Iod/g Kreatinin-Werte) in den einzelnen Altersgruppen. Ein signifikanter Unterschied der Mittelwerte ergab sich nur für die Alterstufen 13 und 14 (p = 0,01)

Alter	Anzahl	1. Quartil	Median	3. Quartil	$\bar{x}$	SD	Minimum	Maximum
11	201	111,67	140,35	179,24	152,71	59,12	44,91	346,09
12	225	105,03	135,88	170,73	142,27	49,52	51,13	346,38
13	216	102,52	130,45	167,03	138,26	52,27	34,83	348,19
14	222	85,71	111,61	149,88	121,17	49,07	13,63	330,36
15	164	85,91	106,69	132,22	111,97	39,88	25,79	221,29
16	49	78,16	102,56	126,94	105,25	37,80	37,44	238,38
Ges.	1.077	97,41	123,79	160,27	132,77	52,27	13,63	348,19

Iod/g Kreatinin. Mit zunehmendem Alter kommt es zu einer kontinuierlichen Abnahme des Mittelwertes und des Medians. Ein signifikanter Unterschied zwischen den Mittelwerten einer Altersstufe mit der nächst Niedrigeren ergab sich jedoch nur zwischen 13 und 14 Jahren (p = 0,01). Zwischen den übrigen Altersstufen konnte kein signifikanter Unterschied festgestellt werden. Es ist noch zu bemerken, dass in allen Altersgruppen mehr als 50 % der Kinder Werte unter den von der WHO geforderten 150 mg Iod/g Kreatinin aufweisen. Ab der Altersstufe

14 Jahre sind es sogar 75% der Kinder. In diesen Altersstufen zeigte sich bei 25% der Probanden sogar einen Iodmangel 2. Grades mit Werten unter 100 µg Iod/g Kreatinin.

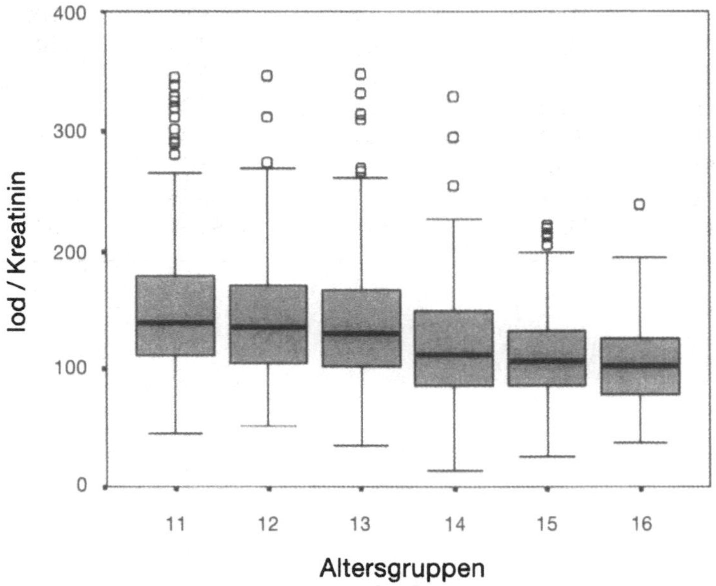

Abb. 4 Streuung der Iod/Kreatinin-Werte der einzelnen Altersgruppen. Die graue Box enthält 50% der Werte, Anfang und Ende der Box stellen somit das 1. und 3. Quartil dar. Der Median wird durch den schwarzen Balken markiert.

Tabelle 8 Mittelwerte und Standardabweichungen der in den verschiedenen Landkreisen gemessenen Iodausscheidungen

Orte	Anzahl der Probanden	Mittelwerte µg I/g Kreatinin	SD µg I/g Kreatinin
Dillingen	45	114,73	38,82
Illingen	186	131,96	49,11
Ottweiler	101	148,54	53,59
Saarbrücken	61	151,22	77,60
Saarlouis	248	138,54	49,03
St. Wendel	94	128,92	52,09
Völklingen	118	130,02	51,46
Wadern	224	121,58	48,48
Gesamt	1.077	132,77	52,27

Tabelle 9 Anteil der Kinder mit bzw. ohne Iodmangel in den einzelnen Landkreisen

	<150 mg Iod/g Kreatinin		>150 mg Iod/g Kreatinin		Anzahl
Orte	Anzahl	Prozent	Anzahl	Prozent	Gesamt
Dillingen	35	77,78 %	10	22,22 %	45
Illingen	133	71,50 %	53	28,49 %	186
Ottweiler	54	53,47 %	47	46,53 %	101
Saarbrücken	41	67,21 %	20	32,79 %	61
Saarlouis	163	65,73 %	85	34,27 %	248
St Wendel	66	70,21 %	28	29,79 %	94
Völklingen	81	68,64 %	37	31,36 %	118
Wadern	171	76,34 %	53	23,66 %	224
Gesamt	744	69,10 %	333	31,90 %	1.077

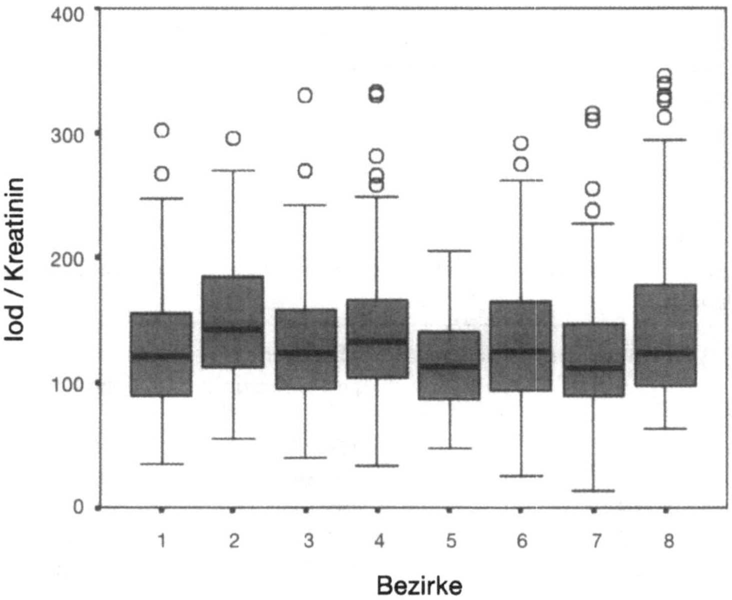

Abb. 5 Streuung der Iod/Kreatinin-Werte der 8 saarländischen Bezirke. Die graue Box enthält 50% der Werte, Anfang und Ende der Box markieren somit das 1. und 3. Quartil. Der Median wird durch den schwarzen Balken markiert.

Tabelle 10 Verwendung von iodiertem Kochsalz im Haushalt

Altersgruppen	Ja	Nein	Gesamt
11	174	11	185
12	195	14	209
13	186	10	196
14	191	10	201
15	137	9	146
16	44	2	46
Gesamt	927	56	983
	= 94,3 %		

Tabelle 11 Iodurinausscheidung bei den Kindern mit bzw. ohne Verwendung von Iodsalz im Haushalt. Es besteht kein signifikanter Unterschied der Iodausscheidung in den beiden Gruppen (p = 0,45)

	Anzahl	$\bar{x}$ µg Iod/g Kreatinin	SD
Ja	927	132,68	52,02
Nein	56	125,97	51,88
Gesamt	983		

Ja = Iodsalz wird im Haushalt verwendet

Tabelle 12 Anzahl der Kinder mit Iodmangel in den beiden Gruppen, die Iodsalz im Haushalt verwenden oder nicht

	<150 µg Iod/g Kreatinin		≥150 µg Iod/g Kreatinin		
Iodsalz?	Anzahl	Prozent	Anzahl	Prozent	Gesamt
Ja	641	69,15%	286	30,85%	927
Nein	38	67,86%	18	32,14%	56
Gesamt	679	69,07%	304	30,93%	983

Tabelle 13 Minimum, 1. Quartil, Median, 3. Quartil und Maximum der Iod/Kreatinin-Werte aufgeschlüsselt nach der Iodsalz-Verwendung

	Minimum	1. Quartil	Median	3. Quartil	Maximum
Ja	19,81	97,35	123,85	159,43	346,38
Nein	13,63	94,02	119,34	166,13	253,67
Gesamt	13,63	97,29	123,67	159,96	346,38

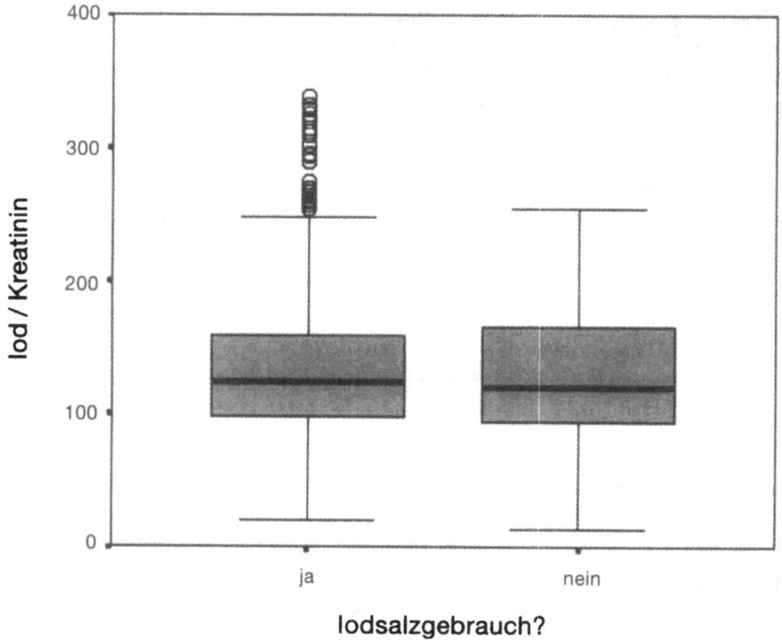

Abb. 6 Verteilung der Werte der beiden Gruppen mit bzw. ohne Einsatz von Iodsalz im Haushalt. Die graue Box enthält 50 % der Werte, Anfang und Ende der Box markieren somit das 1. und 3. Quartil. Der Median wird durch den schwarzen Balken markiert. Ja = 927 Kinder (94,3 % von

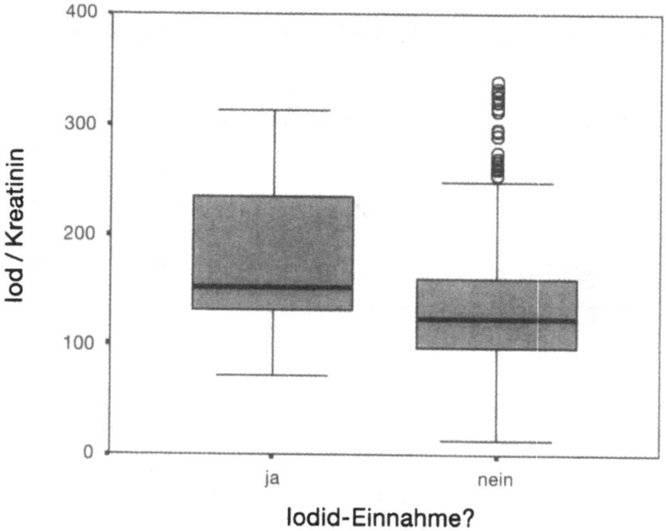

Abb. 7 zeigt die Werteverteilung der Gruppen mit und ohne Iodid-Einnahme. Die graue Box enthält 50 % der Werte, Anfang und Ende der Box markieren somit das 1. und 3. Quartil. Der Median wird durch den schwarzen Balken markiert.

Iodeinnahme (100–200 µg Iodid/Tag) gaben 23 von 983 Kindern an (2,3 %). Ihre Iodausscheidung lag signifikant über den Werten der Kinder ohne Iodmedikation.

Brot, das mit Iodsalz zubereitet wurde, verzehrten regelmäßig 358 der befragten 983 Kinder (36,4 %). Ihre Iodausscheidung unterschied sich jedoch nicht von denen, die nicht iodiertes Brot verzehrten.

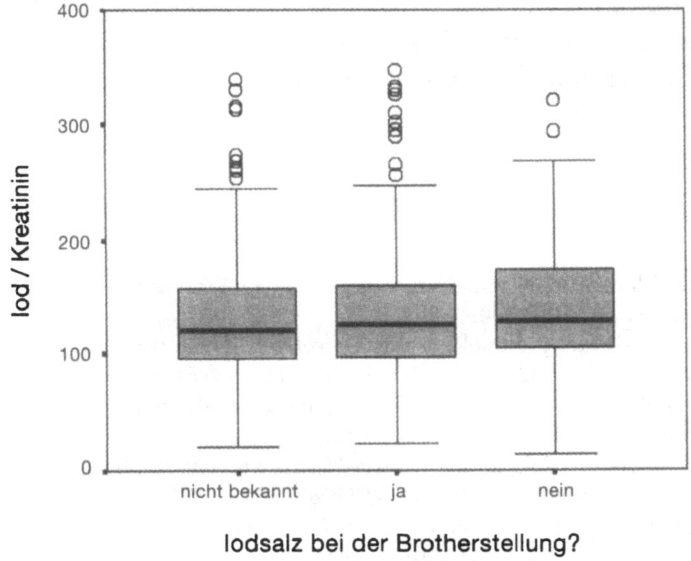

Abb. 8 zeigt die Werteverteilung der Gruppen abhängig von der Iodsalzverwendung bei der Brotherstellung. Nicht bekannt: 494 Kinder; Ja: 358 Kinder; nein: 131 Kinder.

Vergleich der Schilddrüsenvolumina mit der Harniodausscheidung

In den Altersgruppen 12–14 Jahren liegt bei den Jungen die Iodausscheidung höher als bei den Mädchen. Die Jungen habe geringere Schilddrüsenvolumina. Die negative Korrelation dieser zwei Parameter ist signifikant (Pearson: $p = 0{,}039$; $r = -0{,}070$; Spearman: $p = 0{,}026$, $r = -0{,}076$).

Zusammenfassung

Nur 31 % der untersuchten 1.077 Jugendlichen weisen eine Iodausscheidung von mehr als 150 µg/g Kreatinin auf. Bei Verwendung von iodiertem Kochsalz im

Haushalt bzw. Verzehr von iodiertem Brot, ergibt sich keine signifikante Verbesserung der Iodversorgung. Nur in der kleinen Gruppe, die Iodtabletten einnahmen (100–200 µg/Tag) zeigte sich eine deutlich bessere Iodversorgung. Um den Iodmangel im Saarland auszurotten, bedarf es einer Bestandsaufnahme bezüglich der Iodaufnahmequellen, d. h. der Überprüfung, inwieweit tatsächlich iodiertes Salz in der Industrie und im Gewerbe verwendet wird. Ob eine Aufklärungskampagne ausreicht oder ob gesetzliche Verordnungen erforderlich sind, muß im Rahmen von Expertengesprächen untersucht werden. Der öffentliche Gesundheitsdienst sollte sich dieser Probleme annehmen. Diskussionen sind andererseits schon zuviele seit zu langer Zeit geführt worden. Was aktiv zu tun ist, könnten wir von unseren Nachbarn in Österreich und der Schweiz erfahren.

Literatur

[1] Brunn, J. et al.: Volumetrie der Schilddrüsenlappen mittels Real-time-Sonographie. Dtsch. med. Wschr. 106 (1981) 1338–1340.

[2] Gutekunst, R. et al.: Goitre epidemiology: Thyroid volume, iodine excretion, thyroglobuline and thyrotropin in Germany and Sweden. Acta Endocr. 112 (1986) 494–501.

[3] Menken, K.U. et al.: Schilddrüsenvolumina und Jodurie bei Kindern im Alter von 2–16 Jahren. Dtsch. med. Wschr. 117 (1992) 1047–1051.

[4] Müller-Leisse, C., J. Tröger: Schilddrüsenvolumen-Normwerte (sonographische Messungen an 7-20jährigen Schülern). Dtsch. med. Wschr. 113 (1988) 1872–1875.

[5] Neu, A.: Sonographic size of endocrine tissue. In: Functional endocrinologic diagnostics in children and adolescents. S. 21–36. J+J Verlag, 1992.

[6] Schönau, E. et al.: extracta paediatrica (Berlin) 13 (1989) 250–256.

Ausführliche Literatur in den beiden Doktorarbeiten:

Thomitzek, K.: Sonographische Beurteilung der Schilddrüsenvolumina bei saarländischen Schulkindern im Alter von 11–19 Jahren. Dissertation, Homburg/Saar, 1999.

Michaeli, Y.: Harniodanalysen bei saarländischen Schulkindern im Alter von 11–16 Jahren. Dissertation, Homburg/Saar, 1999.

Diskussion

Mödder:

Die Bestimmung des Schilddrüsenvolumens zumindest nach dem Rotationsellipsoidmodell berücksichtigt ja nur die Schilddrüsenlappen. Und nun ist ja gerade bei den juvenilen Strumen oft ein normales Volumen vorhanden, aber eine deutliche Verdickung des Isthmus. Ist das jetzt für Sie eine Struma bei einem normalen Volumen oder nicht?

Thomitzek:
Wir haben die Isthmusdicke separat bestimmt. Bei sehr dickem Isthmus haben wir das berücksichtigt, aber ansonsten haben wir bei normaldickem Isthmus die Formel von Brunn verwendet.

Meng:
Das ist einer der Nachteile der Methode, das kann nicht mit eingeschlossen werden. Gibt es keine andere Möglichkeit, als das separat zu registrieren, so wie das die Kollegen gemacht haben?

Hesse:
Wenn wir das Résumé ziehen, finden wir einen durchschnittlichen Wert von 125 bis 150 µg/g Creatinin bei dieser Schulpopulation. Damit hat das Saarland mit die höchsten Ausscheidungswerte, denn nach Berlin 110, jetzt Leipzig die neuesten Werte 125. Insgesamt doch ein ganz beachtlicher Ruck nach vorn. Und ich glaube, bei den Einstufungen hinsichtlich 50% z.B. Jugendlicher, die eine Struma haben, müssen wir doch sehen, welche Definition nun die richtige ist. Die Definition Europas von Delange, die ja vor zwei Jahren erschienen ist, wo die Werte höher liegen oder ob wir die Gutekunst-Werte weiter nehmen, und damit natürlich auch eine hohe Zahl von Strumen produzieren. Wenn ich das gesehen habe, liegen Sie nur mit 25% der Werte unterhalb von 100 µg – ist das richtig – das wäre ja nach den WHO-Kriterien im Moment im Saarland eine erstaunlich positive Entwicklung.

Zabransky:
Es muß ja auch mal was Positives aus dem Saarland zu berichten sein.

Meng:
Herr Zabransky, sagen Sie doch noch einmal, in welcher Zeitspanne Sie die Untersuchung durchgeführt haben, von bis?

Thomitzek:
Es war 1997, innerhalb von 5 Wochen haben wir die Schilddrüsen gemessen.

Meng:
Seit 1995/96, gerade in dieser Zeit ist ja überall dieser Anstieg erfreulicherweise nachweisbar gewesen. Und zum Glück auch im Saarland. Aber in Berlin, Volker, Ihr seid ja so besonders gut dran, wie das sich für eine Hauptstadt gehört, nicht?

Iodurie und Schilddrüsenvolumen Jugendlicher in Nord-Ostdeutschland 1989–1998

A. Schindler, K. Spieker, W. Meng

Es handelt sich um einen Fortschrittsbericht. In einer früher vorgelegten Studie konnten wir zeigen, daß sich die Iodversorgung in den neuen Bundesländern nach dem Beitritt zur Bundesrepublik Deutschland durch den Wegfall der interdiziplinären Strumaprophylaxe (Iodsalz, Anreicherung des Tierfutters mit iodhaltigen Mineralstoffmischungen) und den Übergang zur freiwilligen Prophylaxe wieder verschlechtert hatte [1]. Die angelaufenen prophylaktischen Maßnahmen und besonders die sog. „2. Verordnung" über die Verwendung von Iodsalz vom Dezember 1993 (Vereinfachung der Deklarierungsvorschriften) führten zu einer deutlichen Anhebung des Iodsalzverbrauches [2–3]. Das schlägt sich in einer Verbesserung der Iodversorgung nieder [2–4] und es stellte sich die Frage, ob Auswirkungen auf die Schilddrüsenvolumina bei Kindern und Jugendlichen erkennbar werden.

Eine ausreichende Jodversorgung kann nach den Empfehlungen der WHO angenommen werden, wenn mindestens zwei der folgenden Kriterien erfüllt sind [3–5]:

- Iodsalzverwendung im Haushalt > 90%
- Kropfgrad > 0 bei 6–12jährigen Schülern < 5% oder sonographisch vergrößerte Schilddrüsenvolumen (> 97. Perzentile) < 5%
- Iodausscheidung im Urin (Median) bei Schülern ≥ 10,0 µg/dl (> 50% müssen > 10,0 µg/dl und > 80% > 5,0 µg/dl liegen)
- TSH bei Neugeborenen > 5 mU/l < 3%

Wir untersuchten in zwei Regionen Nord-Ostdeutschlands (Mecklenburg-Vorpommern sowie Sachsen und Thüringen, stets gleiche Schulen) von November 1989–1998 die Iodurie in vier Zeitabschnitten bei insgesamt 2.599 11–17jährigen Schülern. Es zeigte sich ein Anstieg der Iodurie von 4,7 µg/dl (39,0 µg/g K, n = 744) 1989/92 auf 6,0 µg/dl (60,1 µg/g K, n = 123) 1994, auf 9,8 µg/dl (101,1 µg/g K, n = 982) 1995/96 und auf 9,9 µg/dl (105,5 µg/g K, n = 750) 1998. Die Verteilung der Werte weist aus, daß 1998 noch 58% < 10,0 µg/dl und 27,9% < 5,0 µg/dl lagen. Damit sind die Kriterien für eine ausreichende Iodversorgung noch nicht erfüllt. Es dominieren ein moderater (23,9%) und milder (30,1%) Iodmangel. Ein schwerer Iodmangel lag nur noch bei 4% (1989/90 20%) vor und 42% lagen im Bereich einer ausreichenden Iodversorgung (1989/92 18,8%). Fazit: Die Iodversorgung hat sich insbesondere ab 1994 deutlich verbessert. Die Schwelle zur ausreichenden Versorgung wird nahezu erreicht. In den Jahren 1996–1998 kam es zu keiner weiteren Verbesserung. Es besteht nach wie vor Iodmangel.

Bei den gleichen Schülern wurden in drei Zeitabschnitten (1991/92, 1995/96, 1998) sonographisch die Schilddrüsenvolumen gemessen (gleicher Untersucher). Die Altersgruppen waren etwa gleich groß und die Verteilung Jungen/Mädchen identisch. Dabei zeigte sich, daß in Mecklenburg-Vorpommern und Sachsen/Thüringen nur tendenzielle Unterschiede bestanden.

Die Medianwerte nahmen in allen Altersklassen zwischen 1991/92 und 1998 deutlich ab. Die Prävalenz vergrößerter Schilddrüsen betrug nach den Grenzwerten der DGE 1991/92 36%, 1995/96 33% und 1998 22%. Nach den Kriterien der WHO von 1997 [5] entsprechend 17%, 15% und 11%. Trotz Verbesserung der Iodversorgung bis 1996 war bei 11–17jährigen noch keine praktisch bedeutsame Verringerung der Strumaprävalenz zu verzeichnen. Der Rückgang zwischen 1991/92 und 1998 ist signifikant ($p < 0{,}001$).

1998 wurden auch 7–10jährige Schüler erfaßt. Die Prävalenz vergrößerter Schilddrüsen betrug in dieser Altersgruppe nur noch 4,9% und lag damit innerhalb des erwünschten Zielbereiches (s. o.).

Schlußfolgerung

Der Rückgang der Häufigkeit vergrößerter Schilddrüsen ist bei 11–17jährigen Schülern seit 1995/96 nachweisbar, aber noch unzureichend. Er folgt erwartungsgemäß der verbesserten Iodversorgung verzögert und tritt daher bei jüngeren Probanden früher und ausgeprägter in Erscheinung, zumal die bisherige Iodversorgung in der Pubertät noch nicht ausreicht. Die 7–10jährigen Kinder haben in unserer Untersuchung normale Schilddrüsenvolumen. Sie haben damit eine deutlich bessere Ausgangssituation. Das sind bemerkenswerte Resultate der prophylaktischen Maßnahmen in Deutschland.

Nach wie vor besteht Iodmangel. Trotz der Fortschritte bleiben alle Empfehlungen zur Sicherung einer normalen Iodversorgung unberührt – insbesondere in der Pubertät und während der Schwangerschaft und Stillperiode. Weitere Untersuchungen mit besonderer Berücksichtigung der 6–12jährigen sind zwingend notwendig.

Literatur

[1] Meng, W., A. Schindler, J. Bednar et al.: Die alimentäre Iodversorgung der Bevölkerung in den neuen Bundesländern nach dem Erliegen der allgemeinen Strumaprophylaxe. Akt. Ernähr.-Med. 19 (1994) 18–24.

[2] Meng, W., A. Schindler: Epidemiologie und Prophylaxe des Iodmangels in Deutschland. In: Chr. Reiners, B.Weinheimer (Hrsg.): Iod und Schilddrüse. S. 8–21, Walter de Gruyter, Berlin-New York 1988.

[3] Meng, W., A. Schindler, St. Horack et al.: Renale Iodausscheidung bei Schülern in Ostdeutschland. Med. Klin. 93 (1998) 347–351.

[4] Meng,W., A. Schindler: Iodine Supply in Germany. WHO/EURO/NUT/98.1, 21–27.

[5] WHO: Recommended normative values for thyroid volume in children aged 6–15 years, WHO Bulletin 75 (1997) 95-97.

Vergleich der Iodausscheidung nach Gabe von 200 µg Iodid täglich oder 1.500 µg einmal wöchentlich

H.J. Fink, H. Wawrzyn, B. Saller, R. Hörmann, K. Mann

Einleitung

Ursache der endemischen Struma ist in der Bundesrepublik Deutschland der immer noch vorherrschende alimentäre Iodmangel. Neuere, prospektive Untersuchungen in Deutschland weisen eine Verbesserung der alimentären Iodversorgung nach, jedoch liegt mit einer medianen Uriniodausscheidung von 72,4 µg Iod/g Kreatinin immer noch ein Iodmangel gemäß WHO Grad I (50–100 µg Iod/g Kreatinin) vor [1, 2], mit den unmittelbaren Folgen der Entwicklung einer Struma bei 50% der Erwachsenen, 52% der Jugendlichen und 21% der Kinder. Damit bleibt Deutschland immer noch ein Iodmangelgebiet mit einer hohen Strumaprävalenz [3].

Der tägliche Iodbedarf, um das Auftreten einer Struma zu verhindern, liegt für Erwachsene bei 200 µg, für Schwangere und Stillende bei 200 bis 260 µg Iod. Daraus resultiert, unter Berücksichtigung der oben erwähnten Uriniodausscheidung, ein mittleres, tägliches Ioddefizit von 100 bis 150 µg. Während der Schwangerschaft, infolge diaplazentarer und renaler Iodverluste, und in der Stillperiode ist der Iodbedarf der Frauen zusätzlich erhöht. Daher wird vom Arbeitskreis Iodmangel während der Schwangerschaft und der gesamten Stillperiode eine Substitution mit 200 µg Iodid empfohlen [4, 5, 6].

Eine Vereinfachung der Dosierung auf eine einmalige Tabletten-Einnahme pro Woche, ist gerade im Hinblick auf die notwendige Prophylaxe in der Schwangerschaft wünschenswert.

Mit der vorliegenden Studie haben wir pharmakokinetische Daten ermittelt, die zeigen, ob ein Behandlungsregime mit der täglichen Einnahme von 200 µg Iodid (Jodetten 200, Henning) über 7 Tage der einmaligen Einnahme von 1.500 µg Iodid (Jodetten depot, Henning) äquivalent ist. Hierzu erfolgte eine Überprüfung der täglichen und kumulativen Iodausscheidungen über jeweils 7 Tage im individuellen Vergleich.

Probanden und Methodik

Probanden

Sechs schilddrüsengesunde Probanden (2 Frauen, 4 Männer, medianes Alter 30 Jahre (29–34 Jahre) nahmen an der Studie teil. Bei allen Probanden lag eine euthyreote Stoffwechsellage vor (TSH 1,5–2,7 mU/l). Bei einem im Normbereich (Männer <25 ml, Frauen < 18 ml) liegenden Schilddrüsenvolumen (Median 14 ml) betrug die prätherapeutische Iodurie im Median 108 µg Iod/g Kreatinin.

Alle Probanden nahmen in der 1. Woche täglich 200 µg Iodid (Jodetten 200, Henning) in Form von Kaliumiodid ein. An Tag 8 (Beginn der 2. Woche) erhielten alle Probanden einmalig 1.500 µg Iodid (Jodetten depot, Henning) als Kaliumiodid.

Methodik

Die Probanden (n = 6) sammelten täglich einen 24-Stunden-Sammelurin über insgesamt 14 Tage. Es erfolgte eine photometrische Bestimmung der Iodausscheidung mittels modifizierter Cer-Arsenit-Reaktion nach Wawschinek [7–8].

Das Prinzip der modifizierten Cer-Arsenit-Methode beruht auf der von Iod katalysierten Entfärbung einer Cerlösung durch das Reduktionsmaterial Arsenit, das photometrisch gemessen wird.

Die kumulative Iodausscheidung wurde in Mikrogramm pro Woche und pro Gramm Kreatinin berechnet.

Ergebnisse

Unter täglicher Einnahme von 200 µg Iodid in Form von Kaliumiodid stieg bei allen Probanden die kumulative Iodausscheidung im Vergleich zur Ausgangsexkretion an (Abb. 1), z. B. bei dem 1. Probanden mit einer basalen Iodurie von 1.120 µg auf 2.302 µg Iod/Woche. Zwischen den Iodausscheidungen der einzelnen Probanden gibt es keinen signifikanten Unterschied.

Nach einmaliger Einnahme von 1.500 µg Iodid zeigte sich ebenfalls ein deutlicher Anstieg der kumulativen Iodausscheidung im Vergleich zur prätherapeutischen Iodurie (Abb. 2). Die Einzelausscheidungen der 6 Probanden sind vergleichbar und im Vergleich zur Iodausscheidung unter Einnahme von täglich 200 µg Iodid zeigt sich bezüglich der Höhe der Iodausscheidungen kein bedeutsamer Unterschied.

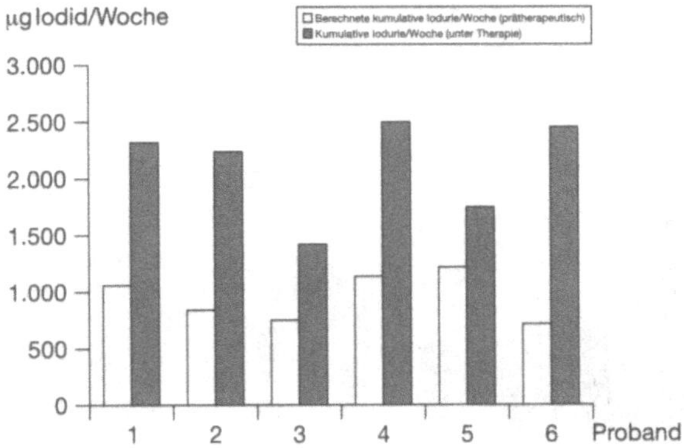

Abb. 1 Kumulative Iodausscheidungen nach 7 x 200 µg Iodid (n = 6).

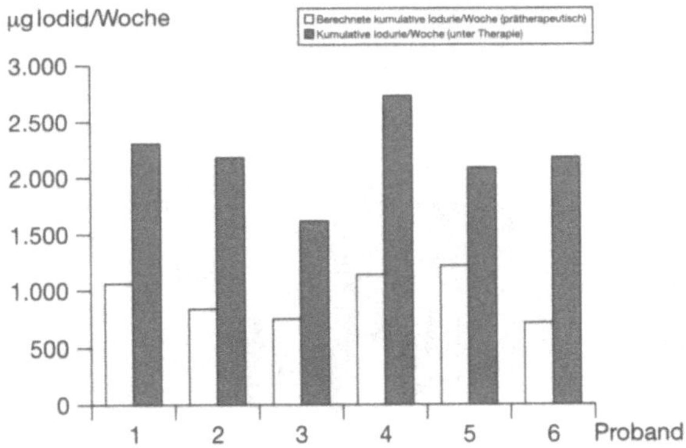

Abb. 2 Kumulative Iodausscheidungen nach 1 x 1.500 µg Iodid (n = 6).

Bei der Gegenüberstellung der einzelnen, korrespondierenden Iodausscheidungen, z. B. Tag 1 nach Einnahme von 200 µg Iodid und Tag 8 nach einmaliger Einnahme von 1.500 µg Iodid zeigte sich bei den einzelnen Probanden nach Einnahme von 1.500 µg Iodid ein initial höherer Anstieg der Iodurie im Vergleich zum primären Anstieg nach Einnahme von 200 µg Iodid (Abb. 3, 4, 5). Herauszustellen ist hierbei der Unterschied, daß sich während der ersten 2 Tage bei allen Probanden nach Einnahme von einmalig 1.500 µg Iodid ein signifikanter Anstieg der Iodausscheidung zeigt, wobei Iodkonzentrationen im Urin von maximal 115 µg/dl erreicht wurden. In den folgenden Tagen war die Iodausscheidung wieder vergleichbar mit der unter Einnahme von täglich 200 µg Iodid. Demgegenüber wurde nach täglicher Einnahme von 200 µg Iodid bereits ab dem 1. Tag eine relativ konstante Iodausscheidung gemessen, welche deutlich oberhalb der basalen Iodurie lag.

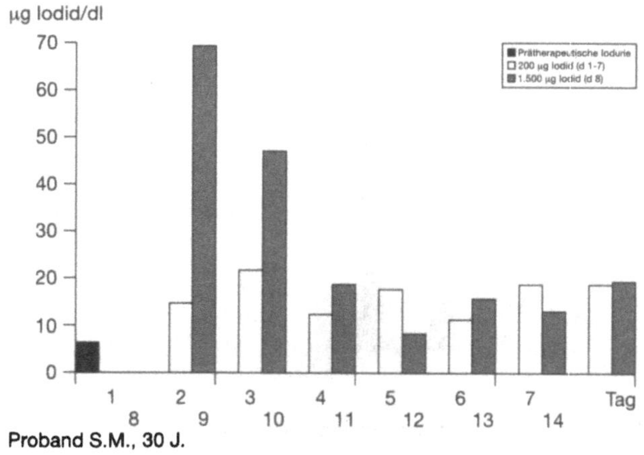

Abb. 3 Iodurie nach Einnahme von 200 µg Iodid (d 1–7) und 1 x 1.500 Iodid (d 8).

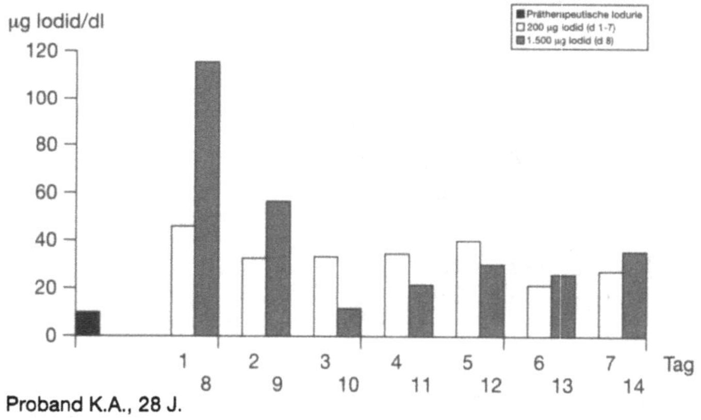

Abb. 4 Iodurie nach Einnahme von 200 µg Iodid (d 1–7) und 1 x 1.500 Iodid (d 8).

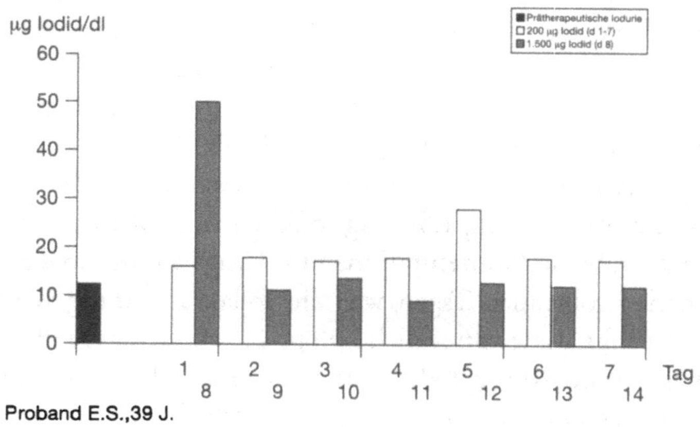

Abb. 5 Iodurie nach Einnahme von 200 µg Iodid (d 1–7) und 1 x 1.500 Iodid (d 8).

Diskussion

1998 publizierte Wahl [9] eine Arbeit über 25 schilddrüsengesunde Probanden, die über 8 Wochen entweder täglich 200 µg Iodid (Gruppe A, n = 12) in Form von Dijodtyrosin oder einmal wöchentlich 1.500 µg Iodid (Gruppe B, n = 13) erhielten.

In der Gruppe A wurde in der 1. Woche eine korrigierte Iodurie (nach Abzug der basalen Iodausscheidung) von 553 µg Iodid festgestellt, was 40% der eingenommenen Iodmenge entspricht. Im Vergleich dazu lag der Medianwert der kumulativen Iodausscheidung aller Probanden unter täglich 200 µg Iodid in unserer Untersuchung bei 340 µg/Woche.

In der 8. Woche betrug die Iodurie der Gruppe A 931 µg Iodid, entsprechend 67% der eingenommenen Menge.

In der Gruppe B war die korrigierte Iodurie pro Woche mit 963 µg entsprechend 65% der eingenommenen Iodmenge äquivalent der Gruppe A. Im Vergleich dazu lag der Medianwert der kumulativen Iodausscheidung aller Probanden unter einmal wöchentlich 1.500 µg Iodid in unserer Untersuchung bei 315 µg/Woche.

Unsere pharmakokinetischen Daten belegen, daß, bezogen auf die kumulative wöchentliche Iodausscheidung, kein signifikanter Unterschied zwischen den beiden Therapieregimen mit täglicher Einnahme von 200 µg Iodid oder einmal wöchentlicher Einnahme von 1.500 µg Iodid besteht. Der Medianwert der kumulativen Iodausscheidung aller Probanden liegt unter täglicher Einnahme von 200 µg Iodid bei 340 µg pro Woche, nach einmaliger Einnahme von 1.500 µg Iodid vergleichbar bei 315 µg Iod pro Woche. Beim Vergleich der einzelnen, korrespondierenden Iodausscheidungen (Tag 1 mit Tag 8, Tag 2 mit Tag 9, Tag 3 mit Tag 10 usw.) zeigt sich, daß die Hauptausscheidung des Iod-Depotpräparates im Urin in den ersten 2 Tagen erfolgt, wobei maximale Werte von 115 µg/dl erreicht werden. In den nachfolgenden Tagen fällt die Iodausscheidung im Urin ab und ist vergleichbar mit der Ausscheidung unter täglicher Einnahme von 200 µg Iodid.

In der Studie von Wahl wurden die beiden Behandlungsregimes mit täglicher Einnahme von 200 µg Iodid oder einmal wöchentlicher Einnahme von 1.500 µg Iodid über einen Zeitraum von 8 Wochen bzgl. der Iodausscheidungen als Parameter der Iodversorgung miteinander verglichen. Bei vergleichbaren, kumulativen Iodausscheidungen im Urin werden beide Behandlungsformen als gleichwertig bezeichnet.

Die Wirksamkeit der Iod-Depotpräparate in der Prophylaxe und Therapie der euthyreoten Struma ist belegt [10], die Nebenwirkungsrate dürfte derjenigen unter täglicher Einnahme von 200 µg Iodid entsprechen. Die einmal wöchentliche Gabe vereinfacht die Therapie und erhöht die Chancen für eine gute Compliance der Patienten auch bei Langzeitanwendung.

Zusammenfassung

Zusammenfassend wird mit den pharmakokinetischen Daten beider Studien der Äquivalenznachweis zwischen der wöchentlichen Einnahme von Jodetten depot und der täglichen Einnahme von Jodetten 200 erbracht.

In der Schwangerschaft wird, zum Ausgleich des erhöhten Iodbedarfs und zur Strumaprävention, eine generelle Prophylaxe mit täglicher Einnahme von 200 µg Iodid (entsprechend etwa 1,5 mg/Woche) empfohlen. Aufgrund der pharmakokinetischen Daten mit einer vergleichbaren, kumulativen Iodurie scheint eine Anwendung des Iod-Depotpräparates auch in der Schwangerschaft unbedenklich. Eine wesentliche Beeinflussung des fetalen Iodidstoffwechsels durch eine Hemmung der Schilddrüsenhormonsekretion (Wolff-Chaikoff-Effekt) ist unter dieser Iodzufuhr nicht zu erwarten.

Literatur

[1] Hampel, R., T. Kühlberg, K. Klein et al.: Strumaprävalenz in Deutschland größer als bisher angenommen. Med. Klein. Wschr. 9 (1995) 324–329.

[2] Hampel, R., T. Kühlberg, H. Zöllner et al.: Jodmangel in Deutschland – ein „Dauerbrenner"? Der Kassenarzt 29/30 (1995) 33–35.

[3] Gutekunst, R., U. Magiera, H.M. Teichert: Jodmangel in der Bundesrepublik Deutschland. Med Klein. Wschr. 88 (1993) 525.

[4] Horn, K., C.R. Pickard: Diagnostik und Therapie der Schilddrüsenerkrankungen in der Schwangerschaft. Internist 33 (1992) 103–107.

[5] Scriba, P.C.: Schilddrüsenerkrankungen in der Schwangerschaft, Kurzfassung eines Referates anläßlich des 49. Kongresses der Deutschen Gesellschaft für Gynäkologie und Geburtshilfe 1992. Der Frauenarzt 34 (1993) 12.

[6] Pedersen, K.M., Laurberg, P., E. Iversen et al.: Amelioration of some pregnancy-associated variations in thyroid function by iodine supplementation. J. Clin. Endocrin. 77 (1993) 1078–1083.

[7] Lorenz-Wawschinek, O., B. Tiran, O. Eber et al.: Photometric determination of iodine in urine. Exp. Clin. Endocrinol. 102 (1994) 57–59.

[8] Wawschinek, O., O. Eber, W. Petek et al.: Bestimmung der Harnjodausscheidung mittels einer modifizierten Cer-Arsenitmethode. Berichte der ÖGKC 8 (1985) 13–15.

[9] Wahl, R., M. Breidt, E. Kallee: Iodide supplementation: 200 µg daily or 1.500 µg weekly? Z. Ernährungswiss. 37 (1998) 18–22.

[10] Peters, H., D. Hackel, H. Schleusner: Rezidivprophylaxe der endemischen Struma. Dtsch. Med. Wschr. 121 (1996) 752–756.

Diskussion

Brabant:
Ich möchte ganz kurz auf die Problematik in der Schwangerschaft eingehen. Gibt es denn Daten über den Transport zum Föten, aus denen man auf die Höhe der Blut-Konzentration des angebotenen Iodid schließen kann?

Fink:
Daten gibt es dazu natürlich nicht, weil diese Untersuchungen in der Schwangerschaft kontraindiziert sind. Aber anhand unserer Daten sieht man, daß die Jodausscheidung unter Einnahme von 1.500 µg Iodid nur über zwei, maximal drei Tage bis zu einem hohen Peak ansteigt und dann wieder auf ein etwas erhobenes Ausgangsniveau abfällt. In der Kumulation sind die Ausscheidungen gleich. Somit denke ich, dürfte für den Föten kein ungünstiger Effekt zu erwarten sein.

Müller:
Kommentar: der entscheidende Befund der Arbeit von Herrn Wahl war die Tatsache, daß in beiden Therapiegruppen nach 8 Wochen die Iodurie praktisch identisch ist. Wir können also unbegrenzt beide Therapiewege beschreiten, nach Wunsch der Patienten.

Kallee:
Die Unterschiede zwischen den Untersuchungen von Frau Fink und Professor Wahl sind teilweise darauf zurückzuführen, daß sie verschiedene Methoden verwendet haben. Wir haben jeweils den 24-Stunden-Sammelharn gemessen und zweitens haben wir normal erscheinende Probandinnen und Probanden untersucht. Und da gab es am Anfang in den ersten drei Wochen einen allmählichen Anstieg der Ausscheidung. Das ist wahrscheinlich darauf zurückzuführen, daß viele dieser Probanden einen latenten Iodmangel hatten, und bis die endgültige Sättigung der Schilddrüsen aufgetreten war, hat es drei Wochen gedauert.

Schilddrüse und Röntgenkontrastmittel

J. Rendl, B. Saller

Eine Exposition durch sehr hohe Mengen exogen zugeführten Iods ist ein häufiges Ereignis im klinischen Alltag in Anbetracht von etwa 5 Mio. Untersuchungen, die pro Jahr in Deutschland mit iodhaltigen Röntgenkontrastmitteln (RöKM) durchgeführt werden [90].

Eine normale Schilddrüse besitzt die Fähigkeit, sich an eine Iodbelastung zu adaptieren. Bei zugrundeliegenden Defekten in den regulatorischen Mechanismen kann die Verabreichung von Iod in hoher Dosierung zur Auslösung von Schilddrüsenfunktionsstörungen führen. Während durch Iod hervorgerufene Hypothyreosen fast ausschließlich in ausreichend iodversorgten Ländern zu finden sind, tritt die iodinduzierte Hyperthyreose vornehmlich in Gebieten mit endemischem Iodmangel auf [7, 23, 36]. Ursache dafür ist die in diesen Arealen relativ hohe Prävalenz von funktionell autonomen Bezirken in der Schilddrüse [2, 37]. Stanbury et al. [96] betrachten daher auch die iodinduzierte Hyperthyreose als eine der iodmangelbedingten Schilddrüsenfunktionsstörungen (Iodine Deficiency Disorders).

Werden Patienten mit einer Schilddrüsenautonomie hohen Iodmengen ausgesetzt, kann es durch Fehlen der normalen Autoregulation in diesen Zellen zu einer ungehemmten Aufnahme und Organifizierung von Iod, zur vermehrten Synthese von Schilddrüsenhormonen und schließlich zu allen Graden einer Hyperthyreose kommen [17, 18, 21, 25, 33, 34, 54, 55].

Im Zusammenhang mit Schilddrüse und RöKM stellt daher die iodinduzierte Hyperthyreose das wichtigste Problem dar, welches sich im wesentlichen durch zwei Fragen charakterisieren läßt:

1. Wie häufig ist eine iodinduzierte Hyperthyreose (IIH) nach Applikation iodhaltiger RöKM?
2. Welche Patienten (Risikopatienten) entwickeln eine IIH nach einer RöKM-Untersuchung?

Die Beantwortung beider Fragen, vor allem aber der zweiten, ist schwierig und hängt zudem eng mit dem Problem der Prävention der IIH zusammen. Die Kenntnis grundlegender Pathomechanismen in der Iodkinetik von iodhaltigen RöKM ist Voraussetzung, um einer möglichen Antwort auf oben gestellte Fragen näherzukommen.

Kovalent gebundenes Iod und freies anorganisches Iodid in Röntgenkontrastmitteln

Die Grundstruktur der wasserlöslichen ionischen aber auch nichtionischen, monomeren und dimeren RöKM ist der Benzolring, an dem Iod in den Positionen 2, 4, und 6 symmetrisch substituiert ist (Abb. 1). Für die Positionen 1, 3 und 5 des Moleküls verbleiben Valenzen, um durch zahlreiche Variationen von Seitenketten die Toxizität, Hydrophilie, den Ausscheidungsweg und andere kinetische und pharmakodynamische Effekte zu optimieren [16]. Bisher konnte Iod als „Marker" durch kein anderes kontrastgebendes Element bei der Synthese intravasal verträglicher RöKM ersetzt werden, weil es

- in organischen Molekülen ein guter Substituent,
- fest atomar gebunden,
- wenig toxisch und
- stark strahlenschwächend ist [16].

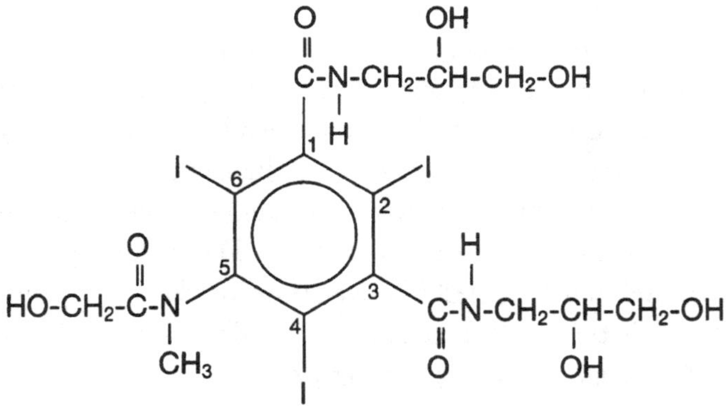

Abb. 1 Grundstruktur nichtionischer Röntgenkontrastmittel, gezeigt am Beispiel von Iomeprol (Imeron®). Im Grundmolekül, dem Benzolring, ist Iod in den Positionen 2,4 und 6 symmetrisch substituiert.

Die Iodkonzentration bestimmt das Ausmaß der Röntgenstrahlabschwächung und damit den positiven Kontrast. Mit der Injektion triiodierter, nierengängiger RöKM werden dem Patienten Iodmengen in der Größenordnung von etwa 15–100 g zugeführt, da, bezogen auf das Molekulargewicht, RöKM zu ca. 50 % aus Iod bestehen (Tab. 1). Diese applizierten Iodmengen übersteigen die Gesamtiodmenge des menschlichen Körpers um etwa das 1.500–10.000fache. Für die Beeinflussung der Schilddrüsenfunktion ist jedoch nicht die Menge an kovalent organisch gebundenem Iod entscheidend, sondern zum einen der Gehalt an freiem, anorganischem Iodid, den jedes Kontrastmittel herstellungsbedingt enthält, zum anderen das Ausmaß an intravital, also in vivo abgespaltenem, ebenfalls freiem Iodid.

Tabelle 1 Molekularer Iodgehalt nichtionischer Röntgenkontrastmittel

Kontrastmittel	Molekulargewicht	molekularer Iodgehalt in % des Molekulargewichts
Iopamidol (Solutrast®)	777	49,0%
Iohexol (Omnipaque®)	821	46,4%
Iopromid (Ultravist®)	791	48,1%
Ioversol (Optiray®)	807	47,2%
Iopentol (Imagopaque®)	835	45,6%
Iomeprol (Imeron®)	777	49,0%
Iobitridol (Xenetrix®)	835	45,6%
Iotrolan (Isovist®)	1.626	46,8%
Iodixanol (Visipaque®)	1.550	49,1%

Der Gehalt an freiem Iodid in ionischen und nichtionischen RöKM liegt nach Untersuchungen von Laurie et al. [50] und Rendl et al. [77] zwischen 0,5 und 36 µg Iodid pro ml Kontrastmittel (Tabelle 2 und Tabelle 3). Statistisch gesehen unterscheiden sich beide Kontrastmittelgruppen nicht hinsichtlich ihres Gehalts an freiem Iod [77], weil auch nichtionische RöKM einen vergleichsweise hohen Anteil an anorganischem Iodid enthalten können (Tabelle 3). Da letzterer produktionstechnisch bedingt ist, besteht auch keinerlei Korrelation zum kovalent gebundenen Gesamtiod der Kontrastmittel [77]. Bezogen auf das im Kontrastmittel enthaltene, organisch gebundene Iod, liegt die Konzentration des freien anorganischen Iodids in der Größenordnung von Zehntel bis Tausendstel Promille: 0,001–0,1 ‰.

Pharmakokinetik nichtionischer Röntgenkontrastmittel

Die mit der Verabreichung iodhaltiger RöKM applizierten, großen Mengen an organisch gebundenem Iod führen sofort nach Injektion zu einer starken Erhöhung der Gesamtiodkonzentration im Plasma, die der injizierten Menge an Kontrastmittel direkt proportional ist (Abb. 2). Aus der unmittelbar einsetzenden, raschen renalen Elimination resultiert ein schneller Abfall der Plasmaspiegel des Kontrastmittels, der biphasisch erfolgt und sich am besten durch ein lineares Zwei-Kompartiment-Modell für das Zeitintervall zwischen 0 und 24 h beschreiben läßt

(Abb. 2). Die entsprechenden pharmakokinetischen Parameter für Iomeprol (Imeron®) und Iopromid (Ultravist®) sind in Tabelle 4 zusammengestellt. Demnach werden nichtionische RöKM mit einer Eliminationshalbwertszeit von knapp 2 Stunden und einer Plasmaclearance, die ziemlich genau der glomerulären Filtrationsrate entspricht, in den Urin ausgeschieden. Nach 2–3 h sind etwa 50%, nach 24 h schon 90% der injizierten Kontrastmittelmenge renal eliminiert. Die Ausscheidung über den Stuhl ist vernachlässigbar gering, da nur etwa 1–2% der applizierten Menge an RöKM innerhalb von 6 Tagen in den Faeces erscheinen [101].

Tabelle 2 Freies, anorganisches Iodid in ionischen Röntgenkontrastmitteln

Kontrastmittel		Freies anorganisches Iodid µg/ml	Freies anorganisches Iodid ‰ Gesamtiod	Gesamtiod mg/ml
Angiografin®	0,65g Megluminamidotrizoat	9,36 ± 0,18	0,03	306
Conray® EV	0,24g Meglumin- 0,36g	19,01 ± 0,08	0,06	328
	Natrium-Iotalamat	14,12 ± 0,23	0,12	113
Conray® FL	0,24g Megluminiotalamat			
Conray® FL36	0,36g Megluminiotalamat	15,78 ± 0,06	0,09	170
Conray® 30	0,30g Megluminiotalamat	20,28 ± 0,11	0,14	141
Conray® 60	0,60g Megluminiotalamat	36,17 ± 0,37	0,13	282
Conray® 70	0,71g Meglumin- 0,629g Natrium-Iotalamat	5,35 ± 0,07	0,01	410
Hexabrix®320	0,393g Meglumin- 0,196 g Natrium-Ioxaglat	17,83 ± 0,27	0,06	320
Telebrix® Gastro	0,660 g Megluminioxitalamat	32,40 ± 0,56	0,11	300

aus Rendl et al. [77]

In-vivo-Deiodierung von Röntgenkontrastmitteln

Bei Anwendung moderner, nichtionischer RöKM, wie z. B. Iopamidol (Solutrast®), Iopromid (Ultravist®) oder Iomeprol (Imeron®) mit Konzentrationen an

Tabelle 3 Freies, anorganisches Iodid in nichtionischen Röntgenkontrastmitteln

Kontrastmittel		Freies anorganisches Iodid µg/ml	Freies anorganisches Iodid ‰ Gesamtiod	Gesamtiod mg/ml
Imeron® 300	0,612 g Iomeprol	2,32 ± 0,33	0,008	300
Isovist® 300	0,641 g Iotrolan	17,02 ± 0,37	0,06	300
Omnipaque® 240	0,518 g Iohexol	8,27 ± 0,08	0,03	240
Omnipaque® 300	0,647 g Iohexol	10,82 ± 0,37	0,04	300
Omnipaque® 350	0,755 g Iohexol	15,19 ± 0,07	0,04	350
Optiray® 240	0,509 g Ioversol	30,16 ± 0,16	0,13	240
Optiray® 300	0,509 g Ioversol	23,29 ± 0,12	0,08	300
Optiray® 320	0,509 g Ioversol	15,21 ± 0,05	0,05	320
Optiray® 350	0,509 g Ioversol	6,99 ± 0,16	0,02	350
Solutrast® 300	0,408 g Iopamidol	0,50 ± 0,001	0,002	300
Ultravist® 240	0,499 g Iopromid	2,45 ± 0,04	0,01	240
Ultravist® 300	0,623 g Iopromid	2,33 ± 0,01	0,008	300
Ultravist® 370	0,769 g Iopromid	3,39 ± 0,07	0,009	370

aus Rendl et al. [77]

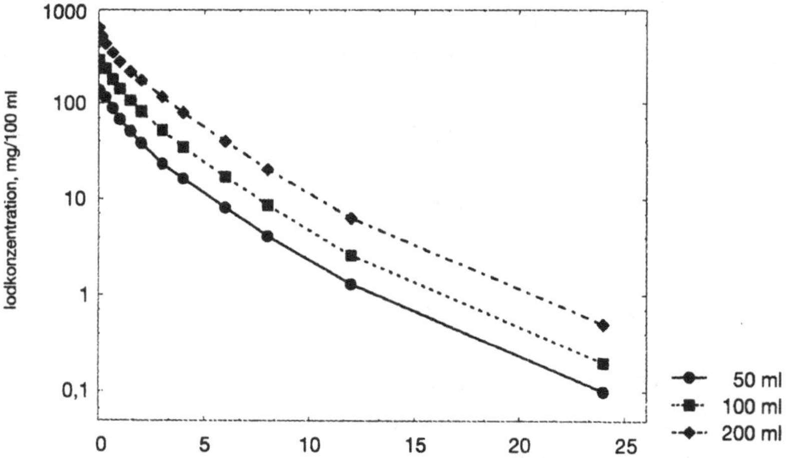

Abb. 2 Zeitlicher Verlauf der mittleren Gesamtiodkonzentration im Plasma nach i.v. Applikation unterschiedlicher Mengen von Iomeprol. Die Eliminationshalbwertszeit beträgt 1,83 h (modifiziert nach [83]).

freiem Iodid von nur 0,5–2,5 µg/ml werden mit einmaliger Injektion von 100 ml Kontrastmittel freie Iodmengen zwischen 50 und 250 µg intravenös verabreicht. Es ist schwer vorstellbar und wenig wahrscheinlich, daß eine einmalige Gabe von Iod

Tabelle 4 Pharmakokinetische Parameter von Iomeprol (Imeron®) und Iopromid (Ultravist®)

Parameter	Iomeprol n = 24 (Mittelwert ± SD)	Iopromid n = 7 (Mittelwert ± SD)
$t_{1/2}\alpha$ (min)	22.2 ± 14.4	2.9 ± 1.1
$t_{1/2}\beta$ (min)	109.8 ± 14.4	102.0 ± 43.9
V_C (ml/kg)	160 ± 30	80 ± 20
V_{tot} (ml/kg)	280 ± 50	200 ± 30
Plasmaclearance (ml/min/kg)	1.67 ± 0.16	1.29 ± 0.25

$t_{1/2}\alpha$: Eliminationshalbwertszeit der schnellen Phase
$t_{1/2}\beta$: Eliminationshalbwertszeit der langsamen Phase
V_C: Volumen des zentralen Kompartiments, bezogen auf kg Körpergewicht
V_{tot}: Gesamtes Verteilungsvolumen des Kontrastmittels, bezogen auf kg Körpergewicht
Daten für Iomeprol aus [85]
Daten für Iopromid aus [98]

in dieser Größenordnung eine iodinduzierte Hyperthyreose hervorrufen kann. Dennoch treten diese auch nach einmaliger Applikation nichtionischer RöKM auf [40]. Die gemessenen Plasmaiodidkonzentrationen zeigen sowohl nach parenteraler Verabreichung iodhaltiger RöKM z. B. bei Koronarangiographien [78], als auch nach enteraler Kontrastmittelapplikation im Rahmen einer ERCP [57, 61] einen signifikant hohen Anstieg, der die jeweilige Ausgangskonzentration um ein Vielfaches übersteigt. Eine derartig ausgeprägte Zunahme der Iodidkonzentration im Plasma läßt sich nicht durch den freien Iodidgehalt im RöKM erklären, vielmehr muß eine starke, offensichtlich rasch beginnende, endogene In-vivo-Deiodierung des RöKM erfolgen. Wie schnell diese Deiodierung einsetzt und wieviel zusätzliches freies Iodid auf diesem Wege anfällt, ist bisher nicht ausreichend untersucht. Ein direkter Nachweis für eine In-vivo-Metabolisierung gallegängiger RöKM wurde in mehreren Studien erbracht [6, 62, 72, 73].

Mit Ausnahme der schon oben genannten Untersuchungen [57, 78] gibt es bislang nur sehr wenige, teilweise auch widersprüchliche Hinweise für eine In-vivo-Deiodierung nierengängiger ionischer und nichtionischer RöKM. Zunächst ging man davon aus, daß bei Patienten mit normaler Nierenfunktion keine Metabolisierung wasserlöslicher RöKM stattfindet [14, 26, 30, 59], obwohl die vorübergehende Blockade der thyreoidalen Iodaufnahme [27, 32, 41, 56, 68, 82] und die sehr selten vorkommende Speicheldrüsenschwellung nach Kontrastmittelapplikation [3, 98] indirekte Hinweise für eine nicht unerhebliche Iodabspaltung darstellen. Talner et al. [99] untersuchten den Iodidgehalt von Speichel nach Urographie mit Iothalamat und schlossen aus der hohen Iodikonzentration auf eine In-vivo-Deiodierung des Kontrastmittels bei urämischen Patienten. Bei normalen Patienten fand man keinen Anhalt für eine Deiodierung wegen der geringen Sensitivität der damals verfügbaren Methoden zur Iodidbestimmung. Erst Kelly und Golman [47] konnten nach Applikation sowohl von ionischen (Megluminio-thalamat) als auch nichtionischen (Iopamidol) RöKM bei 54 Kaninchen und 14 Patienten mit normaler Nierenfunktion durch potentiometrische Iodidbestimmung im Urin das 35fache an Iodid, das die Injektionslösungen enthielten, nachweisen. Im Mittel wurde innerhalb von drei Tagen etwa 0,07% der Gesamtiodmenge als Iodid ausgeschieden mit allerdings erheblichen individuellen Schwankungen.

Was die initiale Deiodierung von RöKM anbetrifft, erfolgte bei den neueren Untersuchungen [57, 78] die Abnahme der ersten Plasmaproben erst nach 3–4 h, so daß bislang keinerlei Daten über die Kinetik der Iodabspaltung vorliegen. Ein weiterer Nachteil aller soweit vorhandener Studien besteht darin, daß das anorganische Iodid im Serum oder Plasma nur indirekt durch Entionisieren [78] und daher nicht ausreichend genau gemessen werden konnte, um Angaben darüber zu machen, wieviel Iod tatsächlich durch Abspaltung frei wird. Erst in letzter Zeit ist es durch Anwendung der HPLC-Technik möglich, exakt anorganisches freies Iodid im Plasma oder Serum direkt zu bestimmen [79]. Somit kann man erstmals aus der Plasmaiodkinetik quantitative Aussagen zur In-vivo-Deiodierung von RöKM erhalten. In einer aktuell von uns durchgeführten Studie wurden 40 Patienten [80] randomisiert und standardisiert jeweils 85 ml entweder von Ioversol 300 (Optiray®300 = Gruppe A) mit einem freien Iodidgehalt von 5 µg Iodid pro ml RöKM oder von Iomeprol 300 (Imeron®300 = Gruppe B) mit einem Iodidanteil von 2 µg pro ml Kontrastmittel innerhalb von 3 min. intravenös verabreicht. Blutentnahmen zur Bestimmung der Plasmaiodkonzentration erfolgten unmittelbar vor Injektion des RöKM sowie 1, 5, 15, 30 und 60 min. nach Beendigung der KM-Injektion. Um die Frage der In-vivo-Deiodierung eindeutig beantworten zu können, erhielten zwei Kontrollgruppen von jeweils 5 Probanden in gleicher Weise 85 ml einer physiologischen Kochsalzlösung intravenös infundiert. Die Kochsalzinfusionen enthielten dieselbe Konzentration an freiem Iodid wie die beiden Kontrastmittel, nämlich 5 µg bzw. 2 µg Natriumiodid pro ml, jedoch kein organisch gebundenes Iod. In Abb. 3 sind die gemessenen Konzentrationen des freien anorganischen Iodids im Plasma für die einzelnen Gruppen aufgetragen. Im Gegensatz zu den Kontrollen zeigen die beiden Kontrastmittelgruppen signifikant höhere Plasmaiodidspiegel, die im Zeitverlauf zunehmen, während bei den Kontrollen das Plasmaiodid kontinuierlich abfällt. Damit ist die In-vivo-Deiodierung nichtionischer RöKM eindeutig nachgewiesen. Die quantitative Auswertung ergibt, daß innerhalb einer Stunde etwa 3–6 mg, d.h. 0,01–0,02% der verabreichten, organisch gebundenen Gesamtiodmenge als freies Iodid anfällt. Dies liegt in derselben Größenordnung wie bei den Untersuchungen von Kelly und Golman [47].

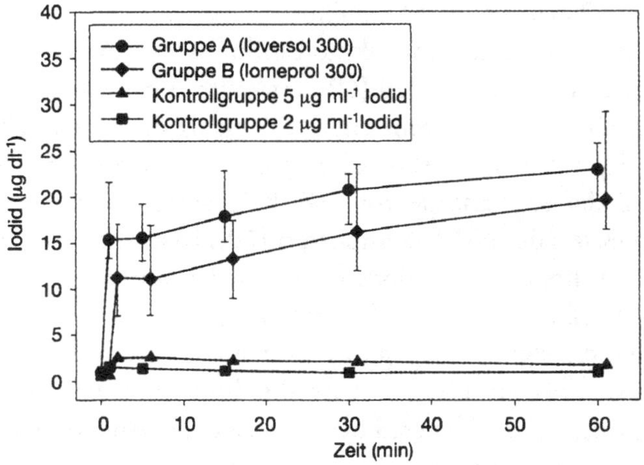

Abb. 3 Konzentration des anorganischen Iodids im Plasma nach i. v. Applikation von jeweils 85 ml nichtionischer RöKM und von physiologischen Kochsalzlösungen (Kontrollen) mit denselben Ausgangskonzentrationen an freiem Iodid wie die Kontrastmittel [80].

Unklar bleibt nach wie vor der Mechanismus der Deiodierung. Kelly und Golman [47] vermuten einen enzymatischen Prozeß, da zum einen die Iodidfreisetzung dosisabhängig ist und Unterschiede zwischen verschiedenen Kontrastmitteln bestehen (Abb. 3), zum anderen individuelle Schwankungen zu beobachten sind. Welche Enzyme hierfür in Frage kommen, ist bislang ebenfalls nicht untersucht, wobei die bekannten Deiodasen [48] hochspezifische, nur intrazellulär vorkommende Selenoenzyme sind und als Substrat nur Schilddrüsenhormone deiodieren. Nach vorherrschender Meinung aber verteilen sich RöKM nur im Interstitialraum und gelangen nicht in gesunde Zellen. In letzter Zeit allerdings gibt es tierexperimentelle Hinweise dafür, daß RöKM doch in normale Zellen penetrieren und dort auch akkumulieren können [1, 64, 65, 66]. Möglicherweise werden sie also doch intrazellulär und erstaunlich schnell durch Deiodasen oder durch noch nicht näher charakterisierte Dehalogenasen deiodiert.

Einfluß nichtionischer Röntgenkontrastmittel auf Schilddrüsenfunktionsparameter

Die Verabreichung von Iod in pharmakologisch hohen Dosen, wie dies bei RöKM-Untersuchungen der Fall ist, führt bei einer normalen Schilddrüse autoregulatorisch zu einer Inhibition der Funktion, die sich in den entsprechenden Funktionstests widerspiegelt [87]. Dieser als Wolff-Chaikoff-Effekt [102] bekannte, temporär nur bis etwa 48 Stunden anhaltende, akute Einfluß hoher Iodmengen, wird höchstwahrscheinlich über Iodohexadekanal [69], eine intrathyreoidale Iodverbindung, vermittelt und macht sich in einem leichten Rückgang der freien Schilddrüsenhormone fT_4 und fT_3 bemerkbar (Abb. 4). Die gegenregulatorisch induzierte TSH-Ausschüttung und der sog. Escape vom Wolff-Chaikoff-Effekt, verursacht durch verminderte Expression des Na^+/I-Symporters [20], lassen beide freien Hormone trotz persistierend hoher Plasmaiodspiegel wieder ansteigen. Erst drei Wochen nach RöKM-Applikation ist das fT_4 im Vergleich zum Ausgangswert leicht, jedoch statistisch nicht signifikant erhöht, während das basale TSH minimal zurückgeht. Die TSH-Antwort im TRH-Test ist allerdings zu diesem Zeitpunkt statistisch signifikant geringer [78]. Generell bewegen sich alle Änderungen innerhalb der entsprechenden Normbereiche [71, 78, 100], was als physiologische Adaptation an die erhöhte Iodzufuhr zu interpretieren ist [28]. In Abhängigkeit vom untersuchten Patientenkollektiv, insbesondere im Hinblick auf die Altersverteilung, kann man unterschiedliche, teilweise auch stärker ausgeprägte Veränderungen der Schilddrüsenhormonkonzentrationen beobachten. Bei 73 Patienten im Alter von 50 bis 84 Jahren (Mittel: 65,7 J.) stellten Conn et al. [11] sowohl 4 als auch 8 Wochen nach i.v. Applikation nichtionischer RöKM einen signifikanten Abfall des basalen TSH-Spiegels fest, während das fT_4 erst nach 8 Wochen um etwa 20% über den Ausgangswert angestiegen war. Das T_3 zeigte keine signifikanten Veränderungen und nur 2 Patienten wurden manifest hyperthyreot. Obwohl eine iodinduzierte Hyperthyreose auch in dieser Studie als seltenes Ereignis auftrat, war der Trend in Richtung Stimulation der Schilddrüse als Folge der Iodbelastung unverkennbar. Der von den Autoren vermutete Zusammenhang mit dem fortgeschrittenen Alter der Patienten erscheint sehr plausibel, da mit zunehmendem Alter der Anteil funktionell autonomer Zellen ansteigt.

RöKM können aber auch direkt über eine Hemmung der 5'-Deiodinase in peripheren Geweben [10] oder in der Hypophyse [67] einen fT_4-Anstieg sowie einen fT_3-Abfall mit konsekutiv erhöhtem Reverse-T_3 hervorrufen. Diese Veränderungen der freien Schilddrüsenhormone sind am stärksten 3–4 Tage nach KM-Applikation ausgeprägt und verschwinden wieder innerhalb von 14 Tagen. Die Interpretation von Schilddrüsenfunktionstests in den ersten 2 Wochen nach erfolgter Gabe iodhaltiger RöKM erfordert also große Vorsicht.

Iodinduzierte Hyperthyreose

Eine normale Schilddrüse besitzt intrinsische regulatorische Mechanismen, um eine euthyreote Stoffwechsellage auch unter Bedingungen exzessiv hoher Iodzufuhr

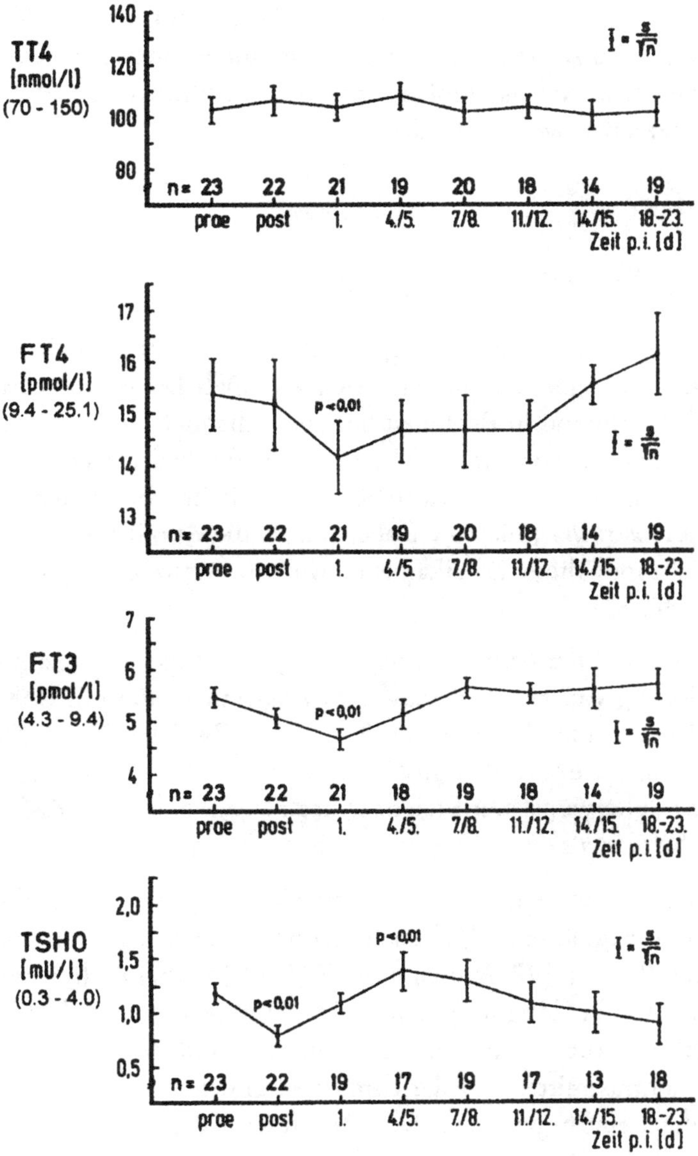

Abb. 4 Zeitlicher Verlauf der Schilddrüsenhormone (Gesamt T_4 und freie Hormone) sowie des basalen TSH nach i.v. Applikation nichtionischer RöKM (Solutrast® und Ultravist®) im Rahmen von Koronarangiographien [78].

aufrechtzuerhalten. Beobachtbare Veränderungen in den Konzentrationen der freien Schilddrüsenhormone und des basalen TSH-Spiegels bewegen sich üblicherweise innerhalb der entsprechenden Normbereiche (s.o.). Obwohl die Ätiologie der iodinduzierten Hyperthyreose (IIH) nach wie vor unklar bleibt, ist es doch sehr wahrscheinlich, daß eine exzessive Produktion und Freisetzung von Schilddrüsenhormonen vor allem dann zu erwarten ist, wenn funktionell autonome Knoten der Schilddrüse, die bei Patienten mit großen Strumen in Iodmangelgebieten häufig sind [2], einem Iodexzeß ausgesetzt werden.

Häufigkeit der iodinduzierten Hyperthyreose

In Ländern mit unzureichender Iodversorgung läßt sich bei bis zu 60% der Patienten mit Hyperthyreose eine Iodkontamination als möglicher Auslöser nachweisen [29, 42, 76, 89], während in Regionen mit ausreichender Iodzufuhr, wie z. B. in den Vereinigten Staaten von Nordamerika, eine iodinduzierte Hyperthyreose wesentlich seltener vorkommt [84], jedoch ebenfalls auftritt, vor allem bei älteren Patienten mit Knotenstruma [58, 74]. Dabei stehen die Applikation iodhaltiger RöKM und die Gabe iodhaltiger Medikamente, wie z. B. Amiodaron, ganz im Vordergrund [13, 15, 38, 84].

Trotz dieser Befunde und der häufigen Anwendung iodhaltiger Röntgenkontrastmittel ist die Auslösung von Hyperthyreosen im Zusammenhang mit RöKM bisher meist nur in Fallberichten beschrieben [3, 4, 5, 22, 74, 94]. Dies dürfte auch der Grund dafür sein, warum in den großen Studien von Katayama [45, 46] zur Frage der Häufigkeit unerwünschter Ereignisse nach Injektion von RöKM Funktionsstörungen der Schilddrüse nicht einmal erwähnt werden.

Auch liegen bislang nur sehr wenige prospektive Untersuchungen über die Häufigkeit und den Schweregrad einer IIH nach Kontrastmittelapplikation vor [8, 9, 24, 28, 40, 97]. Steidle et al. [97] fanden in 3/57 (5,3%) vorher euthyreoten Patienten nach einer Ausscheidungsurographie eine Suppression des TRH-Testes. Nach intravenöser bzw. oraler Cholegraphie war, aufgrund der langsamen Ausscheidung dieser Kontrastmittel und der damit verbundenen länger anhaltenden Iodbelastung, häufiger eine Suppression des TRH-Testes nachweisbar (15,8% bzw. 27,9%). Fritzsche et al. [24] fanden bei 1/60 Patienten, die nach Koronarangiographie weiterbeobachtet wurden, eine manifeste Hyperthyreose, in drei Fällen kam es zu einer Suppression von TSH. Schwarz et al. [93] beobachteten 106 Patienten bis 10 Wochen nach intravenöser Anwendung von Röntgenkontrastmitteln. In 42 Fällen (40%) trat ein Anstieg der Hormonparameter in den hyperthyreoten Bereich auf, eine eindeutige klinische Hyperthyreosesymptomatik entwickelte sich bei sechs Patienten.

Zur Abschätzung des Risikos einer durch RöKM verursachten IIH, untersuchte de Bruin [8] 24.600 CT-Untersuchungen zwischen 1987 und 1990. Nur bei sieben

Patienten war wegen einer schweren iodinduzierten Hyperthyreose ein Krankenhausaufenthalt erforderlich. Alle Patienten hatten eine multinodöse Struma.

In der aktuellsten Studie von Hintze et al. [40] entwickelten zwei von 788 nicht selektierten Patienten eine Hyperthyreose innerhalb von 12 Wochen nach Applikation von Ultravist® im Rahmen einer Koronarangiographie. Das ausgesprochen niedrige Risiko von 0,25 % für das Auftreten einer IIH betrachten die Autoren als das wichtigste Resultat ihrer Studie.

Interessanterweise haben Nolte et al. [63] schon 1996 praktisch dieselbe Hyperthyreoseinzidenz von 0,34 %, ebenfalls nach Koronarangiographien, gefunden: bei vier von 1.177 Patienten trat eine leichte Schilddrüsenüberfunktion auf (Tabelle 5).

Tabelle 5 Häufigkeit einer iodinduzierten Hyperthyreose nach Applikation iodhaltiger RöKM bei nicht selektierten, größeren Patientengruppen

Autor	Anzahl RöKM-Untersuchungen	Iodinduzierte Hyperthyreosen (IIH)	Prozentuale Häufigkeit
Lederbogen [51]	ca. 5 Mio. KM-Untersuchungen pro Jahr in Deutschland	etwa 100 thyreotoxische Krisen pro Jahr, davon ca. 38 % iodinduziert	0,00076 %
de Bruin [8]	24.600 CT Scans	7	0,028 %
Nolte [63]	1.177 Koronarangiographien	4	0,34 %
Hintze [40]	788 Koronarangiographien	2	0,25 %

Alle bisher vorliegenden Untersuchungen an nicht selektierten, größeren Patientengruppen zeigen also, daß die Wahrscheinlichkeit einer iodinduzierten Hyperthyreose nach einmaliger Applikation eines iodhaltigen Röntgenkontrastmittels offensichtlich extrem niedrig ist (Tabelle 5). Dies gilt insbesondere für die thyreotoxische Krise, von der bei 5 Mio. KM-Untersuchungen pro Jahr in Deutschland [90] etwa 100 im gleichen Zeitraum auftreten, wovon ca. 38 % durch eine Iodexposition ausgelöst werden [51].

Wenngleich das Risiko einer IIH nach Applikation iodhaltiger RöKM als äußerst gering einzustufen ist, stellt die Hyperthyreose oder gar die thyreotoxische Krise im Rahmen einer Iodkontamination, vor allem bei älteren, kardial vorbelasteten Patienten ein ernstzunehmendes, manchmal sogar lebensbedrohendes Krankheitsbild dar. Es ist daher wichtig, mögliche Risikofaktoren für die Entwicklung einer IIH zu definieren.

Risikofaktoren für die Entwicklung einer iodinduzierten Hyperthyreose

Nach Stanbury et al. [96] hängt die Häufigkeit, mit der eine iodinduzierte Hyperthyreose auftritt, von einer Reihe von Faktoren ab:

- Schweregrad des Iodmangels vor Iodexposition
- Ausmaß der Iodexposition
- Häufigkeit funktionell autonomer Zellen in der Schilddrüse
- Alter der untersuchten Patientengruppen.

Die Ausprägung des Iodmangels, der vor stattgehabter Iodexposition besteht, ist offensichtlich ein entscheidender Risikofaktor, da die IIH in Ländern mit ausreichender Iodversorgung wesentlich seltener vorkommt. Dies geht auch aus Tabelle 5 ganz deutlich hervor. Vergleicht man nämlich die beiden aus dem Iodmangelgebiet Deutschland stammenden Studien von Nolte et al. [63] und Hintze et al. [40] mit der Studie von de Bruin [8] aus Holland, wo kein Iodmangel herrscht, so findet man hierzulande eine um den Faktor 10 höhere prozentuale Häufigkeit der IIH. Die IIH als eine der iodmangelbedingten Erkrankungen zu betrachten [96], ist also durchaus gerechtfertigt.

Entscheidend ist dabei das Ausmaß des präexistenten intrathyreoidalen Iodmangels, der als wichtiger Faktor für eine verstärkte Iodaufnahme der Schilddrüse bei hoher Iodbelastung anzusehen ist (Abb. 5). Wie in Abb. 5 dargestellt, nimmt der Iodgehalt der Schilddrüse nach i.v. Applikation von Iomeprol bei ausreichend hoher Ausgangskonzentration zunächst ab und erreicht nach ca. 1 Woche wieder den ursprünglichen Wert. Bei vorbestehendem intrathyreoidalem Iodmangel allerdings (Proband 2 in Abb. 5) nimmt die Schilddrüse verstärkt Iod auf, so daß sich nach einer Woche die Iodkonzentration in der Schilddrüse verdoppelt hat.

Typischerweise ist der Iodgehalt funktionell autonomer Schilddrüsenknoten ebenfalls sehr niedrig [52, 53], so daß es gerade bei autonomen, iodverarmten Arealen der Schilddrüse zu einer erheblich gesteigerten Iodaufnahme mit konsekutiver, exzessiv gesteigerter Synthese von Schilddrüsenhormonen kommen kann. Letztere ist möglicherweise bedingt durch die rasche Iodierung und Proteolyse des zuvor iodarmen Thyreoglobulins [31].

Verständlicherweise wurde immer wieder versucht, die Menge und Aktivität des autonomen Gewebes der Schilddrüse zu bestimmen und sog. kritische Werte für die Auslösung einer Hyperthyreose durch Iod sowohl für das sonographisch ermittelte Volumen als auch für den Technetium-Uptake der Schilddrüse (TcTU) als Maß für die autonome Aktivität zu ermitteln [19, 43, 44]. Die Masse der autono-

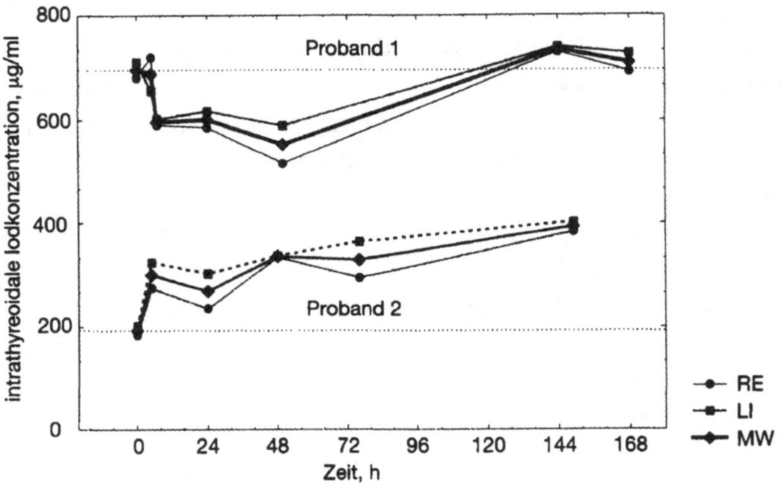

Abb. 5 Intrathyreoidaler Iodgehalt, gemessen mit Röntgenfluoreszenzanalyse, nach i.v. Applikation von 100 ml Iomeprol (Imeron®) bei 2 Probanden mit unterschiedlicher Ausgangskonzentration (waagrechte gestrichelte Linien). Aufgetragen sind jeweils die Konzentrationen des rechten (RE) und linken (LI) Lappens sowie der Mittelwert (MW) aus beiden Lappen. Nur bei intrathyreoidalem Iodmangel (Proband 2) kommt es zu einem Anstieg der Iodkonzentration in der Schilddrüse im Verlauf einer Woche (eigene Daten).

men Schilddrüsenfollikel kann man, wie Joseph et al. [44] und Emrich et al. [19] zeigten, annähernd durch Bestimmung des TcTU unter Suppressionsbedingungen, d.h. bei supprimiertem TSH, abschätzen. Ab welcher Menge autonomen Gewebes bzw. ab welchen Suppressionswerten des TcTU einerseits und ab welcher Iodbelastung andererseits mit einer Hyperthyreose, insbesondere nach einmaliger Applikation von RöKM, zu rechnen ist, bleibt allerdings nach wie vor völlig unklar, da es diesbezügliche Studien mit RöKM bislang nicht gibt. Was die regelmäßige Iodzufuhr im Rahmen der Iodbehandlung bzw. Iodprophylaxe anbetrifft, existieren viele Studien (Übersicht in [96] und in [35]). Schneider et al. [91] verabreichten Patienten mit einer gesicherten Autonomie eine tägliche Iodiddosis von 200 µg. Bei 3/55 (5,5 %) dieser Patienten kam es zum Auftreten einer manifesten Hyperthyreose. Alle drei Patienten hatten TcTU-Werte unter Suppression von über 3 %. Unter Gabe von 500 µg Iodid pro Tag beobachteten Kreisig et al [49] bei 6/16 initial euthyreoten Patienten mit einer kompensierten Autonomie der Schilddrüse eine Suppression des TSH. Bei diesen 6 Patienten lag der TcTU unter TSH-Suppression über 1 %, während bei Werten unter 1 % keine signifikante Änderung der Schilddrüsenfunktionsparameter festzustellen war.

Die iodinduzierte Hyperthyreose kommt auch, wie bereits oben erwähnt, in Gebieten mit ausreichender Iodversorgung vor, jedoch fast ausnahmslos bei älteren Patienten mit knotig veränderten Schilddrüsen [23, 58, 74, 84], so daß das Alter der Patienten ein ganz entscheidender Risikofaktor ist. Auch die Studie von Lederbogen und Reinwein [51] über die Epidemiologie der thyreotoxischen Krise zeigte eindeutig, daß überwiegend ältere Patienten eine iodinduzierte Hyperthyreose entwickeln und der Schweregrad der Erkrankung mit zunehmendem Alter der Patienten zunimmt. Das Alter spielt auch insofern noch eine wichtige Rolle als bei Patienten, die älter als 60 Jahre sind, ein erniedrigtes basales TSH mit einem dreifach höheren Risiko verbunden ist, Vorhofflimmern zu entwickeln [88]. Die Applikation iodhaltiger RöKM führt aber in erster Linie bei älteren Patienten tendenziell zu einer Überstimulation der Schilddrüse, die sich zunächst nur gerade in einer TSH-Erniedrigung im Sinne einer subklinischen Hyperthyreose bemerkbar machen kann (s.o. und [11]).

Hinsichtlich der Häufigkeit der IIH ist der Untersuchungszeitpunkt von Bedeutung, da das Auftreten der IIH nicht vorherzusagen ist und erst Wochen bzw. Monate nach erfolgter RöKM-Applikation der Fall sein kann [8, 40].

Definition der Risikopatienten

Unter Berücksichtigung der oben genannten Risikofaktoren lassen sich Risikopatienten hinsichtlich einer iodinduzierten Hyperthyreose in Anlehnung an Roti et al. [85], wie in Tabelle 6 angegeben, definieren [81].

Tabelle 6 Definition von Risikopatienten hinsichtlich einer iodinduzierten Hyperthyreose

1. Patienten mit zugrunde liegender Schilddrüsenerkrankung:
   - Bekannte Immunthyreopathie vom Typ Morbus Basedow, insbesondere in Remission nach thyreostatischer Therapie
   - Struma nodosa, v.a. bei älteren Patienten
   - Funktionell autonome Knoten
   - Diffuse Struma
2. Patienten ohne zugrunde liegende Schilddrüsenerkrankung, jedoch ausgeprägtem intrathyreoidalem Iodmangel

modifiziert nach [84]

Basedow-Patienten in Remission nach thyreostatischer Therapie sind deshalb gefährdet, weil die Thyreostase zur Iodverarmung der Schilddrüse mit deutlich erniedrigter intrathyreoidaler Iodkonzentration führt [85]. Eine manifeste Hyperthyreose kann sich nur dann entwickeln, wenn genügend Iod, z. B. nach RöKM-Applikation, verfügbar ist [95].

Auch Patienten ohne erkennbare Schilddrüsenerkrankung können nach Applikation iodhaltiger RöKM hyperthyreot werden, wobei dies häufiger in Iodmangelgebieten mit ausgesprochen niedrigen intrathyreoidalen Iodkonzentrationen der Fall ist (s. o. und Abb. 5). Interessanterweise gehörten die zwei Patienten, die in der Studie von Hintze et al. [40] hyperthyreot wurden, nicht zu der typischen Risikogruppe 1 der Tabelle 5, denn beide hatten eine normal große, sonographisch unauffällige Schilddrüse und waren zudem noch euthyreot mit normalen basalen TSH-Spiegeln.

Medikamentöse Prophylaxe der iodinduzierten Hyperthyreose

Ist bei Patienten mit erhöhtem Risiko für eine iodinduzierte Hyperthyreose eine Kontrastmittelgabe unbedingt erforderlich, wird häufig prophylaktisch Perchlorat, evtl. zusammen mit einem Thyreostatikum, wie Thiamazol, verabreicht [56, 84]. Die beiden Substanzen bieten sich für diese Indikation an, da zum einen Perchlorat kompetitiv die Aufnahme von Iodid in die Schilddrüse hemmt und zugleich die Aktivität des Na^+/I-Symporters [12] herabsetzt, zum anderen die zusätzliche Gabe eines Thyreostatikums wie Thiamazol die Organifizierung von aufgenommenem Iod in der Schilddrüse verhindert.

Die Empfehlung, bei Risikopatienten prophylaktisch Perchlorat in Kombination mit Thiamazol zu geben, beruht auf theoretischen Überlegungen und ist bisher in ihrer Wirkung am Menschen nicht belegt. Im Tiermodell untersuchten Schumm-Draeger et al. [92] die Wirkung von Perchlorat und Thiamazol unter gleichzeitiger Gabe hoher Ioddosen an humanem, auf die Nacktmaus xenotransplantiertem autonomen Schilddrüsengewebe. In dieser Studie konnte tatsächlich eine vor Iodexposition eingeleitete Therapie mit Perchlorat und Thiamazol eine Überfunktion der Schilddrüsentransplantate verhindern. Eine alleinige Therapie mit Perchlorat oder Thiamazol sowie ein Beginn der Behandlung erst nach erfolgtem Iodexzeß waren ohne Effekt.

Die Resorption von Perchlorat nach oraler Verabreichung erfolgt innerhalb von wenigen Minuten, die Wirkung an der Schilddrüsenzelle tritt rasch ein [70]. Die Affinität der Schilddrüse für Perchlorat ist etwa 100- bis 200mal geringer als für Iodid. Seine Wirksamkeit ist daher abhängig von der Iodidkonzentration im Serum, so daß vor und nach einer Iodkontamination entsprechend hohe Perchloratdosen verabreicht werden müssen. Da durch die In-vivo-Deiodierung iodhaltiger RöKM täglich Iodmengen von einigen Milligramm frei werden, muß Perchlorat wegen der geringeren Affinität in entsprechend höherer Dosierung gegeben werden. Bei täglich 3 x 20 Tropfen Perchlorat (= 900 mg) ist dies von der Größenordnung her etwa der Fall.

Die maximalen Gewebespiegel von Perchlorat in der Schilddrüse werden ca. 4 Stunden nach oraler Einnahme erreicht. Die Blockade der Iodaufnahme hält nur wenige Stunden an, so daß mehrmalige tägliche Gaben erforderlich sind.

Bei etwa 2–5 % der Patienten treten unter Perchlorat leichte Nebenwirkungen wie Exantheme, Übelkeit, Brechreiz oder Arthralgien auf. In etwa 0,1 % der Patienten kommt es, besonders bei Anwendung von Dosen über 1 g/Tag zur Leukopenie bis Agranulozytose, zur Thrombopenie oder aplastischen Anämie. Nicht eingesetzt werden soll Perchlorat bei bekannter Allergie, bei Schwangerschaft und Laktation.

Diese Nebenwirkungsraten beziehen sich auf eine längerdauernde Gabe von Perchlorat zur Behandlung einer Hyperthyreose, nicht auf eine kurzfristige prophylaktische Verabreichung. Für diese Indikation ist die Häufigkeit von Nebenwirkungen bisher nicht untersucht.

Der zweite Therapieansatz ist die Behandlung mit Thyreostatika wie Thiamazol. Auch Thiamazol weist in Anwesenheit hoher Iodkonzentrationen eine geringere Wirksamkeit auf. Die Nebenwirkungsrate von Thiamazol beträgt ebenfalls etwa 5–15 % für leichte Nebenwirkungen (Exantheme, Arthropathien, Übelkeit) und nur 0,1 % für schwere Nebenwirkungen (besonders Agranulozytose) [60].

Der kombinierte Einsatz von Perchlorat und Thiamazol kann insbesondere bei Vorliegen einer Iodbelastung ein sinnvoller Therapieansatz sein, da beide Medikamente in Anwesenheit hoher Iodidkonzentrationen eine verminderte Wirksamkeit zeigen, jedoch an unterschiedlichen Orten des Iodstoffwechsels angreifen und somit ein synergistischer Effekt gegeben ist. Reichert et al. [75] konnten zeigen, daß eine durch Amiodaron induzierte, üblicherweise sehr schwer therapierbare Hyperthyreose durch die gleichzeitige Gabe von Thiamazol und Perchlorat sehr effektiv behandelt werden kann. Einen weiteren Beleg für die Überlegenheit der Kombinationsbehandlung aus Perchlorat (900 mg/Tag) und dem Thyreostatikum Carbimazol (30 mg/Tag) gegenüber einer reinen Monotherapie mit Carbimazol (30 mg/Tag) bei schweren Hyperthyreosen erbrachten Zemella et al. [103] an einem Kollektiv von 120 Patienten. Auch die oben zitierte Untersuchung von Schumm-Draeger et al. am Nacktmausmodell unterstützt die überlegene Wirkung einer Kombination von Perchlorat und Thiamazol. In der neuesten Untersuchung zur kurzzeitigen prophylaktischen Gabe von Perchlorat (900 mg/Tag) oder Thiamazol (20 mg/Tag) bei Koronarangiographien von Nolte et al. [63] trat je ein Fall von Hyperthyreose trotz Therapie auf, in der unbehandelten Kontrollgruppe jedoch doppelt soviel. Die Autoren kommen ebenfalls zu dem Schluß, daß eine Kombinationsbehandlung möglicherweise effektiver ist.

Nebenwirkungen sind in der Studie von Zemella et al. [103] unter der Kombinationstherapie nicht häufiger beobachtet worden als unter Monotherapie mit Thiamazol.

Auf dem Boden dieser Daten wird die Durchführung der medikamentösen Prophylaxe wie folgt empfohlen:

- 3 x 20 Tropfen (= 900 mg) Perchlorat (Irenat®)/Tag
- zusätzlich fakultativ 20 mg Thiamazol/Tag
- Beginn 2–4 h vor KM-Applikation über 14 Tage

bei manifester Hyperthyreose:

- 3 x 20 Tropfen Perchlorat (Irenat®)/Tag
- zusätzlich 20–80 mg Thiamazol/Tag
- Beginn spätestens 24h vor KM-Applikation, Perchlorat über mindestens 14 Tage, Thiamazol in angepaßter Dosierung weiterführen.

Empfehlungen zur Prävention der iodinduzierten Hyperthyreose

Unter Berücksichtigung der oben definierten Risikofaktoren und Risikopatienten sind vor allem ältere Patienten mit Knotenstruma gefährdet. Bei ihnen ist sowohl das Morbiditäts- als auch das Mortalitätsrisiko bezüglich der iodinduzierten Hyperthyreose am größten. Diese Patienten sind häufig schon durch eine gezielte Anamnese und Palpation der Schilddrüse zu erkennen.

Um das Risiko einer IIH einfach, kostengünstig und effektiv zu minimieren, sollten vor Applikation von wasserlöslichen RöKM (z. B. zur Angiographie oder Computertomographie) durchgeführt werden:

obligat

- Erhebung der Anamnese (Alter, vorbestehende Schilddrüsenerkrankung) und
- Palpation der Schilddrüse

fakultativ

- basales TSH
- weiterführende Schilddrüsendiagnostik

Die obligat durchzuführenden Maßnahmen sind als Minimalforderungen anzusehen, die von jedem Anwender von RöKM berücksichtigt werden sollten. Die Notwendigkeit der fakultativ durchzuführenden Maßnahmen hängt einerseits von der Befundkonstellation beim individuellen Patienten, zum anderen von der Dringlichkeit der RöKM-Gabe ab.

In Notfallsituationen ist die Durchführung der obligaten Maßnahmen vor Gabe von RöKM ausreichend. Liegt eine Risikokonstellation vor (z. B. Alter > 60 Jahre, Knotenstruma, und/oder vorbestehende Schilddrüsenkrankheit), sollte großzügig die Indikation zur medikamentösen Prophylaxe (s. o.) gestellt werden. Eine weiterführende Schilddrüsendiagnostik kann sich ggf. anschließen.

Vor elektiven RöKM-Applikationen wird die Durchführung der fakultativen Maßnahmen unter folgenden Umständen empfohlen:

– Basales TSH, ggf. ergänzt durch die Bestimmung von fT_4 und fT_3:

  (1) bei allen Patienten mit bekannter Schilddrüsenkrankheit, (2) bei Vorliegen klinischer Symptome einer Hyperthyreose und (3) bei allen älteren Patienten (> 60 Jahre). Eingeschränkt ist die Aussagekraft des basalen TSH bei Patienten mit schweren Allgemeinerkrankungen. Hier weist ein erniedrigter TSH-Spiegel nicht notwendigerweise auf eine Schilddrüsenerkrankung hin.

– Weiterführende Schilddrüsendiagnostik

  bei Hinweisen für das Vorliegen einer Schilddrüsenkrankheit (aus Anamnese, körperlicher Untersuchung und/oder Bestimmung von TSH) sollte bei elektiver Indikation zur RöKM-Applikation vorab eine weiterführende Schilddrüsendiagnostik nach den geltenden Empfehlungen durchgeführt werden [86].

Auf dem Boden der erhobenen Befunde kann folgendes Vorgehen empfohlen werden:

– eine RöKM-Gabe kann ohne medikamentöse Prophylaxe erfolgen:

  (1) bei allen jüngeren Patienten mit unauffälligem Tastbefund der Schilddrüse und ohne vorbestehende Schilddrüsenkrankheit, (2) bei älteren Patienten (> 60 Jahre), wenn zusätzlich das basale TSH im Referenzbereich liegt.

– eine RöKM-Gabe sollte mit medikamentöser Prophylaxe (s. o.) erfolgen:

  (1) bei allen jüngeren Patienten mit latenter Hyperthyreose und/oder Knotenstruma und/oder geringgradiger Schilddrüsenautonomie, (2) bei älteren Patienten (> 60 Jahre) mit latenter Hyperthyreose, wenn sich szintigraphisch kein Hinweis auf eine höhergradige Autonomie ergibt.

– eine RöKM-Gabe sollte nur bei vitaler Indikation erfolgen:

(1) bei allen Patienten mit manifester Hyperthyreose, (2) bei allen Patienten mit höhergradiger Autonomie. In diesen Fällen ist eine medikamentöse Prophylaxe mit Perchlorat und Thiamazol erforderlich (s. o.). Wenn irgend möglich, sollte in diesen Fällen eine effektive Behandlung der Schilddrüsenkrankheit vor RöKM-Applikation angestrebt werden.

In allen Fällen kann eine medikamentöse Prophylaxe das Risiko einer IIH nur vermindern, nicht beseitigen. Bei Vorliegen einer Risikokonstellation sind daher nach RöKM-Applikation klinische und ggf. laborchemische Kontrolluntersuchungen erforderlich. Die genannten Empfehlungen gelten nur für die Anwendung nephrotoper RöKM, nicht jedoch für Cholegraphika. Letztere sollten bei Risikopatienten grundsätzlich nicht eingesetzt werden. Auf längere Sicht ist die dauerhafte Beseitigung des Iodmangels die wirkungsvollste Maßnahme, um die Häufigkeit der IIH auf ein nicht vermeidbares Minimum zu senken.

Literatur

[1] Andersen, K.J., E.I. Christensen, H. Vik: Effects of iodinated x-ray contrast media on renal epithelial cells in culture. Invest. Radiol. 29 (1994) 955–962.

[2] Bähre, M., R. Hilgers, C. Lindemann, D. Emrich: Thyroid autonomy: sensitive detection in vivo and estimation of ist functional relevance using quantified high-resolution scintigraphy. Acta Endocrinol. (Copenhagen) 117 (1988) 145–153.

[3] Blum, M., T. Kranjak, C.M. Park et al.: Thyroid storm after cardiac angiography with iodinated contrast medium. JAMA 235 (1976) 2324.

[4] Blum, M., U. Weinberg, L. Shenkman, C.S. Hollander: Hyperthyroidism after iodinated contrast medium. N. Engl. J. Med. 291 (1974) 24–25.

[5] Blum, M., U. Weinberg, L. Shenkman, C.S. Hollander: Hyperthyroidism after pyelography. N. Engl. J. Med. 291 (1974) 682–683.

[6] Bornschein, J., J. Schäffner, S. Pfeifer: Zur Biotransformation von Iomeglamsäure. Pharmazie 3 (1976) 196.

[7] Braverman, L.E.: Classification of thyrotoxicosis and iodine-induced hyperthyroidism. In: D. Reinwein, P.C. Scriba (Hrsg.): The various types of hyperthyroidism, S. 45–56. Urban & Schwarzenberg, München–Wien–Baltimore 1990.

[8] Bruin, de T.W.: Iodide-induced hyperthyroidism with computed tomography contrast fluids. (Letter). Lancet 343 (1994) 1160–1161.

[9] Bürgi, H., C. Wimpfheimer, A. Burger et al.: Changes of circulating thyroxine, triiodothyronine and reverse triiodothyronine after radiographic contrast agents. J. Clin. Endocrinol. Metab. 43 (1976) 1203–1210.

[10] Chopra, I.J.: Inhibition of outer ring monodeiodination of T_4 and reverse T_3 (rT_3) by some radiocontrast agents. Clin. Res. 26 (1978) 303A.

[11] Conn, J.J., M.J. Sebastian, D. Deam et al.: A prospective study of the effect of nonionic contrast media on thyroid function. Thyroid 6 (1996) 107–110.
[12] Dai, G., O. Levy, N. Carrasco: Cloning and characterization of the thyroid iodide transporter. Nature 379 (1996) 458–460.
[13] Davies, P.H., J.A. Franklyn: The effects of drugs on tests of thyroid function. Eur. J. Clin. Pharmacol. 40 (1991) 439–451.
[14] Dawson, J.B., E.W. McChesney, F.F. Teller: Excretion of metrizoate in man. Acta Radiol. 7 (1968) 502.
[15] Eber, O., W. Langsteger, I. Brence, O. Wawschinek: Röntgenkontrastmittel und Hyperthyreoseinduktion. Akt. Endokr. Stoffw. 13 (1992) 98–101.
[16] Elke, M.: Kontrastmittel in der radiologischen Diagnostik. Georg Thieme Verlag, Stuttgart–New York 1992.
[17] Emrich, D.: Der Einfluß von Jod auf die Schilddrüsenfunktion. Med. Klin. 77 (1982) 28–31.
[18] Emrich, D., N. Karkavitsas, U. Facorro et al.: Influence of increasing iodine intake on thyroid function in euthyroid and hyperthyroid states. J. Clin. Endocrinol. Metab. 54 (1982) 1236.
[19] Emrich, D., U. Erlenmaier, M. Pohl, H. Luig: Determination of the autonomously functioning volume of the thyroid. Eur. J. Nucl. Med. 20 (1993) 410–414.
[20] Eng, P.H., G.R. Cardona, S.L. Fang et al.: Escape from the acute Wolff-Chaikoff effect is associated with a decrease in thyroid sodium/iodide symporter messenger ribonucleic acid and protein. Endocrinology 140 (1999) 3404–3410.
[21] Ermans, A.M., M. Camus: Modifications of thyroid function induced by chronic administration of iodide in the presence of „autonomous" thyroid tissue. Acta Endocrinol. 70 (1972) 463.
[22] Fairhurst, B.J., N. Naqvi: Hyperthyroidism after cholecystography. Br. Med. J. 3 (1975) 630.
[23] Fradkin, J.E., J. Wolff: Iodide-induced thyrotoxicosis. Medicine 62 (1983) 1–20.
[24] Fritzsche, H., W. Benzer, W. Furlan et al.: Prävention jodinduzierter Hyperthyreosen bei Koronarangiographie. In: H.D. Röher, B. Weinheimer (Hrsg.): Schilddrüse 1991, S. 406–416. Walter de Gruyter, Berlin–New York 1992.
[25] Glöbel, B., H. Glöbel, C. Anders: Das Hyperthyreoserisiko nach Erhöhung der Jodzufuhr. Dtsch. Med. Wschr. 109 (1984) 1081–1082.
[26] Golman, K.: Column gel chromatography of 125I-labeled metrizamide. Acta Radiol. 335, Suppl. (1973) 292.
[27] Grayson, R.R.: Factors influencing I-131 thyroidal uptake. Am. J. Med. 28 (1960) 397–415.
[28] Grubeck-Loebenstein, B., G. Kronik, H. Mösslacher, W. Waldhäusl: The effect of iodine containing contrast medium on thyroid function of patients undergoing coronary angiography. Exp. Clin. Endocrinol. 81 (1983) 59–64.
[29] Habermann, J., B. Leisner, A. Witte et al.: Iodine contamination as a cause of hyperthyroidism or lack of TSH response to TRH stimulation (results based on a screening investigation). J. Endocrinol. Invest. 5 (1982) 153–156.
[30] Hansson, R., T. Lindholm: Elimination of Hypaque and the effect of haemodialysis inhanuria. Acta Med. Scand. 174 (1963) 611.
[31] Harjai, K.J., A.A. Licata: Effects of amiodarone on thyroid function. Ann. Intern. Med. 126 (1997) 63–73.
[32] Hayashi, K.: The effect of various iodine-containing compounds on thyroid function tests. Nippon naisunpi Gakki Zasshi 48 (1971) 162.
[33] Hehrmann, R.: Physiologie und Pathophysiologie des intrathyreoidalen Jodstoffwechsels I. Therapiewoche 31 (1981) 1478–1491.
[34] Hehrmann, R.: Physiologie und Pathophysiologie des intrathyreoidalen Jodstoffwechsels II. Therapiewoche 31 (1981) 1492.

[35] Hehrmann, R., D. Klein, D. Mayer, O. Ploner: Hyperthyreoserisiko bei Kontrastmitteluntersuchungen. Akt. Radiol. 6 (1996) 243–248.
[36] Henzen, C., M. Buess, L. Brander: Die Jod-induzierte Hyperthyreose (Jodbasedow) – ein aktuelles Krankheitsbild. Schweiz. Med. Wochenschr. 129 (1999) 658–664.
[37] Herrmann, J., D. Emrich, F. Kemper et al.: Jodexzeß und seine Auswirkungen. Dtsch. Med. Wschr. 109 (1984) 1077.
[38] Herrmann, J., H.L. Krüskemper: Gefährdung von Patienten mit latenter und manifester Hyperthyreose durch jodhaltige Röntgenkontrastmittel und Medikamente. Dtsch. Med. Wschr. 103 (1978) 1434.
[39] Herrman, J.: Prophylaxe und Therapie der iodinduzierten Hyperthyreose. Dtsch. Med. Wschr. 116 (1991) 99–101.
[40] Hintze, G., O. Blombach, H. Fink et al.: Risk of iodine-induced thyrotoxicosis after coronary angiography: an investigation in 788 unselected subjects. Eur. J. Endocrinol. 140 (1999) 264–267.
[41] Jaffiol, C., L. Baldet, M. Bada, Y. Vierne: The influence of thyroid function of two iodine-containing radiologic contrast media. Br. J. radiol. 55 (1982) 263–265.
[42] Joseph, K., J. Mahlstedt: Früherkennung potentieller Hyperthyreosen im Strumaendemiegebiet. Dtsch. Med. Wochenschr. 105 (1980) 1113–1118.
[43] Joseph, K., J. Mahlstedt, R. Gronnermann et al.: Verlaufsuntersuchungen bei Patienten mit autonomem Schilddrüsengewebe (AFTT). Nuc. Compact 10 (1979) 206.
[44] Joseph, K., J. Mahlstedt, H.H. Pries et al.: Früherkennung und Abschätzung des Hyperthyreoserisikos autonomen Schilddrüsengewebes. Nuc. Compact 8 (1977) 134.
[45] Katayama, H., K. Yamaguchi, T. Kozuka: Adverse reactions to ionic and nonionic contrast media. A report from the Japanese Committee on the Safety of Contrast Media. Radiology 175 (1990) 621–628.
[46] Katayama, H.,T. Kozuka, K. Ebata: Assessment of the side-effects of iomeprol. Eur. J. Radiol. 18, Suppl. 1 (1994) S115–119.
[47] Kelly, M., K. Golman: Metabolism of urographic contrast media. Invest. Radiol. 16 (1981) 159–164.
[48] Köhrle, J.: Thyroid hormone deiodination in target tissues – a regulatory role for the trace element selenium? Exp. Clin. Endocrinol. 102 (1994) 63–89.
[49] Kreisig, T., C.R. Pickardt, K. Horn et al.: TcTUs zur Abschätzung des Hyperthyreoserisikos nach Jodkontamination von euthyreoten Strumapatienten mit kompensierter Autonomie. In: H.D. Röher, B. Weinheimer (Hrsg.): Schilddrüse 1991, S. 393–399. Walter de Gruyter, Berlin–New York 1992.
[50] Laurie, J.A., S.G. Lyon, E.C. Lasser: Contrast material iodides: Potential effects on radioactive iodine thyroid uptake. J. Nucl. Med. 33 (1992) 237–238.
[51] Lederbogen, S., D. Reinwein: Epidemiologische Daten zur thyreotoxischen Krise, eine retrospektive Untersuchung. Akt. Endokr. Stoffw. 13 (1992) 82–84.
[52] Leisner, B.: In-vivo-Bestimmung des thyreoidalen Iodgehalts bei funktioneller Autonomie. Acta Medica Austriaca 17 (1990) 33–35.
[53] Leisner, B., R. Kantlehner, H.G. Heinze, J. Lissner: Klinische Ergebnisse der Schilddrüsenszintigraphie und Jodbestimmung mit Fluoreszenztechnik. Fortschr. Röntgenstr. 130 (1979) 694–699.
[54] Mahlstedt, J.: Physiologie und Pathophysiologie der Schilddrüsenhormoninkretion unter exzessiver Jodzufuhr. Krankenhausarzt 59 (1986) 541–544.
[55] Mahlstedt, J., K. Joseph: Dekompensation autonomer Adenome der Schilddrüse nach prolongierter Jodzufuhr. Dtsch. Med. Wschr. 98 (1973) 1748.

[56] Mahlstedt, J., H. Fischer, K. Joseph: Thyroidal uptake, thyroid regulation and concentration of thyroid hormones in thyroid autonomy after administration of iodine-containing contrast media. J. Molec. Med. 4 (1980) 203–209.

[57] Mann, K., J. Rendl, R. Busley et al.: Systemic iodine absorption during endoscopic application of radiographic contrast agents for ERCP. Eur. J. Endocrinol. 130 (1994) 498–501.

[58] Martin, F.I., B.W. Tress, P.G. Colman, D.R. Deam: Iodine-induced hyperthyroidism due to nonionic contrast radiography in the elderly. Am. J. Med. 95 (1993) 78–82.

[59] McChesney, E.W.: The biotransformation of iodinated radiocontrast agents. Radiocontrast agents, S. 147. Pergamon Press 1971.

[60] Meyer-Gessner, M., G. Benker, Th. Olbricht et al.: Nebenwirkungen der antithyreoidalen Therapie der Hyperthyreose. Dtsch. Med. Wschr. 114 (1989) 166–171.

[61] Mönig, H., T. Arendt, S. Eggers et al.: Iodine absorption in patients undergoing ERCP compared with coronary angiography. Gastrointest. Endosc. 50 (1999) 79–81.

[62] Mützel, W., V. Taenzer, R. Wolf: Biotransformation of ioglycamic acid, iodoxamic acid and iotroxic acid in man. Invest. radiol. 11 (1976) 598.

[63] Nolte, R. Müller, H. Siggelkow et al.: Prophylactic application of thyrostatic drugs during excessive iodine exposure in euthyroid patients with thyroid autonomy: a randomized study. Eur. J. Endocrinol. 134 (1996) 337–341.

[64] Nordby, A., K.E. Tvedt, J. Halgunset, O.A. Haugen: Intracellular penetration and accumulation of radiographic contrast media in the rat kidney. Scanning Microsc. 4 (1990) 651–64.

[65] Nordby, A., K.E. Tvedt, J. Halgunset: Incorporation of contrast media in cultured cells. Invest. Radiol. 24 (1989) 703–710.

[66] Nordby, A., J. Halgunset, O.A. Haugen: Cytostatic effects of radiographic contrast media in synchronized cell cultures. Invest. Radiol. 22 (1987) 678–84.

[67] Obregon, M.J., A. Pascual, J. Mallol et al.: Marked decrease of the effectiveness of a T_4 dose in iopanoic acid treated rats. Ann. endocrinol. 40 (1979) 72A.

[68] Ogden, H.S., G.E. Sheline: The effect of hypaque and telepaque on thyroid uptake of I-131 and the plasma protein-bound iodine. J. Lab. Clin. Med. 54 (1959) 53.

[69] Panneels, V., H. Van den Bergen, C. Jacoby: Inhibition of H2O2 production by iodoaldehydes in cultured dog thyroid cells. Mol. Cell. Endocrinol. 102 (1994) 167–76.

[70] Perchlorat-Monographie. Bekanntmachung über die Zulassung und Registrierung von Arzneimitteln. Bundesanzeiger 1989.

[71] Philippou, G., D.A. Koutras, G. Piperingos et al.: The effect of iodide on serum thyroid hormone levels in normal persons, in hyperthyroid patients, and in hypothyroid patients on thyroxine replacement. Clin. Endocrinol. (Oxford) 36 (1992) 573–578.

[72] Pitré, D., E. Felder: Radiopaque contrast media. Metabolism study with iodoxamic acid. Farmaco 29 (1974) 793.

[73] Pitré, D., L. Fumagalli: Radiopaque contrast media. Glucoside conjugation of iodophtalein in rabbit. Farmaco 32 (1977) 76.

[74] Rajatanavin, R., M. Safran, W.A. Stoller et al.: Five patients with iodine-induced hyperthyroidism. Am. J. Med. 77 (1984) 378–384.

[75] Reichert, L.J., H.A. de Rooy: Treatment of amiodarone induced hyperthyroidism with potassium perchlorate and methimazole during amiodarone treatment. Brit. Med. J. 298 (1989) 1547–1548.

[76] Reinwein, D., G. Benker, M.P. König et al.: Klinische Aspekte der Hyperthyreose in Gebieten unterschiedlicher Jodversorgung. Schweiz. Med. Wschr. 117 (1987) 1245–1255.

[77] Rendl, J., W. Börner: Inorganic iodide in contrast media. J. Endocrinol. Invest. 17 (Suppl) (1994) 74 (abstract).

[78] Rendl, J., Th. Schmidt, W. Börner: Beeinflussen nichtionische Röntgenkontrastmittel die Schilddrüsenparameter? In: W. Börner, B. Weinheimer (Hrsg.): Schilddrüse 1989, S. 53–62. Walter de Gruyter, Berlin–New York 1991.

[79] Rendl, J., M. Luster, Chr. Reiners: Serum inorganic iodide determined by paired-ion, reversed-phase HPLC with electrochemical detection. J. Liquid. Chromatogr. & Rel. Technol. 20 (1997) 1445–1459.

[80] Rendl, J., B. Imöhl, M. Jenett et al.: In vivo deiodination of nonionic contrast media (CM). [abstract] Thyroid 1999 in press.

[81] Rendl, J., W. Börner: Minderung des Risikos bei Kontrastmitteluntersuchungen. In: H.E. Riemann, J. Kollath (Hrsg.): Digitale Radiographie, S. 304–315. Schnetztor–Verlag, Konstanz 1991.

[82] Rogers, W.R., L.R. Robbins: Iopipamide administration: its effects on thyroid uptake of I-131 and the serum precipitable iodine in euthyroid persons. N. Engl. J. Med. 253 (1955) 424–425.

[83] Rosati, G.: Clinical pharmacology of iomeprol. Eur. J. Radiol. 18, Suppl. 1 (1994) S51–60.

[84] Roti, E., L.E. Braverman: Iodine-induced thyroid disease. In: L.E. Braverman (Hrsg.): Diseases of the thyroid, S. 369–383. Humana Press, Tatowa, New Jersey 1997.

[85] Roti, E., A.G. Vagenakis: Effect of excess iodine: clinical aspects. In: L.E. Braverman, R.D. Utiger (Hrsg.): Werner and Ingbar's The Thyroid, 7th ed., S. 316–327. JB Lippincott, Philadelphia 1996.

[86] Saller, B., I. Esser, K. Horn: Diagnostik und Therapie von Schilddrüsenkrankheiten – Empfehlungen zur Qualitätssicherung – Sektion Schilddrüse der Deutschen Gesellschaft für Endokrinologie. Teil I – Diagnostik von Schilddrüsenkrankheiten. Internist 38 (1997) 177–185.

[87] Saller, B., H. Fink, K. Mann: Kinetics of acute and chronic iodine excess. Exp. Clin. Endocrinol. Diabetes 106, Suppl. 3. (1998) 34–38.

[88] Sawin, C.T., A. Geller, P.A. Wolf et al.: Low serum thyrotropin concentrations as a risk factor for atrial fibrillation in older persons. N. Engl. J. Med. 331 (1994) 1249–1252.

[89] Schicha, H., U. Facorro, P. Schürnbrand et al.: Frequency of iodine contamination in a thyroid clinic. J. Mol. Med. 4 (1980)177.

[90] Schmiedel E. Persönliche Mitteilung. Bracco-Byk Gulden, Konstanz, 1999.

[91] Schneider, D., K. Joseph: Werden Patienten mit unifokaler thyreoidaler Autonomie durch Optimierung der täglichen Jodzufuhr gefährdet? In: H.D. Röher, B. Weinheimer (Hrsg.): Schilddrüse 1991, S. 400–405. Walter de Gruyter, Berlin–New York 1992.

[92] Schumm-Draeger, P.M., K.H. Usadel, R. Senekowitsch et al.: Effekt einer thyreostatischen Therapie bei iodinduzierter Hyperthyreose – Untersuchungen an xenotransplantierten Geweben immunogener sowie nichtimmunogener Hyperthyreoseformen. In: C.R. Pickardt, P. Pfannenstiel, B. Weinheimer (Hrsg.): Schilddrüse 1987, S. 253–258. Thieme Verlag, Stuttgart–New York 1989.

[93] Schwarz, M., M. Büchler, J. Ranke: Prevalence and clinical role of iodine-induced hyperthyroidism following application of radiographic contrast agents in surgical patients. 10th International Thyriod Conference 1991; 171 [abstract].

[94] Shimura, H., K. Takazawa, T. Endo: T4-thyroid storm after CT-scan with iodinated contrast medium. Endocrinol. Invest. 13 (1990) 73–76.

[95] Solomon, B.L., J.E. Evaul, K.D. Burman, L. Wartofsky: Remission rates with antithyroid drug therapy: continuing influence of iodine intake? Ann. Intern. Med. 107 (1987) 510–512.

[96] Stanbury, J.B., A.E. Ermans, P. Bourdoux et al.: Iodine-induced hyperthyroidism: Occurrence and epidemiology. Thyroid 8 (1998) 83–100.

[97] Steidle, B., S. Grehn, F.J. Seif: Jodinduzierte Hyperthyreose durch Kontrastmittel. Dtsch. Med. Wschr. 104 (1979) 1435–1438.

[98] Talner, L.B., J.H. Lang, R.C. Brasch et al.: Elevated salivary iodine and salivary gland enlargement due to iodinated contrast medium. Am. J. Roentgenol. 112 (1971) 380.
[99] Talner, L.B., M.N. Coel, J.M. Lang: Salivary secretion of iodine after urography: further evidence for in vivo deiodination and salivary secretion of contrastmedia. Radiology 106 (1973) 263.
[100] Vagenakis, A.G., P. Downs, L.E. Braverman: Control of thyroid hormone secretion in normal subjects receiving iodides. J. Clin. Invest. 52 (1973) 528–532.
[101] Wolf, K.J., B. Steidle, T. Skutta, W. Mützel: Iopromide. Clinical experience with a new non-ionic contrast medium. Acta Radiol. [Diagn] (Stockholm) 24 (1983) 55–62.
[102] Wolff, J., J.L. Chaikoff: Plasma inorganic iodide as homeostatic regulator of thyroid function. J. Biol. Chem. 174 (1948) 555–564.
[103] Zemella, V., J. Calvi, B. Leisner: Therapie der schweren Hyperthyreose mit einer Kombination aus Jodisations- und Jodinationshemmern. In: H.D. Röher, B. Weinheimer (Hrsg.): Schilddrüse 1991, S. 423–431. Walter de Gruyter, Berlin–New York 1992.

Diskussion

Köbberling:
Sie haben das jetzt wieder gesagt, es ist etabliert, daß man Perchlorat gibt zur Prophylaxe. Sie konnten aber gar nicht sagen, bei welchen Patienten. Wenn, dann müßte man es allen Patienten geben, bei denen man Kontrastmittel gibt. Und dafür gibt es nun wirklich nicht den geringsten Beleg, daß das sinnvoll ist. Und daß wir das hier immer und immer sagen, das erfüllt mich langsam mit heiligem Zorn. Denn unsere Kardiologen oder die Radiologen glauben uns das und machen das. Und ich bin fest davon überzeugt, daß wir damit mehr Schaden als Nutzen anregen, mit solchen unbelegten Äußerungen.

Rendl:
Ich habe nur gesagt – so war das zumindest gemeint –, wenn man schon eine Prophylaxe durchführt, dann sollte man sie in dieser Dosierung machen. Das belegte, meinte ich, nur die Dosierung. Nicht welche Patienten in Frage kommen, das ist offen.

Moser:
Das ist eine Grundsatzdiskussion.

Müller:
Frage an Herrn Köbberling: was schadet man mit 3 x 20 Tropfen Perchlorat, einmalig gegeben? So klein die Zahlen waren, die Herr Rendl gezeigt hat, aber es gibt Komplikationen durch Kontrastmittel-Applikation. Und mir ist keine Komplikation bekannt durch 60 Tropfen Perchlorat. Also das steht gegeneinander aufzuwie-

gen und solange wir nicht eine andere Studie haben, die etwas anderes zeigt – Herr Reiners flüsterte mir gerade zu, so etwas kommt eventuell – würde ich mich nicht evidence based verhalten, sondern pragmatisch.

Hehrmann:
Also wir haben ja mal eine solche Studie initiiert von der Sektion Schilddrüse, wo das überprüft wird. Diese Studie ist bis heute nicht abgeschlossen, also wozu denn eigentlich der heilige Zorn. Wenn die Studie fertig ist, können wir darüber reden. Dann können wir sagen, das war überflüssig oder das war nicht überflüssig. Aber im Augenblick...

Köbberling:
... die anderen Fachgebiete, die Thyreologen sagen „das müssen wir machen"... Untersuchungen verzogen werden.

Hehrmann:
Ich möchte es nur versachlichen.

Moser:
Vielleicht sollten wir das mal zum Thema einer Sektionssitzung machen, daß wir das intern klären.

Mann:
Das brauchen wir nicht intern zu klären, das haben wir natürlich x-mal besprochen, und diese Studie war auch sehr gut geplant. Wir haben sie auch im Kern begonnen, nur die wirklichen erforderlichen Einschlußkriterien sind praktisch von denen, die zu solchen Studien aufgerufen sind, schwer erfüllbar. Denn das heißt, man muß bei diesen Patienten vorher unter Suppressionsbedingungen einen Uptake machen, um die Quantifizierung der Autonomie zu haben und das basale TSH. Und dann muß man prospektiv den einen Arm behandeln und den anderen nicht behandeln. Und das ist leider auch mit der Mitarbeit der verschiedensten, die animiert waren, nicht zustande gekommen. Es ist einfach vom Design, wenn man es sauber machen will, zu kompliziert. Und deswegen muß man wahrscheinlich etwas kleiner beigeben.

Köbberling:
Ich habe neulich auf einem europäischen Kongreß über die Überlegung, die dem zugrunde liegt, reden wollen über evidence-based-Medizin. Und alle anderen Nationen hatten überhaupt nicht verstanden, wovon ich rede, und als ich das erläuterte, was in Deutschland üblich ist, haben die laut gelacht. Daß das wirklich

in Deutschland so wäre, daß Radiologen und Kardiologen, bevor sie Kontrastmittel geben, verpflichtet sind, zuerst die Schilddrüse zu untersuchen. Das gibt es nirgendwo auf der Welt.

Moser:
Ich glaube, was die Schilddrüse anbelangt, da lacht man manchmal über uns. Herr Rendl, der Erreger des heiligen Zorns.

Rendl:
Noch einmal zum Kommentar von Herrn Mann zu der Studie, die Sie ja initiiert haben und Herr Saller das Protokoll geschrieben hat: Es ist zu sagen, daß wir jetzt in Würzburg dabei sind, wirklich die Effektivität der Perchloratprophylaxe zu überprüfen an Patienten, die Röntgenkontrastmittel bekommen. Mit diesen Eingangskritierien: erniedrigtes TSH, vorherige Szintigraphie. Da sind jetzt, glaube ich, 30 Patienten schon drin. Aber was es zur Prophylaxe mit Perchlorat und Thiamazol gibt, von Frau Schumm-Draeger, was hilft, dafür gibt es, glaube ich, keine klinischen Studien. Da hat Herr Köbberling recht. Er hat aber nur über eine Monotherapie mit Perchlorat gesprochen.

Clausen:
Herr Rendl, Sie haben gezeigt, daß die iodverarmte Schilddrüse viel deutlicher auf Kontrastmittel reagieren kann. Frage: gehen Ihre Gedanken dahin, diese Iodverarmung vor Kontrastmittelgabe zu beseitigen?

Rendl:
Das ist das generelle Problem, wenn man die holländische Studie mit den zwei deutschen Studien vergleicht. Man kann ja das Risiko iodinduzierter Hyperthyreose nach Kontrastmittel schon wesentlich reduzieren, wenn man den Iodmangel in Deutschland generell beseitigt. Das muß doch das Hauptziel sein. Den Iodmangel beseitigen, dann haben alle ihren guten intrathyreoidalen Iodgehalt, und dann hat man auch auf lange Sicht die Kröpfe nicht. Dann ist das Risiko um Faktor 10 niedriger, und dann wird es immer noch die geben, die Herr Köbberling in seiner Studie gefunden hat, die auch die Amerikaner haben, es gibt dann immer noch Patienten, die haben nichts an der Schilddrüse und bringen trotzdem eine iodinduzierte Hyperthyreose.

Hehrmann:
Um auf ein anderes Problem zu kommen: Sie haben den sehr interessanten Befund gezeigt, daß die Patienten, die bereits ein hohes intrathyreoidales Iodid haben und vom Röntgenkontrastmittel gar nichts aufnehmen. Ist das nun ein Einzelfall gewe-

sen oder eine Gruppe, das hätte ja ganz erhebliche Konsequenzen auch mit der Frage der berühmten Plummerung bei iodexponierten Patienten.

Rendl:
Wir haben ja mittlerweile schon mehrere Probanden untersucht und das bestätigt sich, daß die Schilddrüse bei den Patienten, die den hohen Ausgangswert haben, nichts aufnimmt. Das Ziel muß einfach sein, die Iodprophylaxe in Deutschland wesentlich zu verbessern. Dann gibt es aber immer noch die iodinduzierten Hyperthyreosen, aber wesentlich seltener.

Lehnert:
Bei den Patienten, bei denen Sie nach dem intrathyreoidalen Iodgehalt geschaut haben, wie sieht da die Iodexkretion im Urin aus, haben Sie das gemessen?

Rendl:
Das haben wir noch nicht ausgewertet. Das haben wir nicht mit 24-Stunden-Urin, sondern mit Spot-Urinen gemacht, die scheiden natürlich gigantische Mengen an Iod aus, das ist ja klar, das ist aber nichts Neues. Ich glaube, über die Iodausscheidung im Urin wird man nicht sehr schlau. Entscheidend sind die Parameter, die auf die Schilddrüse wirken, das ist die Plasmaiodkonzentration und der intrathyreoidale Iodgehalt, und was im Urin erscheint, ich glaube, daß es bedeutungslos ist.

Gärtner:
Ich denke, Sie wollten wissen, wie die Iodausscheidung bei denen vor Kontrastmittelapplikation ist? Wir haben jetzt eine ganze Serie von Patienten untersucht, um den intrathyreoidalen Iodgehalt mit dem Spot-Urin zu korrelieren, und es korreliert überhaupt nicht.

Rendl:
Dazu hat Herr Reiners auch schon viele Daten vorgelegt. Die Iodausscheidung bringt nicht sehr viel, mit Ausnahme von großen Kollektiven. Auf den Einzelfall ist es bedeutungslos.

Reuter:
Sie haben sehr schön an einem Ihrer beiden Probanden zur thyreoidalen Iodidaufnahme gezeigt, daß bei erhöhtem Iodbestand kaum noch Iod aus Röntgenkontrastmittel aufgenommen wird. Wie ist Ihre Auffassung zu verstehen, daß die zeitlich begrenzte Perchlorat-Gabe bei bereits stattgehabter Iod-Kontrastmittel-Exposition eine Iod-induzierte Hyperthyreose verhindern kann?

Rendl:
Wie gesagt, die Problematik ist ja schon angeschnitten worden, und das kann man jetzt nicht im Detail ausdiskutieren. Die Frage ist ja, soll man überhaupt Perchlorat geben? Und wirkt das dann? Und das jetzt in der Breite diskutieren zu wollen, das halte ich nicht für besonders sinnvoll, bevor man nicht die Ergebnisse weiß, ob die Perchloratgabe in klinischen Studien wirklich effektiv ist.

Moser:
Das ist eine nicht sehr zufriedenstellende Antwort, aber trotzdem möchte ich das als Schlußwort nehmen.

Untersuchungen zum thyreoidalen Status während der Schwangerschaft – 15 Jahre nach Iodprophlaxe

S. Uhlig, K. Bauch, R. Fritsche, L. Beier, A. Teubner

Einleitung

In der Schwangerschaft besteht ein erhöhter Iodbedarf. Anfang der 80er Jahre wurden unter den damaligen Iodmangelbedingungen im Bereich des jetzigen Regierungsbezirkes Chemnitz bei Schwangeren Untersuchungen zur renalen Iodausscheidung, die als Indikator für die alimentäre Iodversorgung anerkannt ist, vorgenommen. Es wurde ein zweitgradiger Iodmangel festgestellt, der im Verlaufe der Schwangerschaft weiter anstieg. Die Strumahäufigkeit nahm zu [1]. Seither wurden umfangreiche Maßnahmen zur Verbesserung der Iodversorgung der Bevölkerung eingeleitet [2] und in der Schwangerschaft eine zusätzliche Verordnung von Iodid in Tablettenform empfohlen bzw. vorgeschrieben.

Im Ergebnis dieser Maßnahmen ergab sich die Zielstellung, anhand des Iodgehaltes im Urin einzuschätzen, ob die Schwangeren nun ausreichend mit Iod versorgt werden. Es sollte außerdem festgestellt werden, wie sich das Schilddrüsenvolumen während der Schwangerschaft verhält.

Schwangere und Untersuchungsmethoden

In den Jahren 1995 bis 1997 wurden bei 138 Schwangeren aus dem Mittleren Erzgebirgskreis im 1. Trimenon, im 3. Trimenon und am 4. Wochenbettag unter anderem der Iodgehalt; im Spontanharn im Spontanharn nach der Sandel-Kolthoff-Methode in Modifikation nach Wawschinek [11] bestimmt und eine Schilddrüsensonographie durchgeführt. Der Variationskoeffizient der Iodbestimmung in der Serie betrug 5,7 %, von Tag zu Tag 9,8 %.

Ergebnisse

1. Nach der Anamnese war bei 15 (= 11 %) Frauen eine Therapie mit Schilddrüsenhormonen und bei 6 (= 4 %) mit Iodid erfolgt. Immerhin 3 Frauen (= 2 %) waren bereits schilddrüsenreseziert.

2. Schon im 1. Trimenon zeigte sich bei 81% der Schwangeren die Schilddrüse mit einem Volumen über 18 ml vergrößert, bei 20% fanden sich noduläre Veränderungen.
3. Durch die behandelnden Frauenärzte war bei 5,8% der Frauen bereits zu Beginn der Schwangerschaft eine Iodprophylaxe mit 200 µg Iodid/d eingeleitet worden. Zu Beginn des 3. Trimenons erhielten 78,6% und nach der Geburt 70,1% die Iodprophylaxe.
4. Im 1. Trimenon hatten die Frauen eine mittlere renale Iodausscheidung von 154 ± 11,7 µg/g Kreatinin (= SEM). Im Verlauf der Schwangerschaft kam es zu einem signifikanten Anstieg der Iodausscheidung auf 232 ± 9,0 µg/g Kreatinin ($p < 0,01$). Im Wochenbett sank die Iodausscheidung mit 131 ± 9,3 µg/g Kreatinin signifikant unter die Werte im 1. Trimenon ($p < 0,05$) (Abb. 1). Die renale Iodausscheidung lag in allen Schwangerschaftsabschnitten deutlich über den 1984 gemessenen Werten.
5. Der überwiegende Teil der Schwangeren zeigte, gemessen am Iodgehalt im Urin, während der Untersuchung eine ausreichende Iodversorgung, ein höhergradiger Iodmangel wurde nur noch vereinzelt beobachtet (Tabelle 1).
6. Das mittlere Schilddrüsenvolumen lag im 1. Trimenon bei 27,9 ± 1,3 ml. Im Verlauf kam es zu einer Volumenzunahme auf 32,5 +/- 1,5 ml im 3. Trimenon und auf 37,1 ± 2,1 ml nach der Geburt. Die Unterschiede zwischen den Werten im 1. Trimenon und im Wochenbett waren signifikant (Abb. 2).

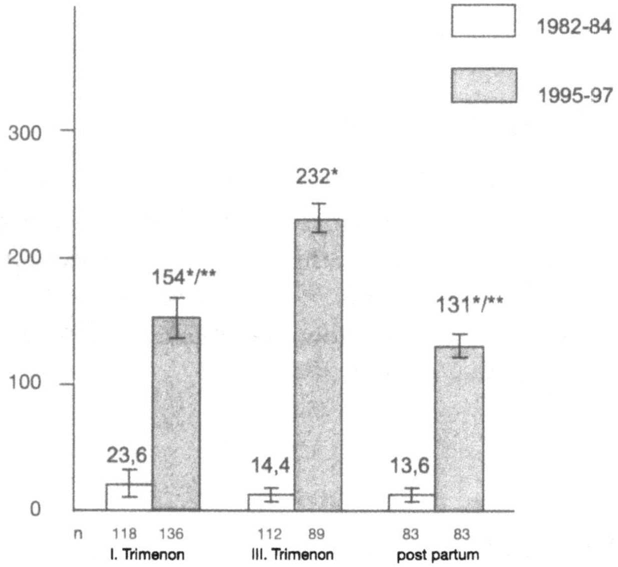

Abb. 1 Mittlerer Iodgehalt im Urin im Schwangerschaftsverlauf und im frühen Wochenbett in den Jahren 1982–1984 und 1995–1997.

Tabelle 1 Iodversorgung während der Schwangerschaft und im frühen Wochenbett bei 138 Frauen 1995–1997

Iodversorgung	I. Trimenon	III. Trimenon	post partum
ausreichend (> 100 µg/g Kreatinin)	83%	90%	71%
Iodmangel I° (50–100 µg/g Kreatinin)	17%	9%	22%
Iodmangel II° (25–50 µg/g Kreatinin)	—	1%	6%
Iodmangel III° (< 25 µg/g Kreatinin)	—	—	1%

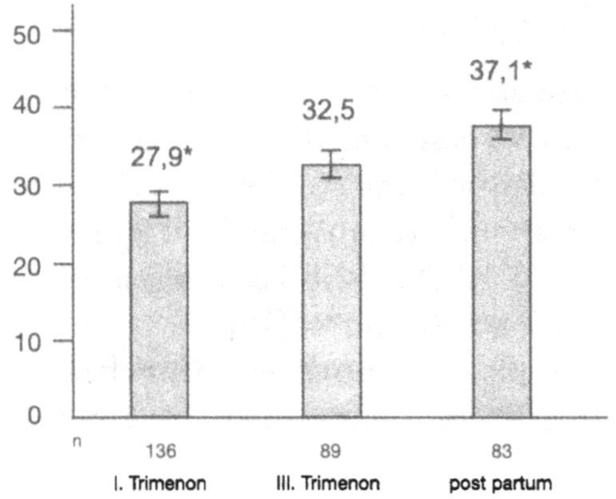

Abb. 2 Mittleres Schilddrüsenvolumen bei 138 Frauen im Schwangerschaftsverlauf und im frühen Wochenbett 1995–1997.

Diskussion

Die Schwangerschaft führt zu einer thyreoidalen Funktionssteigerung. Erhöhte Herzkreislaufleistung, Proteinsynthese und Stoffwechselaktivität sind an eine ausreichende Schilddrüsenhormonsynthese gebunden. Sowohl thyroidale als auch renale Iodidclearance sind gesteigert. Thyroidale Funktionssteigerung, zunehmende renale Iodidclearance und zusätzliche Iodbereitstellung für den Feten führen zu einem schwangerschaftsbedingt erhöhten Iodbedarf [1, 3, 4, 5, 9]. Liegt ein alimentärer Iodmangel vor, so nimmt er während der Schwangerschaft noch zu.

Im Erzgebirge waren 1984 die Schwangeren angesichts einer mittleren Iodausscheidung von 23,6 ± 10,4 µg/g Kreatinin einem Iodmangel 2. Grades ausgesetzt, der sich bis zum Schwangerschaftsende zu einem Iodmangel 3. Grades steigerte [1]. Nach der WHO-Definition liegt bei einer renalen Iodausscheidung von über 100 µg/g Kreatinin eine ausreichende Iodversorgung vor. So befanden sich 1995–1997 bereits im 1. Trimenon 82% der Frauen mit einem mittleren Iodgehalt im Urin von 154 ± 11, µg/g Kreatinin, im 3. Trimenon 90% mit 232 ± 9,0 µg/g Kreatinin und postpartal 71% mit 131 ± 9,3 µg/g Kreatinin außerhalb eines alimentären Iodmangels. Somit ist im Gegensatz zur Untersuchung 1982–1984, wo im Schwangerschaftsverlauf die renale Iodausscheidung iodmangelbedingt abnahm, nun die physiologisch gesteigerte renale Iodidclearance manifest geworden. Trotz überwiegend ausreichender alimentärer Iodversorgung wurde bei den Schwangeren eine Zunahme des Schilddrüsenvolumens beobachtet.

Zusammenfassung und Schlußfolgerungen

1. Im Vergleich zu 1982–1984 haben iodprophylaktische Maßnahmen in der-Schwangerschaft zu einer deutlichen Verbesserung der Iodversorgung geführt.
2. Als Zeichen des bislang herrschenden alimentären Iodmangels hatten noch 80% der Schwangeren eine sonographisch vergrößerte Schilddrüse und 20% bereits noduläre Veränderungen [7, 8]. Ähnliche Beobachtungen teilten Struve und Mitarbeiter 1990 aus dem Göttinger Raum mit [10].
3. Im Gegensatz zu früheren Untersuchungen ist die renale Iodausscheidung in der Schwangerschaft angestiegen, über 70% der untersuchten Schwangeren befanden sich außerhalb eines Iodmangels.
4. Trotz größtenteils ausreichender alimentärer Iodversorgung wurde im Schwangerschaftsverlauf eine Volumenzunahme der Schilddrüse beobachtet. Die Zunahme des Schilddrüsenvolumens ist im bestimmten Rahmen physiologisch und nicht allein auf einen Iodmangel zurückzuführen [6, 9].
5. Die Iodprophylaxe ist konsequent fortzusetzen, damit ihr Nutzen allen Schwangeren und ihren Kindern auch zukünftig zugute kommt und das Ziel der Beseitigung der endemischen Struma in Deutschland letztendlich erreicht wird.

Literatur

[1] Bauch, K., W, Meng, F.E. Ulrich et al.: Thyroid status during pregnancy and post partum in regions of iodine-deficiency and endemic goitre. Endocrinologia Experimentalis 20 (1986) 67–77.

[2] Bauch, K., W. Seitz, S. Förster et al.: Die interdisziplinäre Iodprophylaxe in der ehemaligen DDR nach der deutschen Wiedervereinigung und der Stellenwert des Iodierten Packet-Speisesalzes für die Verbesserung der alimentären Iodversorgung. Ein Rück- und Ausblick. Z. ges. inn. Med. 46 (1991) 615–620.

[3] Bauch, K., D. Einenkel, W. Alexander et al.: Goitre in pregnancy in Germany. In: Delange, F. et al. (Hrsg.): Iodine deficiency in Europe, S. 191–197. Plenum Press, New York 1993.

[4] Burrow, G.: Thyroid function and hyperfunction during gestation. Endocr. Rev. 14 (1993) 194–202.

[5] Glinoer, D.: The thyroid function during pregnancy: maternal and neonatal aspects. In: Beckers, C., D. Reinwein (Hrsg.): The Thyroid and Pregnancy, S. 35–43. Schattauer, Stuttgart–New York 1991.

[6] Glinoer, D.: Maternal and neonatal thyroid function in mild iodine deficiency. In: J. Naumann et al. (Hrsg.): The Thyroid and Iodine, S. 129–143. Schattauer, Stuttgart–New York 1996.

[7] Hampel, K., T. Kühlberg, K. Klein et al.: Strumaprävalenz in Deutschland größer als bisher angenommen. Med. Klinik 90 (1995) 324–329.

[8] Meng,W., A. Schindler: Iodversorgung in Deutschland. Münch. med. Wschr. 139 (1997) 603–607.

[9] Smyth, P.P.A., A.M. Hetherton, R. Ryan et al.: Alterations in iodine status and thyroid volume during pregnancy. In: Beckers, C., Reinwein, D. (Hrsg.):The Thyroid and Pregnancy, S. 55–58. Schattauer, Stuttgart–New York, 1991.

[10] Struve, C., S. Ohlen: Der Einfluß vorangegangener Schwangerschaften auf die Häufigkeit von Strumen und Schilddrüsenknoten bei Frauen ohne klinischen Hinweis auf eine Schilddrüsenerkrankung. Dtsch. med. Wschr. 115 (1990) 1050–1053.

[11] Wawschinek, O., O. Eber, X. Petek et al.: Bestimmung der Harniodausscheidung mittels einer modifizierten Cer-Arsenitmethode. Berichte der O.G.K.C. 8 (1985) 13–15.

Diskussion

Mann:

Bei Ihrer sonographischen Verlaufskontrolle während der Schwangerschaft haben Sie gesehen, daß das Volumen zugenommen hat. Haben Sie dann auch Knoten neu entdeckt, oder waren diese Schilddrüsen alle diffus vergrößert? Wie erklären Sie die Größenzunahme? Es gibt ja Daten von Frau Feldt-Rasmussen und Herrn Glinoer, die gezeigt haben, daß, auch unabhängig vom Iod in der Schwangerschaft, die Schilddrüse größer wird. Das sind natürlich auch andere Faktoren wie die Durchblutung. Deswegen meine zweite Frage: wie lange post partum haben Sie die Schilddrüsen dann noch einmal untersucht? Und sind die dann wieder kleiner geworden? Also Frage: neu entdeckte Knoten und zweitens post partum im Verlauf einer Größenveränderung der Schilddrüse.

Uhlig:

Es kam im Verlaufe der Schwangerschaft nicht zu einer weiteren Zunahme der medullären Veränderungen, und diese Volumenzunahme in der Schwangerschaft, die ja auch von anderen Autoren, z. B. Meist und Fuchs, nicht ausschließlich auf den Iodmangel zurückgeführt wird. Sicherlich gibt es noch andere Faktoren, die diese Größenzunahme mitbedingen. Es wurden keine weiteren Kontrollen bis auf diese Kontrolle am 4. Wochenbett-Tag durchgeführt.

Eversmann:
Ich hätte die Frage, die sich gleich anschließt und zwar: wenn die Zunahme der Schilddrüsen auch unter ausreichender Iodgabe in der Schwangerschaft stattfindet, und Sie hatten ja bis zu 80 % vergrößerte Schilddrüsen bei den Schwangeren, würde sich doch eigentlich die Folgerung daraus geben, daß Iod alleine nicht reicht.

Uhlig:
Ja das ist auch eine Frage, die sich auf die vorhergehende Frage mitbezieht. Der Iodmangel an sich ist ja augenscheinlich nicht die einzige Ursache für die Volumenzunahme. Möglicherweise ist es eine physiologische Veränderung, die durch den Iodmangel noch verstärkt wird.

Eversmann:
Von der Konsequenz her, daß Sie denen dann auf jeden Fall Schilddrüsenhormone und Iod geben sollten.

Uhlig:
Bei den Schilddrüsen, die von vorneherein vergrößert sind, ja.

Szabolcs:
Ich möchte mich aus ungarischer Sicht erkundigen, was für Tabletten nehmen die deutschen Schwangeren? Bei uns in Ungarn nehmen sie iodhaltige Vitamintabletten, nur mit 150 µg Iodid und nicht Iodidtabletten 200 µg.

Uhlig:
Es ist in Deutschland Iodidprophylaxe mit 200 µg pro Tag empfohlen. Es steht in den Mutterschafts-Richtlinien, und es wird im allgemeinen auch so gehandhabt.

Szabolcs:
Und heißt das, daß man den Schwangeren sagt, sie sollten keine Vitamintabletten nehmen, die 150 µg Iodid enthalten?

Uhlig:
Sicherlich, wenn die das von selbst einnehmen, ist es schon gut. Aber empfohlen von der Gesellschaft sind 200 µg pro Tag.

Szabolcs:
Es sind 200 µg empfohlen. Es ist nur die Frage, wenn man Vitamintabletten auch dazu gibt, dann sind 150 µg auch genügend.

Uhlig:
Kann ich nicht sagen, ob die 150 µg ausreichend sind.

R. Hehrmann:
Die üblichen Tabletten mit Eisen und Vitaminen für die Schwangerschaft enthalten in Deutschland kein Iodid. Insofern erhalten die Schwangeren kein zusätzliches Iodid mit Vitamin- und Eisentabletten.

Meng:
1. Die Schwangerschaft ist per se kein goitrogener Faktor. Es ist der Iodmangel. Bei ausreichender Iodversorgung bleibt eine Schilddrüsenvergrößerung aus.
2. Die von Ihnen gemessenen Werte im Urin liegen zwar über 100 µg/g Kreatinin, sie sind aber in der Schwangerschaft nicht ausreichend. Hier benötigen wir 230 bis 260 µg. Deshalb finden Sie auch so häufig eine Zunahme der Schilddrüsenvolumen. Darüber hinaus liegen die Startvolumina schon relativ hoch.
3. Der postpartale Abstieg der Uriniodausscheidung ist Folge der Laktation. Über 40% des Iods geht in die Milch, die renale Iodausscheidung ist in der Laktationsphase deutlich reduziert.

Müller:
Die 80% mit Iodtabletten, das war im 3. Trimenon, und im 1. Trimenon hatten Sie einen ganz geringen Prozentsatz angegeben. Und das ist ja dann Zeit genug, um wirklich den Iodmangel auf die Schilddrüse einwirken zu lassen. Also das, was wir bei unseren gynäkologischen Kollegen stimulieren sollten, wäre der frühzeitige Einsatz von 200 µg. Im Grunde genommen erzählen wir uns das immer, aber wir erzählen es offensichtlich zu wenig den Gynäkologen und deswegen kommt der relativ geringe Prozentsatz von Iodid-Therapie in der Schwangerschaft zustande. Denn welche Schwangere hat es nötig, zu einem Internisten oder Allgemeinmediziner während der Schwangerschaft zu gehen? Das ist ein ganz kleiner Prozentsatz.

Gärtner:
Ich wollte eigentlich genau das gleiche sagen wie Herr Meng, deswegen erübrigt sich das. Aber genau dazu: die Gynäkologen sind ja seit 1. Januar dieses Jahres gesetzlich verpflichtet, die Frauen über die Folgen des Iodmangels aufzuklären und sollten auch Iod verordnen. Und die Zahl der Gynäkologen, die Iodidtabletten verschreibt, ist steigend. In unserer Untersuchung war das im Mittel 20% aller Frau-

en, im Süden Deutschlands 23% und im Norden Deutschlands nur 19%, weil immer noch der Glaube vorherrscht, daß im Norden der Iodmangel nicht vorherrschend ist.

Köbberling:
Neben dem Iodumsatz, und nur das beeinflussen wir ja durch die täglich Gabe, gibt es einen Iodpool im Körper. Und wer weiß denn, ob wir einen vorübergehenden Mehrbedarf durch ein bißchen Mehr-Gabe von Iod während der Schwangerschaft überhaupt kompensieren können, wenn der Iodpool als solcher, der ja längst vorher existierte, zu gering ist. Müßte nicht eigentlich eine präkonzeptionelle Iodversorgung über einige Jahre empfohlen werden?

Müller:
Iod ist ja immer gut, Herr Uhlig, wollen Sie das kommentieren? Das war ja eher eine philosophische Betrachtungsweise.

Uhlig:
Ja, sicherlich erübrigt sich das dann in dem Verlaufe, wie die allgemein-prophylaktischen Maßnahmen dann doch greifen.

Schilddrüse und Fortpflanzung

T. Strowitzki

Einleitung

Bereits seit der Beschreibung der durch die Schilddrüsenüberfunktion bedingten Amenorrhoe durch von Basedow 1840 ist ein Zusammenhang zwischen Zyklusstörung und folglich ovarieller Funktionsstörung einerseits und Schilddrüsenfunktion andererseits bekannt. Sowohl bei Hyper- als auch bei Hypothyreose finden sich häufig Oligomenorrhoe und anovulatorische Zyklen [1]. Nach Angaben von Moltz [2] und Gerhard [3] lassen sich Schilddrüsenfunktionsstörungen bei ca. 10% aller Frauen mit sekundärer Amenorrhoe, Oligomenorrhoe oder Corpus luteum-Insuffizienz nachweisen, auch 16% der normozyklischen Sterilitätspatientinnen zeigen eine Hypothyreose und 7,8% eine Hyperthyreose [4].

Pathophysiologie

Zwischen Prolaktinsekretion, Schilddrüsen- und Zyklusfunktion bestehen enge Zusammenhänge. Dopamininfusionen führen zu einer Abnahme von LH, TSH und Prolaktin [5]. Infusionen des Dopaminantagonisten Metoclopramid steigern die Sekretion von TSH und Prolaktin [6]. TSH und Prolaktin werden gemeinsam über das hypothalamische dopaminerge System gehemmt und durch TRH stimuliert. In einem case report konnte gezeigt werden, daß eine isolierte TSH-Defizienz zu Infertilität mit Oligomenorrhoe und Hyperprolaktinämie führte [7]. Die durch eine vermehrte TRH-Freisetzung mitbedingte Hyperprolaktinämie beeinträchtigt die pulsatile LH-Freisetzung aus dem HVL und bestimmt das Ausmaß des gestörten LH-Musters. Klinische Folge sind Corpus-luteum-Insuffizienz, Anovulation oder Amenorrhoe.

Schilddrüsenhormone können die Östradiolspiegel auch direkt über eine Veränderung des SHBG beeinflussen. Im Ovar selbst konnten Effekte von Schilddrüsenhormonen gezeigt werden. In vitro führt Thyroxin in Dosierungen von 10^{-7} bis 10^{-10} M zu einem signifikanten Anstieg der Östradiol- und der Progesteronsekretion [8]. T_3 und T_4 sind in der Follikelflüssigkeit nachweisbar [9] und Granulosazellen exprimieren Schilddrüsenhormonrezeptor mRNA [10].

Eine hypothyreote Stoffwechsellage beeinflußt das Zyklusgeschehen nicht über die Gonadotropinsekretion, da bei hypothyreoten Patientinnen normale Gonadotropinspiegel gefunden werden. Im Vergleich zu einer Kontrollgruppe finden sich auch keine Unterschiede bzgl. der Zahl der LH-Peaks und des LH-Amplitudenanstiegs über baseline [11].

Physiologische Schwankungen der Sexualsteroide während des menstruellen Zyklus beeinflussen die Schilddrüsenfunktion unwesentlich.

Bedeutung der Hypothyreose

Während Schwere, Dauer und Zeitpunkt einer manifesten Hypothyreose eindeutig die reproduktive Funktion negativ beeinflussen, wird die Bedeutung der subklinischen Hypothyreose für die Sterilität nach wie vor sehr kontrovers diskutiert. Insbesondere die Definition wird nicht einheitlich gesehen.

In der Routine ist eine subklinische Hypothyreose als erhöhtes basales TSH bei euthyreoter Stoffwechsellage definiert. Seit der Publikation von Bohnet et al. im Lancet 1981 werden in der Gynäkologie üblicherweise infertile Patientinnen mit einem TSH > 15 µIU/ml im TRH-Test bereits mit Thyroxin behandelt [12]. Dieser Wert ist nicht nur aus internistischer Sicht umstritten, fanden sich doch bei einem Drittel schilddrüsengesunder, normozyklischer Frauen ohne Sterilitätsanamnese stimulierte TSH-Werte > 15 µU/ml [13]. Auch registrierten die Autoren beim Vergleich von fünf Patientinnen mit entweder subklinischer Hypothyreose (stimuliertes TSH > 20 µIU/ml, n = 4) oder primärer Hypothyreose (n = 1) mit fünf gesunden Kontrollpatientinnen (stim. TSH < 15 µIU/ml) keine Unterschiede in der LH-Pulsaktivität. Somit konnte die subklinische Hypothyreose nicht als Ursache einer lutealen Insuffizienz definiert werden, die behandlungsbedürftig wäre. Eine latente Hypothyreose mit stimulierten TSH-Werten < 25 µU/ml wird demnach heute nicht mehr aufgrund der Sterilität als Indikation zur Therapie angesehen.

Therapie

Die Schilddrüsensubstitutionstherapie bei manifester Hypothyreose bei Sterilitätspatientinnen richtet sich ganz an der internistischen Therapie aus. Ziel ist das Erreichen einer euthyreoten Stoffwechsellage.

SD-Autoantikörper

Besonderes Interesse hat in letzten Jahren die Diagnostik von Schilddrüsenantikörpern insbesondere bei Frauen mit prämaturer, hypergonadotroper Ovarialinsuffizienz gefunden. Als POF, premature-ovarian-failure, wird die hypergonadotrope, amenorrhoische Ovarialinsuffizienz vor dem 40. Lebensjahr bezeichnet, die häufig eine autoimmune Ätiologie aufweist und mit weiteren autoimmunen Erkrankungen vergesellschaftet ist. Dieses Ovarialversagen muß von einer vorzeitigen oder frühzeitigen Menopause unterschieden werden, da sich im Ovar bei 50% der betroffenen Frauen Follikel nachweisen lassen [14]. Eine intermittierende Wiederaufnahme der Ovarfunktion ist nicht ausgeschlossen, die Schwangerschaftswahrscheinlichkeit liegt bei 5–10%. Eine hormonelle Substitution ist ab Diagnosestellung wesentlich, genau wie die Suche nach assoziierten, endokrinen, autoimmunen Erkrankungen.

Bei Frauen mit POF lassen sich gehäuft organspezifische Autoantikörper, auch Schilddrüsenautoantikörper, nachweisen [15]. Bei 44% der Patientinnen mit POF fanden Doldi und Mitarbeiter zumindest einen organspezifischen Autoantikörper, wobei mikrosomale Schilddrüsenantikörper mit mehr als 30% am häufigsten anzutreffen waren. Die Bedeutung von Schilddrüsenstoffwechselstörungen bei POF zeigt sich in einer prospektiven Analyse von 119 Frauen mit POF, bei denen sich als begleitende endokrine Störung am häufigsten mit 27% eine Hypothyreose fand. Diabetes mellitus (2,5%) oder ein M. Addison (2,5%) waren dagegen selten [16].

Schilddrüsenautoantikörper scheinen auch bei euthyreoten, normozyklischen Frauen die Fertilität bzw. die Chance auf eine Schwangerschaft zu beeinflussen. Die Anwesenheit organspezifischer Autoantikörper, z. B. von Schilddrüsenantikörpern, hat einen negativen Effekt auf die Ergebnisse in der IVF. In einer Studie an 79 IVF-Patientinnen mit tubarer oder idiopathischer Sterilität waren 29,1% der Patientinnen positiv für TPOA oder TGA oder beides. Während sich keine signifikanten Unterschiede bzgl. der Zahl der Oozyten und der Fertilisationsrate zeigten, war die klinische Schwangerschaftsrate mit 39,3% in der Kontrollgruppe versus 26,3% signifikant besser [17]. Die Abortrate war darüberhinaus bei Frauen mit Autoantikörpern signifikant höher. Nach diesen Daten scheinen autoimmune Phänomene eher die endometriale Implantation als die ovarielle Funktion entscheidend zu beeinflussen [18]. Als Therapie wurde erfolgreich die Kombination von Heparin/Aspirin mit Immunglobulingabe i. v. während und nach der IVF-Behandlung durchgeführt [19].

Zusammenfassend greifen Schilddrüsenfunktionsstörungen deutlich in die Fortpflanzung ein. Insbesondere der Hypothyreose kommt von der Inzidenz her eine wichtige Bedeutung zu. Die Überprüfung der Schilddrüsenstoffwechsellage ist deshalb Bestandteil der endokrinen Abklärung bei unerfülltem Kinderwunsch. Die Therapie richtet sich nach internistischen Gesichtspunkten.

Literatur

[1] Koutras, D.A.: Disturbances of menstruation in thyroid disease. Ann. NY Acad. Sci. 816 (1997) 280–284.

[2] Moltz, L., M. Trapp, G. Bispink et al.: Rationelle hormonale Diagnostik der sekundären Amenorrhoe. Geburtsh. Frauenheilkd. 47 (1987) 228–239.

[3] Gerhard, I., S. Kloss, W. Eggert-Kruse et al.: Diagnostik und Therapie präklinischer Hormonstörungen in der Sterilitätssprechstunde unter besonderer Berücksichtigung der Schilddrüsenfunktion. Aktuel. Endokr. Stoffw. 9 (1988) 200.

[4] Moltz, L., F. Leidenberger, C. Weise: Rationelle hormonale Diagnostik der normozyklischen funktionellen Sterilität. Geburtsh. Frauenheilkd. 51 (1991) 756–768.

[5] Thomas, R., R.L. Reid: Thyroid disease and reproductive dysfunction: a review. Obstet. Gynecol. 70 (1987) 789.

[6] Rossmanith, W.G., J.F. Mortola, A.G. Laughlin et al.: Dopaminergic control of circadian and pulsatile pituitary thyrotropin release in women. J. Clin. Endocrinol. Metab. 67 (1988) 560–564.

[7] Balen, A.H., P.J. Manning: A case of isolated TSH deficiency presenting as infertility. Postgrad. Med. J. 70 (1994) 225–227.

[8] Wakim, A.N., S.L. Polizotto, D.R. Burholt: Augmentation by thyroxine of human granulosa cell gonadotrophin-induced steroidogenesis. Hum. Reprod. 10 (1995) 2845–2848.

[9] Wakim, A.N., S.L. Polizotto, M.J. Buffo et al.: Thyroid hormones in human follicular fluid and thyroid hormone receptors in human granulosa cells. Fertil. Steril. 59 (1993) 1187–1190.

[10] Wakim, A.N., W.R. Paljug, K.M. Jasnosz et al.: Thyroid hormone receptor messenger ribonucleic acid in human granulosa and ovarian stromal cells. Fertil. Steril. 62 (1994) 531–534.

[11] Tomasi, P.A., G. Fanciulli, M. Zini et al.: Pulsatile gonadotrophin secretion in hypothyroid women of reproductive age. Eur. J. Endocrinol. 136 (1994) 406–409.

[12] Bohnet, H.G., K. Fiedler, F.A. Leidenberger: Subclinical hypothyroidism and infertility. Lancet II (1981) 1278.

[13] Bals-Pratsch, M., C. De Geyter, T. Müller et al.: Episodic variations of prolactin, thyroid-stimulating hormone, luteinizing hormone, melatonin and cortisol in infertile women with subclinical hypothyroidism. Hum. Reprod. 12 (1997) 896–904.

[14] Kalantaridou, S.N., S.R. Davis, L.M. Nelson: Premature ovarian failure. Endocrinol. Metab. Clin. North Am. 27 (1998) 989–1006.

[15] Doldi, N., L. Belvisi, M. Bassan et al.: Premature ovarian failure: steroid synthesis and autoimmunity. Gynecol. Endocrinol. 12 (1998) 23–28.

[16] Kim, T.J., J.N. Anasti M.R. Flack et al.: Routine endocrine screening for patients with kariotypically normal spontaneous premature ovarian failure. Obstet. Gynecol. 89 (1997) 777–779.

[17] Kim, C.H., H.D. Chae, B.M. Kang et al.: Influence of antithyroid antibodies in euthyroid women on in vitro fertilization-embryo transfer outcome. Am. J. Reprod. Immunol. 40 (1998) 2–8.

[18] Christiansen, O.B.: Immunological causes of ovarian infertility and repeated implantation failure – two aspects of the same problem? Hum. Reprod. 12 (1997) 638–639.

[19] Sher, G., G. Maassarani, C. Zouves et al.: The use of combined heparin/aspirin and immunoglobulin G therapy in the treatment of in vitro fertilization patients with antithyroid antibodies. Am. J. Reprod. Immunol. 39 (1998) 223–225.

Diskussion

Reiners:
Herr Strowitzki, vielen Dank. Ich denke, Sie haben die entscheidenden Fragen sehr klar herausgearbeitet, vor allem die Punkte, bei denen Kontroversen bestehen und vielleicht kommen wir in der Diskussion jetzt zu einem bißchen mehr Klarheit. Dann möchte ich die erste Frage an Sie richten: Sie haben ja auf die alten Arbeiten von Herrn Bohnet hingewiesen, und die damals von ihm gegebenen Empfehlungen, eine doch sehr frühzeitige Substitutions-Therapie auch zu betreiben. Wie sehen Sie das, würden Sie dieser Empfehlung folgen, würden Sie sich eher zurückhalten oder verlagern Sie hier die Verantwortung ganz auf den Internisten?

Strowitzki:
Ich glaube, die Verantwortung verlagern wir deshalb in diesem Fall nicht ganz auf den Internisten, weil wir hier eigentlich Frauen haben, deren primäres Problem die Kinderlosigkeit ist und weniger die internistische Grunderkrankung. Wir sehen das nicht so apodiktisch. Wie gesagt, es ist ja sehr umstritten, ob diese Grenze von 15 nur für die gynäkologische Fragestellung von Relevanz wäre oder für die internistische Fragestellung. Heute orientieren wir uns eigentlich mehr immer weniger an dieser exakten Aussage, und wir halten uns nicht streng an diese Grenze, um eine hormonelle Substitution praktisch einzuleiten.

Scherbaum:
Die Frage der männlichen Fertilität wurde nicht mit eingebracht, während sie als Endpunkt sozusagen die Schwangerschaften haben. Das ist natürlich ein anderer Komplex nochmals zusätzlich, der auch mit der Schilddrüse zusammenhängt, und das andere, was ich vielleicht zu der Antikörper-Problematik sagen wollte, die Assoziation mit polyendokrinen Autoimmunerkrankungen, vor allem Morbus Addison, bei dem eben solche Antikörper auch vorkommen. Und über den Addison einmal, über den unbehandelten Addison, aber auch über behandelte Fälle mit Antikörper-Positivität die Fertilität gestört sein kann.

Strowitzki:
Diese eine Studie, die ich zitierte, aber nicht im Dia hatte, von 119 Antikörper-positiven Patienten, bei der 27% Hypothyreosen gefunden wurden, fanden die Autoren in 2,5% Addison.

Clausen:
Sie haben stimulierte TSH-Werte mit einem Richtwert angegeben. Warum machen Sie noch den TRH-Test? Wir wissen doch, daß die Basalwerte für TSH eher großzügig mit 0,3 bis 4,0 ausgewiesen sind. Meine Beobachtung ist, daß alle diese stimulierten Werte einem basalen TSH von über 2 entsprechen und der TRH-Test keine zusätzliche Information trägt. Übersehe ich da irgend etwas?

Strowitzki:
In der klinischen Routine führen wir den TRH-Test nicht in erster Linie zur Abklärung der Schilddrüse durch, sondern wir schauen uns auch das Prolaktin in der Stimulierbarkeit an, das ist unser Hauptinteresse; und wenn wir den TRH-Test machen, ist für uns die Schilddrüsenschiene eher die nebensächliche Zusatzaussage. Deswegen gehört er bei uns nach wie vor zwischen Tag 3 und 5 des Zyklus im Rahmen unserer Basisabklärung mit dazu.

Vergleich der Bioverfügbarkeit von L-Thyroxin Henning® 100 und Eferox® 100 der Firma Hexal

A. Hoppen, G. Rippin, A. Krehan, J. Beyer, G.J. Kahaly

Einleitung

Entscheidend für eine wirksame Strumatherapie ist eine gute intestinale Resorption des Levothyroxin-Natrium Präparates nach oraler Einnahme. Auf dem deutschen Markt befinden sich eine Vielzahl von Levothyroxin-Natrium Präparaten. In unserer Studie verglichen wir zwei dieser Präparate, nämlich L-Thyroxin Henning® 100 (A) und Eferox® 100 der Firma Hexal (B) miteinander.

Methodik

Die Studie wurde doppelblind, monozentrisch, randomisiert und im Kreuzversuch durchgeführt. Es wurden 60 gesunde Probanden, 29 Frauen und 31 Männer in das Gesamtkollektiv aufgenommen. Das Durchschnittsalter lag bei 26 Jahren.

Die Probanden wurden in zwei Subkollektive eingeteilt. Ein Kollektiv bekam zunächst Präparat A, dann Präparat B, das zweite Kollektiv umgekehrt. Die Probanden nahmen das erste Präparat 14 Tage, darauf folgte eine vierwöchige Auswaschphase und dann erneut eine 14tägige Einnahmephase. Es wurden am 1., 2., 3., 8. und 15. Tag morgens präpandiale Blutentnahmen durchgeführt und die Parameter basales TSH (TSHb) und freies Thyroxin (fT_4) bestimmt.

Ergebnisse und Diskussion

Trug man die Veränderung gegenüber der Zeit am ersten Tag auf, stellte man fest, daß nach Einnahme von A kontinuierlich ein höherer fT_4-Spiegel erreicht wurde, der nach mehreren Stunden signifikante Unterschiede gegenüber B zeigte. Die Betrachtung der Fläche unter der Kurve nach 10 Stunden für den Parameter fT_4 (AUC) ergab ebenfalls deutliche Unterschiede zwischen den Präparaten A und B. A hatte eine signifikant höhere AUC als B.

Des weiteren konnten verschiedene Einflußfaktoren nachgewiesen werden. Es ergaben sich deutliche Unterschiede zwischen Männern und Frauen. So war die AUC von Männern durchschnittlich höher als die von Frauen. Außerdem ist die AUC vom Präparat abhängig. Die AUC von A war bei Frauen wie auch bei Männern deutlich höher als die von B. Daneben fanden sich auch gewichtsspezifische Einflüsse. So ist die AUC bei Probanden mit höherem Gewicht kleiner, im Gegensatz dazu die von Probanden mit geringerem Gewicht größer.

Bei dem Parameter TSHb wurde die Suppression über einen Zeitraum von 14 Tagen beobachtet. Es zeigte sich eine deutliche Abnahme, nämlich 70% bei Gabe von A im Gegensatz zu 56% bei Gabe von B in Bezug auf den TSHb-Wert. Auch konnte man geschlechtsspezifische Unterschiede feststellen. So nahm der TSHb-Wert bei weiblichen Probanden um 85% ab, während er bei männlichen Probanden um 55% reduziert wurde.

Zusammenfassend läßt sich sagen, das A im Vergleich zu B eine deutlich höhere Resorption vor Erreichen eines Steady-States zeigte. Langfristig kam es zu einer höheren prozentualen Abnahme des basalen TSH unter Gabe von A. Daraus folgern wir, daß die Bioverfügbarkeit von L-Thyroxin Henning® 100 in dieser Studie höher ist als die von Eferox® 100 der Firma Hexal.

Anmerkung

Diese Arbeit enthält wesentliche Teile der Dissertationen von André Hoppen, Arne Krehan, Gabi Eisel und Simone Horch.

Diskussion

Brabant:

Ja, vielen Dank noch einmal Herr Hoppen für die schönen Daten und die klare Präsentation, die uns ja im Zeitalter der Budgetierung und Umsetzung von Präparaten doch zeigt, daß man möglicherweise aufpassen muß, mit einem 1:1-Austausch.

Müller:

Sie zeigen ja wirklich sehr schön, daß Präparat A sehr viel günstiger ist, und es sitzen ja hier auch sicher viele im Raum, die dieses Präparat verschreiben, das gönnen wir auch unserem Sponsor. Nur relativiert sich natürlich so eine Untersuchung, wenn man sich überlegt, wie man eine Schilddrüsenhormon-Therapie kontrolliert, nämlich anhand des basalen TSH-Spiegels. Und damit würde man auch, das muß man doch fairerweise sagen, auch mit Präparat B hinkommen.

Ziegler:
Widerspruch Euer Ehren, wenn auf einem Medikament eine Dosis steht, auf die der Arzt meint, sich verlassen zu können, dann muß er davon ausgehen, daß er beim Wechsel eines Präparates den gleichen Effekt bekommt; somit ist Ihre Aussage für michkein Trost.

Müller:
Das hatte ja Herr Brabant schon ganz richtig festgestellt. Ein einfacher Wechsel sollte dann nicht geschehen, aber Herr Ziegler, auch Sie kontrollieren Ihre Schilddrüsenhormon-Therapie, wie immer sie geartet ist, anhand des basalen TSH-Spiegels.

Kahaly:
Es ist richtig, wir müssen, wenn wir solche Studien durchführen, langfristig auch das TSH basal kontrollieren. Wir können aber feststellen: nach 14 Tagen war es ein eindeutiger Unterschied zwischen dem Präparat L-Thyroxin und dem Präparat Eferox. Eindeutige deutliche Abnahme des basalen TSH-Wertes, und das auf Dauer.

Garweg:
Genügt ein Prüfzeitraum von 14 Tagen zur Beobachtung von substanzidentischen T_4-Präparaten anhand von TSH als Prüfparameter, wenn die TSH-Biogenese einem reaktionsträgen System entspricht?

Hoppen:
In dieser Studie, wenn man das vergleicht mit anderen Studien, die zum gleichen Thema durchgeführt wurden, würde man das schon erst einmal als ausreichend betrachten.

Brabant:
Vielen Dank noch einmal, Herr Hoppen, für die schöne Darstellung.

Ektopes Schilddrüsengewebe im rechten Kieferwinkel: Differentialdiagnose einer unklaren Halsweichteilschwellung bei Z. n. subtotaler Thyreoidektomie

C. Muhle, E. Peppert, N. Czech, W.U. Kampen, M. Khorsand-Sahbaie, W. Brenner, E. Henze

Einleitung

Die typischen Lokalisationen für ektopes Schilddrüsengewebe sind bekannt. Diese sind im Verlauf des Ductus thyreoglossus so z. B. im Zungengrundbereich zu finden. [14]. Eine weitere, jedoch seltenere, Lokalisation ist bei Frauen das Ovar [4]. Einzelkasuistiken beschreiben ebenfalls ektopes Schilddrüsengewebe in der Leber, in den Nieren, im Pankreas und im Herzen [3, 4–7, 9, 10, 12]. Wir stellen einen Patienten mit submandibular gelegenem ektopen Schilddrüsengewebe vor, der sich vor 14 Jahren einer subtotalen Schilddrüsenoperation unterzog. Die Differentialdiagnose sowie die diagnostische Abklärung dieser seltenen Lokalisation werden im folgenden beschrieben [1, 2, 8, 11, 13].

Kasuistik

Ein 74jähriger Patient wurde uns aus der HNO-Klinik zur Abklärung einer unklaren Schwellung im rechten Kieferwinkel zugewiesen. Anamnestisch war bei dem Patienten 1985 eine subtotale Strumektomie aufgrund einer Struma multinodosa in einem auswärtigen Krankenhaus durchgeführt worden. Die aus diesem Jahr angeforderte Krankengeschichte ergab folgende weitere Einzelheiten. Präoperativ handelte es sich um eine große, rechtsseitige Struma nodosa mit retrosternalen Anteilen, die zu lokalen Beschwerden mit Schluckstörungen führte. Eine präoperativ durchgeführte Trachea-Zielaufnahme zeigte eine Einengung und Verlagerung der Luftröhre zur Gegenseite. Am 15. Februar 1985 erfolgte eine subtotale Strumektomie, wobei sich intraoperativ eine rechtsseitige doppelfaustgroße Struma nodosa mit retrosternalen Anteilen fand. Der postoperative Verlauf gestaltete sich komplikationslos. Das Ergebnis der pathologisch-anatomischen Begutachtung ergab einen großen, regressiv veränderten rechten Schilddrüsenlappen ohne Zellatypien. Die medikamentöse Nachbehandlung erfolgte mit L-Thyroxin® 75 µg. Eine postoperative Schilddrüsenszintigraphie wurde nicht durchgeführt.

Am Untersuchungstag, im Juni 1999, berichtete der Patient über eine seit drei Monaten bestehende schmerzlose Schwellung im rechten Kieferwinkel. Bei Verdacht auf einen entzündlich vergrößerten Lymphknoten wurde vom Hausarzt ein Antibiotikum verordnet, woraufhin zunächst eine leichte Größenabnahme, später jedoch, nach Absetzen der Antibiose, eine erneute Größenzunahme der Schwellung zu verzeichnen war. Anamnestisch war bei dem Patienten eine maligne Erkrankung nicht bekannt, wobei der Patient jedoch angab, täglich bis zu 15 Zigaretten seit 30 Jahren zu rauchen. Weitere klinische Zeichen für eine konsumierende Erkrankung wie Nachtschweißigkeit, Gewichtsabnahme, Dysphagie, Lymphknotenschwellungen lagen nicht vor. Die Laborparameter zeigten neben unauffälligen Blutbildwerten eine euthyreote Stoffwechsellage mit einem TSH-Wert im niedrignormalen Bereich bei unauffälliger Calcitonin-Bestimmung. Bei der körperlichen Untersuchung tastete man eine ca. 3 cm große druckindolente, prall-elastische Resistenz rechts submandibulär, die zur Umgebung gut abgrenzbar war. Die Operationsnarbe erschien reizlos. Restschilddrüsengewebe im Bereich der Schilddrüsenloge bzw. vergrößerte zervikale Lymphknoten tastete man nicht.

Die Sonographie zeigte eine echoreiche Raumforderung von 3,7 x 5,6 x 2,2 cm, angrenzend an die Glandula submandibularis ohne Nachweis von weiteren zervikalen Lymphknotenvergrößerungen. Die bereits vor der Vorstellung in unserer Ambulanz veranlaßte CT-Untersuchungen des Halses (Abb. 1) wies eine hyperdense Raumforderung nach, die die Glandula submandibularis von dorsal imprimierte. Die dynamische Szintigraphie mit 80 MBq Tc-99m-Pertechnetat zeigte eine homogene Traceranreicherung im rechten Kieferwinkel, angrenzend an die Glandula submandibularis, wobei eine Differenzierung zwischen Speicheldrüsengewebe und vermutetem ektopen Schilddrüsengewebe anhand der dynamischen Sialoszintigraphie nach Gabe von Zitronensaft möglich war (Abb. 2, 3).

Diese zeigt eine normale Funktion der rechten Glandula submandibularis ohne Hinweis auf eine Abflußbehinderung bzw. einen Parenchymschaden, während der Uptake im Bereich der submandibularen Raumforderung nach Reizgabe keine Änderung zeigte. Die Tc-Uptake-Messung im Bereich des ektop gelegenen Schilddrüsengewebes sowie der Schilddrüsenloge ergab bei euthyreoter Stoffwechsellage einen Wert von 0,4% ohne Nachweis einer funktionell relevanten Schilddrüsenautonomie (Abb. 4). Zur Verifizierung des Befundes und zum Ausschluß eines Malignoms wurde eine Feinnadelpunktion durchgeführt. Die zytopathologische Begutachtung ergab die Diagnose von Schilddrüsengewebe ohne Nachweis von Zellatypien (Abb. 5). Da aufgrund der ungewöhnlichen Lage und Größenprogredienz des Knotens allein durch die Feinnadelpunktion ein Malignom nicht ausge-

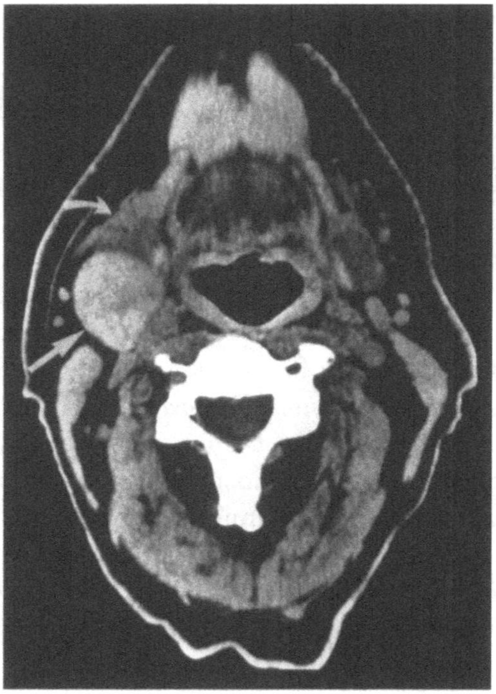

Abb. 1 Im CT (ohne Kontrastmittelgabe) Nachweis einer gut abgrenzbaren 3 cm großen hyperdensen Raumforderung (gerader Pfeil) mit Impression der Glandula submandibularis (gebogener Pfeil) von dorsal.

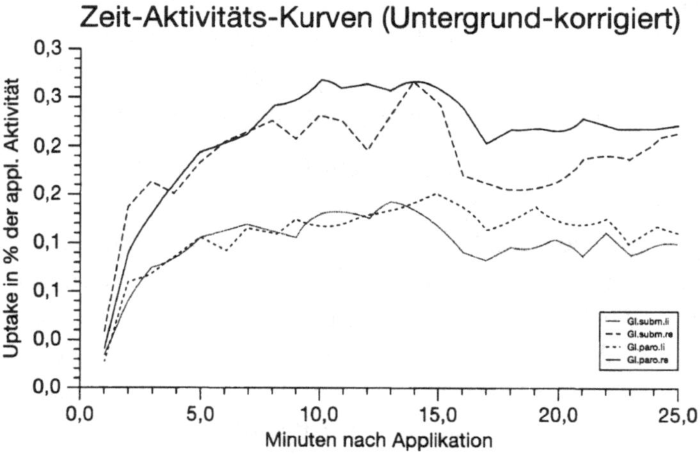

Abb. 2 Sialoszintigraphie nach Injektion von 80 MBq Tc-99-m-Pertechnetat und Gabe von Zitronensaft 15 min. post injectionem. Regelrechte Parenchym- und Exkretionsfunktion der rechten Glandula submandibularis.

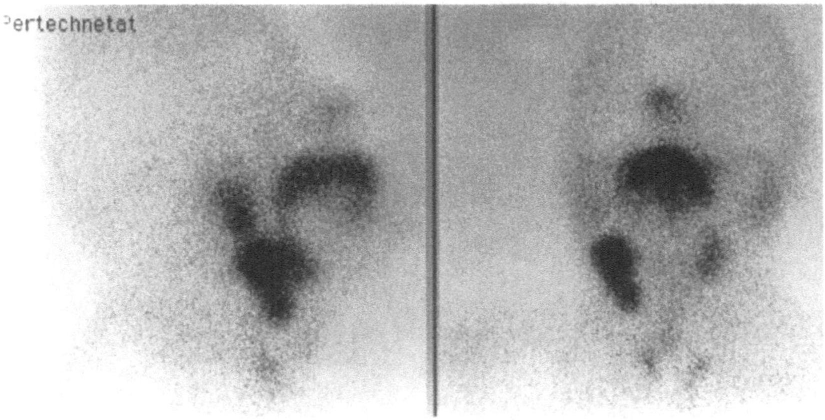

Abb. 3 Schilddrüsenszintigraphie von links lateral (links) und ventral (rechts) mit Nachweis einer umschriebenen tracerspeichernden Raumforderung dorsal angrenzend an die Glandula submandibularis. Eine eindeutige Differenzierung zwischen Raumforderung und Speicheldrüse ist anhand der Schilddrüsenszintigraphie nicht möglich.

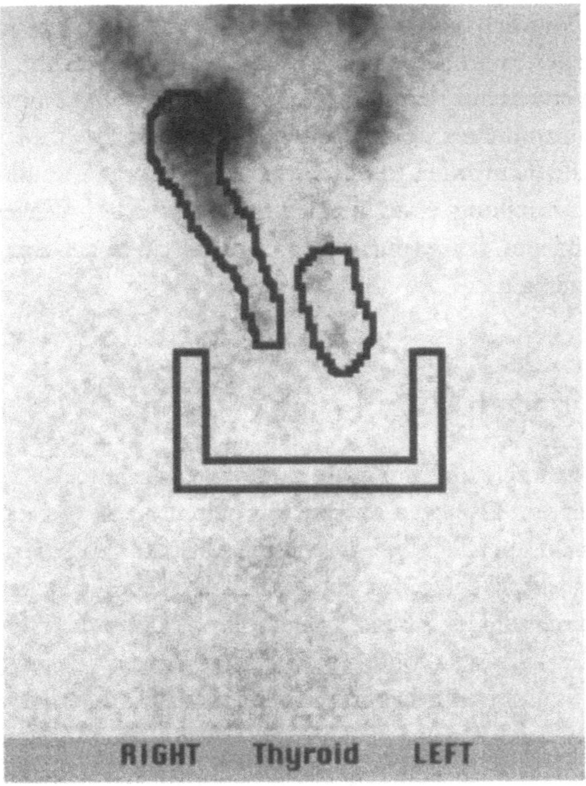

Abb. 4 Quantitative Auswertung: Die Tc-Uptake Messung ergibt einen Wert von 0,4% ohne Hinweis auf eine funktionelle relevante Schilddrüsenautonomie.

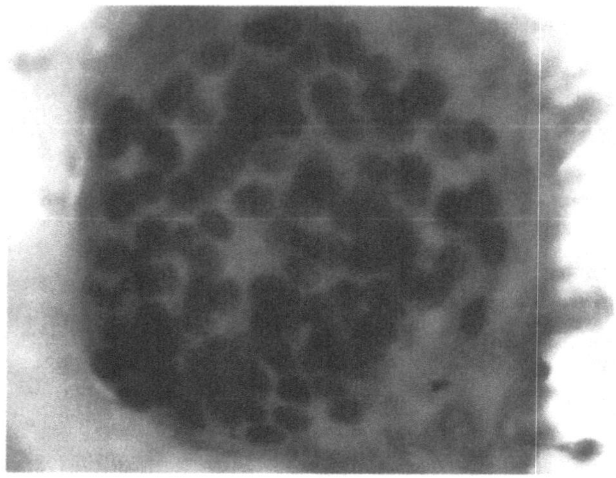

Abb. 5 In der Feinnadelpunktion Nachweis von gruppiert angeordneten Thyreozytenverbänden ohne Nachweis von Zellatypien.

schlossen werden konnte, wurden dem Patienten eine operative Entfernung des ektopen Schilddrüsengewebes zur histologischen Abklärung angeraten. Da der Patient dies jedoch unter Verweis auf sein hohes Alter bei zusätzlich eingeschränkter Operationsfähigkeit aufgrund einer koronaren Herzkrankheit ablehnte, wurden halbjährliche sonographische Kontrollen unter einer Substitutionsbehandlung mit L-Thyroxin 100 µg zur Einstellung eines niedrig-normalen TSH-Wertes (0,3–0,8 µU/ml) vereinbart. Aufgrund des geringen Restgewebes wurde auf eine zusätzliche Iodidsubstitution verzichtet.

Diskussion

Der vorgestellte Fall ist insofern von Interesse, da trotz vorliegender Anamnese einer Schilddrüsenoperation vor 14 Jahren sowohl von Seiten der Kollegen aus der HNO-Klinik als auch von unserer Seite bei der submandibulär gelegenen Raumforderung primär nicht an ektop gelegenes Schilddrüsengewebe gedacht wurde. Differentialdiagnostisch kamen die in Tabelle 1 genannten Diagnosen in Betracht. Aufgrund der Lage und des Ultraschallbildes (echoreiche Raumforderung, keine dorsale Schallverstärkung) konnte eine laterale Halszyste ausgeschlossen werden. Bei fehlenden Zeichen einer Infektion im Hals-Nasen-Ohren-Trakt (fehlende Klinik, Laborwerte ohne Zeichen einer Leukozytose und Linksverschiebung) sowie des langen Zeitintervalls bei erfolgloser Antibiose war ebenfalls die Verdachtsdiagnose eines entzündlich vergrößerten Lymphknotens unwahrscheinlich.

Tabelle 1 Differentialdiagnose einer unklaren submandibulären Weichteilschwellung

- Metastase
- entzündlich vergrößerter Lymphknoten
- Lymphom
- benigner oder maligner Speicheldrüsentumor
- Speicheldrüsenentzündung, -abszeß
- laterale Halszyste
- ektop gelegenes Schilddrüsengewebe

Die vorliegende CT-Untersuchung sowie die Ultraschalluntersuchung ergab ebenfalls keinen Hinweis auf einen primären Speicheldrüsentumor, da die Raumforderung in beiden Verfahren zweifelsfrei von der rechten Glandula submandibularis abgrenzbar war. Diese Einschätzung wurde unterstützt durch die dynamische Sialoszintigraphie, die eine zeitgerechte Tracerakkumulation- und exkretion der Glandula submandibularis ohne Hinweis auf eine Parenchymschädigung nachwies. Hierbei zeigte sich überraschenderweise eine Traceranreicherung innerhalb der Raumforderung, woraufhin die Verdachtsdiagnose von ektopem Schilddrüsengewebe bei Z. n. subtotaler Thyroidektomie gestellt und anschließend feinnadelbioptisch bestätigt werden konnte. Der Einwand, daß eine vorgezogene Feinnadelbiopsie bzw. Exstirpation der Raumforderung frühzeitiger die Diagnose gesichert hätte, ist unseres Erachtens nur eingeschränkt gerechtfertigt, da die Schilddrüsenszintigraphie neben der Eingrenzung der Artdiagnose weitere wichtige Zusatzinformationen erbrachte. Zum einen konnte eine funktionell relevante Schilddrüsenautonomie durch Tc-Uptake Messung ausgeschlossen werden. Zum anderen konnte Schilddrüsenrestgewebe im Bereich der linken Schilddrüsenloge verifiziert und weiteres ektopes Schilddrüsengewebe ausgeschlossen werden. Fazit dieser Kasuistik ist, daß bei Patienten mit großen Strumen eine postoperative Schilddrüsenszintigraphie durchgeführt werden sollte. Dieses Vorgehen dient nicht nur zur Kontrolle des postoperativen Ergebnisses, sondern auch als Ausgangsbasis für eventuell später notwendige Kontrolluntersuchungen, wie beispielsweise bei Strumaresiduen. Es ist zu vermuten, daß bei Vorliegen eines postoperativen Szintigramms mit bekanntem Restgewebe submandibular rechts die Diagnose „ektopes Schilddrüsengewebe" frühzeitiger gestellt und der Patient der psychischen Belastung einer möglichen bösartigen Erkrankung nicht ausgesetzt worden wäre.

Literatur

[1] Akoz, T., B. Erdogan, M. Ayhan et al.: Ectopic submandibular thyroid tissue. Rev. Laryngol. Otol. Rhinol. 119 (1998) 323–325.

[2] Di Benedetto, V.: Ectopic thyroid gland in the submandibular region simulating a thyroglossal cyst: a case report. J. Pediatr. Surg. 32 (1997) 1745–1756.
[3] Dresler, C., M. Werner, T. Wahlers et al.: Ectopic thyroid tissue in the heart – two case reports. Dtsch. Med. Wschr. 13 (1995) 1387–1391.
[4] Dunzendorf, T., A. deLas Morenas, T. Kalir et al.: Struma ovarii and hyperthyroidism. Thyroid 9 (1999) 499–502.
[5] Fujioka, S., Y. Takatsu, H. Tankawa et al.: Intracardiac ectopic thyroid mass. Chest 110 (1996) 1366–1368.
[6] Pistono, M., E. Occhetta, G. Sarasso et al.: Intracardic ectopic thyroid: a report of a clinical case with a long-term follow-up. Cardiologia 44 (1999) 83–88.
[7] Porquieddu, M., C. Antona, G. Polvani et al.: Ectopic thyroid tissue in the ventricular outflow tract: embryologic implications. Cardiology 86 (1995) 524–526.
[8] Sambola-Cabrer, I., J.M. Fernandez-Real, W. Ricart et al.: Ectopic thyroid tissue presenting as a submandibular mass. Head Neck 18 (1996) 87–90.
[9] Seelig, M.H., K. Schonleben: Intra-abdominal ectopic thyroid presenting as a pancreatic tumor. Eur. J. Surg. 163 (1997) 549–551.
[10] Shiraishi, T., H. Imai, K. Fukutome et al.: Ectopic thyroid in the adrenal gland. Hum. Pathol. 30 (1999) 105–108.
[11] Sironi, M., A. Assi, M. Andruccioli et al.: Submandibular ectopic thyroid gland. Clin. Nucl. Med. 21 (1996) 585.
[12] Strohschneider, T., D. Timm, C. Worbes: Ectopic thyroid gland tissue in the liver. Chirurg 64 (1993) 751–753.
[13] Temmel, A.F., W.D. Baumgartner, E. Steiner et al.: Ectopic thyroid gland simulating a submandiubular tumor. Am. J. Otolaryngol. 19 (1998) 342–344.
[14] Wong, R.J., M.J. Cunningham, H.D. Curtin: Cervical ectopic thyroid. Am. J. Otolaryngol. 19 (1998) 397–400.

Diskussion

Klar:
Hätte man nicht früher eine Probeextirpation, diagnostische Extirpartion, erwägen können, um den Befund zu klären und auch damit zu bereinigen? Man hätte sich einer möglichen Karzinom-Diagnose damit auch nichts verbaut, glaube ich.

Muhle:
Das ist richtig. Aber wie ich breits erwähnt habe, kam dieser Patient aus der HNO-Ambulanz. Wir haben zeitgleich eine Punktion durchgeführt und danach eine Schilddrüsenszintigraphie angefertigt, da wir drei bis vier Tage auf die Befunde aus der Zytopathologie warten mußten.

Kallee:
Das erinnert tatsächlich an eine Langhans-Struma. Nun, es ist ja eine längere Zeit bekannt, seit Anfang der 60er Jahre, daß bei Fischen unter Behandlung mit bestimmten Medikamenten benigne Metastasen in verschiedenen Körperteilen auftreten. Wenn Sie interessiert sind, gebe Ihnen gerne die Literaturstelle.

Reiners:
Sie haben in Ihrer letzten Bemerkung dahin abgehoben, daß es bei großen Strumen sinnvoll sei, postoperativ eine szintigraphische Kontrolle vorzunehmen. Damit haben Sie das generelle Thema der Kontrollmaßnahmen nach Operation und die Frage des Stellenwertes der Szintigraphie in diesem Zusammenhang angestoßen. Hier hat es eine relativ kontroverse Diskussion mit Kollegen aus Düsseldorf – ich weiß nicht, ob Herr Feldkamp im Raum ist – gegeben, und ich möchte dazu folgendes sagen: ich betrachte eigentlich eine szintigraphische Untersuchung nach einer Operation bis auf Ausnahmefälle als obligat.

Mit folgender Argumentation:

1. Sie haben unmittelbar nach der Operation nur mit der Szintigraphie ein Verfahren, mit dem Sie die Größe des Restschilddrüsengewebes einigermaßen gut abschätzen können. Die Sonographie versagt unmittelbar nach Operation.
2. Die meisten Strumen, die operiert werden, beinhalten autonome Areale, und nur mit der Szintigraphie haben Sie die Möglichkeit nachzuweisen, daß die autonomen Areale operativ entfernt wurden bzw. daß sie verblieben sind. Und damit eben ein Einstieg auch später für eine vernünftige Verlaufskontrolle. Das sind eigentlich die entscheidenen Argumente für die Szintigraphie nach Operation.

Meng:
Ich möchte Ihnen da nicht unumwunden zustimmen, auch nicht denen, die jetzt Beifall geklopft haben. Wenn der Chirurg mir angibt, daß er nur noch 1 ml rechts und 1 ml links drinnengelassen hat, dann muß ich das nicht szintigraphisch kontrollieren. Und dann habe ich auch die Zeit, die Sonographien auch in 6 oder 8 Wochen zu machen, und wenn ich dann immer noch die Vermutung habe, wenn er eine Hypothyreose hat, was soll dann da noch – also ich verstehe das nicht ganz. Also, nicht die generelle Festlegung, ich würde es umdrehen: ich würde sagen, im Ausnahmefall eine Szintigraphie machen.

Reiners:
Herr Meng, aber Sie sehen ja nicht die Patienten, die wir als Nuklearmediziner zur postoperativen szintigraphischen Kontrolle kriegen und z. B. die Studie, die

Meng:
Und Sie sehen nicht die, die mit einer Unterfunktion dann bei uns bleiben, die szintigraphieren wir nicht mehr.

Dralle:
Ich wollte eigentlich in die Kerbe, die Herr Klar jetzt schon angeschnitten hat, noch einmal etwas hineingehen: die chirurgische Exploration wäre mir eigentlich

auch in den Sinn gekommen; denn – haben Sie es gesagt oder nicht, ich weiß nicht, ob ich es mitbekommen habe – haben Sie es sicher ausgeschlossen, daß es vielleicht nicht doch eine Metastase eines Schilddrüsenkarzinoms sein kann? Denn wenn ein Lymphknoten voll ausgefüllt ist, werden Sie keine Lymphepithelien mehr in der Zytologie finden, und bei dieser atypischen Lage bin ich mir jetzt nicht so sicher, ob man das wirklich ganz sicher ausschließen kann.

Muhle:
Wir haben die Empfehlung zu einer Operation gegeben, der Patient hat sich jedoch erstmal abwartend verhalten. Man muß auch sagen, wir haben die Medikation geändert und die Schwellung, ein indirekter Hinweis, ist kleiner geworden. Wenn der Patient sich nicht zu einer Operation entschließen kann oder sich weigert, dann ist es nicht endgültig möglich, den Sachverhalt zu erklären.

Klar:
Vielen Dank für die pragmatische Bemerkung

Bofilias:
Ich möchte in dem Fall Herrn Professor Reiners recht geben: es ist an sich obligat, nach einer Operation ein Szintigramm zu machen ebenfalls mit 5 mCi. Denn wenn Metastasen vorliegen, um sie zu erfassen, daß sie zum Erscheinen kommen. Das ist der beste Zeitpunkt.

Ziegler:
Es muß aber gesagt werden, daß Sie, die Nuklearmediziner und die konservativen Internisten und vielleicht auch Chirurgen, von unterschiedlichen Kollektiven sprechen. So daß also eine Aussage, allgemein jede postoperative Situation müsse szintigraphiert werden, nicht zu halten ist, weil alle vorszintigraphierten Strumen – und das hoffen wir ja, daß die szintigraphiert sind, ehe sie operiert werden – die keinerlei Verdacht, daß im Rest noch was stecken kann, nachher nochmal szintigraphiert werden sollten, sind wir uns einig, obsolet ist. Also wenn wir von den gleichen Patienten sprechen, kommen wir wahrscheinlich zum gleichen Schluß. Ich wollte noch eine kurze Frage zu Ihrem Fall stellen: wie war denn die Qualität der Nachkontrolle? Der Abstand war 14 Jahre, und was wir immer wieder erleben ist, daß die wohlgemeinten Empfehlungen einer Strumarezidivprophylaxe jahrelang nicht befolgt werden. Für mich besteht die Frage der Zwischendokumentation: war das TSH vernünftig niedrig, sonst würde mir dieser Befund suspekt erscheinen. Wenn die Analyse der Zwischenzeit ergibt, na ja, der war jahrelang in der halben Hypothyreose ...

Muhle:
Die Zwischenkontrollen sind sehr unregelmäßig erfolgt bei diesem Patienten. Der Patient sagte zu mir, daß in den letzten fünf Jahren eigentlich gar keine Kontrolle erfolgte.

Diagnostik der differenzierten Schilddrüsenkarzinome: Vorläufige Ergebnisse einer retrospektiven Studie

F. Petzold, H. Oberwittler, R. Ziegler, M.J. Seibel

Die differenzierten Thyreozytenkarzinome gehören mit 0,5% aller malignen Tumore zu den seltenen Neoplasmen. Mit einer Inzidenz von ca. 3/100.000 Einwohner ist in der BRD mit etwa 1.500–2.000 Neuerkrankungen pro Jahr zu rechnen, wobei Frauen etwa 2–3mal häufiger erkranken als Männer. Die Sterblichkeit liegt mit 0,5/100.000 deutlich unter der Erkrankungsinzidenz, das heißt, die Prognose ist im allgemeinen relativ gut. Die durchschnittliche 10-Jahresüberlebensrate liegt bei 70–99%, mit allerdings erheblichen Abweichungen zwischen den einzelnen Karzinomtypen und dem Tumorstadium zum Zeitpunkt der Operation.

Material und Methoden

Für die vorliegende retrospektive Studie zur Diagnostik differenzierter Schilddrüsenkarzinome wurden insgesamt 323 Patienten (236 weiblich, 87 männlich) erfaßt, bei denen im Erhebungszeitraum zwischen 1980 und 1998 die histologische Diagnose eines papillären oder follikulären Schilddrüsenkarzinoms gestellt wurde. Die präoperative Schilddrüsendiagnostik war in Kliniken und niedergelassenen Praxen der gesamten Rhein-Neckar-Region durchgeführt worden.

Neben der Tumorhistologie und dem Alter der Patienten zum Zeitpunkt der Schilddrüsenoperation wurden folgende präoperativen Daten in den Patientenakten erhoben: Anamnese sowie klinische Symptome, Palpations-, Sonographie- und Szintigraphiebefund der Schilddrüse, thyreoidale Stoffwechsellage, punktionszytologischer Befund und Operationsindikation.

Ergebnisse

Unter den 323 Fällen neudiagnostizierter Schilddrüsenmalignome dominierte histologisch das papilläre Karzinom in 224 (69%) gegenüber 99 Fällen mit follikulärem Karzinom (31 %). In 19,6 % der Fälle handelte es sich um ein Mikrokarzinom der Schilddrüse. Die Geschlechterverteilung entsprach dem bereits eingangs genannten Verhältnis von 2–3:1.

Art und Gesamtzahl der jeweils in den Patientenakten dokumentierten präoperativ erhobenen Befunde sind in Tabelle 1 zusammengefaßt (Gesamtzahl pathologischer und normaler Befunde). Bei den meisten Patienten fand sich ein szintigraphischer Befund dokumentiert (82 % der Studienpopulation), während die Zahl dokumentierter Sonographie- und Zytologiebefunde im Vergleich hierzu relativ gering ausfällt (46 % bzw. 37 % der Studienpopulation).

Tabelle 1 Anzahl (n) der bei 323 Patienten präoperativ dokumentierten Untersuchungsbefunde

Befund	n	% gesamt
Tastbefund	200	62
Stoffwechsellage	204	63
Sonographie	148	46
Szintigraphie	264	82
Zytologie	120	37

Im zeitlichen Verlauf von 1980 bis 1998 zeigt sich allerdings eine deutliche und kontinuierliche Zunahme dokumentierter Sonographiebefunde (Abb. 1). Für die zytologischen Befunde zeigt sich im gleichen Zeitraum kein vergleichbarer Trend: eine Punktionszytologie wird zu Beginn des Erhebungszeitraumes mit 34 % in etwa so häufig durchgeführt wie im Intervall 1995-1999 (39 %) (Abb. 2).

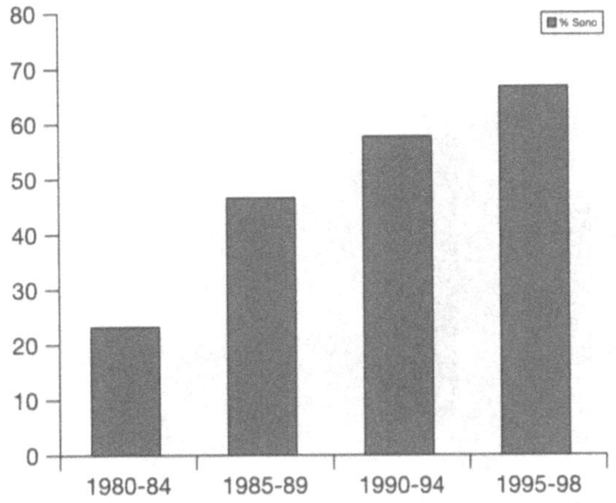

Abb. 1 Anzahl (n) der Sonographiebefunde im zeitlichen Verlauf seit 1980 bis 1999.

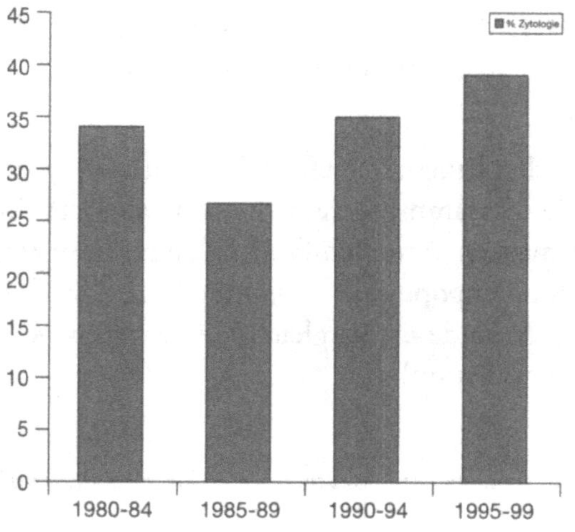

Abb. 2 Anzahl der dokumentierten punktionszytologischen Befunde im zeitlichen Verlauf seit 1980 bezogen auf die jeweils im gleichen Zeitintervall operierten Patienten.

Die zytologische Untersuchung ergab im vorliegenden Studienkollektiv bei 76 der 120 punktierten Patienten einen Hinweis auf Malignität (63% richtig positiver Befund), bei 44 Patienten zeigte die Feinnadelpunktion ein unauffälliges zytologisches Bild (37% falsch negativer Befund). Im zeitlichen Verlauf seit 1980 findet sich bis 1999 keine Zunahme richtig positiver punktionszytologischer Befunde, wobei die durchschnittliche, sonographisch dokumentierte Größe der jeweils punktierten Knoten abnimmt (Abb. 3). Umgekehrt nimmt die Anzahl positiver Zytologiebefunde mit zunehmender Größe der punktierten Knoten deutlich zu (Abb. 4).

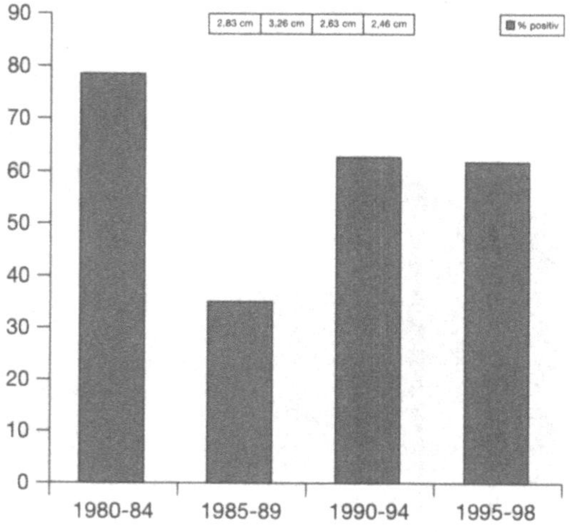

Abb. 3 Anzahl der richtig-positiven punktionszytologischen Befunde im zeitlichen Verlauf seit 1980 im Vergleich zur sonographisch gemessenen Durchschnittsgröße der punktierten Tumoren.

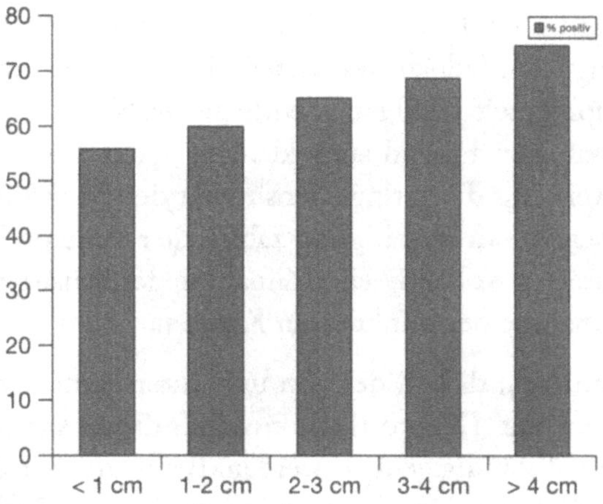

Abb. 4 Anzahl der richtig-positiven punktionszytologischen Befunde in Abhängigkeit von der sonographisch erfaßten Größe der punktierten Knoten.

Diskussion

Die hier vorgestellten vorläufigen Ergebnisse einer retrospektiven Studie zur Diagnostik differenzierter Schilddrüsenkarzinome belegen, daß bei weniger als 50% des Studienkollektivs ein sonografischer oder punktionszytologischer Befund präoperativ dokumentiert war.

Hinsichtlich der präoperativen Sonografie der Schilddrüse zeigt sich im zeitlichen Verlauf von 1980 bis 1999 allerdings eine deutliche Zunahme der Zahl dokumentierter Befunde. Bezüglich der punktionszytologischen Untersuchung ist dieser Trend nicht nachvollziehbar, wobei jedoch berücksichtigt werden muß, daß nicht alle Patienten unter dem Verdacht eines malignen Schilddrüsenprozesses operiert wurden. Insbesondere in Iodmangelgebieten werden Mikrokarzinome (in unserer Studie immerhin 19,6% der Tumoren) häufig als Zufallsbefunde im Rahmen anderer führender Schilddrüsenpathologien entdeckt (z. B. Struma, Schilddrüsenfunktionsstörungen) [4]. Die nicht-maligne Schilddrüsenerkrankung bildet in diesen Fällen die primäre Operationsindikation [7], so daß hier keine zwingende Indikation zur Feinnadelbiopsie besteht. Umgekehrt lag bei 80,4% der Patienten ein Tumor im Stadium T1 und größer vor. Insbesondere auf dem Hintergrund einer seit 1980 deutlich zunehmenden Zahl sonographischer Untersuchungen scheint der fehlende Zuwachs an punktionszytologischen Befunden zumindest auffällig.

Die Sensitivität der Feinnadelbiopsie wird in verschiedenen internationalen Studien mit 80–90% angegeben [6, 3, 5]. In der vorliegenden Untersuchung liegt die Trefferquote der punktionszytologischen Untersuchung bei lediglich 63%, wobei sich auch im zeitlichen Verlauf seit 1980 keine Zunahme richtig positiver Befunde nachweisen läßt. Umgekehrt zeigt sich jedoch, wahrscheinlich bedingt durch den vermehrten Einsatz der Sonographie, seit 1990 eine deutliche Größenabnahme der punktierten Knoten. Die Tendenz, zunehmend auch kleinere Knoten zu punktieren, kann daher zumindest teilweise für die geringe Sensitivität der Punktionszytologie verantwortlich gemacht werden. In Bestätigung zahlreicher anderer Studien [z.B. 1, 2] zeigt sich auch in unserem Kollektiv eine Zunahme der Sensitivität der Feinnadelbiopsie mit Grössenzunahme der punktierten Knoten.

Zusammenfassend läßt sich festhalten, daß in der von uns untersuchten (historischen) Population die Methoden zur Diagnostik von Schilddrüsenkarzinomen oder -knoten nach wie vor nicht vollständig genutzt werden. Bei deutlicher Zunahme sonographischer und unveränderter Dominanz szintigraphischer Techniken wird die Feinnadelpunktion zu selten oder mit falscher Indikation und daher mit entsprechend unterdurchschnittlichem Ergebnis eingesetzt. Insbesondere im Hinblick auf die gute Prognose der differenzierten Thyreozytenkarzinome sollte jedoch eine systematische Diagnostik gefordert und eine Qualitätskontrolle in diesem Bereich gewährleistet werden.

Literatur

[1] Belfiore, A., G.L. LaRosa, A. LaPorta et al.: Cancer risk in patients with cold thyroid nodules: Relevance of iodine intake, sex, age and multinodularity. Am. J. Med. 93 (1992) 363–369.

[2] Mazzaferri, E.L.: Management of a solid thyroid nodule. N. Engl. J. Med. 328 (1993) 553–559.

[3] McGrath, P.C., D.A. Sloan, R.W. Schwartz et al.: Diagnosis and management of thyroid malignancies. Curr. Opin. Oncol. 6 (1994) 60–71.

[4] Oberwittler, H., P.P. Nawroth, R. Ziegler et al.: Klinik des Schilddrüsenkarzinoms. Tumordiagn. u. Ther. 19 (1998) 52–55.

[5] Olbricht, T. Jockenhövel, F.: Management des kalten Knotens und des Schilddrüsenkarzinoms. Z. Ges. Inn. Med. 48 (1993) 575–584.

[6] Reiners, C., W. Becker, W. Spiegel et al.: Schilddrüsendiagnostik: Nutzen von Sonografie, Szintigrafie und Punktionszytologie für die Praxis. Intern. Welt 10 (1986) 298–301

[7] Rüschoff, J., F. Hofstädter: Wertigkeit der Schilddrüsenpunktionszytologie zur Selektion verdächtiger Knoten. Der Onkologe 3 (1997) 16–21.

Diskussion

Reiners:

Die Ergebnisse der Auswertungen von Häufigkeit gezielter diagnostischer Maßnahmen fallen u.a. deshalb scheinbar schlecht aus, weil in Deutschland viele Patienten mit Schilddrüsenkarzinom nicht primär wegen Malignomverdachtes, sondern aus ganz anderen Gründen zur Operation gebracht werden (autonome Adenome, Größe der Struma etc.).

Kallee:
Wie häufig waren bei Ihren Patienten Knochenmetastasen im Schädel, in der Wirbelsäule und in der Leber oder sonstwo in Weichteilen?

Oberwittler.
Hämatogene Metastasen waren etwa bei 4% der Patienten vorhanden.

Kallee:
Könnte es sein, daß es sich hier um etwas handelt, was man eigentlich früher ganz klar als Langhans-Struma definiert hatte? Dieser Begriff wurde vor etwa 20 bis 30 Jahren von den Radiologen und Pathologen abgeschafft.

Oberwittler:
Eher weniger.

Dralle:
1. Warum waren die Ergebnisse der Zytologie so schlecht? Könnte es daran liegen, daß bei einer über die Jahre von Ihnen festgestellten kleiner werdenden Primärtumorgröße die Zahl von Fehlpunktionen zunahmen?
2. Haben Sie den sonomorphologischen Lymphknotenbefund analysiert und mit dem Operationsergebnis verglichen?

Oberwittler:
Nein, den gab es nicht. Zumindest haben wir keine Auswertung diesbezüglich gemacht. Zu dem, was besser gemacht werden soll, da kann man sicherlich sagen: je größer der Tumor, desto erfreulicher die Ergebnisse. Insbesondere bei den Tumoren, die kleiner als 1 cm sind, sind die Ergebnisse der Punktionszytologie nicht besonders gut. Und in welcher Hinsicht man etwas besser machen kann: wir fangen jetzt an, die Studie dahingehend auszuarbeiten, wie das für die einzelnen Bereiche aussieht, also z. B. auch für unsere Klinik.

Dralle:
Aber man kann nicht sagen, daß bei tendenziell kleiner werdenden Tumoren es sozusagen die Zytologie schwerer gehabt hat durch eine höhere Zahl von Punktionen aus Bereichen, die nicht diesem Tumorknoten entsprochen haben. Dadurch quasi schlechter zu werden. Sie haben nur solche Karzinome ausgewertet, wo auch

die Punktion aus dem Karzinom direkt stammte und nicht aus anderen Bereichen der Schilddrüse. Ich meine, man könnte ja sagen, wenn die Knoten immer kleiner werden, dann ist es natürlich auch schwieriger, den Knoten zu treffen und dadurch kann also die Zytologie vielleicht auch gar nicht so gut werden, wie man es eigentlich erwartet.

Oberwittler:
Richtig, das war so.

Maschek:
Vielleicht habe ich das überhört: welche Strumen waren das? Waren das multinodöse? Wenn Sie z.B. 5 Knoten in einem Schilddrüsenscreening haben, dann müßte ich ja fünf mal punktieren. Waren das einknotige Schilddrüsenkarzinome oder multinodöse?

Oberwittler:
Es waren bei diesen 120 Patienten nur 5 mit Struma multinodosa, die haben wir jetzt mit hineingenommen. Für diese 5 Patienten können wir nicht sicher sagen, ob der richtige Knoten punktiert wurde oder nicht, vielleicht ein anderer. Aber es waren nur 5, und die übrigen 115 waren Patienten mit Struma uninodosa.

Fallvorstellung: TSH-produzierendes Hypophysenkarzinom

M. Engelbach, S. Both, J. Beyer, P. Bartenstein

In der Literatur sind nur wenige Fälle von hormonaktiven Hypophysenkarzinomen publiziert. Die folgende Kasuistik beschreibt Anamnese, Untersuchungsbefunde und den Krankheitsverlauf eines Patienten mit einem metastasierenden Hypophysenkarzinom.

Anamnese

Bei einem 28jährigen Patienten wurde 1988 aufgrund einer Gesichtsfeldverkleinerung links ein Makroadenom der Hypophyse entdeckt. Laborchemisch ergab sich kein sicherer Anhalt für eine hormonelle Aktivität. Der Tumor wurde über einen subfrontalen Zugang exstipiert (chromophobes Adenom mit auffällig vielen Mitosen). Anschließend wurde eine Hochvoltbestrahlung der Hypophysenregion (46 Gy) durchgeführt. Aufgrund einer Gewichtsabnahme (10 kg/18 Monaten) und einer sekundären Hyperthyreose wurde 10 Jahre später bei dem Patient ein Restaging durchgeführt.

Laborbefunde

Laborchemisch findet sich bei dem Patienten eine sekundäre Hyperthyreose (TSH: 14,7 µU/ml [0,27–4,2], fT_3: 5,7 pg/ml [2,0–5,1], fT_4: 2,8 ng/ml. Im großen Hypophysentest liegt der TSH-Spiegel basal bei 14,7 und nach TRH-Stimulation bei 13,7 µU/ml. In diesem Stimulationstest ist eine HVL-Insuffizienz (somato-, cortico-, und gonadotrope Achse) nachzuweisen.

Neuropathologische Nachuntersuchung

Bei Verdacht auf ein Rezidiv eines möglicherweise TSH-produzierenden Hypophysenadenoms wurde das 1988 entfernte Hypophysengewebe neuropathologisch nachuntersucht. Aufgrund des immunhistochemischen TSH-Nachweises konnte nachträglich die Diagnose eines TSH-produzierenden Hypophysentumors gestellt werden.

Bildgebende Diagnostik

In der MRT-Untersuchung zeigte sich eine Empty sella, ein Tumor im Bereich der hinteren Schädelgrube/Foramen magnum lateral rechts, ein intraspinaler Tumor in Höhe von HWK 2 sowie weiter caudal, mehrerer kleine intraspinal gelegene Tumoren. In der durchgeführten Octreotidszintigraphie zeigten die im MRT nachgewiesenen Tumoren eine Anreicherung, die bei der Überlagerung der beiden bildgebenden Verfahren in Übereinstimmung gebracht werden konnten.

Therapie und Verlauf

Über eine retromastoidale Kraniotomie wurde der Tumor im Bereich des Foramen magnum subtotal entfernt. In der immunhistochemischen Untersuchung des Operationspräparates konnte eine TSH-Expression nachgewiesen werden. Damit konnte die Diagnose eines TSH-produzierenden Hypophysenkarzinom gestellt werden. Unter einer Therapie mit 900µg Octreotid wurde eine Euthyreose erreicht und in der bildgebenden Diagnostik zeigte sich bisher kein deutliche Tumorprogression.

Schlußfolgerung

Bisher ist nur ein Fall eines TSH-produzierenden Hypophysenkarzinoms publiziert [2]. Aufgrund der damit unzureichend vorliegenden Erfahrungen zu diesem Krankheitsbild kann der weitere Verlauf der Erkrankung nicht abgeschätzt werden. Unter der derzeitigen Therapie mit Octreotid (Sandostatin LAR 30 mg) zeigte sich bisher keine wesentliche Tumorprogression. Weiterhin konnte die bei Aufnahme bestehende Hyperthyreose erfolgreich therapiert werden [1]. Engmaschige und konsequente Nachuntersuchungen bei diesem Patienten sind erforderlich um das weitere onkologische Behandlungskonzept festzulegen.

Literatur

[1] Chayen, S.D., D. Gross, O. Makhoul et al.: TSH producing pituitary tumor: biochemical diagnosis and long-term medical management with octreotide. Horm. Metab. Res. (1992) 24: 34–38.

[2] Mixson, A.J., T.C. Friedman, D.A. Katz et al.: Thyrotropin-secreting pituitary carcinoma. J. Clin. Endocrinol. Metab. (1993) 76): 529–533.
[3] Mountcastle, R.B., B.S. Roof, R.K. Mayfield et al.: Pituitary adenocarcinoma in an acromegalic patient: response to bromocriptine and pituitary testing: a review of the literature on 36 cases of pituitary carcinoma. Am. J. Med. Sci. (1989) 298: 109–118.

Diskussion

Rachel:
Der TSH-Spiegel blieb ja hoch nach den Operationen, d.h. also, die Operationen waren offensichtlich nicht geeignet, den Großteil der Tumormasse zu entfernen.

Both:
Es waren ja zwei größere Herdformationen erkannt worden im Bereich der Schädelbasis sowie im Spinalkanal. Und nur der Herd in der Schädelbasis wurde primär operativ angegangen, der zweite Herd erst in einer weiteren Sitzung, die Monate später stattfand. So daß der TSH-Spiegel natürlich zunächst oben blieb.

Duntas:
Hatten Sie die Möglichkeit, eine PET-Untersuchung zu machen mit FDG? Haben Sie dieses TSH nach Dimerisierung oder Glykosylierung zu untersuchen versucht?

Both:
PET-Untersuchungen gehen bei uns – wie die meisten vielleicht wissen – noch nicht allzu lange. Damals war das also nicht möglich, daß man mit PET arbeitete. Zur zweiten Frage?

Duntas:
Ob eine Glykosylierung des TSH-Moleküls untersucht wurde. Ob bei diesem Patient; das ist in der Literatur schon bekannt, aber ob bei diesem Patient dieses TSH geändert wurde?

Lehnert:
Wenn ich Sie richtig verstanden habe, wurde die Operation der Intraspinalmetastase später durchgeführt nach erfolgter Therapie mit Sandostatin. Haben Sie dann noch mal ein MR gemacht, um zu sehen, ob eine Größenregredienz des Tumors erfolgt ist unter der Therapie mit Sandostatin.

Both:
Also der größere Herd in Höhe C2/C3 zeigte keinen Progreß und die Herdformation blieb in etwa gleich. Das war zunächst im Konsenz mit den Neurochirurgen

so besprochen, daß der primär nicht angegangen wird, sondern erst in einer späteren, zweiten Sitzung. Nur was sich zeigte, sind diese Kleinstläsionen im Lumbalbereich, die ich jetzt nicht dargestellt hatte, es waren Herde um 2 mm in etwa, die zeigen keinen Progreß im Verlauf. Aber die größere Formation in C2/C3 Höhe zeigte zumindest bei der weiteren Kernspintuntersuchung keine Größenzunahmen unter Therapie.

Mann:
Haben Sie auch eine Radiojod-Therapie mit radioaktiv markiertem Pentreotid erwogen? Tumor TSH könnte in einem Bio-Assay (CHO-TSH-R-Assay) in seiner biologischen Aktivität gemessen werden.

Both:
Das ist sicherlich richtig. Aber zu der ersten Frage: das wurde nicht versucht, weil das zu dem Zeitpunkt bei uns nicht möglich war.

Synchronizität von medullärem Schilddrüsenkarzinom, Phäochromozytom und Neurofibromatose ohne MEN-Syndrom

C. Mastbaum, G. Oetting, A.R. Börner, B. Soudah, H.H. Kreipe, W.H. Knapp

Einleitung

Es existieren drei Formen des medullären Schilddrüsenkarzinoms (MTC), denen eine gemeinsame Ätiologie zugrunde liegt:

- Multiple Endokrine Neoplasie IIa (MEN IIa),
- Multiple Endokrine Neoplasie IIb (MEN IIb),
- Familiäres medulläres Schilddrüsenkarzinom (FMTC).

Diese drei Formen des medullären Schilddrüsenkarzinoms unterscheiden sich im Muster der betroffenen Organe und Gewebe (Tabelle 1). RET-Mutationen [1] werden bei mehr als 87% der Familien mit MEN II gefunden. Die verschiedenen Mutationen des RET-Gens sind eng korreliert mit ihren klinischen Variationen des MEN II-Syndroms (Genotyp-Phänotyp-Korrelation) [2, 3]. Die bisher beschriebenen Korrelationen von Geno- und Phänotyp bei MEN und MTC sind jedoch nicht umfassend. Dennoch könnten sie sich als klinisch nützlich erweisen bzgl. Screening, Prophylaxe und Nachsorge [4, 5, 6]. Es existiert eine große Zahl noch nicht klassifizierter familiärer Formen des medullären Schilddrüsenkarzinoms [7]. Bei 25% der betroffenen Patienten sind trotz typischer Konstellation der betroffenen Gewebe bisher keine RET-Mutationen nachzuweisen. Dies legt nahe, daß weitere Genloci existieren, deren Mutation mit niedriger Penetranz z.B. zum MTC prädisponiert.

Kasuistik

Eine 65jährige Patientin wurde erstmals im April 1998 in der Klinik für Nuklearmedizin wegen Verdacht auf MEN-Syndrom vorgestellt. Die Patientin klagte über Leistungsminderung sowie rezidivierende abdominelle/thorakale Schmerzen. Bei der klinischen Inspektion fielen multiple, stammbetonte, nicht schmerzhafte, braune Hauttumoren auf. Die Laborparameter waren bereits vorher in einem auswärtigen Krankenhaus untersucht worden (Tabelle 2).

Tabelle 1 Organbefallsmuster bei den bekannten genetisch bedingten Formen des medullären Schilddrüsenkarzinoms: MEN IIa, MEN IIb und Familiäres MTC

Organ	MEN IIa	MEN IIb	FMTC
C-Zellen	Tumor	Tumor	ø
Nebenschilddrüse	Hyperplasie/ benigner Tumor	ø	ø
Mesenteriale Ganglien	Normal	Hyperplasie	Normal
Entwicklungsanomalien	ø	verschiedene	ø

Tabelle 2 Laborwerte prä- und postoperativ. Die Labordaten für Vanillinmandelsäure (VMS), Noradrenalin, Adrenalin und Dopamin sind aus dem Urin bestimmt

Präoperativ	Patientenwerte	Normwert
Noradrenalin	157 mcg/24 h	bis 20 mcg/24 h
Adrenalin	746 mcg/24 h	bis 80 mcg/24 h
Dopamin	1.320 mcg/24 h	< 480 mcg/24 h
VMS	52 mg/24 h	bis 7,2 mg/24 h
CEA	72,4 µg/l	< 3 für µg/l NR, < 5 für µg/l Raucher
Kalzitonin	5,2 µg/l	< 0,3 µg/l
Parathormon	30 pmol/l	10–35 pmol/l
Postoperativ	**Patientenwerte**	**Normwert**
Noradrenalin	171 ng/24 h	bis 20 mcg/24 h
Adrenalin	757 mcg/24 h	bis 80 mcg/24 h
Dopamin	43,5 ng/l	< 480 mcg/24 h
VMS	—	bis 7,2 mg/24 h
CEA	1,2 µg/l	< 3 für µg/l NR, < 5 für µg/l Raucher
Kalzitonin	0,01 µg/l	< 0,3 µg/l
Parathormon	43,5 pmol/l	10–35 pmol/l

Methoden

Zur weiteren Differenzierung wurde eine Schilddrüsensonographie, CT-Thorax und -Abdomen sowie eine dermatologische Diagnostik auswärts durchgeführt. In der zervikalen Sonographie zeigte sich eine Struma nodosa linksseitig mit einem abgrenzbar echogeminderten, verkalkten Knoten von 14 ml Volumen und einem maximalen Durchmesser von 3 cm. Hier erfolgte eine Feinnadelpunktion (Abb. 1).

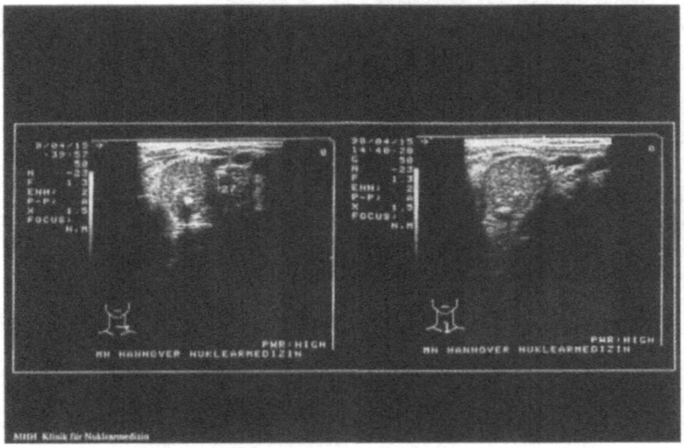

Abb. 1 Ultraschall-SD.

Ergebnisse

In der CT-Thoraxuntersuchung wurde eine asymmetrische laterale Meningocele paravertebral links auf Höhe des Aortenbogens (Abb. 2) bei Fibromatose (M. von

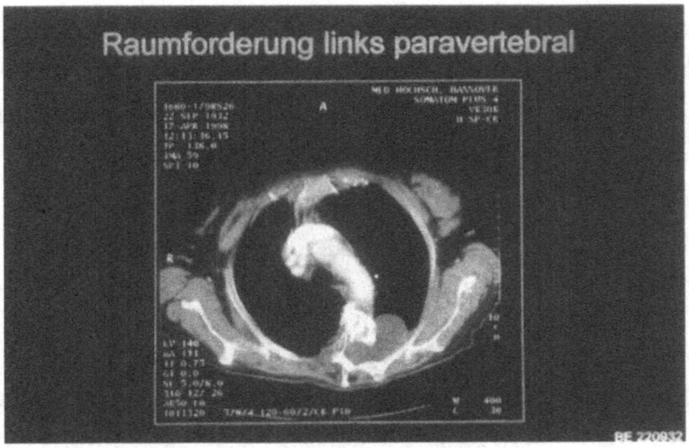

Abb. 2 CT-Thorax mit asymmetrischer lateraler Meningozele paravertebral.

Recklinghausen) diagnostiziert. In der Sonographie und CT-Abdomenuntersuchung wurde bei Vorliegen einer 7 cm großen intraabdominellen Raumforderung von der linken Nebenniere ausgehend der Verdacht auf ein linksseitiges Phäochromozytom geäußert (Abb. 3).

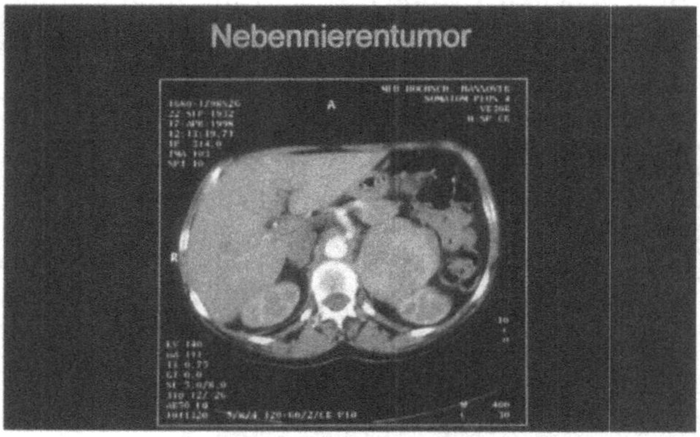

Abb. 3 CT-Abdomen mit großem NN-Tumor (Phäochromozytom).

Therapie

Unter der Verdachtsdiagnose eines Phäochromozytoms der linken Nebenniere im Rahmen eines MEN IIb-Syndroms wurde bei der Patientin im April 1998 eine Adrenalektomie linksseitig sowie eine totale Thyreoidektomie mit Lymphadenektomie in den Kompartimenten 1–4 durchgeführt. Eine dermatologische Diagnostik vor der OP auswärts ergab die Diagnose einer Neurofibromatose (M. von Recklinghausen).

Der präoperative, zytopathologische Befund der Schilddrüse zeigte zahlreiche spindelförmige Zellen in rosettenartig-soliden Gruppen mit bizarren Kernen, leicht vergrößerten Nukleolen und schmalem Zytoplasma. Immunzytochemische Reaktionen auf Keratin und NSE wurden durchgeführt. Die Diagnose lautete epitelialer Tumor in der Schilddrüse, V.a. medulläres Schilddrüsenkarzinom.

Histologie der Schilddrüse

Der histologische Befund zeigte überwiegend spindelige, prismatische Zellen in solider Anordnung mit körnigen Kernen, reichlich eosinophiles Material entsprechend Amyloid. Überwiegend verdrängendes Wachstum nach außen ohne Kapseldurchbruch, dabei keine Ausdehnung ins umgebende Weichteilgewebe. Positive

Immunreaktion für Kalzitonin, NSE und Chromogranin. Somit handelt es sich um ein medulläres Schilddrüsenkarzinom linksseitig ohne Anhalt für Penetration der Schilddrüsenkapsel. Kein Nachweis von Lymphknotenmetastasen, Klassifikation MTC pT 2a, pN 0, pMX (Abb. 4, 5, 6).

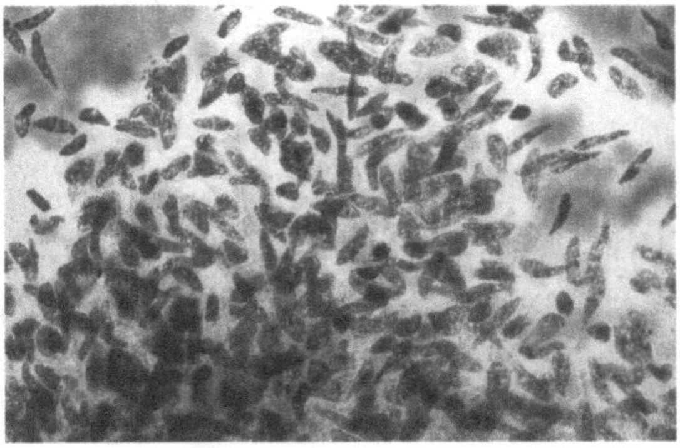

Abb. 4 Zytopathologie der Schilddrüse: epithelialer Tumor, Verdacht auf MTC.

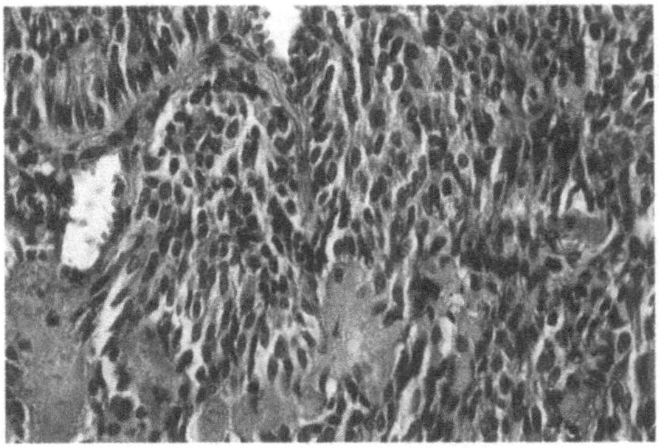

Abb. 5 Histologie der Schilddrüse: medulläres Schilddrüsenkarzinom.

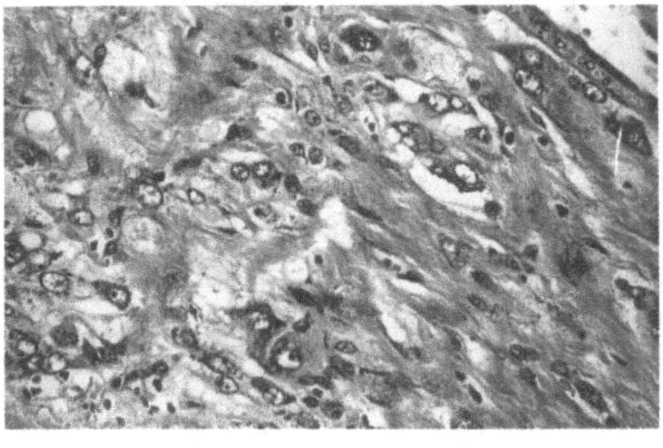

Abb. 6 Histologie der Nebenniere: Phäochromozytom.

Histologie der Nebenniere

Der histologische Befund zeigte regelmäßig, nestförmig angeordnete, eosinophile Zellen mit ausgeprägter fibröser Septierung und Sklerosierung; somit handelte es sich um ein Phäochromozytom der linken Nebenniere mit geringer Infiltration ins umgebende Fettgewebe, max. Durchmesser 8 cm.

Verlauf

Die weitere Nachsorge der Patientin gestaltete sich unauffällig. Der routinemäßig durchgeführte Pentagastrintest vom September 1998 ergab keinen Hinweis auf ein Rezidiv des MTC (Tabelle 3).

Tabelle 3 Pentagastrintest 9/98 (postoperativ) nach i. v. Applikation von 0,5 µg/kg Körpergewicht Pentagastrin

Zeitpunkt p.i.	Kalzitoninwerte in µg/l
	Norm (< 0,3 µg/l)
0 min. Wert	0,02 µg/l
2 min. Wert	0,02 µg/l
5 min. Wert	0,03 µg/l
10 min. Wert	0,02 µg/l

Die leicht erhöhten Katecholaminwerte liegen nicht in einem für ein Phäochromozytom typischen Bereich. Eine DNA-Analyse wurde zum Zeitpunkt der Erstvorstellung sowie bei der Kontrolluntersuchung ein Jahr später durchgeführt. Die Methode basiert auf einer DNA-Präparation aus Leukozyten, Polymerase-Ketten-Reaktion (PCR), Single-stranded-conformational-polymorphism-analysis (SSCP), Restriktionsverdau und DNA-Sequenzierung. Bei der Analyse der Exons 10, 11 und 13 des RET-Protoonkogens auf Mutationen sowie der Kontrolluntersuchung der Exons 14, 15 und 16 fanden sich überraschenderweise keine pathogenen Mutationen, so daß sich letztendlich kein Hinweis auf ein MEN IIa oder ein hereditäres medulläres Schilddrüsenkarzinom (Ausschluß mit 99% Wahrscheinlichkeit) feststellen ließ.

Schlußfolgerung

Auch ohne Vorliegen einer der bekannten RET-Protoonkogen-Mutationen, die das familiäre MEN II-Syndrom verursachen, kann eine Kombination von medullärem Schilddrüsenkarzinom, Phäochromozytom und Neurofibromatose auftreten [8]. Wie schon bei der Einleitung erwähnt, bleibt festzuhalten, daß eine große Zahl nicht klassifizierter familiärer Formen des medullären Schilddrüsenkarzinoms existiert, so daß es nahe liegt, daß weitere Genloci existieren, deren Mutation mit niedriger Penetranz z. B. zum MTC prädisponieren können [9, 10].

Literatur

[1] Blaugrund, J.E., M.M. Jr. Johns, Y.J. Eby et al.: RET proto-oncogene mutations in inherited and sporadic medullary thyroid cancer. Hum. Mol. Genet. 3 (1994) 1895–1897.

[2] Talpos, G.B., C.E. Jackson, J.B. Yott et al.: Phenotype mapping of the multiple endocrine neoplasia type II syndrome. Surgery 94 (1983) 650–654.

[3] Kambouris, M, C.E. Jackson, G.L. Feldman: Diagnosis of multiple endocrine neoplasia [MEN] 2A, 2B and familial medullary thyroid cancer [FMTC] by multiplex PCR and heteroduplex analyses of RET proto-oncogene mutations. Hum. Mutat. 8 (1996) 64–70.

[4] Easton, D.F., M.A. Ponder, T. Cummings et al.: The clinical and screening age-at-onset distribution for the MEN-2 syndrome. Am. J. Hum. Genet. 44 (1989) 208–215.

[5] Frilling, A., P.E. Goretzki, L. Bastian et al.: The importance of screening for medullary thyroid carcinoma in families of patients with MEN 2. Henry Ford Hosp. Med. J. 37 (1989) 122–123.

[6] Neradilova, M., J. Nemec, M. Soutorova: Medullary thyroid cancer – diagnosis and active screening. Radiobiol. Radiother. (Berl). 28 (1987) 719–722.

[7] Peacock, M.L., M.J. Borst, J.D. Sweet et al.: Detection of RET mutations in multiple endocrine neoplasia type 2a and familial medullary thyroid carcinoma by denaturing gradient gel electrophoresis. Hum. Mutat. 7 (1996) 100–104.

[8] Lee, M.S., D.Y. Hwang, Y.H. Kim et al.: Mutations of ret proto-oncogene in 3 Korean families with MEN 2A: clinical use of new restriction sites for genetic diagnosis. Endocr. J. 45 (1998) 555–561.

[9] Tang, N.L., V.T. Yeung, C.S. Cockram: Determination of the risk for familial disease in RET mutation-negative patients with medullary thyroid cancer [letter]. J. Intern. Med. 244 (1998) 185–187.

[10] Tsai, M.S., G.A. Ledger, S. Khosla et al.: Identification of multiple endocrine neoplasia, type 2 gene carriers using linkage analysis and analysis of the RET proto-oncogene. J. Clin. Endocrinol. Metab. 78 (1994) 1261–1264.

Diskussion

Groth:
Der erhöhte CEA-Spiegel auch nach der Therapie würde mir doch Sorge bereiten. Haben Sie da noch anschließend eine bildgebende Diagnostik Szintigraphie (beispielsweise mit Tc-99m (V) DMSA, In-111, Octreoscan) gemacht?

Mastbaum:
Der CEA-Spiegel lag postoperativ im Normbereich. Die Werte liegen bei uns 3 für Normalpersonen und 5 für Raucher.

Schaaf:
Wurde ein Familienscreening durchgeführt? Haben Sie das Hippel-Lindau-Gen gescreent?

Mastbaum:
Das Hippel-Lindau-Gen wurde nicht untersucht. Zur familiären Untersuchung kann man sagen, daß die Patientin keine Kinder hatte, der Ehemann und weitere Familienmitglieder nicht mehr lebten.

Beyer:
Ich möchte auf zwei Probleme eingehen: daß Sie diese Krankheitskombination finden, ohne daß Sie einen genomischen Nachweis führen können, ist nicht ganz ungewöhnlich, es ist selten, aber es passiert. Das ist eine Frage der Technologie, und zwar, wenn mit speziellen Sonden gesucht wird, wird auch immer nur dann diese spezielle Region abgesucht. Und wenn Sie dann daneben die Mutation haben, geht das verloren. Sie müssen dann ein Großteil des Genoms einer direkten Aminosäurenanalyse unterziehen, was mühsam ist. Das zweite ist: ich möchte doch auch warnen, wie der Kollege da drüben, die Größe des Tumors, die Inhomogenität des Bildes und der postoperativ immer noch erhöhte Noradrenalinwert lassen daran denken, daß es sich um ein Karzinom handeln könnte. Ein Patient dieser Art ist über mehrere Jahre weiterhin zu verfolgen.

Müller:
Es ist zu ergänzen: die Dopaminspiegel waren präoperativ ja extrem hoch. Auch das ist ein Hinweis für eventuelle Malignität.

Szabolcs:
Ich denke, daß in diesem Fall die Assoziation zwischen Phäochromozytom und Neurofibromatose bestand, weil in Neurofibromatose Typ II in 15% ein Phäochromozytom zu erwarten ist. Das medulläre Schilddrüsenkarzinom war wahrschein-

lich sporadisch. Das könnte man dadurch beweisen, daß man im Tumorgewebe nach somatischer Mutation sucht. In 50% der sporadischen MTC ist die Codon 918 Mutation zu finden.

Ziegler:
Vielen Dank für diesen wichtigen Hinweis, daß man das Tumorgewebe natürlich auch aufarbeiten muß im Hinblick auf Mutation.

Schilddrüse und Oxalsäure

R. Wahl, R. Wood

Einleitung

Im menschlichen Organismus stammen Oxalsäure und ihre Salze nur zum kleineren Teil aus der Nahrung, zum weitaus größten Teil (> 80%) aber aus endogenen Quellen [13]. Endogene Quellen sind insbesondere der Stoffwechsel von Glycin und Ascorbinsäure [13] sowie in geringerem Umfang jener von Glykolat, Hydroxyprolin, Tryptophan [21] und möglicherweise auch jener der Purine [24]. Auch die Beteiligung von Darmbakterien an der endogenen Oxalsäureentstehung wird diskutiert [1].

Mikroskopisch und makroskopisch fällt die Oxalsäure im Organismus durch ihre Salze auf, die sich in Form von Kristallen in Organen wie Niere, Thymus, Milz, Gefäßwänden, Prostata, Hoden, Gehirn, Auge, sowie in Granulationsgewebe ablagern können [39, 3, 9, 29, 5, 27, 4, 23, 6, 15]. In aller Regel liegt dabei ein geschädigtes Gewebe oder ein pathologischer Zustand vor [22]. Am auffälligsten und biologisch wichtigsten sind die Kristalle des Kalziumoxalats. Kalziumoxalat ist das bei physiologischem pH am wenigsten lösliche Oxalat. Es kommt im Organismus als Monohydrat (Whewellit), als Dihydrat (Weddellit) und als Trihydrat vor. Das Monohydrat ist das am wenigsten lösliche hydratisierte Kalziumoxalat [8].

In der menschlichen Schilddrüse wurde die Entdeckung von oxalsaurem Kalk im Kolloid von Schilddrüsenfollikeln erstmals im Lehrbuch der physiologischen Chemie von Kühne aus dem Jahr 1868 [19] einem Autor namens Krause zugeordnet. Richter und McCarty [29] identifizierten die Kalziumoxalat-Ablagerungen im Kolloid durch Röntgenstrahlenbeugung als Kristalle des Monohydrats. MacMahon [22] berichtet von einer inhomogenen Verteilung der Oxalatkristalle in der Schilddrüse. In histologisch aufbereitetem Gewebe sind diese Kristalle in der Paraffineinbettung am haltbarsten, während sie aus Gefrierschnitten, die anschließend in Formaldehyd aufbewahrt werden, durch Auflösung bereits nach 24 h verschwinden können [26, 11].

Chemisch-quantitative Untersuchungen zum Oxalatgehalt der Schilddrüse fehlen in der Literatur. Wir haben daher erstmals den Gesamtgehalt von löslichem und kristallinem Oxalat in menschlichen Schilddrüsen ermittelt und mit histologisch-pathologischen und szintigraphischen Diagnosen korreliert. Die bisherigen histologischen Berichte beziehen sich nur auf das kristalline Oxalat.

Material

Es wurden 97 mit Formaldehyd (4% v/v) fixierte Operationspräparate von Schilddrüsen von 97 Patienten untersucht. Alle Schilddrüsen stammten aus dem Raum Tübingen-Stuttgart, in dem Strumen endemisch vorkommen.

Die histologischen Diagnosen stammen von verschiedenen Pathologen und stimmen nicht zwangsläufig mit der Nomenklatur der WHO überein. Unter Einbeziehung auffälliger szintigraphischer Befunde, die histologisch nicht zu fassen sind, wurden sie willkürlich zu folgenden 7 Diagnosegruppen zusammengefaßt:

1. Struma colloides diffusa
2. Struma colloides partim nodosa partim diffusa
3. Struma colloides nodosa
4. Struma mit autonomen Follikeln
5. Heiße Knoten
6. Kalte Knoten
7. Basedow-Strumen

Das mittlere Alter der Patienten, die Altersgrenzen sowie die Fallzahlen jeder Diagnosegruppe sind in Tabelle 1 aufgelistet.

Tabelle 1 Oxalsäuregehalt in Schilddrüsen bei verschiedenen histologisch-szintigraphischen Diagnosegruppen

Diagnosegruppen	*n*	weibl.	männl.	mittleres Alter in Jahren (Grenzen)	Mittelwert ± Standardabweichungen (mg/100g Trockengewicht)
Struma colloides diffusa	6	4	2	49 (36–72)	24 ± 30
Struma colloides partim nodosa, partim diffusa	9	7	2	51 (24–67)	45 ± 69
Struma colloides nodosa	36	23	13	53 (32–75)	55 ± 89
Struma mit autonomen Follikeln	8	8	0	60 (47–79)	101 ± 148
Kalter Knoten	20	13	7	43 (23–64)	80 ± 132
Heißer Knoten	10	7	3	53 (34–75)	65 ± 70
Morbus Basedow	8	6	2	32 (21–53)	6 ± 2

Methoden

Alle Schilddrüsen wurden bis zur Oxalatbestimmung höchstens 4 Wochen bei -20°C gelagert. Nach dem Auftauen wurden die Drüsen mittels eines Elektromixers grob zerkleinert. Dieses Grob-Homogenat wurde dann in Plastiktüten überführt, bei -20°C erneut tiefgefroren und das tiefgefrorene Material mit einem Hammer weiter zerkleinert. Das zerkleinerte Gewebe wurde in flüssigem Stickstoff mit einem Mörser pulverisiert und nach dem Abwiegen lyophilisiert. Die Oxalat-Bestimmung erfolgte enzymatisch. Dafür mußten die Gewebsproben entsprechend aufgearbeitet werden.

Den fixierten Schilddrüsen wurde das Formaldehyd als Störfaktor entzogen. Hierzu wurden die Proben mit Kalziumchlorid in absolutem Ethanol je zweimal 2 h lang ausgelaugt. Das Kalziumchlorid bindet dabei lösliches Oxalat als schwerlöslichen Komplex, es geht so der Bestimmung nicht verloren. Alkoholreste wurden durch Abdampfen bei 60–70°C im Wasserbad entfernt. Da die Gewebsproben durch den absoluten Alkohol gleichzeitig entwässert wurden, erübrigte sich eine Trocknung der Proben durch Lyophilisation. Nach dem 4. Waschvorgang war nur noch 0,15 ± 0,4 mg Formaldehyd/L (n = 12) nachweisbar. Diese Menge störte die enzymatische Bestimmung nicht mehr.

Da nach Andrews et al. [2] Fett die Oxalsäurebestimmung stören kann, wurde das pulverisierte Schilddrüsengewebe zunächst mit Petroleumbenzin weiter entfettet.

Die angewandte enzymatische Oxalsäurebestimmung erfolgt bei saurem pH. Dabei lösen sich auch die Oxalatkristalle auf. Da aber andererseits in diesem pH-Bereich Oxalat an Eiweiß binden kann, wurde eine Enteiweißung des Probenmaterials erforderlich. Zur Enteiweißung wurde eine Reihe von Proteasen (Dispase, Pepsin, Trypsin, Papain, Pronase E [33] sowie DNase und RNase verwendet.

Zwischen den sukzessive aufeinanderfolgenden unterschiedlichen Proteaseanwendungen wurden die Gewebsreste jeweils 30 min. bei 1.600 g abzentrifugiert. Nach Abschluß der Behandlung mit Proteasen wurden die im Probenmaterial verbliebenen Proteasenreste durch Erwärmen der Proben für 15 min. auf 90°C denaturiert. Mit AlbymR-Teststreifen (Boehringer, Mannheim; Nachweisgrenze 60 mg/L) war danach kein Eiweiß mehr nachweisbar. Die Gewebsrückstände wurden anschließend für die enzymatische Oxalsäurebestimmung mit 2 N HCL angesäuert. Das störende Kalzium wurde mit Natrium-EDTA (2 ml, 8 mg/ml) gebunden.

Um Fehlerquellen bei der enzymatischen Oxalat-Bestimmung auszuschließen, wurde für jede zu bestimmende Probe ein interner Standard verwendet und durch Bestimmung des Oxalsäuregehalts mit und ohne internen Standard ein Korrekturfaktor ermittelt. Weitere Details zur Methode [37].

Statistik

Auf das Datenmaterial wurde die einfache Varianzanalyse, die multiple Regression, der Least-Significant-Difference-Test [17] sowie der t-Test nach Student [30] angewandt. Anhand einer Residuenanalyse [17] zeigte sich, daß die Variable „Oxalsäure“ in Logarithmen einzusetzen war.

Die Konzentrationsangaben im Text erfolgten als Mittelwerte ± Standardabweichung bezogen auf das Trockengewicht.

Ergebnisse

Die mittlere Oxalsäurekonzentration im Schilddrüsengewebe lag bei den mit Formaldehyd fixierten Proben (n = 97) bei 88 ± 153 mg/100 g Trockensubstanz. Tabelle 1 zeigt die mittleren Oxalsäurekonzentrationen in den 7 Diagnosegruppen.

In der Varianzanalyse unterschieden sich die Logarithmen der mittleren Oxalsäurekonzentrationen in den 7 Diagnosegruppen mit F = 2,21 und p = 0,048 schwach signifikant voneinander.

Mit der multiplen Regression ließ sich zeigen, daß die Mittelwerte der einzelnen Diagnosegruppen nicht nur von der Pathologie, sondern auch vom Alter und Geschlecht sowie anderen, nicht erfaßten Störfaktoren abhängen. Die Beziehung zwischen den einzelnen Diagnosegruppen und den Oxalsäurekonzentrationen ändert sich aber mit dem Alter nicht (p = 0,32).

Werden die logarithmierten Oxalsäuremittelwerte der sieben Diagnosegruppen mit dem Least-Significant-Difference-Test untersucht, so unterscheiden sich die Diagnosegruppen Struma colloides nodosa, Struma mit autonomen Follikeln, kalte Knoten und heiße Knoten bei einem Signifikanzniveau von p = 0,05 von der Gruppe mit Morbus Basedow.

In einer semiquantitativen Beurteilung der histologischen Präparate bei 400facher Vergrößerung und einer Beurteilung von je 5 Gesichtsfeldern ließ sich eine positive Korrelation zwischen der Kristallhäufigkeit und dem enzymatisch bestimmten Kalziumoxalatgehalt herstellen.

Diskussion

In der vorliegenden Arbeit wurde der kristalline und lösliche Anteil der Oxalsäure in menschlichem Schilddrüsengewebe untersucht. Dabei hat sich in Vorversuchen

(Ergebnisse hier nicht dargestellt) gezeigt, daß sowohl unfixiertes Gewebe als auch mit Formaldehyd fixiertes Gewebe verwendet werden kann, sofern der Formaldehyd dem Gewebe vor der Bestimmung entzogen wird. Die Ergebnisse zwischen unfixiertem und fixiertem Material unterschieden sich nicht signifikant. Wenn eine Korrektur der Meßergebnisse mittels eines internen Standards erfolgt, wie es bei unseren Untersuchungen geschah, dann werden mögliche Störeinflüsse durch die im Gewebe verbleibenden Spuren von Formaldehyd oder durch andere Störeinflüsse ausgeschlossen.

Auffallend war bei allen Diagnosegruppen die große Streubreite der Mittelwerte. Es ist jedoch unwahrscheinlich, daß diese allein methodisch begründet ist. MacMahon [22] wies auf eine unregelmäßige Verteilung der Oxalatkristalle im Schilddrüsengewebe hin. Die eigenen polarisationsoptischen Betrachtungen von Schilddrüsenschnitten bestätigen dies. Da auch Kalzium in der Schilddrüse inhomogen verteilt ist [38], ist diese Beobachtung nicht überraschend. Sie kann somit eine Erklärung für die große Streubreite der Mittelwerte sein. Hinzu kommt, daß der Gehalt an Oxalatkristallen in der Schilddrüse offensichtlich auch vom Alter der Patienten abhängt, wie Richter [28] bereits 1940 feststellte. Schäfer und Rentzschke [32] konnten dies bestätigen. Auch der Kalziumgehalt in den Schilddrüsen nimmt mit dem Alter zu [38].

Der von uns ermittelte Gesamtgehalt an Oxalat in Schilddrüsen korreliert mit unserer semiquantitativen Bestimmung der Kristallhäufigkeit. Die numerisch höchsten Oxalsäurekonzentrationen fanden sich in Strumen mit autonomen Follikeln, die niedrigsten in Basedow-Schilddrüsen. Der letzte Befund deckt sich mit den lichtmikroskopischen Beobachtungen von Richter et al. [29], denen das Fehlen von Oxalatkristallen in histologischen Präparaten von Schilddrüsen mit Morbus Basedow auffiel. Schäfer u. Rentzschke [32] stellten eine Abnahme der Kristalle in den Follikeln mit zunehmendem Aktivitätsgrad, gemessen an der Epithelhöhe der Schilddrüsen, fest.

Bei den Strumen mit autonomen Follikeln und heißen Knoten war der Oxalatgehalt in unseren Untersuchungen im Vergleich zu Schilddrüsen mit Immunhyperthyreose hoch. Katoh et al. [16] konnten zeigen, daß bei autonomem Gewebe die Zahl der Kristalle zwar in den ruhenden, also supprimierten Follikeln hoch war, nicht dagegen in den autonomen Arealen mit gesteigerter Stoffwechselaktivität. Insofern stimmen die Befunde zur Oxalsäureanreicherung zwischen Schilddrüsen mit Immunhyperthyreosen und solchen mit autonomen Adenomen doch überein. Katoh et al. [16] bestätigen darüber hinaus, daß sich die mit polarisiertem Licht nachgewiesenen Oxalatkristalle in den Follikellumina befanden. Im normalen Lichtmikroskop erschienen die Kristalle in den Follikellumina eher als unauffällige Fragmente (Abb. 1). Ob ein direkter Zusammenhang zwischen Follikelgröße und

Oxalsäuregehalt besteht, ist nicht belegt. Jedenfalls konnte ein derartiger Zusammenhang zwischen Citronensäure und Follikelgröße nachgewiesen werden [7].

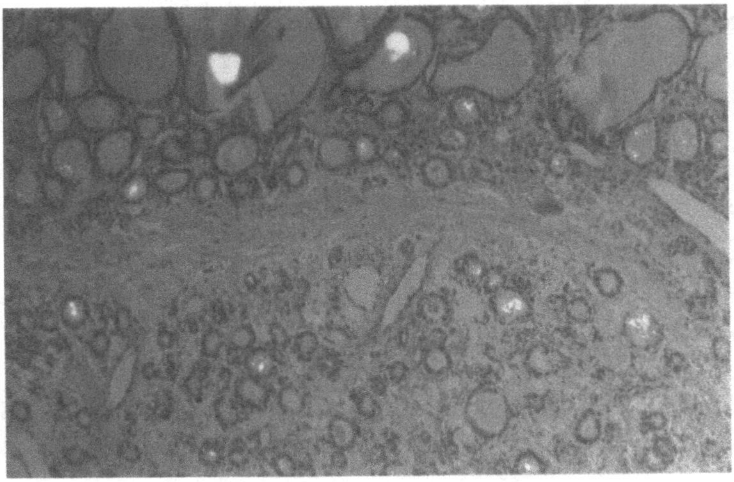

Abb. 1 Oxalatkristalle im Schilddrüsenkolloid einer Knotenstruma. Bei Unkenntnis können die Kristalle für Artefakte gehalten werden.

Gross [10] und Reith et al. [27] fanden auch bei der granulomatösen Thyreoiditis de Quervain ein gehäuftes Vorkommen von Kalziumoxalatkristallen, hier jedoch nicht nur intrafollikulär, sondern bevorzugt sogar interstitiell. Da es nach Sommers u. Meissner [33] bei dieser Erkrankung zur Rupturierung der Basalmembran kommt, könnten die Kristalle dadurch ins Interstitium gelangen und dort granulomatöse Reaktionen auslösen. Dies würde sich mit den Beobachtungen von Hasselbacher [12] decken, der Gewebsreaktionen beobachten konnte, als er den Fibroblasten-Kulturen von Kaninchen Kalziumoxalatkristalle zufügte. In papillären Schilddrüsen-Karzinomen fanden Katoh et al. [16] nur wenig Oxalatkristalle, und in anaplastischen und medullären Schilddrüsen-Karzinomen fehlen sie, wohl aber finden sich solche in follikulären Adenomen und follikulären Karzinomen.

Über die Herkunft des Kalziumoxalats in der Schilddrüse können derzeit nur Spekulationen angestellt werden. Oxalsäure kann im Organismus auf zweierlei Weise entstehen: Einmal als Abbauprodukt von Ascorbinsäure, zum anderen kann es aus endogen gebildeter Glyoxylsäure oder aus Glycolsäure entstehen. Die beiden letzten Zwischenprodukte können aus einer ganzen Reihe von Ausgangsprodukten entstehen. Die Herkunft des Endprodukts Oxalsäure ist daher oft kaum ausfindig zu machen.

Ascorbinsäure ist an der Iodierung und an der Kollagensynthese beteiligt [35, 18]. Dann weisen Lymphozyten, die an der Antikörper-Produktion beteiltigt sind, hohe Ascorbat-Konzentrationen auf [20, 14]. Solche Antikörper-produzierenden Lymphozyten kommen reichlich in Basedow-Schilddrüsen vor. Ein erhöhter Oxalsäure-Spiegel wird allerdings wider Erwarten in Basedow-Schilddrüsen nicht gefunden. Ob die Oxalsäure in der Schilddrüse aus Zitrat, das in den Follikellumina [7] vorkommt, entsteht, ist vorstellbar, aber nicht bewiesen. Schließlich könnte auch ein lokaler Ausfall von Inhibitoren, die normalerweise die Entstehung von Kalziumoxalatkristallen verhindern können, für ihre Entstehung in der Schilddrüse in Frage kommen. Ein Beispiel ist das Prothrombin-Fragment F1, das als entsprechender Inhibitor im Urin beschrieben ist [31].

Das Auftreten von Kalziumoxalatkristallen in der Schilddrüse ist nicht an eine primäre Oxalose gebunden. Es liegt somit eine „dystrophic oxalosis“ [16] vor. Möglicherweise sind Kalziumoxalatkristalle sogar ein physiologischer Bestandteil in normalen Schilddrüsen. Kalziumoxalatkristalle treten auch in vitro auf, wenn isolierte Schweinethyreozyten ins Kulturmedium ausgesät werden [36].

Schlußfolgerung

Augenblicklich scheint die Oxalsäure in der Schilddrüse für die klinische Praxis nicht viel zu bedeuten. Die Häufigkeit der Oxalatkristalle und ihre Verteilung in der Schilddrüse kann aber immerhin dem Pathologen eine zusätzliche differentialdiagnostische Hilfe bei der Befundung bieten. Auch mancher vermeintliche Artefakt in einem histologischen Schilddrüsenpräparat könnte sich als Oxalatablagerung herausstellen, und sicher besteht manche amorphe Verkalkung in der Schilddrüse nicht nur aus Kalzium-Hydroxylapatit, sondern auch aus Kalziumoxalat.

Literatur

[1] Allison, M.J., H.M. Cook, D.B. Milne, J. S. Gallagher, R.V. Clayman: Oxalate degradation by gastrointestinal bacteria from humans. J. Nutr. 116 (1986) 455–460.

[2] Andrews, J.C., E.T. Viser: The oxalic acid content of some common foods. Food. Res. 16 (1951) 306–312.

[3] Bennet, B., C. Rosenblum: Identification of calcium oxalate in the myocardium of patients with uremia. Lab. Invest. 10 (1961) 947–955.

[4] Boquist, L.B., B. Lindqvist, Y. Östberg, L. Steen: Primary oxalosis. Am. J. Med. 54 (1973) 673–681.

[5] Chaplin, A.J.: Some observations in the demonstration of calcium oxalate in tissue sections. Stain Technology 49 (1974) 165–173.

[6] Cogan, D.G., T. Kuwabara, J.Silbert et al.: Calcium oxalate and calcium phosphate crystals in detached retina. Arch. Ophthalmol. 60 (1958) 366–371.

[7] Födisch, J.H., G. Riccabona, E. Marberger et al.: Der Citronensäuregehalt in Strumen und seine Abhängigkeit von Morphologie und Funktion des Organs. Klin. Wochenschr. 44 (1966) 1066–1071.

[8] Gardner, G. L.: Nucleation and crystal growth of calcium oxalate trihydrate. J. Cryst. Growth 30 (1975) 158–168.

[9] Glynn, L.E.: Crystalline bodies in the tunica media of a middle cerebral artery. J. Pathol. Bacteriol. 51 (1940) 445–446.

[10] Gross, S.: Granulomatous thyroiditis with anisotropic crystalline material. Arch. Pathol. Lab. Med. 59 (1955) 412–418.

[11] Hackett, R.L., Khan, S.R.: Presence of calcium oxalate crystals in the mammalian thyroid gland. Scanning Microsc. 2 (1988) 241–246.

[12] Hasselbacher, P.: Stimulation of synovial fibroblasts by calcium oxalate and monosodium urate monohydrate. A mechanism of connective tissue degradation in oxalosis and gout. J. Lab Clin. Med. 100 (1982) 977–985.

[13] Hodgkinson, A.: Oxalic Acid in Biology and Medicine. Academic Press, London 1977.

[14] Jacob,R. A., F.S. Pianalto, R.E. Agee: Cellular ascorbate depletion in healthy men. J. Nutr. 122 (1992) 1111–1118.

[15] Johnson, F.B., K. Pani: Histochemical identification of calcium oxalate. Arch. Pathol 74 (1962) 347–351.

[16] Katoh, R., A. Kawaoi, A. Muramatsu et al.: Birefringent (calcium oxalate) crystals in thyroid diseases. A clinicopathological study with possible implications for differential diagnosis. Am. J. Surg. Pathol. 17 (1993) 698–705.

[17] Kleinbaum, D.G., L.L. Kupper, K.E. Muller: Applied regression analysis and other multivariable methods, 2nd edn. pp. 165–174 and 361–365, PWS-Kent Publishing Company, Boston 1987.

[18] Kohn, L.D.: Connective Tissue. In: S. Ingbar, S.H. Braverman, L.E. (Hrsg.) Werner's The Thyroid, 5th edn., Lippincott Company, Philadelphia, 1986, 816–839.

[19] Krause, W. zitiert von Kühne, W.: Lehrbuch der Physiologischen Chemie, Engelmann, Leipzig, 1868, 415.

[20] Lewin, S.: Vitamin C: Its Molecular Biology and Medical Potential, Academic Press, London-New York-San Francisco 1976, 81–82.

[21] Ludwig, G.: Renal calculi associated with hyperoxaluria. Ann. N.Y. Acad. Sci. 104 (1963) 621–637.

[22] MacMahon, H.E., H.Y. Lee, C.F. Rivelis: Birefingent crystals in human thyroid. Acta Endocrinol. 58 (1968) 172–176.

[23] Pons, C.A., R.P. Cluster: Acute ethylene glycol cases. Am. J. Med. Sci. 211 (1946) 544-552.

[24] Pyrah, L.N., C.K. Anderson, A. Hodgkinson et al.: A case of oxalate nephrocalcinosis and hyperoxaluria. Brit. J. Urol. 31 (1959) 235–248.

[25] Reid, J.D., C.-H. Choi, N.O. Oldroyd: Calcium oxalate crystals in the thyroid. Their identification, prevalence, origin and possible significance. Am. J. Clin. Pathol. 87 (1987) 443–454.

[26] Reid, J.D.: Calcium oxalate in mammalian thyroids: A re-evaluation. J. Comp. Pathol. 105 (1991) 109–115.

[27] Reith, H.B., M. Mackowski, W. Kozuschek: Oxalose and granulomatöse Thyreoiditis. Krankenhausarzt (Braun, Karlsruhe) 62 (1989) 316–318.

[28] Richter, M. N.: Anisotropic crystalloids in the human thyroid gland. Am. J. Pathol. 16 (1940) 654–655.
[29] Richter, M.N., K.S. McCarty: Anisotropic crystals in the human thyroid gland. Am. J. Pathol 30 (1954) 545–553.
[30] Rosner, B.: Fundamentals of Biostatistics, 2nd edn., Duxbury Press, Boston, 1986, 246–251.
[31] Ryall, R.L., P.K. Grover, A.M.F Stapleton et al.: The urinary F1 activation peptide of human prothrombin is a potent inhibitor of calcium oxalate crystallization in undiluted human urine in-vitro. Clin. Sci. 89 (1995) 533–541.
[32] Schäfer, H.E., R.-D. Rentzschke: Das alters- und funktionsabhängige Vorkommen von Calciumoxalatkristallen im Schilddrüsenkolloid. Licht- und elektronenmikroskopische Untersuchungen. Verh. Dtsch. Ges. Pathol. 59 (1975) 410–414.
[33] Smyth, D.G.: Techniques in enzyme hydrolysis. In: C.H.W. Hirs (Hrsg.) Methods in Enzymology, Vol. IX: Enzyme structure, Academic Press, New York, London 1967, 214–231.
[34] Sommers, S.C., W. A. Meissner: Basement membrane changes in chronic thyroiditis and other diseases. Am. J. Clin. Pathol. 24 (1954) 434–440.
[35] Suzuki, M., M. Nagashima, K. Yamamoto: Studies on the mechanism of iodination by the thyroid gland: Iodide-activating enzyme and an intracellular inhibitor of iodination. Gen. Comp. Endocrinol. 1 (1961) 103–116.
[36] Wahl, R.: Morphologische und biochemische Untersuchungen an der Schilddrüsenzellkultur. In: Theorie und Forschung, Bd. 161, Biochemie, Bd. 2, Roderer, Regensburg 1991, 152.
[37] Wahl, R., R. Fuchs, E. Kallee: Oxalate in Human Thyroid Gland. Eur. J. Clin.Chem. Clin. Biochem. 31 (1993) 559–565.
[38] Wahl, R., M. Hellstern, E. Kallee: Calcium im Kolloid und Gesamtgewebe der menschlichen Schilddrüse. Aktuelle Endokrinologie und Stoffwechsel 6 (1985) 7–10.
[39] Yasue, T.: Renal crystalline deposition and its pathogenesis. Acta Histochem. Cytochem. 2 (1969) 96–111.

Diskussion

Klar:

Vielen Dank, Herr Professor Wahl, für diesen sehr instruktiven, gut bebilderten Vortrag. Es ist eine klare Darstellung, glaube ich, die gar nicht viel an Unsicherheit offenläßt.

3D-Sonographie versus konventionelle Sonographie

S. Schlögl, J. Terekhova, M. Laßmann, E. Werner, S. Muffert, S. Seybold, Chr. Reiners

Einleitung

Die Sonographie ist aufgrund der guten Verfügbarkeit und des geringen Risikos der Untersuchung das wichtigste bildgebende Verfahren zur Beurteilung der Morphologie in der Schilddrüsendiagnostik. Die Hauptindikationen für die Sonographie sind die Ermittlung der Schilddrüsengröße sowie das Suchen und Beurteilen von knotigen und diffusen Veränderungen. Die Sonographie wird außerdem häufig in der Verlaufskontrolle und Therapieüberwachung von nodösen und diffusen Strumen eingesetzt [3, 4]. Dabei werden hohe Anforderungen an die Reproduzierbarkeit und Untersucherunabhängigkeit gestellt, die von der konventionellen Sonographie nur bedingt erfüllt werden. Ein zweites Einsatzgebiet ist die Volumetrie der Gesamtschilddrüse oder von autonomen Knoten zur Aktivitätsbestimmung vor einer geplanten Radioiodtherapie. Auch bei diesem Einsatzgebiet ist eine hohe Genauigkeit erforderlich, die bei der konventionellen Sonographie nur näherungsweise gegeben ist.

Die vorliegende Studie hatte das Ziel, die Reproduzierbarkeit in der sonographischen Schilddrüsendiagnostik zu erhöhen und die Präzision der Volumenbestimmung der Schilddrüse und ihrer pathologischen Veränderungen zu verbessern.

Material und Methoden

Meßsystem

Für die Untersuchungen wurde das Ultraschallgerät „Tosbee" (Toshiba Medical Systems GmbH, Neuss) mit einem 7,5-Mhz-Schallkopf verwendet und für die Weiterverarbeitung der Daten ein 3D-System (EchoTech 3D Imaging Systems GmbH, Hallbergmoos). Dieses besteht aus einem handelsüblichen Computer (Pentium Pro 200 MHz) mit einem Framegrabber zum Digitalisieren der Daten, einem elektromagnetischen Sensorsystem und der Software „Freescan" (Abb. 1).

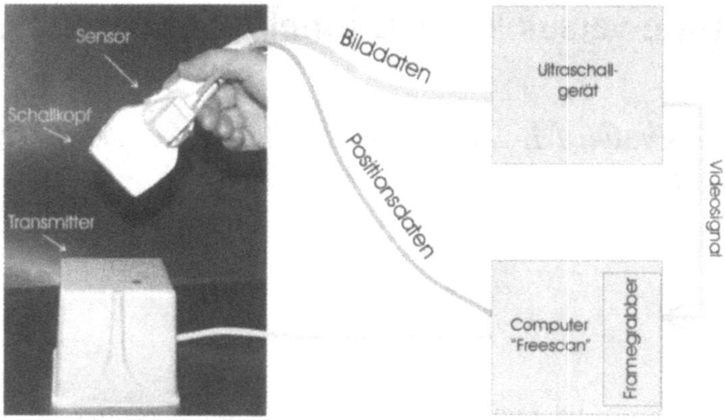

Abb. 1 Schema der Übertragung von Bild und Positionsdaten.

Einmalig werden für jeden Schallkopf, der für 3D-Akquisitionen verwendet wird, Kalibrierungsmessungen durchgeführt. Damit wird die Lage des Sensors auf dem Schallkopf relativ zum Entstehungsort der Bilder definiert, so daß für jedes Bild, das auf den Rechner übertragen wird, Ort und Lage im Feld des Transmitters festliegen. Danach kann der Schallkopf wie gewohnt geführt werden. Die Bilder des Ultraschallgerätes werden als S-VHS-Video-Signale übertragen und vom Framegrabber digitalisiert. Im nächsten Schritt werden die Daten vom Auswerteprogramm nachverarbeitet. Es wird ein „geordneter" 3D-Datensatz erzeugt, indem die zweidimensionalen Informationen der Ultraschallbilder in eine reguläre Voxel-Matrix konvertiert werden (Abb. 2).

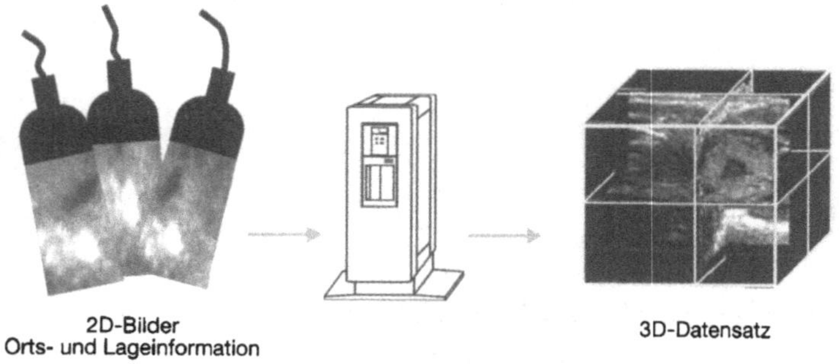

Abb. 2 Schema der Umwandlung von 2D-Ultraschallbilden in einen 3D-Quader.

Mehrfach erfaßte Punkte werden gemittelt, nicht erfaßte interpoliert. Die Abmessungen des entstehenden Quaders resultieren aus der gescannten Fläche und der Eindringtiefe.

Der nachverarbeitete Datensatz ist die Basis für die weitere Bildverarbeitung. Es stehen mehrere Meßfunktionen (Entfernung, Winkel, Volumina, etc.) und Darstellungsarten (Oberflächen, Transparentdarstellungen, Animation, etc.) zur Verfügung (Abb. 3).

Es können auch nur Teile des Datensatzes (Region of Interest) nachverarbeitet werden, z. B. bei der Berechnung des Volumens eines Knotens.

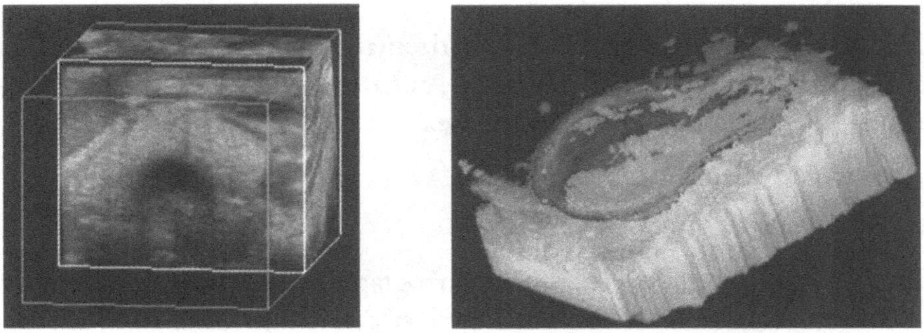

Abb. 3 Nachverarbeiteter Volumenwürfel mit 2D-Schnittbild eines Schilddrüsenlappens (links). Oberflächendarstellung eines Schilddrüsenphantoms (rechts).

Patienten

In Zusammenarbeit mit dem pathologischen Institut der Universität Würzburg wurden konventionelle Ultraschalluntersuchungen an 35 Verstorbenen durchgeführt und jeweils von jeden Schilddrüsenlappen ein 3D-Datensatz akquiriert.

Es konnten nicht alle Datensätze verwendet werden, da bei zwei Verstorbenen eine fortgeschrittene Autolyse vorlag, und bei anderen eine Infiltration von Metastasen in die Schilddrüse eine Differenzierung des Schilddrüsengewebes verhinderte.

Auf der Grundlage der Ausdrucke der konventionellen Untersuchung wurde eine Validierung der Qualität der Datensätze vorgenommen, um eine Auswahl zu ermöglichen. 18 der Patientendatensätze wurden als gut, 9 als mittel, 4 als schlecht und 4 als nicht auswertbar eingestuft.

Wir beschränkten uns bei der Untersuchung auf die Datensätze der 18 als gut bewerteten Patientenschilddrüsen, da ein Vergleich der verschiedenen Methoden zur Volumetrie untersucht werden sollte, nicht aber Interobservervariabilität und Intraobservervariabilität, die eine große Rolle bei schlecht beurteilbaren Aufnahmen spielen.

Methoden

Konventionelle Methode

Die Volumina der Schilddrüsen wurden mit vier verschiedenen Methoden bestimmt. Zunächst wurde das Volumen (V) konventionell ermittelt. Es wurde unter der Annahme, ein Schilddrüsenlappen sei ein Ellipsoid, aus den drei Hauptachsen (T, H, L) nach der von Brunn [2] modifizierten Formel errechnet:

$$V = T \cdot H \cdot L \cdot 0{,}479$$

Der maximale transversale (T) und horizontale (H) Durchmesser eines Schilddrüsenlappens wird aus der transversalen Aufnahme gewonnen, die maximale Länge (L) aus der sagittal-obliquen Aufnahme.

3D-Methoden

Im Anschluß an die konventionelle Sonographie wurde ein 3D-Datensatz aufgenommen und das Volumen nach zwei verschiedenen 3D-Methoden bestimmt. Beide Methoden kommen ohne Modellannahme aus.

Segmentation

Für eine Volumenbestimmung mit dem im Programm „Freescan" implementierten Verfahren „Segmentation" wird die Kontur des Organs vom Untersucher manuell nacheinander in parallelen Schichten des Volumenquaders eingezeichnet. Ändert sich die Kontur signifikant, muß ein neuer Umriß gezeichnet werden. Die Anzahl der zu zeichnenden Umrisse ist abhängig von der Ebenmäßigkeit des Organs und seiner Lage im Quader, durchschnittlich müssen etwa 40 Schichten bearbeitet werden. Das Volumen V errechnet sich aus den umschriebenen Flächen f_i und den Abständen der Flächen d_i (Abb. 4):

$$V = \sum_i f_i d_i$$

Je mehr Schichten bearbeitet werden, desto genauer wird das Volumen bestimmt, aber um so zeitintensiver ist diese Methode.

Multiplanare Volumenapproximation

Ein weiteres Verfahren, welches den Zeitaufwand drastisch reduziert, ist die multiplanare Volumenapproximation. Diesem Verfahren liegt eine in der Echokardiographie angewandte Methode zur Bestimmung des linksventrikulären Volumens aus zwei senkrecht aufeinanderstehenden Längsachsenschnitten zugrunde.

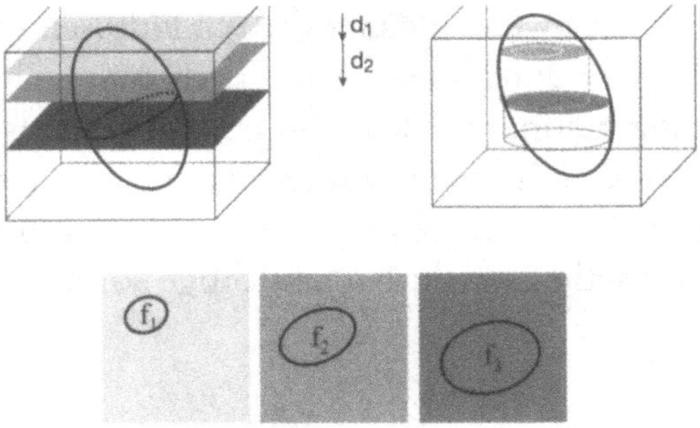

Abb. 4 Prinzip der Volumenberechnung der Segmentation.

Es werden bis zu 9 Schnitte in festem Winkelabstand durch die Rotationsachse des Schilddrüsenlappens erzeugt. Auf diesen Ebenen erfolgt die manuelle Markierung der Organgrenzen. In äquidistanten Ebenen senkrecht zur Achse erhält man dadurch Konturpunkte, die durch eine Spline-Interpolation dritten Grades zu einer Konturlinie verbunden werden. Aus den eingeschlossenen Flächen und deren Abstand wird das Volumen berechnet (Abb. 5). Das Programm wählt den Abstand zwischen den Ebenen möglichst klein, um die Differenz zwischen den Volumen der eingeschriebenen Scheiben und dem markierten Volumen zu minimieren. Da diese Berechnung automatisiert ist, reduziert sich der Zeitaufwand für den Untersucher im Vergleich zur Segmentation drastisch.

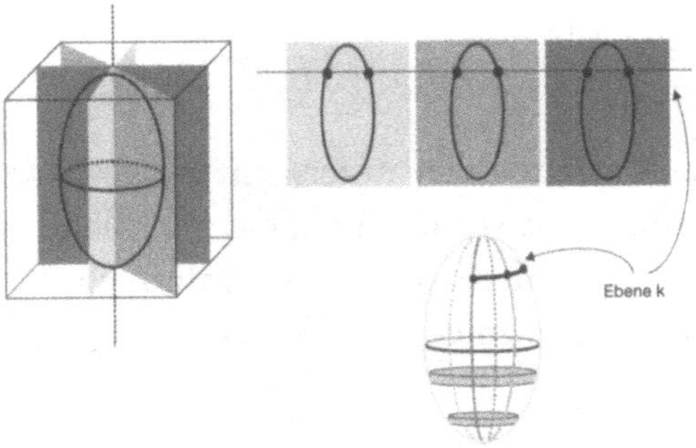

Abb. 5 Prinzip der Volumenberechnung der multiplanaren Volumenapproximation.

Referenzmethode: Volumenbestimmung durch Submersion

Um beurteilen zu können, wie groß die Meßfehler in der Volumenbestimmung der 3D-Methoden im Vergleich zu denen der konventionellen Methode sind, ist eine Referenzmethode nötig.

Nach der Akquisition der 3D-Datensätze wurden daher die Schilddrüsen reseziert und das Volumen der einzelnen Lappen durch Submersion nach dem archimedischen Prinzip der Wasserverdrängung bestimmt. Kleine bis normal große Isthmen wurden in der Mitte geteilt, bei großen Isthmen wurden das Volumen separat gemessen. Für die Analyse wurde das Volumen grosser Isthmen nicht einbezogen, da sie auch bei der konventionellen Methode nicht berücksichtigt werden.

Analyse

Referenzmethode

Das Diagramm (Abb. 6) zeigt die Volumenverteilung der Schilddrüsen ermittelt durch die Referenzmethode.

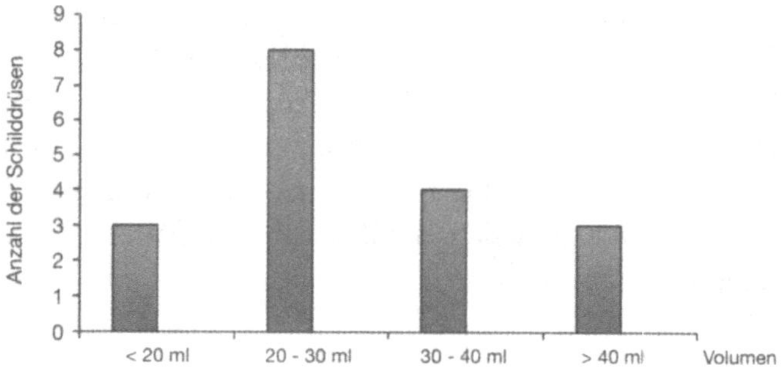

Abb. 6 Volumenverteilung der untersuchten Schilddrüsen.

Der Grad der Übereinstimmung der sich aus den untersuchten Methoden ergebenden Volumina mit den Referenzvolumina wurde durch das von Bland et al. [1] vorgeschlagene Vorgehen analysiert. Die Differenz (D) der Volumina der untersuchten Methode (M) zu denen der Referenzmethode (R) wurde nach folgender Formel berechnet:

$$D\,[\%] = \frac{R\text{-}M}{R} \cdot 100$$

Die Differenz wird gegen das Referenzvolumen aufgetragen. Der Mittelwert der Differenzen repräsentiert den systematischen Fehler. Durch den Vergleich der Standardabweichungen kann eine Aussage über den Grad der Übereinstimmung der Methoden getroffen werden.

Segmentation

Das Diagramm (Abb. 7) zeigt die Daten von Segmentation und konventioneller Methode im Vergleich. Aufgetragen ist die auf das Referenzvolumen normierte Differenz von Segmentation und Referenzvolumen gegen das Referenzvolumen.

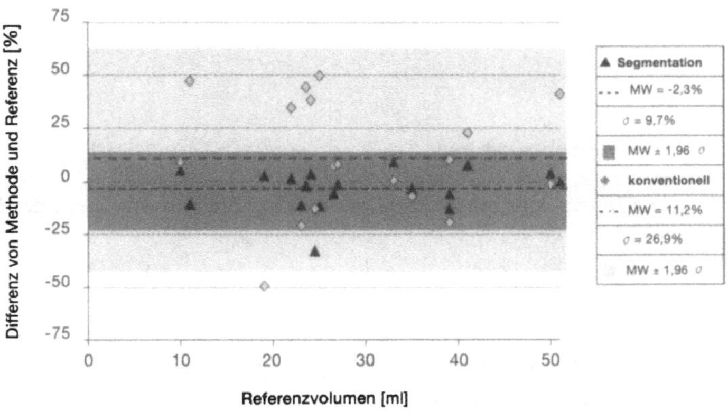

Abb. 7 Ergebnisse der Segmentation im Vergleich zu denen der konventionellen Methode.

Die Dreiecke stehen für die Daten der Segmentation, die Rauten für die der konventionellen Volumetrie. Die Linien repräsentieren die Mittelwerte für Segmentation (gestrichelt: MW = -2,3%) und für die konventionelle Methode (Strich-Punkt-Linie: MW = 11,2%). Der t-Test ergibt bei einem Niveau von $\alpha = 0{,}05$ keine signifikante Abweichung von Null, es liegt somit kein Hinweis auf einen systematischen Fehler vor.

Weiter sind im Diagramm die Bereiche, die 95% der Messwerte enthalten (Mittelwert ± 1,96 * Standardabweichung), als graue Flächen eingezeichnet (hellgrau für die konventionelle Methode, dunkelgrau für die Segmentation). Die Standardabweichung für die Segmentation ist mit 9,7% deutlich kleiner als die der konventionellen Methode mit 26,9%. Dies ist nach den F-Test bei einem Niveau von $\alpha = 0{,}05$ signifikant.

Multiplanare Volumenapproximation

Ein ähnliches Bild ergibt sich beim Vergleich der multiplanaren Volumenapproximation mit der konventionellen Methode (Abb. 8). Aufgetragen ist wieder die auf das Referenzvolumen normierte Differenz von Segmentation und Referenzvolumen gegen das Referenzvolumen.

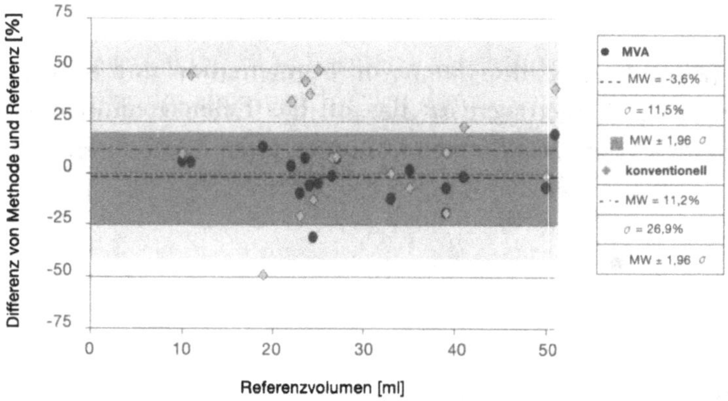

Abb. 8 Ergebnisse der multiplanaren Volumenapproximation im Vergleich zu denen der konventionellen Methode.

Die Kreise repräsentieren die Daten der multiplanare Volumenapproximation, die Rauten die der konventionellen Volumetrie. Die Linien entsprechen den Mittelwerten für die multiplanare Volumenapproximation (gestrichelt: MW = -3,6%) und für die konventionelle Methode (Strich-Punkt-Linie: MW=11,2%). Der t-Test ergibt bei einem Niveau von $\alpha = 0{,}05$ keine signifikante Abweichung von Null. Auch hier ist die Standardabweichung für die multiplanare Volumenapproximation mit 11,5% deutlich kleiner als die der konventionellen Methode mit 26,9%. Dies ist nach dem F-Test mit einem Niveau von $\alpha = 0{,}05$ signifikant. Der Unterschied der Varianzen der Segmentation und der multiplanaren Volumenapproximation ist nach dem F-Test nicht signifikant.

Zusammenfassung

Zusammenfassend ergibt sich, daß die Volumenbestimmung mittels beider 3D-Methoden (Segmentation und multiplanare Volumenapproximation) deutlich besser ist als die der konventionellen Volumetrie. Da die 3D-Methoden bei der Volumenbestimmung ohne Modellannahmen auskommen, sind sie vor allem bei Schilddrüsen, deren Form stark von einem Ellipsoid abweichen, sehr viel genauer. Die Segmentation ist um so präziser, je mehr Schnittebenen in die Berechnung einbezogen werden, allerdings wird die Methode dadurch sehr zeitintensiv. Die multiplanare Volumenapproximation unterscheidet sich in den Ergebnissen nicht signifikant von denen der Segmentation. Im Zeitaufwand läßt sich die multiplanare Volumenapproximation nach einer Einlernphase mit der konventionellen Methode vergleichen, ergibt aber signifikant bessere Ergebnisse.

Danksagung

Die Studie wurde von der Bayerischen Forschungsstiftung (Aktenzeichen 196/96) gefördert. An dieser Studie war das pathologische Institut der Universität Würzburg (Leiter: Prof. Dr. Müller-Hermelink) beteiligt.

Literatur

[1] Bland, M., D. Altman: Statistical methods for assessing agreement between two methods of clinikal measurements. The Lancet (1986) 307–310.

[2] Brunn, J. et al.: Dtsch. Med. Wschr. 106 (1981) 1338-1340.

[3] Reiners, C.,W. Becker , J. Hagemann, F. Köhler: Schilddrüsendiagnostik- Nutzen bildgebender Verfahren, Teil 1: Diagnostische Aussage. Fortschr. Med. 105 (1987) 125–128.

[4] Reiners, C., W. Becker, J. Hagemann, F. Köhler: Schilddrüsendiagnostik- Nutzen bildgebender Verfahren. Teil 2: Initial- und Verlaufsdiagnostik. Fortschr. Med. 9 (1987) 163–166.

Diskussion

Meng:
Exzellente Präsentation. Wie ist die Fehlerbreite bei der Volumenbestimmung?

Schlögl:
Bei der Segmentation habe ich ein Sigma von ungefähr 9,7 %. Also immer das Differenzvolumen, wir rechnen ja Referenzvolumen minus das Volumen der Methode. Die konventionelle ist bei 27,9.

Klett:
Jede Methode verlangt ja eine gewisse Einübung, und das ist sicherlich auch hier der Fall und deshalb interessiert mich, ob die Person, die diese Messung vorgenommen hat, beim Vergleich der konventionellen mit der anderen Methode, ob die die gleichen Einübungszeiten vorher hatte und die gleiche Sicherheit bei beiden Methoden oder man könnte auch umgekehrt formulieren: was wurde zuerst gemessen, konventionell und dann anders oder umgekehrt.

Schlögl:
Die konventionelle Methode mußte gleich in der Pathologie gemacht werden. Das war ein Arzt, und die 3-D-Methoden wurden dann später ausgewertet. Das heißt, man hat sich auch nicht an die Schilddrüse erinnert.

Klett:
Sie wissen ja, warum ich das frage. Einfach weil die Einübungszeit sehr wichtig ist, und ich habe das bei unseren Untersuchungen auch gesehen, daß die Leute, die das gemacht haben, immer besser geworden sind, auch was die Präzision anbelangt.

Schlögl:
Die konventionelle Methode wurde auch von Ärzten durchgeführt, die da erfahren sind.

Reiners:
Herr Klett, der entscheidende Vorteil dieser computergestützten Methode besteht ja darin, daß man einen kompletten dreidimensionalen Datensatz sammeln kann und es nicht auf die Erfahrung des Arztes während der Untersuchung ankommt, der es nun wirklich schaffen muß, die maximalen Durchmesser in Höhe, Tiefe, Breite der Schilddrüse richtig zu erkennen, sondern man kann später in aller Ruhe am Bildschirm auch sich selbst in diesem Approximationsverfahren korrigieren, und das Volumen bestimmen. Und das führt dazu, daß der Fehler dieser 3-D-Methode am Ende geringer ist.

Werner:
Wenn ich noch ergänzen darf: der Fehler bei der konventionellen Volumetrie betrug im Mittel 11% + 29%. Also wir haben im Ellipsoid die Schilddrüse im Schnitt immer systematisch überschätzt, und bei der Volumetrie mit der 3-D-Sonographie betrug im Mittel der Fehler -2,3%. Wir waren schon wesentlich näher an 0 im Mittel und die Fehlerbreite betrug etwa 10%. Also ist sowohl die systematische Abweichung als auch der Fehler geringer.

Dralle:
Eine Frage aus chirurgischer Sicht: ich könnte mir vorstellen, daß diese Methode gerade für die postoperative Beurteilung von Patienten sehr interessant ist bei kleinem Volumen, wo ja die Genauigkeit der Methode sehr wichtig ist. Abstimmung der Rezidivprophylaxe, Substitution könnte man fast danach austitrieren, wenn man das etwas überspitzt betrachtet. Sie haben da schon irgendwelche Anhaltspunkte, oder?

Schlögl:
Einzelne Fälle haben wir untersucht, und die Stärke der Methode liegt gerade bei unregelmäßig geformten Schilddrüsen, also wie nach chirurgisch entferntem Schilddrüsenrestgewebe, was ja normalerweise auch nicht ellipsoid ist, da ist die Methode, denke ich auch sehr gut, vor allem weil Sie auch nicht unter Zeitdruck stehen. Sie können die Aufnahme machen, schicken den Patienten weg und können in Ruhe gerade für Spezialfälle dann und auch immer wieder auswerten.

Intraoperatives elektrophysiologisches Monitoring des Nervus recurrens

W. Timmermann, W.H. Hamelmann, Th. Meyer, F. Hoppe, A. Thiede

Einführung

Eine wesentliche Komplikation nach Schilddrüsenchirurgie ist die postoperative Beeinträchtigung der Stimmbandfunktion. Ein solcher Befund wird im Regelfall als Folge einer intraoperativen Schädigung des Nervus laryngeus recurrens (NLR) interpretiert. Über lange Jahre haben Chirurgen diskutiert, ob es nötig und sinnvoll ist, den NLR während der Schilddrüsenchirurgie darzustellen, um die Rate postoperativer Stimmbandfunktionsstörungen zu vermindern. 1938 publizierte Lahey [9] die ersten Ergebnisse, die sehr niedrige Schädigungen des NLR nach routinemäßiger Darstellung im Zuge der Schilddrüsenchirurgie zeigten. Seit dieser Zeit sind viele Publikationen zu diesem Thema erschienen, in denen sich die Autoren teils für, teils gegen eine routinemäßige Darstellung des Nerven ausprachen. In den letzten Jahren hat sich jedoch gezeigt, daß die routinemäßige Darstellung des Nerven zu einer geringeren postoperativen Stimmbandfunktionsstörung führt [7, 17, 18].

Bisher wurde der Nerv in der überwiegenden Zahl der Fälle optisch identifiziert. Dies bedingt natürlich eine gewisse Unsicherheit darüber, ob die, teilweise nur kurzstreckig, identifizierte Struktur wirklich der NLR ist, weiterhin ist auch keine Aussage über die Funktionsfähigkeit des Nerven möglich. Die Anwendung elektromyographischer Techniken kann hier zusätzliche Informationen vermitteln. Bei der elektromyographischen Identifikation eines Nerven ist nur eine kurzstreckige Freilegung ohne Verletzung des umgebenden und den Nerv ernährenden Hüllgewebes erforderlich. Unter dem Begriff „Elektromonitoring" einer neuromuskulären Einheit versteht man die Applikation eines elektrischen Stimulationsimpulses auf einen Nerven und die Ableitung des evozierten Muskelpotentials aus der dazugehörigen motorischen Einheit. Damit kann sowohl der Nerv, der diese motorische Einheit versorgt, eindeutig identifiziert werden als auch die Leitfähigkeit des Nerven zwischen der Stimulationsstelle und dem Muskel demonstriert werden. Solches Elektromonitoring wird bereits mit gutem Erfolg in der Facialischirurgie [1, 2] und seit neuerer Zeit auch bei der Chirurgie aller anderern Hirnnerven verwendet [6, 15].

Das Problem der Anwendung des Elektromonitorings am NLR bei der Schilddrüsenchirurgie besteht in der Applikation der Elektroden am Zielmuskel, dem Musculus vocalis. Bisher standen hierfür Kontaktelektroden, die auf den Endotrachealtubus aufgeklebt wurden, zur Verfügung, oder die Elektroden mußten translaryngeal in die Stimmbänder eingestochen werden. Die Anbringung dieser Elektroden war zeitaufwendig und bedurfte der Mithilfe von HNO-Ärzten oder Anästhesisten. Seit kurzem ist nun eine bipolare Nadelelektrode verfügbar, die vom Chirurugen durch das Ligamentum cricothyreoideum während der Operation ohne Erweiterung des Zugangs in den Musculus vocalis eingestochen werden kann.

An der Chirurgischen Universitätsklinik in Würzburg steht ein Gerät zum Neuromonitoring des NLR seit 1 1/2 Jahren zur Verfügung. Bisher konnten mit diesem Gerät 219 NLR's während der Schilddrüsenchirurgie überwacht werden (Nerves at risk, NAR). Ziel dieser hier vorgelegten Untersuchungen war es, festzustellen, in welchem Umfang eine Identifikation des NLR mit dem Elektromonitoring möglich war, und wie die intraoperativ erhobenen Befunde des Neuromonitorings mit der postoperativen Stimmbandfunktion korrelieren.

Patienten und Methoden

Es wurden 125 Patienten mit 219 NAR's untersucht, die sich einem operativen Eingriff an der Schilddrüse unterzogen. 85 Patienten erhielten eine ein- oder beidseitige Operation wegen benigner Struma, 21 Patienten wurden an ihren Nebenschilddrüsen operiert und hatten eine ein- oder beidseitige Halsexploration, 9 Patienten hatten ein Schilddrüsenrezidiv und 10 Patienten wurden wegen Schilddrüsenkarzinomen operiert. Es konnten 143 Nerven während Schilddrüsenoperationen aus benigner Ursache untersucht werden, 33 Nerven bei Exploration der Nebenschilddrüsen und 43 Nerven im Rahmen von Resektionen eines Schilddrüsenlappens entweder bei Hemithyreoidektomie oder Thyreoidektomien. Die Operationen wurden von 12 verschiedenen Operateuren mit unterschiedlichem Ausbildungsstand vorgenommen. Zur Durchführung des Neuromonitorings wurde das Gerät Neurosign®100 der Firma Inomed benutzt (Teningen, Deutschland). Die Stimulation des Nerven erfolgte mit Strömen einer Stärke zwischen 0,5 und 2 mA in einer Frequenz von 3 Hz. Das am Musculus vocalis evozierte Potential wurde durch das Aufzeichnungsgerät verstärkt und optisch und akustisch angezeigt. Zur Stimulation des Nerven stehen zwei unterschiedliche Elektrodentypen zur Verfügung. Mit einer monopolaren Elektrode wird ein relativ großes elektrisches Feld aufgebaut, welches bereits in der Nähe des Nerven zu hörbaren Potentialen führt, durch Steigung der Lautstärke der Potentiale kann eine Annäherung der Elektrode an den Nerven dokumentiert werden. Mit der bipolaren Elektrode lassen sich nur bei direkter Berührung des Nerven Impulse auslösen, diese Elektrode dient zur definitiven Identifikation des Nerven. Während der Operation erfolgte die EMG-Ableitung durch die bereits erwähnte bipolare Nadelelektrode, die durch das Lig. cricothyreoideum in den Musculus vocalis der jeweiligen Seite eingestochen wurde. Operationstaktisch wurde so vorgegangen, daß zunächst bis in die Nähe des Nervus recurrens präpariert wurde und dann die Ableitelektrode in den Musculus vocalis angebracht wurde. Danach erfolgte eine kurzstreckige Freilegung der Struktur, die für den NLR gehalten wurde und deren definitive Identifikation mittels des Elektromonitorings mit der bipolaren Stimulationselektrode. Bei Schwierigkeiten in der Darstellung des Nerven z.B. bei Rezidivoperationen erfolgte die Suche des Nerven mit Hilfe der monopolaren Stimulationselektrode. Alternativ kann in solchen Fällen auch die Freilegung des Nervus vagus zwischen Arteria carotis und Vena jugularis erfolgen um dann hier durch Stimulation dieses Nerven die Funktionsfähigkeit des NLR auf gesamter Länge zu prüfen. Nach der ersten Identifikation des Nerven erfolgte dann die Resektion der Schilddrüse in üblicher Weise und abschließend nochmals eine Stimulation, um auch am Ende der Operation eine Aussage über die elektrische Leitfähigkeit des Nerven zu erhalten. Präoperativ wurden alle Patienten im Rahmen dieser Untersuchung einem HNO-Arzt in der Klinik für Hals-, Nasen- und Ohrenkranke der Universitätsklinik Würzburg vorgestellt. In 3 bis 5 Tagen nach der Operation wurden die Patienten erneut durch den gleichen Kollegen untersucht und alle erhobenen Befunde mittels Videolaryngoskopie dokumentiert. Bei veränderter Stimmbandfunktion wurden regelmäßige Kontrolluntersuchungen durchgeführt.

Ergebnisse

In 217 von 219 Fällen konnte ein Elektromonitoring des NLR durchgeführt werden. In etwa 10% der Untersuchungen war eine wiederholte Anlage der Ableitelektrode erforderlich, um ein befriedigendes EMG-Signal zu erhalten. Bei der laryngoskopischen Untersuchung 5 Tage nach der Operation zeigte sich bei 9 Patienten ein Ödem oder ein Hämatom der Stimmlippen, in 2 Fällen war dieser Befund mit einer partiellen oder kompletten Stimmbandparese kombiniert. Die Ödeme und Hämatome ebenso wie die bei diesen Patienten beobachteten Stimmbandfunktionseinschränkungen hatten sich innerhalb der ersten 14 Tage nach Operation komplett zurückgebildet. Darüber hinaus wurden 3 weitere partielle und 5 vollständige Stimmbandparesen beobachtet. Alle diese Stimmbandfunktionsstörungen hatten sich bis zum 5. Monat nach der Operation zurückgebildet. Setzt man die beobachteten Stimmbandfunktionsstörungen mit den durchgeführten Operationen ins Verhältnis, so zeigt sich, daß nach Exploration d.h. im Rahmen von Nebenschilddrüsenoperationen, keine Paresen beobachtet wurden. Nach subtotaler Resektion kam es zu 3 partiellen und 3 kompletten Paresen und nach Hemithyreoidektomie zu 4 partiellen und 2 vollständigen Paresen. Insgesamt wurden also bezogen auf die 219 NAR in 12 d.h. 5,3% der Fälle Stimmbandfunktionsstörungen beobachtet. Da sich diese Stimmbandfunktionsstörungen allesamt bis zum 6. Monat komplett zurückgebildet hatten, ist nach bisheriger Definition keine permanente Rekurrensparese in unserem Patientengut zu beobachten gewesen (Tabelle 1).

Tabelle 1 Initial (bis Tag 5 postoperativ) sowie permanente (länger als 6 Monate) Rekurrenspareserate nach Schilddrüsenoperationen

Operation	n	Initiale Rekurrensparese (%)	Permanente Rekurrensparese (%)
subtotale Resektion	143	6 (4,1%)	0 (0%)
Nebenschilddrüsen-operation	33	0 (0%)	0 (0%)
Hemithyreoidektomie	43	3 (6,8%)	0 (0%)
Total	219	12 (5,3%)	0 (0%)

Diskussion

Die Ergebnisse dieser vorgelegten interdisziplinären Untersuchung zeigen eindeutig, daß das Neuromonitoring in der verwendeten Technik erfolgreich und sinnvoll bei der Schilddrüsenchirurgie eingesetzt werden kann. In fast allen Fällen war eine Identifikation des NLR problemlos möglich. 1970 wurde von Flisberg erstmals vom Einsatz einer Nadelelektrode, die durch das Ligamentum cricothyreoideum in den Musculus vocalis appliziert worden war, zum Neuromonitoring des NLR berichtet. In 15 Fällen gelang eine problemlose Identifikation des Nerven und eine gute Ableitung von Muskelpotentialen [5]. Seither sind verschiedene weitere Techniken zur Identifikation des NLR und zur Überwachung seiner Funktion während der Schilddrüsenchirurgie beschrieben worden [4]. Die hauptsächlich verwendeten Techniken waren entweder die Anlage von Einstichelektroden, die translaryngeal durch Laryngoskopie angebracht wurden [10, 11, 14] oder aufklebbare oder fest angebrachte Tubuselektroden [8, 12, 13, 16]. In all diesen Publikationen wurde eine hohe Rate von Identifikationen des NLR berichtet, spezifische Komplikationen des Neuromonitorings konnten nicht berichtet werden. Die neue, jetzt von uns verwendete bipolare Nadelelektrode bietet in unseren Augen den Vorteil der unkomplizierten Anlage und Entfernung durch den Chirurgen zu jeder Zeit während der Operation. Spezifische Komplikationen der Nadelapplikation konnten nicht beobachtet werden. Zwar zeigten 9 unserer Patienten Verschwellungen oder Hämatome an ihren Stimmbändern, diese Befunde unterschieden sich jedoch weder in der Art noch in Häufigkeit von solchen Veränderungen bei Patienten nach Schilddrüsenoperationen ohne Neuromonitoring. Sie sind also nicht als spezifische Komplikationen dieses Verfahrens anzusehen, sondern eher als Folgen der Intubation oder Manipulation am Kehlkopf im Rahmen der Operation. Die Tatsache, daß wir keine permanente Rekurrensparese in unserem Patientengut beobachten, interpretieren wir so, daß eine konsequente Identifikation des NLR während der Operation in der Tat einen protektiven Effekt auf die postoperative Stimmbandfunktion hat. Das Elektromonitoring hat unseres Erachtens einige entscheidende Vorteile im Vergleich zu der bisher verwendeten optischen Identifikation des Nerven. Es hat einen enormen Ausbildungs- und Trainingseffekt. Die Identifikation des Nerven wird regelhaft durchgeführt und auch weniger erfahrene Chirurgen können sich überzeugen, daß die von ihnen optisch identifizierte Struktur wirklich der NLR ist. Aus der eigenen Erfahrung kann gesagt werden, daß hierdurch der Umgang mit dem Nerv erheblich erleichtert und beschleunigt wird. Bei komplizierten Eingriffen, etwa bei Rezidiveingriffen oder Komplettierungsthyreoidektomien, ist der Nerv häufig im Narbengewebe eingebacken oder erheblich disloziert, so daß die optische Identifikation auch für einen erfahrenen Chirurgen manchmal sehr schwierig und zeitaufwendig sein kann. Dies spiegelt sich in der relativ hohen Rate permanenter Rekurrensschäden nach solchen Operationen wieder. Die Suche nach dem Nerven, insbesondere unter der Verwendung der monopolaren Elektrode, geht in solchen Situationen mit dem Elektromonitoring erheblich unkomplizierter und schneller von der Hand. Es sei darauf hingewiesen, daß wir auch bei solchen Operationen in dem beschriebenen Krankengut keine permanente Rekurrensparesen beobachten mußten.

Ein bisher ungelöstes Problem des Neuromonitorings ist die Tatsache, daß es trotz positivem EMG-Signals während der Operation zu temporären Stimmbandfunktionsstörungen kommt. Bei uns wurde dies in 5,3% der Patienten beobachtet. Ein ähnliches Phänomen wurde von anderen Autoren in einer Häufigkeit zwischen 3 und 6% beobachtet [3, 16]. Man kann nun diese Stimmbandfunktionsstörungen auf zwei Weisen interpretieren. Wenn der Nerv komplett in seiner Funktionsfähigkeit am Ende der Operation erhalten ist, so könnte es zu Stimmbandfunktionsstörungen durch Schäden am Stimmband selbst durch Schwellungen oder Ödemen gekommen sein oder der Nerv ist postoperativ temporär durch Ödeme, Hämatome oder Narbenzug im Rahmen der Wundheilung geschädigt. Die zweite Art der Interpretation dieser Ergebnisse ist die, daß leichte, intraoperativ am Nerven gesetzte Schäden durch Zug oder thermische Einflüsse wie Koagulation in der von uns verwendeten Aufzeichnungstechnik des EMG-Signals nicht von einer normalen Nervenfunktion differenziert werden können. Diese Fragen werden in Zukunft durch verfeinerte Technologien gelöst werden müssen, eine Möglichkeit hierzu bietet die Verwendung von Systemen, die das evozierte EMG-Potential optisch oder akustisch differenzierter darstellen oder auswerten, als es dies bisher der Fall ist.

Zusammenfassung

Mittels des Elektromonitorings des Nervus Laryngeus recurrens lassen sich sehr niedrige Raten von Schädigungen des Nerven erzielen. Die Anwendung des Neuromonitorings mit bipolarer transligamentär applizierter Ableitelektode im Musculus vocalis erwies sich als einfach und verläßlich, ohne daß spezifische Nebenwirkungen des Verfahrens beobachtet werden konnten. Der NLR konnte in einem sehr hohen Prozentsatz auch bei schwierigen intraoperativen Situationen identifiziert werden. Das Elektromonitoring stellt damit eine Erleichterung der Schilddrüsenchirurgie für den Operateur dar. Weitere Untersuchungen sind erforderlich, um die Gründe für die beobachteten reversiblen Stimmbandfunktionsstörungen trotz eines positiven EMG-Signals im Elektromonitoring während der Operation zu analysieren.

Literatur

[1] Benecke, J.E.J., H.B. Calder, G. Chadwick: Facial nerve monitoring during acoustic neuroma removal. Laryngoscope 97 (1987) 697–700.

[2] Delgado, T.E., W.A. Bucheit, H.R. Rosenholtz et al.: Intraoperative monitoring of facial muscle evoked responses obtained by intracranial stimulation of the facial nerve: a more accurate technique for facial nerve dissection. Neurosurgery 4 (1979) 418–421.

[3] Echeverri, A., P.B. Flexon: Electrophysiologic nerve stimulation for identifying the recurrent laryngeal nerve in thyroid surgery: review of 70 consecutive thyroid surgeries. Am. Surg. 64 (1998) 328–333.

[4] Eisele, D.W.: Intraoperative electrophysiologic monitoring of the recurrent laryngeal nerve. Laryngoscope 106 (1996) 443–449.

[5] Flisberg, K., T. Lindholm: Electrical stimulation of the human recurrent laryngeal nerve during thyroid operation. Acta Otolaryngol. Suppl. (Stockh.) 263 (1969) 63–67.

[6] Harper, C.M., J.R. Daube: Facial nerve electromyography and other cranial nerve monitoring. J. Clin. Neurophysiol. 15 (1998) 206–216.

[7] Jatzko, G.R., P.H. Lisborg, M.G. Muller et al.: Recurrent nerve palsy after thyroid operations – principal nerve identification and a literature review. Surgery 115 (1994) 139–144.

[8] Khan, A., R.C. Pearlman, D.A. Bianchi, et al.: Experience with two types of electromyography monitoring electrodes during thyroid surgery. Am. J. Otolaryngol. 18 (1997) 99–102.

[9] Lahey, F.H.: Routine dissection and demonstration recurrent laryngeal nerve in subtotal thyroidectomy. Surg. Gynecol. Obstet. 66 (1938) 775–777.

[10] Lipton, R.J., T.V. McCaffrey, W.J. Litchy: Intraoperative electrophysiologic monitoring of laryngeal muscle during thyroid surgery. Laryngoscope 98 (1988) 1292–1296.

[11] Maloney, R.W., B.W. Murcek, K.W. Steehler et al.: A new method for intraoperative recurrent laryngeal nerve monitoring. Ear. Nose. Throat. J. 73 (1994) 30–33.

[12] Mermelstein, M., R. Nonweiler, E.H. Rubinstein: Intraoperative identification of laryngeal nerves with laryngeal electromyography. Laryngoscope 106 (1996) 752–756.

[13] Rea, J.L., Khan, A.: Clinical evoked electromyography for recurrent laryngeal nerve preservation: use of an endotracheal tube electrode and a postcricoid surface electrode. Laryngoscope 108 (1998) 1418–1420.

[14] Rice, D.H., B. Cone-Wesson: Intraoperative recurrent laryngeal nerve monitoring. Otolaryngol. Head. Neck Surg. 105 (1991) 372–375.

[15] Schlake, H.P., R. Goldbrunner, C. Milewski et al.: Technical developments in intra-operative monitoring for the preservation of cranial motor nerves and hearing in skull base surgery. Neurol. Res. 21 (1999) 11–24.

[16] Tschopp, K., Probst, R.: New aspects in surgery of the thyroid gland with intraoperative monitoring of the recurrent laryngeal nerve. Laryngorhinootologie 73 (1994) 568–572.

[17] Wheeler, M.H.: Thyroid surgery and the recurrent laryngeal nerve. Br. J. Surg. 86 (1999) 291–292.

[18] Zornig, C., de, H.K., S. Koenecke et al.: Identification of the recurrent laryngeal nerve in thyroid gland surgery – a status determination. Chirurg. 60 (1989) 44–48.

IRM – Intraoperatives Rekurrensmonitoring in der Schilddrüsenchirurgie

T. M. Hemmerling, T. Wolf, S. Dern, J. Schmidt, G.G. Braun, P. Klein

Einleitung

Schon seit den Anfängen der Schilddrüsenchirurgie ist das Problem der Verletzung des N. recurrens sowie die postoperative Morbidität durch ein- oder doppelseitige Rekurrensparesen erkannt worden und es sind Wege gesucht worden, diese zu vermeiden. Die Häufigkeitsangaben von permanenten Rekurrensparesen nach Schilddrüsenoperationen schwanken zwischen 0,5 und 2% mit intraoperativer Nervenidentifikation, welche sich ohne Nervendarstellung auf bis zu 9% erhöht [1, 2]. Passagere Rekurrensparesen sind ungleich häufiger, insbesondere bei SD-Carcinomen oder Rezidivstrumen.

Dabei werden heute hauptsächlich Stichelektroden verwandt, die entweder präoperativ endoskopisch oder, einfacher. Intraoperativ im Kehlkopf plaziert werden, die EMG-Potentiale ableiten. Intramuskuläre Elektroden können jedoch disloziert werden und zu Blutungen im Bereich des Kehlkopfes führen. In den letzten Jahren hat man versucht, Elektroden zu entwickeln, die bei gleicher Zuverlässigkeit weniger Kehlkopfpotentiale oberflächlich, nicht invasiv ableiten können.

Wir stellen erste Erfahrungen mit einer am Tubus angeklebten Oberflächenelektrode vor, welche, bei der Intubation zwischen den Stimmlippen plaziert, zum intraoperativen Monitoring benutzt werden kann, und ein einfaches, kostengünstiges und sicheres Verfahren darstellt.

Material und Methodik

97 Patienten mit gegebener Indikation einer Schilddrüsenresektion wurden nach Zustimmung der Ethikkommission aufgeklärt und hatten eingewilligt. Alle Patienten wurden nach dem gleichen Narkoseschema eingeleitet und intraoperativ anästhesiert: die Einleitung erfolgte mit Remifentanil sowie einer Target-controlled-Infusion von Propofol wurden die Patienten mit einem Woodbridge-Tubus

oral intubiert, welchen wir routinemäßig für Operationen an der Schilddrüse benutzen.

Intraoperatives Rekurrensmonitoring (IRM)

An diesem war eine kommerziell erhältliche Oberflächenklebeelektrode (Magstim company, GB) befestigt, die etwa 2 cm oberhalb des Cuffs zirkulär um den Tubus geklebt worden war (Abb. 1) und die Elektrode zwischen den Stimmlippen plaziert. Nach der Lagerung des Patienten wurde unmittelbar lateral des Schildknorpels mit einer Stimulationselektrode (Multiliner-Stimulationssonde, Thönnies, D) beidseits transkutan eine Stimulation des Nervus recurrens durchgeführt und das über die Oberflächenelektrode abgeleitete EMG-Potential aufgezeichnet.

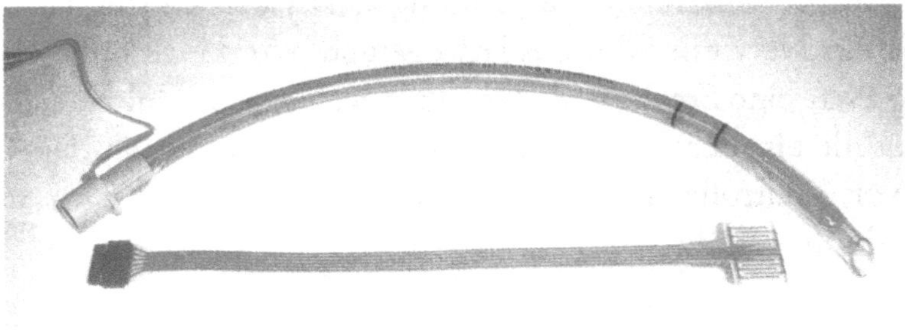

Abb. 1 Tubus und Oberflächenklebeelektrode; die Elektrode wird zirkulär 2 cm oberhalb des Cuffs angeklebt und beim Intubieren zwischen die Stimmlippen plaziert; ihre Funktionsfähigkeit wird nach endgültiger Lagerung durch transkutane Stimulation des Rekurrensnerven überprüft.

Chirurgisches Vorgehen

Prinzipiell wird bei der Resektion der Schilddrüse bzw. bei der Thyreoidektomie der Nervus recurrens dargestellt; lediglich bei der Resektion solitärer Knoten im Isthmusbereich kann darauf verzichtet werden. Der Nerv wird bis zu seinem Eintritt in den Kehlkopf dargestellt. Je nach Op-indikation wird die Schilddrüse komplett bzw. subtotal entfernt.

Durchführung des IRM

Das intraoperative Rekurrensmonitoring wurde mit Hilfe des Neurosign, 100 (Magstim company, GB) durchgeführt; neben akustischen „Störgeräuschen", die bei mechanischer Reizung des Nerven selbst bzw. der unmittelbaren Umgebung entstehen, stand dem Chirurgen eine konzentrische bipolare Stimulationselektrode (Inomed, Teningen, D) zur Verfügung, die bei einem Reizstrom von max. 5 mA und einer Frequenz von 3 Hz eine direkte Stimulation des vermuteten Nerven gestattet. Dazu wurde die Reizstromstärke langsam von 0 bis auf max. 2 mA erhöht; ein entsprechend akustisches Signal gestattete die Erkennung des Nerven; konnte ein konstantes Signal registriert werden, wurde die Reizschwellenstromstärke durch Reduzierung des Reizstroms, bis kein Signal mehr hörbar war, bestimmt und notiert. Nach der Schilddrüsenresektion wurde erneut die Reizschwellenstromstärke bestimmt. Der Operateur wurde sofort nach der Operation gefragt, ob das intraoperative Rekurrensmonitoring zur Nerverkennung nicht notwendig, hilfreich oder sehr hilfreich war. Als sehr hilfreich wurde die Methode dann bezeichnet, wenn eine primäre visuelle Nerverkennung durch den Chirurgen unmöglich war und der Nerv mit Hilfe des IRM gesucht wurde, als hilfreich, wenn der Chirurg zwar eine Struktur als Nerv bezeichnete, aber nicht sicher war. Das IRM wurde als nicht notwendig bezeichnet, wenn durch den Chirurgen allein vor Kontrolle durch das IRM der Nerv sicher und eindeutig erkannt wurde.

Postoperative Kontrolle

Der Patient wurde am Operationsende sofort extubiert; 3 Tage postoperativ wurde eine HNO-ärztliche Kontrolle des N. recurrens durchgeführt und bei entsprechend auffälligem Befund eine weitere Kontrolle mit oder ohne begleitende Therapie (nach HNO-Konsil) in 4 Wochen oder zu einem späteren Zeitpunkt durchgeführt.

Resultate

Tabelle 1 zeigt die anthropometrischen Daten aller Patienten. 181 Nerven wurden erfolgreich transkutan stimuliert. Drei Patienten hatten vorbestehend eine einseitige Rekurrensparese (2 x links/1 x rechts). Bei der transkutanen Stimulation des N. recurrens und Ableitung über die Tubuselektrode unmittelbar präoperativ waren bei allen Patienten ohne vorbestehende Paresen beidseits Potentiale ableitbar. Das dabei erzeugte Potential lag bei durchschnittlich 0,8 ± 0,4 mA (range: 0,3–2 mA). Tabelle 2 zeigt die Zahl der hilfreichen bzw. sehr hilfreichen Stimulationen in Beziehung zur Op-Indikation, zum Op-Verfahren und zum Ausbildungsstand des Operateurs. Insgesamt wurden intraoperativ 174 Nerven stimuliert; 7 der 181 Nerven, die transkutan stimuliert worden waren, wurden intraoperativ nicht stimuliert, da das Op-Verfahren die Freilegung und Nerverkennung nicht notwendig machte. Das IRM wurde in 71/174 (41%) Fällen als hilfreich, in 35/174 (21%) Fällen als sehr hilfreich betrachtet. Die Reizschwellenwerte vor und nach Resektion sind in Tabelle 3 zusammengefaßt. Die durchschnittliche Operationsdauer war 136 ± 46 min (range: 50–270 min). Die direkte laryngoskopische Kontrolle zeigte in keinem Fall eine Irritation durch die Tubuselektrode bzw. die Stimulation; in fünf Fällen zeigte die erste HNO-Kontrolle eine einseitige Rekurrensparese bei jedoch komplettem Glottisschluß, in einem Fall lag eine doppelseitige Rekurrensparese vor; die Op-Indikation, das Op-Verfahren für diese Patienten sind in Tabelle 4 zusammengefaßt. Bei fünf Patienten war die Rekurrensparese eine temporäre Parese; eine entsprechende HNO-Kontrolle 4 Wochen postoperativ zeigte eine vollständige Erholung der Funktion; dafür wurde bei zwei Patienten eine Stimm- und Sprachübungsbehandlung durchgeführt. Ein Patient mit ausgedehntem Schilddrüsenkarzinom erlitt bei der beidseitigen Thyreoidektomie eine einseitige Rekurrensparese; bei Ummantelung des Nerven durch den Tumor wurde intraoperativ im Sinne einer radikalen Resektion der Nerv mitreseziert.

Tabelle 1 Patientendaten

	N = 97
Alter (J)	52 ± 15
Gewicht (kg)	75 ± 14
Geschlecht (m/w)	31/66
Größe (cm)	168 ± 9
ASA-Klassifikation (1/2/3)	17/63/17

Tabelle 2 Zahl der hilfreichen oder sehr hilfreichen Stimulationen bei Operateuren unterschiedlichen Ausbildungsgrades

Ausbildungsstand des Operateurs	Anteil hilfreicher Stimulationen an Gesamtstimulationen (N = 174)	Anteil sehr hilfreicher Stimulationen an Gesamtstimulationen (N = 174)
Assistenzärzte	14/30 (46,7%)	8/30 (26,7%)
Fachärzte	20/33 (60,6%)	7/33 (21,2%)
Oberärzte + Klinikleiter	37/111 (33,3%)	20/111 (18%)

Tabelle 3 Reizschwellenmessung vor und nach Resektion

Reizschwellenmessung	N = 174	Stromstärke (mA)
Schwelle rechts vor Resektion	85	0,4 ± 0,2
Schwelle rechts nach Resektion	85	0,4 ± 0,1
Schwelle links vor Resektion	89	0,4 ± 0,2
Schwelle links nach Resektion	89	0,4 ± 0,4

Tabelle 4 Temporäre bzw. permanente Paresen

Patient	Diagnose	Operationsverfahren	Parese	Bemerkung
1	Rezidivstruma	Thyreoidektomie	Passager einseitig	Logopädische Therapie
2	Rezidivstruma	Thyreoidektomie	Passager einseitig	Logopädische Therapie
3	Struma multinodosa	Hemit. + Res. Gegens.	Passager einseitig	p.o. Nachblutung
4	Basedow	Hemit. + Res. Gegens.	Passager bds.	Logopädische Therapie
5	Rezidivstruma	Thyreoidektomie	Passager einseitig	
6	SD-Karzinom	Thyreoidektomie	Permanent einseitig	

Diskussion

Vorbereitung des IRM

In allen Fällen gelang die Intubation des Patienten und Plazierung der Elektrode zwischen den Stimmlippen, so daß präoperativ transkutan bzw. intraoperativ direkt die Ableitung von EMG-potentialen möglich war. Die Intubation des Patienten sollte oral erfolgen, da bei nasaler Intubation die Elektrode beschädigt werden kann und eine Messung nicht sichergestellt werden kann. Die transkutane Stimulation des N. recurrens war problemlos unmittelbar lateral des Schildknorpels durchführbar. Bei besonders großen Strumen sowie bei Rezidivoperationen war die Stimulation schwieriger, das Potential in der Regel geringer.

IRM

Mit Hilfe des intraoperativen Rekurrensmonitoring konnte in allen Fällen der Nerv sicher lokalisiert werden; in den Fällen, in denen die Stimulation als hilfreich erachtet wurde, war dies vor visueller Erkennung möglich, in den Fällen, in denen die Stimulation als sehr hilfreich bezeichnet wurde, wurde die Darstellung mit Hilfe des Monitorings durchgeführt. Routinemäßig wird der N. recurrens freigelegt. Gelingt dies sicher, wird das Ergebnis mit IRM kontrolliert. Bei nicht eindeutiger Identifizierung, wird der Nerv überprüft oder mit IRM gesucht. Dies ist besonders hilfreich bei Karzinomen mit unmittelbaren Kontakt oder „Ummantelung“ des Nerven bzw. bei Rezidivstrumen. Durch die Stimulation erfolgte kein wesentlicher zeitlicher Verzug; im Gegenteil: insbesondere bei unsicherer Lokalisation konnte mit Hilfe des IRM eine raschere und sichere Präparation ermöglicht werden. So akzeptierten alle beteiligten Chirurgen das IRM als hilfreiche und leicht anwendbare Methode.

Postoperative Kontrolle

Wichtig für die zuverlässige Ableitung der Signale ist ebenso das korrekte Lagern der Ableitkabel; findet sich irgendwo ein Knick, so entsteht ein Störsignal, welches das Monitoring erschwert bzw. unmöglich macht. In allen Fällen wurde ca. 10–20 min. vor Op-Ende eine erneute Stimulation zur Reizschwellenbestimmung durchgeführt. Dies diente als Abschluß und Kontrolle nach der Resektion im Sinne einer postoperativen „Qualitätssicherung“. Bei 7 von 174 stimulierten Nerven zeigte sich postoperativ trotz intraoperativen Monitorings eine Rekurrensparese, welche sich bei erneuter Kontrolle 4 Wochen später und nach logopädischer Behandlung (zwei Patienten) bei 6 Nerven erholte. Ein Patient mit SD-Karzinom hatte eine permanente Rekurrensparese (0,6 %), welcher bei kurativer Resektion nicht zu vermeiden war. Nur bei diesem Patienten war eine Erhöhung der Reizschwelle von 0,3 mA auf 0,7 mA nach Resektion festzustellen; insgesamt scheint uns die Reizschwellenmessung nach Resektion wenig aussagekräftig zu sein für Vorhandensein bzw. Umfang einer etwaigen Nervenschädigung. Die primäre Funktion der Reizschwellenmessung liegt u. E. in der Hilfe, die sie dem Operateur bei der Nervensuche geben kann, der in der Schwellenmessung einen Anhalt dafür hat, wie weit er vom Nerv noch entfernt ist. Passagere Rekurrensparesen trotz Monitorings erscheinen bei unserer operativen Technik der Freilegung des Nerven Ausdruck einer mechanischen Reizung des Nerven zu sein, sind aber reversibel. Durch das intraoperative Monitoring wird diese Form der Parese nicht vermieden.

Das IRM erwies sich als für die Patienten nicht belastend; weder durch die Plazierung der Elektrode noch durch die präoperative oder intraoperative Stimulation kam es zu einer bei der postoperativen Laryngoskopie erkennbaren Reizung oder Läsion im Bereich der Stimmlippen.

Die Beurteilung, ob das IRM nicht notwendig, hilfreich bzw. sehr hilfreich war, ist natürlich zu einem gewissen Anteil auch subjektiv; insbesondere Fachärzte und Assistenzärzte profitierten am meisten vom IRM. Daneben war die Op-Indikation ein entscheidender Faktor: bei Rezidivstrumen, SD-Carcinomen war der Anteil hilfreicher bzw. sehr hilfreicher Stimulationen am größten. Doch auch bei primären kleinen Strumen gab es Fälle, bei denen das IRM als sehr hilfreich bezeichnet wurde. Unsere Form des IRM erscheint als sinnvolles Vorgehen: hier wäre das übliche Monitoring mit Stichelektroden wegen der beschriebenen Risiken (Blutung, Stimmbandhämatom) in der Risiko-Nutzen-Abwägung für den Patienten ungünstiger anhand des geringen prädiktiven Risikos einer Rekurrensparese; unsere Form des nicht-invasiven Monitorings bietet hier den Vorteil des schonenderen Verfahrens bei nicht vorhersehbaren Op-Verhältnissen. Auch die Kosten von ca. 50 DM/Elektrode/Patient sind u. E. vertretbar.

Zusammenfassung

Das IRM ist ein einfaches, nicht invasives, kostengünstiges und zuverlässiges Verfahren.

Es erlaubt die eindeutige, rasche Identifizierung des Nerven; dadurch erscheinen kürzere Op-Zeiten möglich.

Die permanente Rekurrenspareserate betrug nur 0,6% (1/174 dargestellte Nerven).

Literatur

[1] Jatzko, G.R., P.H. Lisborg, M.G. Muller et al.: Recurrent nerve palsy after thyroid operations-principal nerve identification and a literature review. Surgery 115 (1994) 13–15.

[2] Riddel, V.H.: Thyroidectomy: Prevention of bilateral recurrent nerve palsy. Br. J. Surg. 57 (1970) 1–5.

Diskussion

Ziegler:
Ich darf mit einer provokanten Frage beginnen: Herr Hemmerling, Sie haben mit 10 Chirurgen zusammengearbeitet, wahrscheinlich unterschiedlichen beruflichen Alters. Gab es irgendwie eine Korrelation, daß die Bejahung der Notwendigkeit etwas zu tun hatte mit den Berufsjahren.

Hemmerling:
Prinzipiell ist die Akzeptanz aller dieser 10 Chirurgen, was das Monitoring angeht, obwohl es von Anästhesisten primär durchgeführt wird, außerordentlich hoch. Wir

haben diese Daten, das habe ich Ihnen nicht vorgestellt, analysiert und unterschieden zwischen Assistenzärzten, Fachärzten, Oberärzten und Chefarzt und haben interessanterweise festgestellt, daß die Gruppe der Fachärzte am meisten davon profitiert. D.h. also am häufigsten die Stimulation als hilfreich bzw. sehr hilfreich beurteilten. Wir erklären das dadurch, daß das letztlich eine Gruppe von Chirurgen ist, das wird Herr Timmermann besser kennen als ich, die so heranwächst, um schwierige Operationen durchzuführen und teilweise auch allein. Und deshalb wahrscheinlich am meisten davon profitiert.

Hehrmann:
Bei den sehr guten Ergebnissen, die Sie hier auch schon ohne das neuere Monitoring bezüglich der Rekurrensparese haben, müssen Sie ja riesige Zahlen von Patienten so operieren, um überhaupt ein statistisch besseres Ergebnis erzielen zu können. a) Müssen Sie dann nicht Kliniken einbeziehen, bei denen die Rekurrenspareserate ein bißchen höher ist als bei denen, die Sie jetzt einbezogen haben und b) wenn dies nur noch ein minimaler Vorteil sein kann, dann ist doch der Hauptvorteil tatsächlich die Verkürzung der Operationsdauer, und vielleicht können Sie das nochmal etwas näher präzisieren.

Timmermann:
Also dazu gibt es mehrere Dinge anzumerken: zum einen haben Sie völlig recht, wir haben natürlich ein statistisches Problem. Und das Problem wird auch in dieser Arbeitsgruppe, die die Strumaqualitätskontrolle durchführt, so gesehen, und die Statistiker haben uns errechnet, daß wir etwa 6.000 Fälle pro Gruppe brauchen. Nun wenn Sie davon ausgehen, daß ja 100.000 Schilddrüsen im Jahr in Deutschland operiert werden, so ist es durchaus möglich, diese Zahl zu erreichen, und die bisher einlaufenden Daten in dieser Studie gehen davon aus, daß es etwa zwei bis drei Jahre dauern wird, bis wir das sehen. Es ist aber die Frage, wo brauchen Sie das? Und das sind 2 Punkte, und die habe ich auch versucht, in meinen Dias darzustellen. Wenn ich das jetzt von chirurgischer Seite sehe, einmal ist es extrem hilfreich bei der Ausbildung. Wir wollen ja erzielen, daß die Qualität der Operation möglichst gut wird, d.h. Sie müssen Ihren jungen Kollegen beibringen, was ist denn jetzt der Nerv. Bisher hat man ihnen gezeigt, das ist der Nerv, dann haben sie gesagt: jawohl. Und jetzt können Sie das auch dokumentieren. Sie können nämlich – das ist ein ganz enormer Effekt – das tockert ganz laut, dieses Ding, das ist wie so ein Echolot im U-Boot. Wenn Sie das Ding da dranhalten und das tockert nicht, dann gucken die Anästhesisten über's Tuch und die Schwestern gucken nach, was hat der denn da erzählt. Also Sie müssen als Operateur, als älterer, wirklich sehr präzise freilegen und anlernen, das ist ein Punkt, der läßt sich in Studien bemessen, den kann ich aber als Subjektiver und als Operateur nennen. Und der zweite Punkt

ist, daß Sie bei schwierigeren Operationen, und das ist ja auch das, was Sie schon angedeutet haben, in dem Moment, wo Sie Rezidive operieren, wo Sie Thyreodektomien machen, dort sind Sie auch als erfahrener Operateur viel sicherer. Sie operieren viel freier, auch das läßt sich nicht messen.

Hemmerling:
Aber ich will das mal provokativ so sagen: wenn Sie ein ABS im Auto haben, dann können sie natürlich auch ohne ABS bremsen, nur wenn Sie es haben, sind Sie froh, und Sie würden es wahrscheinlich auch nicht wieder abschalten. So ähnlich, rein mechanisch gesehen, würde ich das im Augenblick betrachten.

Hewel:
Wir operieren seit 12 Jahren Kröpfe in großer Zahl, etwa 400 pro Jahr. Wir operieren keinen einzigen Patienten, ohne den Nervus recurrens darzustellen. Ich sehe eigentlich den Wert der Methode nicht so ganz. Erstens ist die Ausbildung, die Sie ansprechen, bei uns auch zugange, wir bilden also auch junge Assistenten aus, wir können den Nervus recurrens eindeutig identifizieren, wir haben also damit kein Problem. Das ist technisch kein Geheimnis. Zum anderen: es ist meiner Meinung nach nicht zeitverkürzend, sondern wenn, zeitverlängernd. Denn Sie müssen die Struktur auch in etwa darstellen, wenn Sie die Elektroden anlegen. Wir haben die Methode auch bei uns geprüft, und wenn Sie den Nerv mal identifiziert haben und Sie sind sicher in Ihrer Operationsweise, dann können Sie sich festlegen und sagen „das ist er". Und deswegen sehe ich da also nicht unbedingt zwingend den Vorteil.

Hemmerling:
Und ich kann es nur sagen, viele Kollegen, die ich kenne, es sind inzwischen 70 Kliniken in Deutschland, die dieses Gerät benutzen, berichten, daß sie das als sehr angenehm empfinden, und das ist ja auch das, was die Umfrage ergeben hat. Ich meine, wer sie benutzen möchte, kann sie benutzen, und wer auf sie verzichtet oder verzichten kann, ist ja nicht verpflichtet, sie zu nehmen. Aber die Message sollte sein „es gibt so etwas, wir können so etwas benutzen, und wir haben persönlich damit sehr gute Erfahrung".

Köbberling:
Das Beispiel von ABS stammte von Ihnen. Verkehrspsychologen diskutieren ganz ernsthaft über folgendes: ABS kann den einen oder anderen Unfall verhindern, aber die Tatsache, daß man weiß, man hat ABS im Auto, verändert auch das Fahrverhalten derer, die am Steuer sitzen. Und es ist keineswegs ausgemacht, daß die Unfallhäufigkeit insgesamt geringer wird durch ABS, darüber wird wirklich und ernsthaft diskutiert. Und so kann es auch hier sein, daß das Verhalten des Chirur-

gen sich ändert, ich will das wirklich nicht unterstellen. Aber es muß zumindest irgendwann belegt werden, daß mit dieser Methode wirklich ein Vorteil erzielt wird. Es reicht nicht aus, daß Sie sagen, wir fühlen uns damit sicherer. Solche Aussagen können nämlich auch ganz schnell irgendwann einmal Standard werden, und dann können diejenigen, die vielleicht genauso gut operieren können ohne das, in eine Defensive geraten, die sie nicht verdient haben. Unter Umständen auch juristisch in eine Defensive geraten. Also ich würde dringend raten, daß Sie sich nicht darauf verlassen, wir finden das gut, und wir haben gute Erfahrung damit gemacht, sondern daß irgendwann eine Studie mit belegbaren Daten vorgelegt wird, daß es tatsächlich dem Patienten hilft.

Mann:
Meine Frage nur kurz: Vor- und Nachteile Nadel- versus Oberflächenelektroden? Weil Sie gerade beide da stehen, daß Sie uns das vielleicht noch einmal erklären.

Hemmerling:
Vielleicht kann ich dazu etwas sagen, weil die Idee, diese Oberflächenelektrode zu verwenden, von der Anästhesie kam. Eigentlich daher, daß wir sie zur Messung von Muskelrelaxzeiten verwenden zusammen mit der HNO. HNO-Abteilungen sind diejenigen, die mit die meiste Erfahrung haben bei Nadelelektroden. Endoskopisch applizierte Nadelelektroden, z. B. bergen ein gewisses Risiko, Hämatome zu entwickeln. Zwischen 5 und 10% der Patienten entwickeln Hämatome. Das sind Hämatome, die man feststellt, die aber von keiner klinischen Konsequenz sind, weil sie nachher wieder verschwinden. Eine Oberflächenelektrode ist an einen Tubus fixiert, d. h. also, sie kann sich natürlich auch entsprechend ablösen, das muß man kontrollieren. Das haben wir auch getan und haben festgestellt, daß bei der durchschnittlichen Operationszeit von zwei Stunden das nicht der Fall ist. Prinzipiell sind beide Methoden gleichwertig, wenn sie bei jedem Patienten eine Identifizierung des Nerven erlauben, wenn sie nicht viele Patienten haben, wo dieses System ausfällt. Und ich denke, das ist bei beiden Methoden der Fall. Ich denke, daß die Nadelelektrode letztlich etwas ist für Kliniken, wo die Kooperation zwischen Anästhesisten und Chirurgen nicht so funktioniert, wie das bei uns der Fall ist. Wir sind der Meinung, wir beide tragen Sorge für den Patienten und kooperieren in dieser Hinsicht.

Der Stunningeffekt: die radiobiologische Hemmung der Schilddrüse bei der Radioiodtherapie

I. Bofilias, U. Hess

Eine adäquate Behandlung der Hyperthyreose mittels Radioiodtherapie setzt eine ausreichende β-Energiedeposition in und um die SD-Follikel sowie das umgebende Gewebe voraus bis zu deren Destruktion und fibrotischer Veränderung.

In der Praxis, ist das gleichbedeutend mit der Forderung der Einhaltung bestimmter Energiedosiswerte, die für jede spezifische SD-Erkrankung bzw. Autonomieform anzuwenden sind. Diese Energiedosiswerte sind seit langem in der Literatur bekannt, werden von namhaften Befürwortern überprüft und stellen die Quintessenz einer Radioiodtherapie dar [4, 10, 12, 13, 19, 21, 29, 30, 37, 39, 42, 45].

Erhält aber die Schilddrüse eine beträchtliche, jedoch nicht ausreichende Energiedosis, so fällt in der Regel die maximale zweite ^{131}I-Speicherung (MSU) bei einer notwendigen, unmittelbaren zweiten ^{131}I-Behandlung weit niedriger aus, als bei der ersten Applikation (MFU). Diese energiedosisabhängige Reduktion des 2. Uptake konstituiert den sog. Stunningeffekt [3, 5, 6, 7, 14, 17, 22, 34].

Derzeit ist die Rolle des Stunningeffektes nicht völlig geklärt [11, 27, 33, 34, 35, 36]. Dennoch wird kaum Zweifel an seiner Existenz erwogen [6, 7, 11, 14, 17, 18, 22, 32, 34]. Kernpunkt der Auseinandersetzung ist das noch bestehende Dilemma bei der Radiodiagnostik von SD-Malignomen [1, 2, 22, 27, 31, 33, 36] einerseits eine möglichst hohe radiodiagnostische Aktivität zu applizieren, um sämtliche Metastasen zu erfassen und andererseits eine möglichst niedrige zu wählen, um eine Erhaltung ihrer ^{131}I-Speicherungsfähigkeit bei einer nachfolgende Ablatio zu gewährleisten. Im folgenden werden gezeigt: a) die Bedingungen, unter denen das Auftreten des Stunningeffektes zu erwarten ist, b) die Erfassung der Stunningradiosensititvität als Funktion der Energiedosis bei benignen Schilddrüseerkrankungen, c) die Ableitung einer physiologisch wichtigen sog. Stunningkonstante, d) die praktische Anwendung dieser Stunningkonstante bei der genauen Berechnung der nachfolgenden Applikationsaktivität und schließlich die deutliche Verbesserung der Therapieresultate.

Patienten und Methode

Die derzeit in der Literatur gültigen Energiedosiswerte für die verschiedenen Schilddrüsenerkrankungen sind in Tabelle 1 zusammengestellt. Während Energiedosiswerte von 300–400 Gy für die unifokale und multifokalen-Autonomie bei

Tabelle 1 Geforderte Energiedosis bei den SD Autonomieformen*

Autonomieform	Energiedosis in Gy
Unifokale	300–400
Multifokale (Herddosis abschätzbar)	300–400
Multifokale (gesamt SD)	150–200
Im. Hyp. vom Typ Morbus Basedow	≥ 250
Fokal/Disseminierte	150–200
Disseminierte	150–200

* nach [21], [29], [39]

abschätzbarer Zieldosis gefordert werden, gelten für die fokal/disseminierte, disseminierte und multifokalen-Autonomie Energiedosiswerte von 150–200 Gy, wobei sich diese auf die gesamte Schilddrüse beziehen [21]. Unter Einbeziehung der geforderten Energiedosis wird die hierzu benötigte Aktivität entsprechend früherer Vorschläge berechnet [4, 23, 24, 42, 43]. Von 630 ^{131}I-behandelten Patienten mußten trotz sorgfältiger Radioiodteste 126 (26%) eine zweite Applikation erhalten. 120 Patienten (95%) zeigten eine Abnahme des 2. Uptake. Bei den restlichen 5% fand sich dagegen eine Zunahme, die jedoch erst nach Unterbrechung einer thyreostatischen Medikation unter Radioiodtherapie stattfand. Diese wird uns nicht weiter beschäftigen. Tabelle 2 enthält zusammenfassende Angaben über die Anzahl der Erst- und Zweitapplikationen.

Tabelle 2 Patientenstatistik bei Abnahme und Zunahme des 2. Uptake

Patienten-Anzahl	n = 630	davon 2. Applikation	n = 126	20%
		2. Uptake		
Abnahme		Zunahme		
n	%		n	%
120	95		6	5
Ohne SD spez. Medikation			Nach Unterbrechung der thyreostatischen Medikation	

Die Radiosensitivität des Stunningeffektes ist durch eine Exponentialfunktion in Abb. 1 dargestellt. Aufgetragen ist das Verhältnis der maximalen Speicherungen aus zweiter und erster Applikation (MSU/MFU) gegen die Energiedosis DATS, die

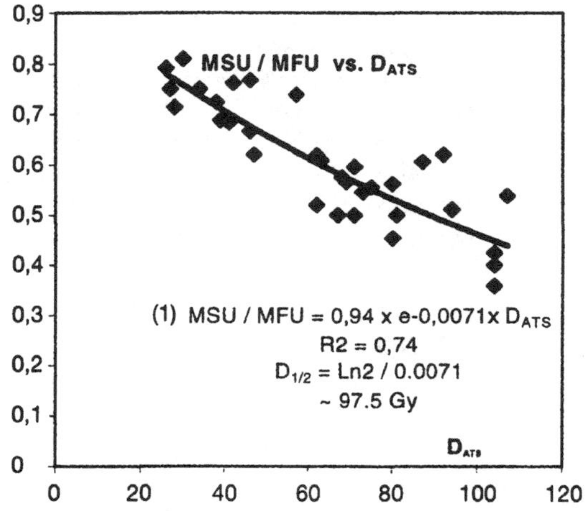

Abb. 1 Exponentielle Korrelation zwischen MSU/MFU und Energiedosis bei ATS; Bestimmung der Stunningkonstante $D_{1/2}$.

zwischen diesen zwei Applikationen angefallen ist, also während der sog. Acute Therapeutic Stage (ATS). Der Korrelationskoeffizient ist mit 0,74 bestimmt. Aus dem Exponent dieser Funktion (Formel 1, Abb. 1) ist eine sog. Stunningkonstante $D_{1/2} \approx 100$ Gy abgeleitet. Aus dieser Exponentialfunktion läßt sich die fehlende Aktivität A_{fehl} bei einer zweite Applikation unter Berücksichtigung des Stunningeffektes zu einer optimalen Aktivität $A_{opt,stun}$ nach der Formel [2] korrigieren:

$$(2) \qquad A_{opt,stun} = A_{fehl} \times 2^{DATS/D1/2}$$

Da der Wert von MSU nach der 2. Applikation Anteile aus der 1. Applikation enthält, ergibt sich als Nettobetrag von MSU die Differenz aus dem maximalen Meßwert des 2. Uptake minus des aus der Interpolation gewonnenen Wertes des 1. Uptake. In Abb. 2 sind diese Zusammenhänge schematisch dargestellt. Die DATS kann aus der Fläche (Integral) der Therapie-uptake-Kurve zwischen 1. und 2. Applikation gewonnen werden, da zwischen Energiedosis und Fläche eine lineare Beziehung besteht [4, 23, 42].

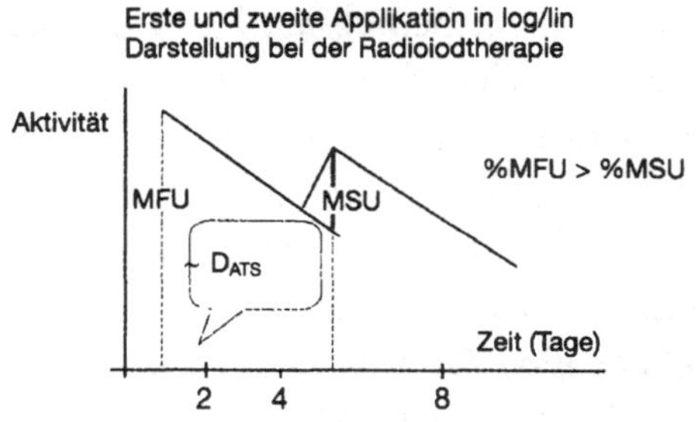

Abb. 2 Bestimmung von MSU und D_{ATS}

Ergebnisse

Bereits 2–4 Tage nach der ersten ^{131}I-Behandlung kann festgestellt werden, ob die geforderte Energiedosis ausreichen wird. Erforderlich sind tägliche Messungen zur Bestimmung der netto vorhandenen Aktivität der Schilddrüse. Zeichnet sich eine Unterdosierung ab, muß eine weitere Applikation unverzüglich vorgenommen werden. Ein Beispiel einer dreifachen Radioiodapplikation bei einer MFA ist in Abb. 3 aus früheren Zeiten aufgeführt. Sie zeigt das Verhalten der Nettoaktivität der SD während der Therapie an. Mit zunehmender Energiedosis am Follikel werden die Amplituden der 2. und 3. Applikation immer kleiner. Trotz dreifacher Verabreichung konnte die Energiedosis nicht erreicht worden. Der Patient wurde – zu Unrecht – als non responder erklärt. Von einer weiteren Applikation wurde infol-

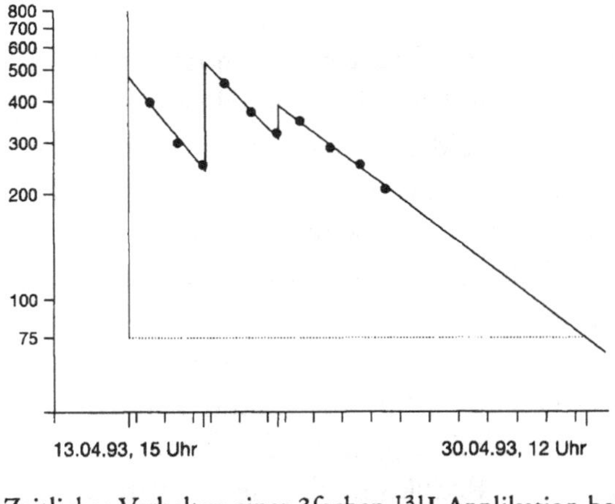

Abb. 3 Zeitliches Verhalten einer 3fachen ^{131}I-Applikation bei einer MFA. Die geforderte Energiedosis konnte trotzdem nicht erreicht werden. Das maximale Uptake der nachfolgenden Applikationen wurde aufgrund des Stunningeffektes immer kleiner. Von einer 4. Applikation wurde daher abgesehen.

ge des zunehmenden Stunningeffektes abgesehen. Berücksichtigung des Stunningeffektes erlaubt, eine Stunningkorrektur der fehlenden Aktivität A_{fehl} vorzunehmen, um weitere Applikationen zu vermeiden. Die Ergebnisse bei 632 Patienten sind aus [21] übernommen und in Tabelle 3 zusammengestellt. Es fällt auf, daß a) die erreichte Energiedosis sich bei allen Autonomieformen im Durchschnitt zu der geforderten in recht guter Übereinstimmung befindet (vgl. Tab. 1). Die maximale Standardabweichung beträgt im Mittel bei allen Autonomieformen unter ± 20%. Bei der Beurteilung der Ausschaltung der Autonomie wurden die Ergebnisse in drei Gruppen, nach erfolgreicher, partieller und ungenügender Ausschaltung unterteilt. Die Auswahl der Erfolgskriterien ist in [21] beschrieben.

Tabelle 3 Ergebnisse der Radioiodtherapie einschließlich 2. Applikation

Autonomieform	Erreichte mittlere Energiedosis		Ausschaltung der Autonomie					
	n	Gy	Erfolgreich		Partiell		Ungenügend	
			n	%	n	%	n	%
Unifokale	138	368 + 84	131	94,9	5	3,6	2	1,4
MFA (Herd)	129	382 + 86	124	96,1	3	2,3	2	1,6
MFA (Gesamt)	206	170 + 32	199	96,6	5	2,4	2	1,0
FDA	110	171 + 26	91	82,7	12	10,9	7	6,4
DA	49	164 + 33	37	75,5	5	10,2	7	14,3
Summe	632	—	582	—	30	—	20	—

Diskussion

Der erste Hinweis auf eine Wirkung der hohen radiodiagnostischen Aktivität auf die Speicherungsfähigkeit einer nachfolgenden therapeutichen Radioiodapplikation ist in [14] beschrieben. Über ein thyroid stunning aufgrund einer hohen applizierten Aktivität zwecks anspruchsvoller Ganzkörper-Bildgebung wird berichtet [26, 33]. Um Stunning an SD-Geweberesten bzw Metastasen zu vermeiden, werden derzeit zwei Wege bestritten: a) die Wahl der günstigsten ^{131}I-Aktivitätsmenge, bei der kein Stunningeffekt auftritt [15, 17, 21, 27, 35] und b) auf das niederenergetische ^{123}I auszuweichen [2, 9, 11, 22]. Da beide Wege keine ideale Lösung vorweisen, stellt sich ein gewisses Dilemma dar [32, 33, 34, 35]. Ein analytischer Zusammenhang zwischen Abnahme des 2. Uptake und angefallener Energiedosis war bisher noch nicht bekannt. Eine Reduktion des maximalen 2. Uptake bei benignen Schilddrüsenerkrankungen erfolgt in Abhängigkeit von der bereits in den Follikeln induzierten Energiedosis, die auf der ersten Applikation beruht [5, 6]. Über eine verhältnismäßig hohe Radiosensitivität der Speicherungsfähigkeit wird in [15] berichtet, wobei 35 Gy bereits genügen, um ein 75%iges Absinken des 2. Uptakes hervorzurufen. Diese relativ hohe Radiosensitivitätsangabe steht wiederum im krassen Widerspruch zu [25], wobei 35 Gy keinen Therapieeffekt in Geweberesten und Metastasen bewirken können. Die energiedosisabhängige Abnahme des 2. Uptake stellt ein Unvermögen, eine „Weigerung" der SD dar, prozentual genauso viel Aktivität aufzunehmen wie beim 1. Uptake. Es handelt sich um einen Inhibitionsmechanismus, d.h. eine rein radiobiologische Hemmung der SD, da weder eine Iodkontamination noch ein Wolff-Chaikoff-Block vorlag.

Es ist von Interesse zu wissen, was während dieser früh therapeutischen Phase ATS tatsächlich in den Follikeln passiert. Trotz unfangreicher Veröffentlichungen [11, 12, 13, 19, 22, 25, 40, 41, 42, 44, 45] ist allerdings hierüber wenig bekannt. Dank der Arbeit von Kennedy und Thomson [16] aus dem Jahre 1974 wissen wir nur so viel, daß vorübergehend ein sogenannter Follikel-„Breakdowneffekt" stattfindet, bei dem während dieser Phase nur kolloidale Flüssigkeit aus den Follikeln herausströmt. Fibrotische Veränderungen, Gefäßeinengungen, Polymorphismus etc. haben sie dagegen nicht gesehen. Es ist noch kein Zeichen einer beginnenden Therapie während der ATS gefunden worden. Die Entdeckung der Stunningkonstante untermauert die Existenz des Stunningeffektes.

Eigenschaften des Stunningeffektes – Die Stunningkonstante $D_{1/2} \approx 100$ Gy

Der Stunningeffekt liefert eine Erklärung für das Verschwinden bzw. Auftreten von Speicherungen an Metastasen und SD-Geweberesten.

In der Abb. 4 links sieht man eine deutliche ^{131}I-Speicherung an einem SD-Rest nach Operation eines papillären SD-Ca. Diese ist sowohl mit 10 MBq (0,27 mCi) ^{123}I als auch mit 185 MBq (5 mCi) ^{131}I diagnostischer Aktivität deutlich erkennbar. 10 Tage nach Applikation einer Ablatio-Aktivität von 100 mCi ist diese Speicherung überraschenderweise nicht mehr sichtbar. Normalerweise müßte sie kontrastreicher zur Darstellung kommen (Pfeil, rechts). Gut erkennbar sind die Speicheldrüsen. Die Lokalisation ist jeweils durch die 2 Kreuze angegeben.

Die Verabreichung von 5 mCi verursachte einen Stunningeffekt und dieser wiederum täuscht einen Therapieerfolg vor [22].

Das Verschwinden und Erscheinen von Metastasen und SD-Geweberesten kann anhand eines Beispiels erläutert werde (Tabelle 4).

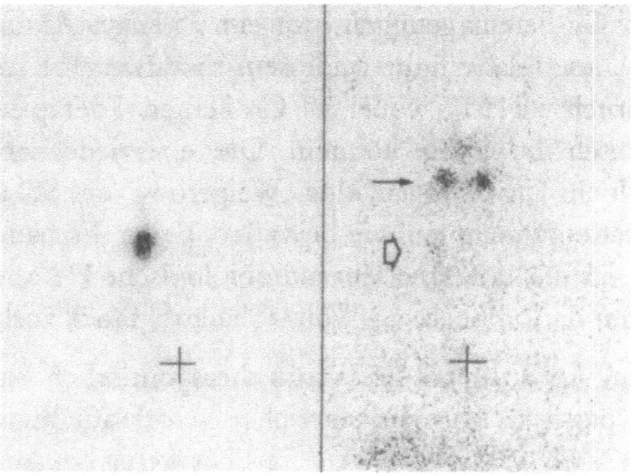

Abb. 4 Stunningeffekt an einem Schilddrüsegeweberest nach Operation eines papillären SD. Ca. 10 Tage nach Applikation einer Ablatio-Aktivität von 3.700 MBq (100 mCi) ist das Uptake nicht mehr sichtbar (Bild rechter Pfeil). Hingegen ist die Speicherung sowohl mit 10 MBq ^{123}I als auch mit ^{131}I gut erkennbar (Bild links) [22].

Tabelle 4 Verschwinden/Erscheinen von Uptake an SD-Metastasen und Restgewebe

Beispiel T_{eff}: = 1,5 Tage MFU: = 2–3% Appl. Aktivität: = 185 MBq (5 mCi) bei 1 g Masse → mehr als 100 Gy (stunning!) und bei 5 g Masse → weit weniger als 100 Gy (kein stunning)

Bei einer diagnostischen Aktivität von 5 mCi, einer üblichen Speicherung von 2–3% und einer effektiven HWZ von 1,5 Tagen werden bei 1 g SD-Restmasse oder Metastase etwa 100 Gy anfallen. Es folgt Stunning!! (bei 100 Gy wird die Hälfte der Follikel betroffen, $D_{1/2} \approx 100$ Gy). Bei 5 g Masse dagegen wird weit weniger als 100 Gy erzeugt, also kein Stunning. Posttherapeutisch ist in der Regel mit einer sehr intensiven Anreicherung zu rechnen. Daraus wird deutlich, daß die am Ort induzierte Energiedosis für das Auftreten des Stunningeffektes primär maßgeblich ist, während dieses von der verabreichten Aktivität nur implizit bzw. sekundär abhängig ist. Die Stunningkonstante liefert eine praktische Erklärung für das Erscheinen bzw. Verschwinden des Uptakes bei der Bildgebung von Schilddrüsengeweberesten bzw. Metastasen [6, 7].

Praktische Anwendung des Stunningeffektes

Die praktische Anwendung des Stunningeffektes für benigne Erkrankungen der SD führt zu einer notwendigen Erhöhung einer noch fehlenden Aktivität. Die fehlende Aktivität A_{fehl} kann durch die Stunningkorrekturformel (2) in einer optimalen stunningkorrigierte Aktivität $A_{opt,stun}$ umgerechnet werden. D_{ATS} muß für jeden Patienten extra bestimmt werden. Zwei Beispiele geben in der Tabelle 3 die stunningkorrigierte Aktivität jeweils für eine benigne Therapie sowie für eine Ablatio an. Ausgehend von einer fehlenden Aktivität von etwa 10 mCi und einer D_{ATS} = 50 Gy errechnet sich eine $A_{opt,stun}$ = 14 mCi, während 283 mCi benötigt werden, um eine Ablatio mit 300 Gy zu erreichen, bei einer fehlenden Aktivität von 100 mCi. Wie man sieht, erreicht bei der Ablatio eine zweite, notwendige Applikationsaktivität durch den Stunningeffekt eine horrende Dimension. Hieraus lassen sich zwei wirkungsvolle Therapiegrundsätze ableiten: a) die Energiedosis soll durch eine einzige Applikation erreicht werden [19, 25, 31] und b) sobald fest steht, daß eine zweite, unvermeidliche Applikation erfolgen soll, muß sie unverzüglich stattfinden und zwar bevor der Stunningeffekt wesentlich fortschreitet. Es wird von Interesse sein, eine Evaluierung des Stunningeffektes unter stimulierten Bedingungen vorzunehmen [26, 38], vor allem unter Anwendung des kürzlich entdeckten „recombinant human thyrotropin" [8, 20, 28]. Weitere genaure Messungen von MSU und MFU sind erforderlich, um nachzuprüfen, ob SD Medikation oder SD-Gewebekonstitution (Typ, Funktionslage) einen zusätzlichen Einfluß auf die Stunningkonstante ausüben. Der Spielraum für weitere klinische Untersuchungen im Bereich der therapeutischen Energiedosis wird somit wesentlich erweitert.

Verbesserung der Therapieergebnisse

Die Berücksichtigung des Stunningeffektes liefert einen positiven Beitrag zur qualitativen Verbesserung der Therapieergebnisse. Die Mittelwerte der erreichten Energiedosis für die einzelnen Autonomieformen stimmen nun mit der jeweils geforderten Dosis recht gut überein (Tabelle 4). Charakteristisch ist bei der Ausschaltung der SD-Autonomie die Erhöhung der Erfolgsrate [21]. Insgesamt stellt die Berücksichtigung des Stunningeffektes eine weitere Optimierung der Therapieergebnissen neben anderen Vorschlägen [4, 25, 40, 41] dar.

Schlußfolgerung

Der Stunningeffekt ist eine reine radiobiologische Hemmung der Schilddrüse.

Er ist:

1. ein heimtückischer Effekt, denn er kann einen Therapieerfolg vortäuschen,
2. ein quasi Präventiv-Inhibitionsmechanismus, denn er bewahrt die SD bei evtl. irrtümlich geleiteter Fehlapplikation vor hohen Aktivitäts-Aufnahmen,
3. ein harmloser Effekt, wenn man ihn rechtzeitig erkennt und entsprechend handelt.

Seine Berücksichtigung führt zu einer effektiveren Therapie für den Patienten und bewahrt ihn vor weiteren, möglichen Wiederholungsuntersuchungen bzw. -Therapien.

Literatur

[1] Bajén, M.T., J.R. García, S. Mañé: Effect of diagnostic dose of 131I in postsurgical thyroid remnant. Eur. J. Nucl. Med. 25 (1998) 1042.

[2] Bautovich, G.J., J.E. Towson, S. Eberl et al.: Comparison of Iodine-123 and Iodine-131 as a scanning agent for the detection of metastatic thyroid cancer. J. Nuc. Med. 39 (1998) 150P.

[3] Blake, G.M., R. Patel, N. Prescod et al.: Thyroid stunning by a 131I tracer scan prior to radioiodine ablation for thyroid cancer. Nuc. Med. Commun. 19 (1998) 358.

[4] Bockisch, A., T. Jamitzky, R. Derwanz et al.: Optimized dose planning of radioiodine therapy of benign thyroidal diseases. J. Nucl. Med. 34 (1993) 1632–1638.

[5] Bofilias, I., H.J. Baumgartl: Reduction of the second radioiodine uptake during thyroid therapy: dose dependent follicular breakdown in the Acute Therapeutic Stage (ATS). J. Endocrinol. Invest. 21 (1998) Suppl. 4: 47.

[6] Bofilias, I.: The Stunning Effect In Benign Thyroid Diseases. J. Nucl. Med. 40/5 (1999) 208P.

[7] Bofilias, I., U. Hess: Assessment of the Stunning Radiosensitivity in Benign Thyroid Diseases. Eur. J. Nucl. Med. (1999) 1208.

[8] Braverman, L.E., B.M. Pratt, S. Ebner et al.: Recombinant human thyrotropin stimulates thyroid function and radioactive iodine uptake in the Rhesus monkey. J. Clin. Endocrinol. Metab. 74 (1992) 1135–1139.

[9] Britton, K.E.: Highlights Lecture of the European Association of Nuclear Medicine and the World Federation of Nuclear Medicine and Biology Congress. Eur. J. Nucl. Med. 25 (1998) 1671–1684.

[10] Clarke, S.E.M.: Radionuclide therapy of the thyroid. Eur. J. Nucl. Med. 18 (1991) 984–991.

[11] Coakley, A.J.: Thyroid stunning. Eur. J. Nucl. Med. 25 (1998) 203–204.

[12] Harbert, J.C.: Radioiodine Therapy of Hypertthyroidism. Nuclear Medicine In: Harbert, J.C., (Hrsg.): Nuclear Medicine Diagnosis and Therapy, S. 951–972. Thieme, New York 1996.

[13] Hoefnagel, C.A.: Radionuclide therapy revisited. Eur. J. Nucl. Med. 18 (1991) 408–431.

[14] Jeevanram, R.K., D.H. Shah, S.M. Sharma et al.: Influence of initial large dose on subsequent uptake of therapeutic radioiodine in thyroid cancer patients. Nucl. Med. Biol. 13 (1986) 277–279.

[15] Kao, C.-H., T.-C.Yen: Stunning Effects after a Diagnostic Dose of Iodine-131. Nuklearmedizin 37 (1998) 23–25.

[16] Kennedy, J.S., J.A.Thompson: The changes in the thyroid gland after irradiation with 131I or partial thyroidectomy for thyrotoxicosis. J. Pathol. 112 (1974) 65–81.

[17] Kim, C.K., K. Tse, E. San Pedro et al.: Influence of various scanning doses on subsequent 131I ablation of thyroid remnants. J. Nucl. Med. 35 (1994) 14.

[18] Kirsch, G., U. Bohl, A. Zinke et al.: Thyroid stunning in functional radioiodine therapy. Eur. J. Nucl. Med. (1999) 1208.

[19] Kuni, C.C., W.C. Klingensmith: Failure of low doses to ablate residual thyroid tissue following surgery for thyroid cancer. Radiology 137 (1980) 773–774.

[20] Ladenson, P.W., L.E. Braverman, E.L. Mazzaferri et al.: Comparison of administration of recombinant human thyrotropin with withdrawal of thyroid hormone for radioactive iodine scanning in patients with thyroid carcinoma. N. Engl. J. Med. 337 (1997) 888–96.

[21] Langhammer, H.-Z., C. Laubenbacher, C. Hirsch et al.: Die Radioiodtherapie der funktionellen Schilddrüsenautonomie. Med. Klein. 94 (1999) 415–24.

[22] Leger, F.A., M. Izembart, F. Dagousset et al.: Decreased uptake of therapeutic doses of iodine-131 after 185 Mbq 131I diagnostic imaging for thyroid remnants in differentiated thyroid carcinoma. Eur. J. Nucl. Med. 25 (1998) 242–248.

[23] Mandart, G., F. Erbsman: Estimation of thyroid weight by scintigraphy. Int. J. Nucl. Med. Biol. 2 (1975) 185.

[24] Marinelli, L.D., E.H. Quimby, G.J.Hine: Dosage determination with radioactive isotopes. Am. J. Roentgenol. 59 (1948) 260–268.

[25] Maxon, I., H.S. Smith: Radioiodine-131 in the diagnosis and treatment of metastatic well differentiated thyroid cancer. Endocrinol. Metab. Clin. North Am. 19 (1990) 685–718.

[26] Mazzaferri, E.L.: Editorial: Treating high thyroglobulin with radioiodine: A magic bullet or a shot in the dark? J. Clin. Endocrinol. Metab. 80 (1995) 1485–1487.

[27] McDougall, I.R.: 74 MBq radioiodine 131I does not prevent uptake of therapeutic doses of 131I (i.e. it does not cause stunning) in differentiated thyroid cancer. Nucl. Med. Commun. 17(1997) 505–512.

[28] Meier, C.A., L.E. Braverman, , S.A. Ebner: Diagnostic use of recombinant human thyrotropin in patients with thyroid carcinoma (PhaseI/II study). J. Clin. Endocrinol. Metab. 74 (1994) 1135–1139.

[29] Moser, E., C.R. Pickardt, K. Mann et al.: Ergebnisse der Radioiodbehandlung von Patienten mit immunogener und nicht immunogener hyperthyreose bei Anwendung unterschiedlicher Herddosen. Nucl. Med. 27 (1988) 98–104.

[30] Moser, E.: Ergebnisse der Radioiodtherapie bei den unterschiedlichen Formen der Hyperthyreose in Abhängigkeit vom Dosiskonzept. Akt. Radiol. 2 (1992) 179–187.

[31] Muratet, J-P., P. Giraud, A. Daver et al.: Predicting the efficacy of first Iodine-131 treatment in differentiated thyrroid carcinoma. J. Nucl. Med. 38 (1997) 1362–1368.

[32] O'Mara, R.E., P. Klieger, S. Cholewinski et al.: Thyroid stunning after 5mCi of 131I for whole body scanning. Eur. J. Nucl. Med. 25 (1998) 945.

[33] Oyen, W.J.G., A.H. Mudde, W.J.M. van den Broek et al.: Metastatic Follicular Carcinoma of the Thyroid: reappearance of Radioiodine Uptake. J. Nucl. Med. 36(1995) 613–615.

[34] Park, H.M.: Stunned thyroid after high-dose 131I imaging. Clin. Nucl. Med. 17 (1992) 501–502.

[35] Park, H.M., O.W. Perkins, J.W. Edmondson et al.: Influence of diagnostic radioiodines on the uptake of ablation dose of iodine-131. Thyroid 4 (1994) 49–54.

[36] Park, H.M., Y.H. Park, X.Y. Zhou: Detection of thyroid remnant/metastases without stunning: an ongoing dilemma. Thyroid 7 (1997) 277–280.

[37] Peters, H., C. Fischer, U. Bogner et al.: Treatment of Graves' hyperthyroidism with radioiodine: Results of a prospective randomized study. Thyroid 7 (1997) 247–251.

[38] Pineda, J.D., T. Lee, K. Ain et al.: Iodine-131 therapy for thyroid cancer patients with elevated thyroglobulin and negatve diagnostic scan. J. Clin. Endocrinol. Metab. 80 (1995) 1488–1492.

[39] Reiners, C.: Radioiodtherapie der funktionellen Autonomie: Indikationen, Ergebnisse, Risiken. A.M.A. 17(1990) 66–69.
[40] Samuel, A.M., B. Rajashekharrao: Radioiodine therapy for well-differentiated thyroid cancer: A quantitative dosimetric evaluation for remnant thyroid ablatio after surgery. J. Nucl. Med. 35 (1994) 1944–1950.
[41] Shapiro, B.: Editorial: Optimization of Radioiodine therapy of thyrotoxicosis: What have we learned after 50 years? J. Nucl. Med. 34 (1993) 1638–1641.
[42] Schlesinger, T., M.A. Flower, V.R. McReady: Radiation dose assessment in Radioiodine 131I therapy 1. The necessity for in vivo quantitation and dosimetry in the treatment of carcinoma of the thyroid. Radiother. Oncol 14. (1989) 3–41.
[43] Schmitz, W.: Radioiodtherapie der Hyperthyreosen unter besonderer Berücksichtigung der Dosisberechnung. Angewandte Medizin 17 (1963) 237–240.
[44] Studer, H., H.J. Peter, H. Gerber: Natural heterogeneity of thyroid Cells: The Basis for understanding thyroid function and nodular goiter growth. Endocr. Rev. 10 (1989) 125–135.
[45] Sobel, S.H., R. Bramlet: Iodine-131 treatment of hyperthyroidism. In: Falk S. (Hrsg.): Thyroid disease: Endocrinology, Surgery, Nuclear Medicine, Radiotherapy, S. 297–317. Raven Press, New York 1997.

Diskussion

Reiners:
Herr Bofilias, es ist wichtig, daß sich die Nuklearmedizin mit dem Thema des sogenannten Stunnings intensiver auseinandersetzt, als das bisher getan wurde. Nur, ich bin mit einigem nicht zufrieden. 1. Das, was Sie gezeigt haben, z. B. in der Gruppe der hyperthyreoten Patienten, das sind frühtherapeutische Effekte der Radioiodtherapie und das ist kein Stunning im Sinne einer vorübergehenden Hemmung der Radioiod-Aufnahme. Sie haben ja nicht bewiesen, daß, wenn dieser Effekt nicht eingetreten wäre, die Therapie besser gelaufen wäre. 2. Es ist problematisch, solche Effekte, die Sie beschrieben haben, bei Patienten mit gutartigen Schilddrüsenerkrankungen, wo es nicht um eine Ablation geht, zu vergleichen mit den Effekten bei Patienten mit dem Schilddrüsenkarzinom. 3. Jetzt beziehe ich mich auf die Gruppe mit dem Schilddrüsenkarzinom: beim Schilddrüsenkarzinom kommen Sie in das Problem, das Sie am Fall geschildert haben, gar nicht hinein, wenn Sie nicht vor einer Ablationstherapie diagnostische Aktivitäten in der Größenordnung von 185 MBq benutzen. Wir verwenden bewußt postoperativ aus diesem Grunde nur 2 bis 3 MBq, weil es vor einer Radioiodtherapie ja nicht darauf ankommt, ein Ganzkörperszintigramm hoher Qualität zu machen. Man muß nur wissen, ob noch ein Rest da ist oder nicht, und dafür reicht die niedrige Aktivität.

Bofilias:
Also, ich stimme ganz und gar nicht dem zu, was Herr Reiners hier sagt. Herr Reiners, Sie müssen doch wissen – erstens haben Sie es hier gesehen –, daß bei benignen Erkrankungen, wenn Sie genau eine Dosimetrie durchführen wollen, dann

müssen Sie während der Therapie messen und vergleichen: wird die Energiedosis erreicht oder nicht, und wenn nicht, dann müssen Sie entsprechend etwas Radioiod nachgeben. Und wenn Sie sehen, daß beim 2. Uptake das Maximum weit niedriger ausfällt, wie hier bei 120 Patienten der Fall ist, dann kommen Sie mit der Energiedosis nicht hin, das müssen Sie wohl einsehen, wenn Sie ein guter Dosimetriker sind. Das zweite, was ich Ihnen sagen sollte: zur Zeit bei der EANM-Tagung, zu deutsch Europäische Gesellschaft für Nuklearmedizin, sind 6 Beiträge über Stunning veröffentlicht. In einer davon ist Herr Professor Meng beteiligt, d.h. die Gruppe von Professor Kirsch (Greifswald), Nuklearmedizin, die ebenfalls diesen Effekt gefunden hat. Und jetzt fragen Sie und bestreiten alles. Nun möchte ich Sie fragen: die Standard-Radio-Diagnostik bei Metastasensuche und bei Schilddrüsenresten wird eben hauptsächlich mit 5 mCi ^{131}I durchgeführt. Manche applizieren sogar 10 mCi, Jetzt kommt es darauf an, in manchen Fällen liegt Stunning vor und in anderen nicht – und warum? Dieses Verschwinden oder Wiederkehren von Metastasen ist wunderbar publiziert und nicht angefochten worden. Z.B. von der Gruppe KAO und Mitarbeitern in der Zeitschrift „Nuklearmedizin". Ich bin völlig nicht Ihrer Meinung, das sage ich ganz offen, denn diese Sache haben Sie sicherlich nicht so fein genug gemessen, wie diese hier dargestellt worden ist. Verlust an Gewebe-Speicherungsfähigkeit ist als Stunning genannt unabhängig von der Ursache. Für Schilddrüse, Schilddrüsenreste und Metastasen wird extra betont, daß die Ursache eine reine radiobiologische Wirkung ist. Stunning im Myokard dagegen nicht. Daß man dafür neue Namen einführt, scheint mir verfrüht. Eine weitere Stunning-Unterscheidung zwischen benignen Schilddrüsenerkrankungen und Metastasen scheint ebenfalls zur Zeit unangebracht, so lange nicht signifikant unterschiedliche Stunningkonstanten gefunden werden können.

Reiners:
Ich bestreite nicht das Phänomen. Ich sage nur, es wird falsch bezeichnet. Punkt 2: beim Schilddrüsenkarzinom gibt es alternative Strategien, die von vorneherein verhindern, daß man mit diesem Effekt konfrontiert wird.

Bofilias:
Ja, diese Strategien müßten erst auf ihre Effektivität statistisch nachgewiesen werden.

Meng:
Können Sie uns noch sagen, wie lange dieser Effekt anhält, der ist doch passager.

Bofilias:
Hmh. Das ist eine gute Frage und ich danke Ihnen, daß Sie sie stellen. Wir wissen es nicht. Das einzige, was wir sagen können, ist das, daß für die nachfolgende Zeit

dieser Effekt stattfindet, sagen wir 4–6 Wochen lang. Aber wir haben gerade jetzt einen Patienten bei uns, der 10 Jahre nach der Therapie Metastasen von einem papillären Schilddrüsenkarzinom wieder aufweist. Kein Mensch kann sagen, wie lange dieses Stunning stattfindet und wann tatsächlich ein Therapie-Erfolg eintritt. Das ist Gegenstand weiterer Forschungen.

Reuter:
Ich habe noch eine technische Frage zu dem Beispiel, was Sie gezeigt hatten bei dem Karzinom, was einerseits ein diagnostisches Szintigramm und dann schließlich das posttherapeutische Szintigramm bekam. Sie erinnern sich, diese Szintigraphie mit ^{123}I und dann ^{131}I. Welche Zeit nach Gabe von ^{123}I war verstrichen?

Bofilias:
Bei ^{123}I messen wir nach zwei Stunden, nach acht Stunden und manchmal noch längerer Zeit, weil die Halbwertszeit von ^{123}I kürzer ist. Natürlich kann ^{123}I nicht die Kinetik wie ^{131}I wiedergeben. Und wenn Sie ^{123}I gemessen haben, können Sie niemals hochrechnen von ^{123}I auf ^{131}I und daraus die Dosis bestimmen, die Sie brauchen, wenn Sie therapieren wollen, d.h. Sie sind auf das ^{131}I angewiesen und da entsteht Stunning.

Reuter:
Das hatte ich befürchtet. Können Sie uns auch ein Beispiel zeigen, wo Sie mit einer niedrigen Applikationsaktivität ein Szintigramm zeigen nach 5 mCi beispielsweise und eins posttherapeutisch nach 100 mCi zur selben Zeit?

Bofilias:
Ja selbstverständlich, da haben wir massenhaft davon.

Reuter:
Wie sehen die aus im Vergleich?

Bofilias:
Ich sagte, das Problem ist nicht nur von mir angeschnitten worden, sondern ich habe die Arbeit zitiert, wobei in dieser Arbeit von KAO et al. sowohl der eine Fall als auch der andere ganz deutlich gezeigt ist. Wir haben noch nicht veröffentlicht, aber solche Fälle liegen bei uns seit längerer Zeit vor.

5-Jahres-Ergebnisse nach perkutaner Äthanolinjektion (PEIT) autonomer SD-Adenome in einem ländlichen Krankenhaus im Strumaendemiegebiet

K.P. Braun

Die perkutane Äthanolinjektion wurde Ende der 80er Jahre, vor allem von italienischen Gruppen – Livraghi und Mitarbeiter [1] sowie Monzani und Mitarbeiter [2] – zur Ablation autonomer SD-Adenome erstmalig eingesetzt. Erste Langzeitergebnisse wurden auch von italienischen Autoren, z. B. Paracchi/Edal [3] veröffentlicht.

Am Krankenhaus Pfullendorf wird die perkutane Äthanolinjektion (PEIT) seit 1994 zur Ablation autonomer Schilddrüsenadenome eingesetzt. Über einen Zeitraum von 5 Jahren, von 1994 bis 1998 erfolgt jetzt bei 159 Patienten ein Update.

Patienten und Methodik

Zwischen Januar 1994 und Dezember 1998 wurden 159 Patienten im Alter zwischen 19 und 90 Jahren, davon 121 Frauen und 38 Männer mit Altersgipfeln bei 40–60 Jahren und 80–90 Jahren, mit – sowohl farbcodiert dopplersonographisch als auch szintigraphisch mittels Technetium-Suppressionstest – nachgewiesenem autonomem SD-Adenom mit der sonographisch gesteuerten perkutanen Äthanolinstallation behandelt.

Alle Patienten hatten klinische Zeichen der Hyperthyreose wie tachykarde Herzrhythmusstörungen, Wärmeintoleranz, imperatives Schwitzen, Gewichtsabnahme sowie psychoorganisches Syndrom mit innerer Unruhe oder depressiver Reaktion.

Die Indikation zur PEIT waren OP- oder Radioiodverweigerer, konsumierende Erkrankungen, schwerste kardiale Dekompensationen, insbesondere nach jatrogener Iodexposition durch Röntgenkontrastmittel oder Amiodaronetherapien.

Ausschlußkriterien zur PEIT waren:

- Verdacht auf maligne Veränderungen
- Struma, Klassifikation II b bei jungen Patienten, insbesondere wenn bereits eine mechanische Beschwerdesymptomatik vorlag.

Mit einem Aufklärungsbogen über die perkutane Alkoholinstallation mit den möglichen Risiken und Nebenwirkungen wurden die Patienten ausführlich informiert und gaben ihre schriftliche Einverständniserklärung.

Vor jeder PEIT wurde eine konstante HNO-Untersuchung durchgeführt.

Die Äthanol-Volumendosis wurde nach Adenomgröße ausgerechnet nach der einfachen Formel:

$V = 4/3 \pi \times r1 \times r2^2$

oder

$V = 4/3 \pi \times r^3$

Unter Prämedikation mit 2–3 mg Midomazol sowie Lokalanästhesie wurde dann ultraschallgezielt die Alkoholinstallation kapselnah durchgeführt.

Im Farbdoppler nach ultraschallgezielter Äthanolinjektion entweder fehlender Fluß oder Restfluß in den Kapselgefäßen nachweisbar. Ansonsten typische schneeflokkengestöberhafte Echotextur des Adenomknotens.

Insbesondere der fehlende Fluß in den Kapselgefäßen des Adenoms nach Injektion galt als Gütezeichen für eine dauerhafte Elimination des Adenomknotens. Adenome < 5 cm^3 werden in der Regel mit einer Äthanolinjektion eliminiert, bei größeren Adenomen > 5 cm^3 ist eine fraktionierte Äthanolgabe zur dauerhaften Elimination notwendig.

Anschließend wurde mit einem Coldpak, das in zweistündigen Abständen erneuert wurde, ein positiver schmerzstillender Effekt erreicht. Unter der Vorstellung, daß die 96%ige Alkoholinstallation zur zellulären Dehydratation im Adenom dann zur Koagulationsnekrose, schließlich reaktiver Fibrose und zum Funktionsverlust des Adenomknotens führt, wurde 6 Wochen nach erfolgter PEIT eine Farbdoppleruntersuchung sowie ein quantitatives Technetium-Suppressionsszintigramm der Schilddrüse durchgeführt. Medikamentös erhielten die Patienten Irenat, 5–10 Tropfen für ca. 5 Wochen. Gleichzeitige Suppressionsbehandlung mit 25 Gamma L-Thyroxin sowie Propanolol-Schutztherapie mit Propanolol 10–40 mg täglich.

Die ambulante Kontrolluntersuchung erfolgte im

1. Jahr: in dreimonatigen Abständen, im
2. Jahr: in halbjährigen Abständen sowie im
3.–5. Jahr: in jährlichen Abständen

mittels Farbdoppler und quantitativem TC-Suppressionsszintigramm.

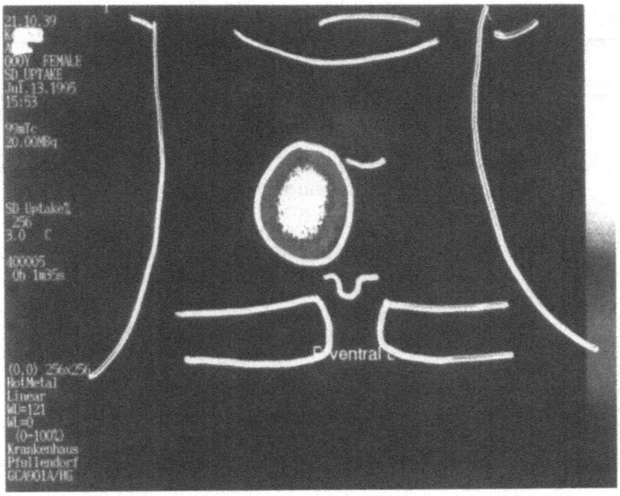

Abb. 1 TC-Suppressionsszintigramm vor PEIT.

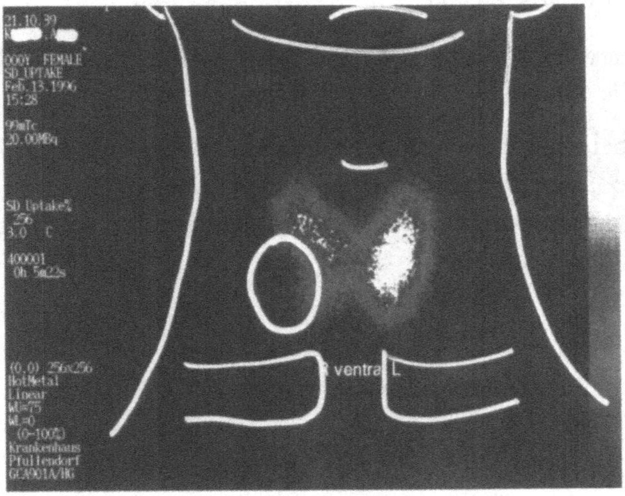

Abb. 2 TC-Suppressionsszintigramm nach PEIT.

Von 159 Patienten hatten 60% eine manifeste Hyperthyreose mit einem supprimiertem Basis-TSH sowie erhöhtem freiem T_3 und freiem T_4 und entsprechender klinischer Symptomatik. Die übrigen 40% sind Patienten mit einer durch Suppressionsszintigraphie nachgewiesener unifokaler Autonomie mit noch euthyreoter Peripherie, jedoch supprimiertem Basis-TSH-Wert und entsprechender thyreoidaler Symptomatik wie Herzjagen, Schweißausbrüche sowie psychoorganischem Syndrom.

Tabelle 1 5-Jahresergebnisse nach PEIT (1994-1998, n = 159 Patienten)

Ausgangsposition	Ergebnis
159 Patienten Adenomgröße 3–6 cm^3	135 Patienten = 85% euthyreot (Szintigraphie, Farbdopplersonographie, Basis TSH > 0,1 µU/ml 24 Patienten = 15% funktionell aktives Restadenom (Szintigraphie, Farbdopplersonographie, Basis TSH < 0,1 µU/ml)

nach 2–5 x PEIT komplette Ausschaltung mit Euthyreose
Komplikationen: keine

Resultate einer gelungenen PEIT gleichen der einer gelungenen Radioiodelimination des Adenoms mit Nachweis eines funktionslosen aktivitätsarmen, narbigen Areals im Szintigramm.

Sonographisch findet sich unmittelbar nach Alkoholinstallation ein sogenanntes Schneeflockengestöber mit echoreicher Transformation der Herde.

Später eher echokomplexe bis kleinzystische Veränderung mit Abnahme der Adenomgröße auf 40–50%.

Zu erwähnen ist, daß bei einer Patientin im Rahmen der Nachsorge nach 2 Jahren eine autoimmunogene Hyperthyreose mit erhöhtem Anti-TPO sowie massiv erhöhten TRAK's aufgetreten ist, die eine Langzeitthyreostase und spätere subtotale Strumektomie erforderlich machte.

Ergebnisse

Von 159 Patienten sind nach PEIT 135 Patienten = 85% ausreichend therapiert und euthyreot. 24 Patienten erlitten ein Rezidiv, dies entspricht einer Erfolgsrate wie bei der Radioiodeliminationstherapie.

Je nach Adenomgröße waren 2–5 Äthanolinjektionen notwendig. Zu Beginn der Therapie waren die mittleren T_3-Werte auf 3,0 ng/dl (1,9–11,4 ng/dl) erhöht – Referenzbereich 0,8–2,0 ng/dl.

Die Werte für fT_4 lagen zwischen 1,2 und 10 ng/dl – Normalbereich 0,73–1,95 ng/dl.

Nach 6 Wochen Normalisierung der mittleren fT_3-Werte auf 1,2 (0,9–1,7 ng/dl) sowie fT_4 in der Regel auf 1,3 (0,82–1,6 ng/dl).

Bei nicht ausreichender PEIT war das basale TSH weiterhin supprimiert < 0,1 µU/l, bei den übrigen Patienten Normalisierung des basalen TSH auf Werte zwischen 0,3 bis 2,8 µU/l. Im Einzelfall wurde auch zur Frage der Effektivität der Ablation der TRH-TSH-Test durchgeführt, welcher sich bei erfolgreicher Ablation in einem Anstieg zwischen dem 3- bis 15fachen zeigte.

Im Risiko-Nutzen-Vergleich waren bei 159 Patienten keine gravierenden Nebenwirkungen aufgetreten. Nach PEIT in den ersten 48 Std. nur leichte Schluckbeschwerden, zeitweilig Heiserkeit die sich jedoch innerhalb von 14 Tagen verliert.

Gravierende Komplikationen, die insbesondere von seiten der italienischen Literatur berichtet wurden, wie Sklerosierung der Carotis, irreversible Stimmbandlähmungen bzw. Einblutungen sind nicht aufgetreten. Die Kosten-Nutzen-Relation liegt bei einer einmaligen PEIT, welche bei kleinen Adenomen zu 85% zur Elimination des Adenomknotens führten in der Größenordnung von 800 DM im Vergleich zur Fallpauschale Strumektomie 3.500 DM und zur Radioiodbehandlung in der Größenordnung von ebenfalls 3.500 DM.

Die perkutane Äthanolinjektion (PEIT) in der Hand eines erfahrenen Arztes ist eine risikoarme, den Patienten nicht wesentlich belastende, kostengünstige Methode, um autonome Adenome funktionell dauerhaft sicher zu auszuschalten.

Literatur

[1] Livraghi, T., A. Paracchi, C. Ferrari et al.: Treatment of autonomous thyroid nodules with percutaneous ethanol injection. Preliminary results. Radiology 175 (1990) 827–829.

[2] Monzani, F., O. Golett, N. Caraccio et al.: Percutaneous ethanol injection treatment of autonomous thyroid adenoma. Hormonal and clinical evaluation. Clin. Endocr. 36 (1992) 491–497.

[3] Paracchi, A.; Reschini, E.; Ferrari, C.; Ciocia, G.; Castellani, M.: AUTOR: bitte Artikel-Titel einfügen. J Nucl. Med. 39 (1998) 1012–1016.

Diskussion

Bell:

Noch eine Bemerkung zur Radioiodtherapie. Herr Mann hatte ja schon darauf hingewiesen. Wenn ich das richtig verstanden habe, Herr Braun, hatten Sie Restautonomien von 15% bei der unifokalen Autonomie. Bei den neueren Ergebnissen der Nuklearmedizin, die also Dosen von 300 bis 400 Gy verwenden, haben wir allenfalls Restautonomien in der Größenordnung von 5%. Ich denke, das ist doch noch ein kleiner Unterschied.

Braun:
Ich habe nicht in Frage stellen wollen, daß die Nuklearmedizin ein sicheres Verfahren darstellt, das ist völlig klar. Ich möchte aber nur sagen, daß gerade bei jungen Patienten, die also im gebärfähigen Alter sind oder jetzt eben noch im reproduktiven Alter sind, man eben mit dieser Methode das sogenannte genetische oder somatische Risiko weitgehend hintenanstellen kann.

Reiners:
Das darf nicht so im Raum stehen bleiben. Die Strahlenexposition der Gonaden bei einer Radioiodtherapie wegen einer Schilddrüsenüberfunktion oder bei einem autonomen Adenom ist in der Größenordnung der Strahlenexposition bei einer UV-Urographie, es gibt kein genetisches Risiko.

Klar:
Wir kommen zum Abschluß. Ich möchte nur herausstreichen, die Methode sollte ja in der Perspektive ihrer Möglichkeiten dargestellt werden, und Herr Blank hat es deutlich gemacht, indem er auf seine chirurgische Vergangenheit hingewiesen hat. Man braucht die dreidimensionale Vorstellung der schädigungsbedrohten Strukturen und die geübte Hand. Also es ist ganz wichtig, daß diese Methode in wenigen, erfahrenen Zentren vielleicht oder von Experten weiter vorangetrieben wird.

Alkoholinjektion in autonome Schilddrüsenbezirke: 5-Jahres-Ergebnisse

W. Blank, B. Braun

Die traditionellen Behandlungsverfahren autonomer Schilddrüsenadenome sind Operation und Radioiodtherapie. Eine therapeutische Alternative ist die von Livraghi [10] und Monzani [12] 1990 eingeführte sonographisch gesteuerte perkutane Alkoholinjektion (PEIT) in autonome Adenome.

Alkohol erzeugt im Gewebe, so auch im Schilddrüsenadenom, eine Koagulationsnekrose mit reaktiver Fibrose und anschließendem Funktionsverlust. Während nach Operation und Radioiodtherapie noch Jahre nach der Therapie Späthypothyreosen auftreten können [7] wird bei der PEIT gesundes paranoduläres Gewebe geschont, wie mehrere prospektive Studien mit über 500 Patienten gezeigt haben. [13, 15]. Im Unterschied zu Operation und Radioiodtherapie setzt das Alkoholinjektionsverfahren eine exaktere funktionelle und anatomische Lokalisierung des autonomen Gewebes voraus. Solitäre autonome Adenome können mittels Szintigraphie gut lokalisiert werden. Die Alkoholinjektion ist dann unter konventionell-sonographischer Führung problemlos möglich. Dieses kombiniert szintigraphisch, sonographische Vorgehen ist limitiert bei Patienten mit Struma multinodosa oder bei Vorliegen einer multifokalen Autonomie – der häufigsten Ursache einer Hyperthyreose im Iodmangelgebiet. Die funktionell orientierte Szintigraphie hat eine sehr eingeschränkte topographische Auflösung, die konventionelle B-Bild-Sonographie ermöglicht in der Regel keine Aussagen zur Funktion eines dargestellten Knotens. Zur Lösung dieser Problematik wurde von uns erstmals die farbcodierte Doppler-Sonographie eingesetzt [3–5, 8]. Sie verbindet eine exakte topographisch-anatomische Auflösung mit richtungsweisender funktioneller Aussage. Bei der farbcodierten Doppler-Sonographie demarkieren sich toxische Adenome (toxic adenoma) als meist echoarme, scharf begrenzte Herde mit betonter Rand- und akzentuierter Binnenvaskularisation [4].

Ziel der vorliegenden prospektiven Studie:

1. Stellenwert der Farbdopplersonographie (FDS) zur Lokalisierung autonomer Adenome bei Patienten mit Struma multinodosa und gesicherter funktioneller Autonomie.
2. Hilft die Farbdoppler-Sonographie in der Therapiekontrolle nach PEIT? Kann aktives Restgewebe durch die FDS erkannt werden?

3. Überprüfung der Effektivität der PEIT zur Ausschaltung fokal autonomen Gewebes bei Patienten mit Struma uni- und multinodosa.

Patienten und Methodik

Von Juni 1992 bis Juli 1997 (61 Monate) wurden 103 Patienten (70 Frauen, 33 Männer) im Alter zwischen 31 und 92 Jahren (Durchschnittsalter 64,5 Jahre) mit PEIT therapiert. Wegen möglicher Spätkomplikationen des Verfahrens (was passiert mit dem therapeutisch induzierten Narbengewebe?) und bisher fehlender Aussagen zur Rezidivhäufigkeit wurden jugendliche Patienten (unter 30 Jahren) aus der Studie ausgeschlossen. Nur 16 Patienten waren zwischen 30 und 50 Jahre alt. Eine Operation oder eine Radioiodtherapie war von den Patienten abgelehnt worden oder wegen schwerer Grundkrankheit nicht durchführbar gewesen. Alle Patienten wurden über das neuartige Verfahren ausführlich informiert und gaben ihre schriftliche Zustimmung. Die Schilddrüsenfunktion wurde durch den supprimierten Wert des basalen TSH sowie erhöhte fT_3- und fT_4-Spiegel im Serum bestimmt. Mittels quantitativer Szintigraphie mit 99 mTc-Pertechnat und Farbdoppler-Sonographie (Acuson 128 XP) wurde die funktionelle Autonomie gesichert. Die sonographische Untersuchung erfolgte mit standardisierter Geräteeinstellung unter Verwendung einer 7 bis 10 MHz Linearschallsonde.

60 Patienten (58 %) hatten autonome Schilddrüsenbezirke mit manifester (toxic adenoma) Hyperthyreose, 43 Patienten (42 %) ohne Hyperthyreose (pretoxic adenoma). 28 der 60 Patienten mit Hyperthyreose waren mit Carbimazol (10 bis 30 mg/Tag) und/oder Propranolol (20 bis 40 mg/Tag) anbehandelt. 64 Patienten hatten eine Struma multinodosa. 60 Patienten (58 %) wiesen ein solitäres Adenom, 33 Patienten (31 %) hatten 2 oder mehrere autonome Bezirke. Bei 10 Patienten (10 %) bestand eine multifokale Autonomie. Bei sonographisch malignomverdächtigen Bezirken wurde eine diagnostische Feinnadelpunktion durchgeführt. Das Knotenvolumen lag zwischen 1 und 90 ml (im Durchschnitt 10 ml).

8 Patienten wurden wegen eines Hyperthyreoserezidivs nach Schilddrüsenoperation (6 Patienten) oder einer Radioiod-Behandlung (2 Patienten) therapiert.

Beobachtungszeitraum: Der durchschnittliche Beobachtungszeitraum lag bei 12,8 Monaten (1–60 Monate).

Technik der Alkoholinstillation

Nach Desinfektion der Haut wird eine Lokalanästhesie von Haut und Subcutis mit nur 1–2 ml 1%iger Procain-Lösung durchgeführt. Mehr sollte nicht injiziert werden, da sonst Artefaktbildungen die sonographische Darstellung verschlechtern. Unter kontinuierlicher sonographischer Sicht wird anschließend eine 1er Kanüle (22 G) in die primär szintigraphisch und farbdopplersonographisch gesicherten Bezirke eingestochen. Spezielle Biopsieschallsonden wurden nicht verwendet. Die Nadelspitze erscheint als hochamplituder Doppelreflex, der bei ruckartigem Vor- und Zurückschieben der Nadel während des Punktionsvorganges deutlich erkennbar wird. Die Nadelspitze sollte in zwei senkrecht aufeinander stehenden Ebenen zentral im Adenom erkannt werden [2]. Eine Probeinjektion von maximal 0,1 ml 96%igem Alkohol oder NaCl dient der Überprüfung der korrekten Nadellage zentral im Knoten. Je nach der Adenomgröße (Durchmesser 5 bis 55 mm) werden danach ca. 0,5 bis 6 ml 96%iger Alkohol injiziert (ca. 1 ml pro cm Knotendurchmesser). Am Ort des Alkoholaustrittes zeigen sich helle Reflexe (sogenanntes Schneegestöber), die das gesamte Adenom echogen transformieren. Kommt es zu einem venösen Abtransport (hochamplitude Reflexe in den drainierenden Venen) muß entsprechend nachinjiziert werden. Die Injektion erfolgt langsam und muß bei stärkerem Druckgefühl beendet werden.

Injiziert werden darf nur bei korrekter Lage der Nadelspitze zentral im Knoten. Wird der Knoten dorsal durchstochen, so muß insbesondere bei dorsal gelegenen Knoten wegen der Gefahr der Rekurrensverletzung auf eine Alkoholinjektion verzichtet werden. Die Injektionsbehandlung wird in einwöchigen Abständen wiederholt.

Verlaufskontrollen: Klinische Untersuchung, Labor (TSH basal, periphere Schilddrüsenwerte, fT_3, fT_4) und die Farbdoppler-Sonographie erfolgen vor, während und nach Abschluß der Alkoholinjektionsbehandlung (Abb. 1a, b). Vor jeder, in der Regel ambulant durchgeführten Behandlung werden die Knoten in ihrer Morphologie und Größe dokumentiert (Volumen = Höhe x Breite x Tiefe ÷ 2) und der Vaskularisationsgrad farbdopplersonographisch bestimmt. Bezirke mit noch bestehender Vaskularisation werden als Restaktivität gewertet und gezielt Alkohol injiziert. Läßt sich farbdopplersonographisch keine Durchblutung mehr in den Knoten nachweisen, wird eine Kontrollszintigraphie angefertigt.

Ergebnisse

Bei 24 Patienten mit solitären Knoten und 15 Patienten mit 2 Knoten in sonst homogener Struma konnte der szintigraphisch bekannte autonome Bezirk B-Bild-sonographisch zugeordnet werden. Bei keinem der 64 Patienten mit Struma multinodosa gelang es jedoch mit der konventionellen Sonographie, das autonome Schilddrüsengewebe mit Überfunktion von weiteren im Knotenkropf vorhandenen Herden zu unterscheiden. Farbdopplersonographisch dagegen konnte bei 60 von 64 (92%) Patienten das uni- bzw. oligofokale Gewebe mit Überfunktion richtig von anderen knotigen Arealen differenziert werden.

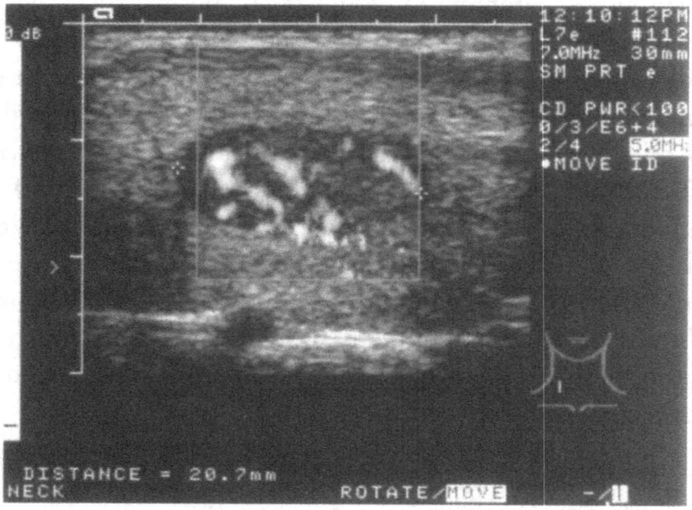

Abb. 1 Farbdopplersonographisch (colour doppler energy) echoarmer Knoten (3 ml) (Kreuze) mit ausgeprägter Binnen- und Randvaskularisation, in der Umgebung normales Schilddrüsengewebe.

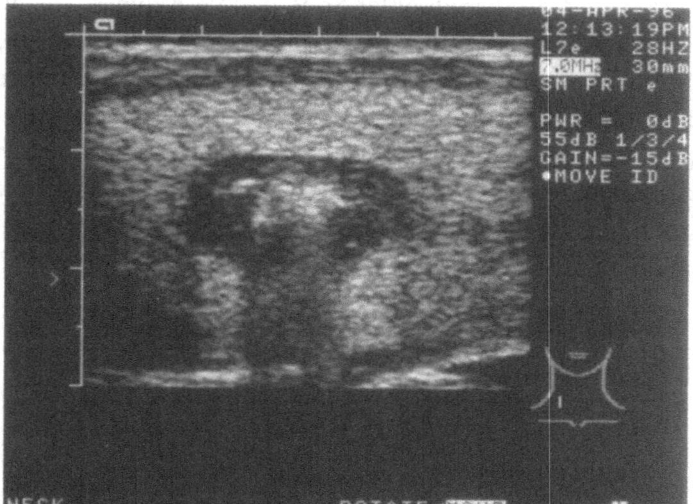

Abb. 2 Alkoholinstillation. Umnittelbar nach der Alkoholinstillation zeigen sich echogene Reflexe, das sog. „Schneegestöber". Nach dreimaliger Alkoholinjektionstherapie konnte ein Totalerfolg erreicht werden (complete cure).

Die gesteigerte Vaskularisation der Knoten korrelierte mit der vermehrten Aktivitätsbelegung im Szintigramm. Bei 103 Patienten wurden insgesamt 425 Injektionsbehandlungen in 1–8 Sitzungen (Mittel 4 pro Patient) mit Injektion von 1 bis 6 ml 96%igem Alkohol (Mittel 0,5 ml pro Knotenvolumen pro Sitzung) durchgeführt. Die benötigte Alkoholmenge zur Behandlung der Schilddrüsenadenome lag durchschnittlich bei 12,5 ml (1–60 ml). Für 1 ml Knotenvolumen wurden durchschnittlich 2,2 ml Alkohol benötigt. Im Verlauf der Alkoholinstillationstherapie konnte farbdopplersonographisch bei allen Patienten eine Abnahme der Vaskularisation in den Adenomen dokumentiert werden. Die Therapieerfolge zeigen die Tabellen 1 und 2.

Tabelle 1 Alkoholinstillation in autonome Schilddrüsenbezirke: Kurzzeitergebnisse
Prospektive Studie 6/92–7/97, n = 103 Patienten

	Hyperthyreose	Euthyreose (TSH ↓)
Totalerfolg TSH ↑, Szintigraphie: kalter Bezirk)	n = 28 (48%)	n = 30 (70%)
Teilerfolg Euthyreose, Szintigraphie: reduzierte Aktivität)	n = 53 (88%)	—

Tabelle 2 Alkoholinstillation in autonome Schilddrüsenbezirke: Langzeitergebnisse
Prospektive Studie 6/92–7/97, n = 103 Patienten

Beobachtungszeitraum	1–60 Monate (ø 12,8 Monate)
Rezidive	n = 10 (9,7%)
n = 2	Volumen > 30 ml
n = 1	Volumen < 4 ml
n = 7	multifokale Autonomie

Die Größenreduktion der Adenome nach Therapieabschluß lag durchschnittlich bei 47% (0–96%).

Nebenwirkungen: Die Behandlung wurde von allen Patienten gut toleriert. Während der Instillation verspürten alle Patienten ein geringes Spannungsgefühl. 21 Patienten klagten über einen leichten, lokalen Druckschmerz, teilweise mit Ausstrahlung in den Nacken (1 Patient), in den Kieferwinkel (5 Patienten), sowie in den rechten Arm (1 Patient). Eine entzündliche Reaktion mit lokaler Hautrötung zeigten 3 Patienten. Über kurzzeitige Schluckbeschwerden klagten insgesamt 17 Patienten und eine geringe Heiserkeit trat bei 4 Patienten für 1 bis 3 Tage auf. Die Behandlung wurde von keinem Patienten abgebrochen.

Diskussion

Die funktionelle Schilddrüsenautonomie wird bei gegebener Indikation traditionell durch Operation oder Radioiod therapiert. Diese Therapiemöglichkeiten von autonomen Adenomen wurde durch die perkutane sonographisch gesteuerte Alkoholinjektionstherapie erweitert [10, 12]. Gesundes paranoduläres Gewebe wird bei diesem Verfahren geschont. Die Alkoholinstillation kann im Unterschied zur Operation und Radioiodtherapie unmittelbar nach Diagnosestellung im Stadium der Hyperthyreose begonnen werden. Seit der Einführung durch Livraghi und Monzani im Jahre 1990 konnte in unkontrollierten Studien (über 500 Patienten) [13, 15] eine hohe Erfolgsrate in der Behandlung von Schilddrüsenadenomen gezeigt werden. Bei den Schilddrüsenadenomen mit Hyperthyreose (toxic adenoma) konnte in 50 bis 89% der Patienten ein Totalerfolg (complete cure: Normalisierung T_3, T_4 und TSH basal, szintigraphische Reaktivierung des extranodulären Gewebes) erreicht werden. Bessere Ergebnisse zeigten die Adenome ohne Hyperthyreose (pretoxic adenoma). Hier konnte ein Totalerfolg in den Studien bei 68–100% erreicht werden. Ein wichtiger Erfolgsparameter in allen Studien war die Adenomgröße. Die besten Ergebnisse (90–100%) wurden bei Knotenvolumen unter 15 ml (Durchmesser 31 mm) erreicht. Dies konnte in einer italienischen Multicenterstudie, die 429 Patienten einschloß, berichtet werden [9]. Rezidive wurden in 2 Verlaufsstudien bei einem Beobachtungszeitraum von 4 und 8 Jahren nur vereinzelt gesehen [11, 13].

Die italienischen Arbeitsgruppen empfehlen aufgrund ihrer Erfahrungen folgendes Vorgehen: Kleine Adenome unter 15 ml sollten wegen ihrer der Operation und Radioiodtherapie entsprechenden Erfolgsrate von 90–100% primär durch Alkoholinstillation therapiert werden. Insbesondere junge Patienten profitieren von diesem Verfahren wegen der fehlenden Strahlenbelastung, der Schonung des paranodulären Gewebes, der Risikoarmut, der ambulanten Durchführbarkeit sowie auch der Kosteneffektivität. Operationen und Radioiodtherapie werden unverändert als Therapieverfahren der ersten Wahl bei großen toxischen Adenomen empfohlen. Alternativ bietet sich hier die Alkoholinstillation als effektives Alternativverfahren bei multimorbiden Patienten mit hohem Operationsrisiko an [14]. Die genannten italienischen Empfehlungen sind jedoch nicht unwidersprochen [1].

Trotz hoher Erfolgsraten in unkontrollierten Studien wird das Verfahren von vielen Zentren noch als experimentell eingestuft und sollte jungen Patienten auch unserer Meinung nach noch nicht als Routineeingriff empfohlen werden.

Das Durchschnittsalter von 65 Jahren in unserer Studie weist auf unseren Hauptindikationsbereich hin – ältere Patienten mit entsprechenden Zusatzerkrankungen.

Unsere Ergebnisse zeigen, daß sich der Einsatz der Farbdoppler-Sonographie lohnt. Bei keinem der 44 Patienten mit Struma multinodosa gelang es ohne den Einsatz der Farbdoppler-Sonographie, das autonome Schilddrüsengewebe mit Überfunktion von weiteren im Knotenkropf vorhandenen Herden zu unterscheiden. Bei einer multifokalen Autonomie kann nach Herdgröße und Ausmaß der Vaskularisation der dominante Herd erkannt und gezielt mit Alkohol injiziert werden. Bei 4 Patienten kam es nach Zerstörung solcher Adenome erster Ordnung „zum Erwachen“ der Adenome zweiter und dritter Ordnung. Auch dies konnte farbdopplersonographisch aufgrund der Zunahme des Vaskularisationsgrades vorausgesagt und durch szintigraphische Kontrollen bewiesen werden. Im Verlaufe der Alkoholinstillationstherapie konnte farbdopplersonographisch bei allen Patienten eine Abnahme der Vaskularisation in den Adenomen dokumentiert werden. In aktivem Restgewebe wurde noch Durchblutung nachgewiesen, so daß diese Bezirke gezielt zerstört werden konnten.

Unsere Therapieerfolge entsprechen den etwas niedrigeren Ergebnissen von Livraghi [11]: Bei ca. 50 % unserer Patienten mit Hyperthyreose konnte ein Totalerfolg mit Ausschaltung des autonomen Bezirkes und Anstieg des TSH basal erreicht werden. 88 % hatten jedoch einen Teilerfolg (partial cure) mit Erreichen der Euthyreose ohne weitere Thyreostatika-Medikation. Auch bei den autonomen Adenomen ohne Hyperthyreose lagen wir mit unserer Erfolgsrate (70 %) gegenüber den genannten italienischen Studien [13, 15] am unteren Bereich (68–100 %): Die im Vergleich zu den meisten italienischen Studien bei uns erreichten geringeren Therapieerfolge finden ihre Erklärung in zwei Bereichen:

1. Unser Krankengut unterscheidet sich vollständig von den bisher publizierten Studien. Unser Ziel war es, in einem Jodmangelgebiet mit multinodösen Strumen (n = 43) und nur 60 solitären Adenomen die Möglichkeiten der Alkoholinjektionstherapie bei diesem heterogenen Krankengut auszuloten. Die Alkoholinjektionsmethode hat bei einem Teil dieser Patienten schon von der Zielsetzung primär einen nicht kurativen, sondern palliativen Aspekt. Sie kann sich somit nicht bei allen Patienten mit der Erfolgsrate der Radioiodtherapie oder Operation messen.
2. Die Totalzerstörung der Adenome wurde aus klinischer Sichtweise insbesondere bei älteren multimorbiden Patienten nicht erzwungen. Das Erreichen der

Euthyreose bei klinischer Beschwerdefreiheit war oft ausreichend. Auch die Rezidivrate von ca. 10% findet ihre Erklärung im Krankengut. Es handelte sich um einerseits multifokale Autonomien (n = 7), große Adenome (n = 2) und nur einen Versager mit einem kleinen Adenom (n =1).

Zusammenfassung

Die sonographisch gezielte perkutane Alkoholinstillation (PEI) stellt ein effektives, risikoarmes, preisgünstiges und ambulant durchführbares Verfahren zur Therapie der fokalen Autonomie dar. Die autonomen Bezirke sollten jedoch szintigraphisch, sonographisch und bei Struma multinodosa unbedingt farbdopplersonographisch zweifelsfrei zu lokalisieren sein.

Der Therapieerfolg ist abhängig von der initialen Adenomgröße, der Anzahl der Adenome und besonders der Erfahrung des Untersuchers. Die Alkoholinjektionsmethode sollte unter größter Vorsicht und nur durch Untersucher erfolgen, die in sonographisch gesteuerter Punktionstechnik versiert sind. Kleine solitäre Adenome eignen sich bei zentraler Lage besonders gut für das Verfahren. Therapie der ersten Wahl bei jungen Patienten, großen Strumen mit großen Adenomen und auch multifokaler Autonomie ist unverändert die Operation, alternativ bei entsprechender Indikation die Radioiodtherapie. Bei älteren oder multimorbiden Patienten kann auch unter palliativem Aspekt eine Verbesserung der Stoffwechsellage durch Ausschaltung der aktiven Bezirke bei multifokaler Autonomie erreicht werden (Tabelle 3). Langfristig angelegte (vorzugsweise Multicenter-)Studien sind notwendig, um mögliche Spätkomplikationen des Verfahrens erkennen zu können. Prospektive randomisierte Studien im Vergleich zur Operation und Radioiodtherapie sind anzustreben, bevor die Alkoholinstillation auch jugendlichen Patienten als Methode der Wahl zur definitiven Destruktion autonomen Schilddrüsengewebes empfohlen werden kann. Erst dann können Empfehlungen (Consensus) erarbeitet werden, wann und für welche Patienten Operation, Radioiodtherapie bzw. Alkoholinjektion das günstigste Verfahren darstellt.

Tabelle 3 Autonome Schilddrüsenbezirke – Indikation für die Alkoholinstillationstherapie

- Solitäre kleine Knoten (< 15 ml)
- Große Knoten vor Radioiodtherapie
- Rezidiv nach OP oder Radioiodtherapie
- Große Knoten oder multifokale Autonomie bei älteren, multimorbiden Patienten
- Nebenwirkungen unter Thyreostatikatherapie
- Iodinduzierte Hyperthyreose
- Verweigerung von OP/Radioiodtherapie
- Hyperthyreose in der Schwangerschaft

Literatur

[1] Bennedbuck, F.N., L. Hegedos, S. Karstrup: Percutaneous ethanol injection therapy in the treatment of thyroid and parathyroid diseases. Eur. J. Endocrinol. 136 (3) (1997) 240–250.

[2] Blank, W.: Sonographically monitored punctures and drainages. In: Braun, B., Günther R., Schwerk, W.B. (Hrsg.): Ultraschalldiagnostik – Lehrbuch und Atlas. ecomed Verlag, Landsberg 1994.

[3] Blank, W., B. Braun: Autonomic thyroid adenoma. Ethanol: a new therapeutic procedure! Therapiewoche 2 (1996) 111–116.

[4] Braun, B., W. Blank, P. Gelinsky: Color doppler imaging-differentiation of hyperthyreoidism. Ultraschall in Klin. und Prax. 7 (3) (1992) 220.

[5] Braun, B., W. Blank: Colour doppler Ultrasound – directed percutaneous alkohol injection in the treatment of funktional autonomous thyroid nodules. Dtsch. Med. Wschr. 119 (1994) 1607–1611.

[6] Braun, B.: Schilddrüse. In: Braun, B., R. Günther, W.B. Schwerk (Hrsg.): Ultraschalldiagnostik – Lehrbuch und Atlas. ecomed Verlagsgesellschaft Landsberg/Lech 1992.

[7] Goldstein, R., I.R. Hart: Follow-up of solitary thyroid nodules treated with 131 I. New Engl. J. Med. 309 (1983) 1473–1476.

[8] Guggenberger, D.: Colour doppler sonography and scintigraphy in the diagnosis of hyperthyroidism. Inaugural dissertation. Medizinische Klinik Reutlingen. University of Tübingen 1996.

[9] Lippi, F., A. Pinchera, F. Angelini et al.: Treatment of solitary autonomous thyroid nodules by percutaneous ethanol injection: results of an Italian multicenter study. The multicenter Study Group. J. Clin. Endocrinol. Metab. 81 (9) (1996) 261–264.

[10] Livraghi, T., Paracchi, A., Ferrari, C. et al.: Treatment of autonomous thyroid nodules with percutaneous ethanol injection: Preliminary Results. Radiology 175 (1990) 827–829.

[11] Livraghi, T., Porchi, A., C. Ferrari et al.: Treatment of autonomous thyroid nodules with percutaneous ethanol injection: 4-years experience. radiology 190 (1994) 529–533.

[12] Monzani, F., O. Goletti, N. Caraccio et al.: Percutaneous ethanol injektion treatment of autonomous thyroid adenoma: Hormonal and clinical evaluation. Clin. Endocrin. 36 (1992) 491–497.

[13] Monzani, F., N. Caraccio, O. Goletti et al.: Treatment of hyperfunctioning thyroid nodules with percutaneous ethanol injection: Eight years' experience. Exp. Clin. Endocrinol. Diabetes 106 (1998) Suppl 4 (Section Schilddrüse 1998) 54–58.

[14] Papini E., Pacella C.M., Verde G.: Percutaneous Ethanol Injection (PEI): What is the role in the treatment of benign thyroid nodules? Thyroid 5 (2) (1995) 147–150.

[15] Schumm-Draeger, P.-M.: Ultrasound-guided percutaneous ethanol injection in the treatment of autonomous thyroid nodules – a review. Exp. Clin. Endocrinol. Diabetes 106 Suppl 4 (Section Schilddrüse 1998) (1998) 59–62.

Diskussion

Klar:

Ich möchte Herrn Dr. Blank danken für die konzentrierte Darstellung der Reutlinger-Daten. Ich möchte gleich die erste Frage stellen, die sich auf die präzise Definition des Patientenkollektivs bezieht. Es wurde ja von Ihrem Vorredner, Herrn Braun, betont, multimorbide Patienten mit hohem Operationsrisiko seien für das

Verfahren geeignet. Auf Ihrem Abschlußdia jetzt links ist das schon wesentlich ausgeweitet, und diese Patientengruppe stellt nur eine Zeile dar auf dem Gesamt-Dia. Und ich möchte die Frage doch stellen, sind wir berechtigt, so leichtfüßig darzustellen, insbesondere der Analyse von Komplikationen? Und deshalb meine erste Frage: wie sind die Standards Ihrer Komplikations-Analyse? Führen Sie HNO-ärztliche Untersuchungen durch, nach Injektion, nach Abschluß der Behandlung – wie ist die Rate von nervalen Problemen.

Blank:
HNO-ärztliche Untersuchungen wurden von uns nicht routinemäßig, sondern nur bei klinischer Auffälligkeit wie Heiserkeit durchgeführt. Dies war bei 4 Patienten notwendig, da sie eine geringe Heiserkeit für 1 bis 3 Tage aufwiesen. Eine bleibende Rekurrensparese trat bei keinem dieser Patienten auf. Nebenwirkungen sind wirklich marginal, vorausgesetzt, es wird sicher und langsam Alkohol instilliert. Das Durchschnittsalter von 65 Jahren in der Studie zeigt, wo wir unser Hauptindikationsgebiet sehen und zwar bei älteren Patienten mit entsprechenden Zusatzerkrankungen, so wie Herr Braun, mein Vorredner, das auch angedeutet hat. Jugendliche Patienten unter 30 wurden aus der Studie ausgeschlossen. Außerhalb der Studie wurden jedoch einzelnen Patienten, auf besonderen Wunsch und nach ausführlicher schriftlicher Aufklärung, mit kleinen Adenomen behandelt. Die älteren Patienten stellen nicht nur eine Zeile auf dem Gesamt-Dia der Indikation dar, sondern diese Zeile bezieht sich nur auf die großen Knoten oder multifokalen Autonomien. Auch bei den übrigen Indikationen sind vorwiegend ältere Patienten zu suchen. Es bleibt für die Chirurgen und auch für die Nuklearmediziner genügend Arbeit übrig. Junge Patienten und Patienten mit großen Strumen und großen Adenomen (> 15 ml) und auch Patienten mit multifokaler Autonomie werden unverändert operiert oder alternativ Radioiod-therapiert. Die von Ihnen genannte Zeile bezieht sich auf ältere multimorbide Patienten, die auch bei großen Knoten oder multifokaler Autonomie unter palliativem Aspekt der PEIT zugeführt werden können.

Klar:
Wie kommt es, daß die Italiener von deutlich mehr Komplikationen berichtet haben in den Vorpublikationen?

Blank:
Im Grunde genommen ja, eigentlich nicht. Ich habe jetzt ein paar Dias nicht in den Vortrag hineingenommen, die die 8-Jahres-Ergebnisse von Herrn Monzani zeigen. Auch dort sind die Komplikationen nicht höher. Aber es gibt, sie haben Recht, einzelne Berichte über Rekurrensschädigungen. Für mich ist PEIT deshalb ein Ver-

fahren, das unter größter Vorsicht und von geübten Therapeuten durchgeführt werden sollte. Ich selbst habe in meiner chirurgischen Ausbildung viele Patienten an der Schilddrüse operiert und kenne das Organ sehr gut. Wird die Nadel kontinuierlich unter sonographischer Sicht geführt und ein Durchstechen der dorsalen Kapsel vermieden und langsam und nicht zu viel injiziert, dann gibt es auch keine Probleme.

Dralle:
Ja, die Chirurgen haben auch nicht geschlafen oder besser gesagt: nachdem Sie sie 10 Jahre lang haben arbeiten lassen, ist doch eine gewisse Konkurrenz um diese minimal invasive Strumaoperation entwickelt worden. Und man kann schon sagen, daß auch die publizierten Berichte immer mehr zunehmen, die diese minimal invasiven Verfahren durchaus als attraktiv erscheinen lassen, bei natürlich einer hohen Patientenselektion usw. Genau das gleiche, was Sie ja auch gemacht haben. Aber ich will damit nur sagen als Kommentar, daß gerade bei diesen selektionierten Patienten, die Sie als Idealpatienten hier dargestellt haben mit den Solitärknoten, die nicht zu groß sind usw., das minimal invasive operative Verfahren geradezu ideal ist. In Lokalanästhesie, mit kosmetisch sehr günstigen Ergebnissen und die ganz sicher nicht mehr als eine Sitzung erfordern. Also nicht 8 auch nicht 4, im Durchschnitt, sondern eben nur eine. Ich denke, das sind durchaus Dinge, die man hier auch in diesem Kreis unbedingt sagen muß, wobei klar ist, daß die Indikation sehr begrenzt ist. Wir selbst führen endoskopische Schilddrüsenresektionen in lokaler Anästhesie durch.

Mann:
Kleine unifokale Autonomien können auch durch Radioiodtherapie sehr effektiv und mit minimaler Rezidivrate hocheffektiv behandelt werden. Gerade wenn kleine Inseln funktioneller Autonomie vorliegen, werden sie durch RITh getroffen, was nicht mit Äthanolinjektion oder Operation möglich ist. Die Differentialindikation muß daher gut abgewogen werden.

Reiners:
Die Kosten bei einer RITh kleiner „autonomer Adenome" von bis zu 5 ml. Volumen liegen heute aufgrund der Möglichkeit einer frühen Entlassung der Patienten aus der Therapiestation bei rund 1.000 DM.

Das „Low-T3-Syndrom"

R. Gärtner

Einleitung

Das „Low-T_3-Syndrom" („Nieder-T_3-Syndrom") bezeichnet genau genommen nur Situationen, bei denen es vorübergehend zu einer isolierten Erniedrigung des Serum-T_3-Spiegels kommt, ohne eine zugrundeliegende Schilddrüsenerkrankung. Dies trifft vorwiegend nur auf leichtere Erkrankungen, auf kurzfristiges Fasten oder auf Patienten mit schlecht eingestelltem Diabetes mellitus zu. Allgemein werden darunter aber auch – etwas unscharf – die Veränderungen aller Schilddrüsenparameter verstanden, die im Verlauf einer schwereren Erkrankung oder längerem Fasten – allgemeiner: katabolen Zuständen – auftreten können. Als Synonyme gelten „Euthyroid Sick Syndrom" (ESS) oder „Non-thyroidal illness" (NTI) [10, 35, 36, 37]. All diese Begriffe beschreiben nur sehr ungenau die in typischer Weise ablaufenden Veränderungen der Schilddrüsenfunktionsparameter. Der Ausdruck: „Low-T_3-Syndrom" ist die älteste Bezeichnung, primär wurde nur der Abfall des Gesamt-T_3 im Serum von Fastenden und Kranken als das dominante Merkmal hervorgehoben. Es fallen aber je nach Schwere und Dauer der Erkrankung bzw. Fasten auch T_4 und TSH ab, und Übergänge vom „Low-T_3-Syndrom", zum „Low-T_3-T_4-Syndrom" und zum „Low-T_3-T_4-TSH-Syndrom" sind häufig. Die Bezeichnung: „Euthyroid-Sick-Syndrom" beschreibt am ehesten, daß die Veränderungen der Schilddrüsenhormonwerte nicht mit einer biochemisch oder klinisch faßbaren Schilddrüsenfunktionsstörung einhergehen, und der Begriff „NTI" ist der umfassende, aber ungenaueste.

Wir wissen heute, daß jede schwerere chronische oder akute Erkrankung, jeder operative Eingriff oder auch Fasten regelhaft innerhalb weniger Stunden zunächst zu einer Erniedrigung der Gesamt-T_3- und auch der fT_3-Serumspiegel führen. In Abhängigkeit der Schwere der Erkrankung kommt es auch zu einer Erniedrigung des basalen TSH. Im weiteren Verlauf fällt dann auch das Gesamt T_4 und fT_4 ab, wobei fT_4 anfänglich erst leicht erhöht sein kann um dann aber auch abzufallen [37]. Stirbt der Patient an seiner Erkrankung, so sind alle Schilddrüsenfunktionsparameter niedrig bis nicht mehr meßbar. Bei schwerkranken Patienten ohne begleitende Schilddrüsenerkrankung ergibt sich somit die Konstellation einer sekundären Hypothyreose, wobei die Patienten aber nach klinischen Kriterien euthyreot sind. Erholt sich der Patient, so steigen die TSH-Werte als erstes wieder an und können sogar vorübergehend im supranormalen Bereich (> 4 µU/ml) liegen. In der Folge normalisieren sich die peripheren Schilddrüsenhormonwerte (Abb. 1).

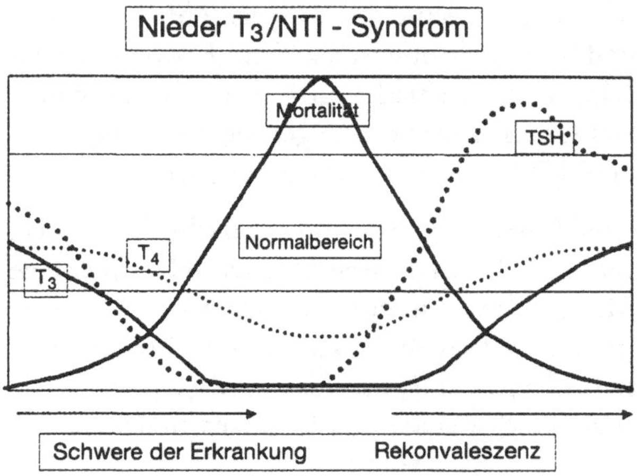

Abb. 1 Die typischen Veränderungen der Schilddrüsenhormonparameter im Verlauf einer schweren Erkrankung. In der Phase, in der T_3, T_4 und TSH am niedrigsten sind, ist die Mortalität am höchsten. In der Rekonvaleszenz kann TSH überschießend in den oberen bzw. „hypothyreoten“ Bereich ansteigen.

Dieser typische Verlauf gilt sowohl für Schilddrüsen-Gesunde als auch für Patienten mit einer Schilddrüsenfunktionsstörung. Die primär erhöhten Schilddrüsenhormonspiegel bei Hyperthyreose ebenso wie ein primär erhöhtes TSH bei einer primären Hypothyreose fallen während einer schweren Allgemeinerkrankung ab. Hieraus ergeben sich manchmal diagnostische Probleme, wenn es gilt, neben der primären Erkrankung eine zusätzliche Schilddrüsenerkrankung auszuschließen, bzw. zu bestätigen [28].

Die typischen Veränderungen der Schilddrüsenfunktionsparameter beim „Low-T_3-Syndrom“ können beim Schilddrüsen-Gesunde als Verlaufsparameter bzw. als prognostischer Index der Schwere der Erkrankungen verwendet werden [15]. Die TSH-Spiegel korrelieren invers mit dem APACHE II Score, die zu erwartende Mortalität ist bei nicht meßbar niedrigem TSH am höchsten [24].

Im folgenden soll der bisherige Wissenstand zur Pathogenese, den diagnostischen Problemen und Überlegungen zur Intervention des „Low-T_3-Syndroms“ kurz dargestellt werden.

Ätiologie und Pathogenese

Die Ätiologie der physiologischen Beeinflussung der Schilddrüsenfunktionsparameter im katabolen Zustand und bei schwerer Allgemeinerkrankung ist bisher nicht eindeutig geklärt. Man nimmt heute an, daß der Abfall von T_3 und die Erniedrigung von TSH und T_4 durch unterschiedliche Faktoren hervorgerufen werden [37]. Es handelt sich also sehr wahrscheinlich nicht um ein monokausales, sondern ein multifaktorielles Geschehen und eine genaue Trennung zwischen reinem „Low-T_3-Syndrom" und NTI ist nur theoretisch möglich.

Die Veränderungen der Schilddrüsenparameter sind unterschiedlich ausgeprägt, je nachdem ob ein Patient nur katabol ist, z. B. weil er fastet, oder ob er eine schwere Allgemeinerkrankung oder gar Sepsis entwickelt. Im ersten Fall ist der alleinige Abfall von T_3 im Vordergrund, im letzteren zusätzlich die Erniedrigung von T_4 und TSH, wobei allerdings bei längerem Fasten auch Übergänge zu den Veränderungen vorkommen, die man bei schwereren Erkrankungen findet [3, 26].

Katabolismus

Bei normal ernährten Personen tritt spätesten nach dem dritten Tag einer Nahrungskarenz ein kataboler, Protein und Fett abbauender Stoffwechsel ein. Ab diesem Zeitpunkt wird T_4 zum stoffwechselinaktiven reversen T_3 (rT_3) abgebaut und hieraus resultiert dann ein Abfall von T_3 im Serum und ein Anstieg von rT_3 [26]. Das rT_3 wird dann weiter in der Leber degradiert. Im weiteren Verlauf, das heißt bei weiterem Fasten fällt dann auch TSH und T_4 langsam ab. Die Ursache sowohl des T_3-Abfalles als auch des TSH-Abfalles ist unklar. Der Anstieg von freien Fettsäuren [8], ebenso wie der Anstieg von Glukokortikoiden [1] in dieser Phase werden diskutiert, sind aber nicht bewiesen [4]. Teleologisch gesehen kann das „Low-T_3-Syndrom" als „Energiesparmechanismus" interpretiert werden. Im Falle eines rein katabolen Metabolismus soll die T_3-Erniedrigung einen Proteinabbau verhindern [12]. Diese Hypothese wird dadurch gestützt, daß die Substitution von T_3 beim Fasten zu einer erhöhten Stickstoffausscheidung führt. Säugetiere, die einen Winterschlaf halten, wie z. B. die Fledermaus, haben während des Winterschlafes erniedrigte Schilddrüsenhormonwerte entsprechend einem „Low-T_3-Syndrom" und auch eine erniedrigte Anzahl von T_3-Rezeptoren in der Leber. Patientinnen mit Anorexia nervosa und chronisch niedriger Energiezufuhr, haben ebenfalls erniedrigte T_3-Spiegel, die mit einem reduzierten Ruhe-Energieverbrauch korrelieren. Sowohl die Serum T_3-Spiegel als auch der Ruhe-Energieverbrauch normalisieren sich in der Realimentationsphase [25]. Dies würde auch die Erklärung stützen, daß es sich beim reinen „Low-T_3-Syndrom" um einen Energiesparmechanismus handelt. Wird mit der Nahrungsaufnahme wieder begonnen, so steigt die

Konzentration von T_3 im Serum wieder an, rT_3 fällt ab und die Schilddrüsenfunktion normalisiert sich innerhalb von wenigen Tagen. Bereits eine einmalige Gabe von 50 g Glukose bewirkt eine Normalisierung der Schilddrüsenwerte. Dies stützt die Hypothese, daß es sich beim „Low-T_3-Syndrom“ während des Fastens um eine normale Regulation handelt und die Normalisierung von T_3 einen anabolen Stoffwechsel anzeigt [13, 21, 27]. Dies läßt sich allerdings nur im individuellen Verlauf nachweisen und kann nicht generell diagnostisch verwertet werden.

Ältere gesunde Menschen haben ebenfalls erniedrigte T_3-Spiegel und auch ein erniedrigtes TSH bzw. einen verminderten TSH-Anstieg nach TRH-Injektion. Ob es sich hierbei um ein „physiologisches Low-T_3-Syndrom“ mit Energiesparmechanismus oder eine physiologische verminderte hypophysäre Reserve handelt, ist bisher nicht geklärt [17]. Möglicherweise liegt bei zumindest einem Teil der älteren Menschen eine multifokale Autonomie der Schilddrüse oder eine konsumierende Erkrankung vor, die noch nicht klinisch anderweitig evident wurde.

Fastende Personen haben keine Zeichen einer Hypothyreose. Man nahm früher an, daß eine Substitution von T_3 oder T_4 zu einer schnelleren Gewichtsabnahme bei übergewichtigen Personen, die eine Fastenkur machen, führen könnte. Dies resultiert aber neben einem erhöhten Stickstoffverlust in einer Zunahme von Herzrhythmusstörungen und kann nicht empfohlen werden. Offenbar führt der Ausgleich des niedrigen T_3 in dieser Situation zu einer klinisch manifesten Hyperthyreose, zumindest in einigen Organsystemen. Außerdem führt eine T_3-Substitution zu einer Zunahme der Glukoneogenese und damit vermehrtem Proteinabbau aus der Muskulatur, wie oben beschrieben.

Patienten mit schlecht eingestelltem Diabetes mellitus haben ebenfalls ein „Low-T_3-Syndrom“ [21, 27]. Eine erhöhte Fettzufuhr führt nicht zur Normalisierung des T_3-Spiegels, aber eine erhöhte Zufuhr von Glukose und Protein, zusammen mit Insulin. Auch dies wäre wieder ein Beleg dafür, daß der Katabolismus allein Ursache der T_3-Erniedrigung ist.

Für all diese Zustände ist klar gezeigt, daß die Erniedrigung von T_3 durch eine verminderte Produktion in der Leber, nicht der Schilddrüse selbst hervorgerufen wird [11].

Welche Faktoren aber letztendlich für die verminderte Produktion verantwortlich zu machen sind, ist bis heute nicht geklärt. Klar ist, daß auch schon beim reinen „Low-T_3-Syndrom“ wie beim Fasten die Bindung von T_4 an TBG und auch die cytosolische T_4-Bindung vermindert ist. Hieraus könnte eine geringere T_3-Bildung erklärt werden, nicht aber eine Erhöhung von rT_3 [33]. Ein Faktor, der die Aktivität der 5′-Deiodinase hemmt, muß also postuliert werden. Allerdings gibt es auch eine Untersuchung, in der keine Veränderung der 5'-Deiodinase Aktivität zumindest zu Beginn eine „Low-T_3-Syndromes“ gefunden wurde. Erhöhte Triac- und T_3S-Produktionsraten wurden in der Leber beschrieben, inwieweit diese zur Pathogenese des „Low-T_3-Syndromes“ beitragen, ist aber bislang ungewiß [11].

Schwere Allgemeinerkrankungen

Bezüglich der Veränderungen des Gesamt-T_3 und -fT_3 ähnelt die schwere Allgemeinerkrankung dem reinen Katabolismus. In Abhängigkeit von der Schwere der Erkrankung kommen aber die Erniedrigung von TSH und T_4 hinzu. Cytokine, ebenso wie Cortisol und Somatostatin werden hierfür ursächlich verantwortlich gemacht [13, 37].

Klar scheint aber zu sein, daß man die postulierte Hemmung der 5'Deiodinase Aktivität bzw. zumindest eine verminderte T_3-Synthese in der Leber bei gleichzeitiger Erhöhung der rT_3-Bildung von der zentralen Wirkung auf die TSH-Freisetzung trennen muß. Ein Mechanismus, der zu dem veränderten peripheren T_4-Metabolismus beim Schwerkranken beitragen könnte, ist die verminderte Aktivität der Typ I-Deiodinase bedingt durch Substratmangel. CMPF (3-carboxy-4-methyl-5-propyl-2-furan), Indoxylsulfat und Hippursäure, die bei Patienten mit Niereninsuffizienz im Plasma erhöht sind, hemmen die T_4-Aufnahme in Leberzellen, nicht aber in Hypophysenzellen in vitro [33, 37]. Freie Fettsäuren und Bilirubin, die bei schwerkranken Patienten ebenfalls erhöht sind, hemmen ebenfalls die T_4-Aufnahme in Leberzellen. Inhibitoren der Schilddrüsenhormonbindung an die Transportproteine im Serum wie z.B. freie Fettsäuren oder Medikamente wie Furosemid können zu der T_4-Erniedrigung mit beitragen [8, 10]. Letztere Hypothese wird dadurch gestützt, daß anfänglich die freien T_4-Spiegel noch normal oder gar leicht erhöht sind und erst im weiteren Verlauf und bei Fortbestehen der Erkrankung abfallen. Auch in-vitro-Bindungsstudien belegen diese Hypothese der Verdrängung der T_4-Bindung aus den Bindungsproteinen. Der Abfall von T_4 ist ebenso wie der Abfall von TSH invers mit der Mortalität korreliert, nicht aber der Abfall von T_3 [18].

Eine Erhöhung der Plasma-Cytokine, vor allem TNFα, IL-6 und IFNα ist mit dem NTI-Syndrom assoziiert [2, 9, 22, 34]. Die Cytokine TNFα und IL-6 hemmen die TSH-Sekretion. In einer Reihe von In-vivo-Studien konnte gezeigt werden, daß die Applikation der Cytokine zu den typischen Veränderungen des „Low-T_3-Syndrom“ führen [16]. Ein Problem in der Interpretation der Ergebnisse ergibt sich allerdings aus der Tatsache, daß die Cytokin-Infusion zu einer schweren Allgemeinreaktion des Organismus mit Fieber und Katabolismus führt, und damit die Kausalität der Cytokine schwer zu beweisen ist. Interessant hierzu ist eine Studie, in der gezeigt werden konnte, daß die Blockade der Interleukin-1-Rezeptoren unter

Gabe von Endotoxin bei Probanden nicht die typischen Veränderungen des „Low-T_3-Syndromes" verhindern konnte. Möglicherweise sind die Cytokine nur für die TSH-Erniedrigung alleine verantwortlich.

Glukokortikoide sind möglicherweise auch mit an der Entstehung des „Low-T_3-Syndrom" beteiligt [1]. Glukokortikoide hemmen die periphere Typ-I-Deiodinase und hemmen auch die TRH- und TSH-Freisetzung. Eine Korrelation von Serum Cortisol und den T_3 bzw. rT_3 Werten bei schwerkranken Patienten konnte aber nicht gezeigt werden. Patientinnen nach Hysterektomie und spinaler Anästhesie entwickelten ein „Low-T_3-Syndrom", ohne daß Cortisol im Serum bedingt durch die Anästhesie anstieg [4]. Der Anstieg des Plasma-Cortisol ist also unterschiedlich bei Schwerkranken und abhängig von vielen Faktoren, einschließlich der Medikamentengabe, wie Analgetika oder Sedativa. Im Tierversuch an normalen und zum Vergleich adrenalektomierten Ratten läßt sich aber zeigen, daß der Cortisolanstieg offenbar zumindest teilweise am TSH-Abfall beteiligt ist [37].

Bemerkenswerte Modifikationen des „Low-T_3-Syndroms" zeigen sich in der Schwangerschaft. Hyperemesis gravidarum mit Ketonurie, Glukokortikoidbehandlung oder schwerere Begleiterkrankungen führen nicht zu den typischen, bekannten Veränderungen des „Low-T_3-Syndrom" [14]. Die bekannte Erhöhung der Transportproteine TBG und CBG könnten hierfür verantwortlich sein, oder aber die veränderte immunologische Situation während der Schwangerschaft oder die Regulation der Schilddrüse über Choriogonadotropin. Die Schwangerschaft stellt also ein interessantes Modell dar, an dem sich die Pathogenese des „Low-T_3-Syndroms" möglicherweise weiter aufklären läßt.

Zusammenfassend läßt sich also feststellen, daß das Ausmaß der Veränderungen eines „Low-T_3-Syndroms" nicht nur von der Schwere der Erkrankung sondern auch vom Ernährungszustand, also Ausmaß des Katabolismus abhängig ist. Die Einflüsse auf den peripheren Metabolismus der Schilddrüsenhormone müssen getrennt gesehen werden von den Einflüssen von Cytokinen und Stresshormonen auf die Hypophyse.

Diagnose

Probleme bereitet die Diagnose des „Low-T_3-Syndrom" auf verschiedene Weise. Es werden heute keine Gesamthormonspiegel mehr gemessen und ein freier Index errechnet, sondern indirekte Bestimmungsmethoden zur Evaluierung des sogenannten freien Hormones. Diese Methoden sind aber störanfällig, werden durch endogene Störfaktoren im Plasma, wie sie bei Schwerkranken häufig sind, und

Medikamente im Serum beeinflußt. Die Analog-Tracer-Methoden für die freien Schilddrüsenhormone führen je nach Meßmethode zu etwas unterschiedlichen Ergebnissen, vor allem bei der Bestimmung von fT_4 [18]. Mit diesen indirekten Bestimmungsmethoden werden weniger Patienten mit „Low-T_3-Syndrom" diagnostiziert, als mit den Methoden der Gesamthormonbestimmung und Bildung eines freien Index [31]. Das dialysierbare, freie T_4 wird oft noch normal gefunden [29], obgleich die Gesamthormonspiegel erniedrigt sind. Es ist aber doch entscheidend, zu welchem Zeitpunkt der Erkrankung dies bestimmt wird, und wie schwer die Erkrankung verläuft. Wichtig ist es deshalb, daß die neueren Bestimmungsmethoden jeweils auch speziell im Serum von Patienten mit schwerer Erkrankung getestet und evaluiert werden.

Für jeden intensivmedizinisch tätigen Mediziner ist es wichtig, die regelhaften Veränderungen der Schilddrüsenhormonparameter bei Schwerkranken zu kennen, denn die üblichen Normalwerte zur Erkennung bzw. zum Ausschluß von Funktionsstörungen gelten nicht beim Schwerkranken [6, 28]. Die Bestimmung des basalen TSH gilt üblicherweise als der zentrale Parameter zum Ausschluß einer Funktionstörung. Da alle Intensivpatienten ein je nach Schweregrad der Erkrankung erniedrigtes bis supprimiertes TSH haben, gilt dieser Parameter hier nicht mehr. Zur Diagnostik müssen also neben dem basalen TSH immer auch die peripheren Schilddrüsenhormone mit bestimmt werden und die Klinik in die differentialdiagnostischen Überlegungen mit einbezogen werden. In unklaren Fällen kann der TRH-Test durchgeführt werden. Bei supprimiertem TSH infolge eines „Low-T_3-Syndroms" ist TSH gering stimulierbar, nicht aber bei einer gleichzeitig bestehenden Hyperthyreose [28]. Inadäquat zur Schwere der Erkrankung erhöhte periphere Schilddrüsenhormone, die aber durchaus noch im Normalbereich liegen können deuten bei supprimiertem TSH auf eine Hyperthyreose hin, ein inadäquat hohes, aber noch normales TSH bei peripher erniedrigten Schilddrüsenhormonwerten auf eine Hypothyreose. Die Bestimmung des rT_3 ist nicht weiter hilfreich, da es nicht sicher Fälle einer primären Schilddrüsenfunktionsstörung erkennen läßt [7]. Die Klinik und die typischen Symptomenkomplexe einer Hypo- bzw. Hyperthyreose sind somit führend in der Diagnostik einer zusätzlich zu einer anderen Erkrankung bestehenden Schilddrüsenfunktionsstörung.

Therapie

Das „Low-T_3-Syndrom" wird als normale Reaktion des Organismus auf eine katabole Stoffwechselsituation aufgefaßt. Eine Schilddrüsenhormonsubstitution beim Fasten ist nicht sinnvoll, wie klinische Studien gezeigt haben. Ein erst kürzlich erstmals erprobter Therapieansatz bei lange schwerst erkrankten Patienten versucht, die unterdrückte hypothalamisch-hypophysäre Achse durch TRH- und GHRH-Infusion zu normalisieren. Inwieweit dies klinisch bedeutsam ist müssen weitere Studien belegen [31]. In einer neueren prospektiven, Placebo-kontrollierten Studie mit 143 Patienten, mit koronarer Herzerkrankung und eingeschränkter linksventrikulärer Funktion wurden die Patienten mit T_3 i.v. über 6 Stunden nach der Operation substituiert [20]. Die T_3-behandelten Patienten hatten eine signifikant bessere Herzfunktion und einen geringeren peripheren Widerstand, die Mortalität und Morbidität waren aber nicht unterschiedlich zur Kontrollgruppe. Somit gilt nach wie vor, daß die Substitution mit Schilddrüsenhormon beim NTI-Syndrom generell nicht zu empfehlen ist [30]. Das „Low-T3-Syndrom" ist wohl doch als ein Schutzmechanismus und eine normale physiologische Reaktion des Organismus anzusehen. Auch beim Fasten führt die Schilddrüsenhormontherapie nur zu einem vermehrten Proteinabbau [5] und nicht zu einem gesteigerten Fettabbau.

Literatur

[1] Bianco, A.C., M.T. Nunes, N.S. Hell, R.M.B. Maciel: The role of glucocorticoids in the stress-induced reduction of extrathyroidal 3,5,3'-triiodothyronine generation in rats. Endocrinology 120 (1987) 1033–1038.

[2] Boelen, A., M.C. Schiphorst, W.M. Wiersinga: Association between serum interleukin-6 and serum 3,5,3'-triiodothyronine in nonthyroidal illness. J. Clin. Endocrinol. Metab. 71 (1993) 1695–1699.

[3] Borst, G.C., R.C. Osburne, J.T. O'Brian et al.: Fasting decreases thyrotropin responsiveness to thyrotropin – releasing hormone: a potential cause of misinterpretation of thyroid function tests in critically ill. J. Clin. Endocrinol. Metab. 57 (1983) 380–383.

[4] Brandt, M.R., H. Kehlert, L. Skovsted, J.M. Hansen: Rapid decrease in plasma triiodothyronine during surgery and epidural analgesia independent of afferent neurogenic stimuli and of cortisol. Lancet Dec 18 (1976) 1333–1336.

[5] Brent, G.A., J.M. Hershman: Thyroxine therapy in patients with severe nonthyroidal illnesses and low serum thyroxine concentration. J. Clin. Endocrinol. Metab. 63 (1986) 1–8.

[6] Burger, A.G., J. Philippe: Thyroid emergencies. In: A.G. Burger, J. Phillippe (Hrsg.): Clinical Endocrinology and Metabolism, Vol 6/I, S. 77–93. Bailliere Tindall, London–Philadelphia–Sydney–Tokyo–Toronto 1992.

[7] Burmeister, L.A.: Reverse T_3 does not reliably differentiate hypothyroid sick syndrome from euthyroid sick syndrome. Thyroid 5 (1995) 435–441.

[8] Chopra, I.J., T.S. Huang, R.E. Hurd: A competitive ligand binding assay for measurement of thyroid hormone-binding inhibitor in serum and tissues. J. Clin. Endocrinol. Metab. 58 (1984) 619–628.

[9] Chopra, U., S. Sakane, G.N. Chua Teco: A study of the serum concentration of tumor necrosis factor a in thyroidal and nonthyroidal illness. J. Clin. Endocrinol. Metab. 72 (1991) 1113–1116.

[10] Chopra, I.J.: Euthyroid sick syndrom: Is it a misnomer? J. Clin. Endo. Metab. 82 (1997) 329–334.

[11] Docter, R., E.P. Krenning, M. de Jong, G. Hennemann: The sick euthyroid syndrome: changes in thyroid hormone serum parameters and hormone metabolism. Clin. Endocrinol. 39 (1994) 499–518.

[12] Gardner, D.R., M.M. Kaplan, C.A. Stanley, R.D. Utiger: Effect of triiodothyroxine replacement on the metabolic and pituitary responses to starvation. N. Engl. J. Med. 300 (1979) 579–584.

[13] Goichot, B., R. Sapin, J.L. Schlienger: Euthyroid sick syndrome: recent physiopathologic findings. Rev. Med. Interne. 19 (1998) 640–648.

[14] Goodwin, T.M., M. Montoro, J.H. Mestman: The role of chorionic gonadotropin in transient hyperthyroidism of hyperemesis gravidarum. J. Clin. Endocrinol. Metab. 75 (1992) 1333–1337.

[15] Heinen, E., J. Herrmann, Th. Königshausen, H.L. Krüskemoer: Sekundäre Hypothyreose und ihre Beziehung zur Prognose bei Schwerstkranken einer Intensivstation. Intensivmed. 17 (1980) 90–93.

[16] Hermus, A.R.M.M., C.G.J.F. Sweep, M.J.M. van der Meer et al.: Continuous infusion of interleukin-1? induces a nonthyroidal illness syndrome in the rat. Endocrinology 131 (1994) 2139–2146.

[17] Herrmann, J., E. Heinen, H.J. Kröll et al.: Thyroid function and thyroid hormone metabolism in elderly people. Low-T_3-Syndrome in old age? Klin. Wochenschr. 59 (1981) 315–323.

[18] Kaptein, E.M.: Thyroid in vitro testing in non-thyroidal illness. Exp. Clin. Endocrinol. 102, Suppl. 2 (1994) 92–101.

[19] Klein, I., K. Ojamaa: Thyroid hormone and the cardiovascular system. Curr. Opin. in Endocrinology & Diabetes 4 (1997) 341–346.

[20] Klemperer, J.D., I. Klein, M. Gomez: Throid hormone treatment after coronary-artery bypass surgery. N. Engl. J. Med. 333 (1995) 1522–1527.

[21] Pittman, C.S., A.K. Suda , J.B. Chambers, G.Y. Ray: Impaired 3,5,3′-triiodothyronine (T_3) production in diabetic patients. Metabolism 28 (1979) 333–338.

[22] Poll, T. van der, J.A. Romijn, W.M. Wiersinga, H.P. Saurwein: Tumor necrosis factor: a putative mediator of the sick euthyroid syndrome in man. J. Clin. Endocrinol. Metab. 71 (1990) 1567–1572.

[23] Poll, T. van der, K.J. van Zee, E. Endert et al.: Interleukin-1 receptor blockade does not affect endotoxin-induced changes in plasma thyroid hormone and thyrotropin concentration in man. J. Clin. Endocrinol. Metab. 80 (1995) 1341–1346.

[24] Rothwell, P.M., Z.F. Udwadia, P.G. Lawler: Thyrotropin concentrations predicts outcome in critical illness. Anaesthesia 48 (1993) 37–376.

[25] Schebendach, J.E., N.H. Golden, M.S. Jacobson et al.: The metabolic response to starvation and refeeding in adolescents with anorexia nervosa. Ann. NY Acad. Sci. 817 (1997) 110–119.

[26] Scriba, P.C., Bauer M., Emmert D. et al.: Effects of obesity, total fasting and realimentation on L-thyroxine (T_4), 3,5,3'-triiodothyronine (T_3), 3,3',5'-triiodothyronine, thyroxine binding globulin (TBG), cortisol, thyrotropin, cortisol binding gobulin (CBG), transferrin, a1-haptoglobin and complement C3 in serum. Acta Endocrinol. 91 (1979) 629–643.

[27] Sheppard, M.C., D.B. Ramsden: Thyroid hormones in non-insulin-dependent diabetes before and after dietary treatment. Clin. Endocrinol. 18 (1983) 593–597.

[28] Spencer, C.A., A. Eigen, D. Shen: Sensitive TSH tests – specificity and limitations for screening for thyroid disease in hospitalized patients. Clin. Chem. 33 (1987) 1391–1396.

[29] Surks, M.I., K.H. Hupart, C.H. Pan, L.E. Shapiro: Normal free thyroxine in critical nonthyroidal illnesses measured by ultrafiltration of undiluted serum and equilibrium dialysis. J. Clin. Endocrinol. Metab. 67 (1988) 1031–1039.

[30] Utiger, R.D.: Altered thyroid function in nonthyroidal illness and surgery: to treat or not to treat? N. Engl. J. Med. 333 (1995) 1562–1563.
[31] Van den Berghe, G., F. De Zegher, R. Bouillon: Acute and prologed critical illness as different neuroendocrine paradigms. J. Endocrinol. Metab. 83 (1998) 1827–1834.
[32] Vermaak, W.J.H., W.J. Kalk, W.J. Zakolski: Frequency of euthyroid sick syndrome as assessed by free thyroxine index and a direct free thyroxine assay. Lancet June 18 (1983) 1373–1375.
[33] Vos, R.A., M. de Jond, B.F. Bernard et al.: Impaired thyroxine and 3,5,3'-triiodothyronine handling by rat hepatocytes in the presence of serum of patients with nonthyroidal illness. J. Clin. Endocrinol. Metab. 80 (1995) 2364–2370.
[34] Wassen, F.W.J.S., E.P.C.M. Moerings, H. Toor van et al.: Effects of interleukin-1 on thyrotropin secretion and thyroid hormone uptake in cultures rat anterior pituitary cells. Endocrinology 137 (1996) 1591–1598.
[35] Wartofsky, L., K.D. Burmann: Alterations in thyroid function in patients with systemic illness: The „euthyroid illness syndrome". Endocr. Rev. 3 (1982) 164–217.
[36] Wartowsky, L.: The low T_3 or „sick euthyroid syndrome": update 1994. Endocr. Rev. 3 (1994) 248–251.
[37] Wiersinga, W.M., A. Boelen: Thyroid hormone metabolism in nonthyroidal illness. Cur. Opin. Endocrinol. Diabetes 3,5 (1996) 422–427.
[38] Wolf, C.F., F.S. Keck, A. Brinkmann et al.: Unchanged 5'deiodinating activity during induction of a nonthyroidal illness. Horm. Metab. Res. 27 (1995) 126–130.

Diskussion

Szabolcs:

Ist es nicht so, daß man mit TSH der 3. Generation einen niedrigen TSH-Wert durch NTI von einem supprimierten TSH-Wert durch Hyperthyreose unterscheiden kann? Diese milde Form von NTI, da kann doch das fT_4 auch erhöht sein? Darüber haben Sie nicht gesprochen, natürlich sind das die schwerkranken Patienten, aber bei der Carola Spencer steht das auch als NTI.

Gärtner:

Die Frage, inwieweit die freien Schilddrüsenhormonwerte bei manchen Erkrankungen erhöht sind oder nicht, ist eine ganz lange Diskussion. Das Problem ist ja, daß die freien Schilddrüsenhormonwerte, die wir normalerweise messen, keine freien Schilddrüsenhormonwerte sind, sondern das ist ja über die Analog-Tracerverfahren nur ein Maß für freie Spiegel. Störfaktoren z. B. spielen eine große Rolle, und wenn Sie die Gesamt-Hormonspiegel messen, dann ist zu beobachten, daß sie bei all diesen Erkrankungen abfallen. Natürlich gibt es manche Situationen, wo auch erhöhte freie T_4-Spiegel gemessen wurden. Wenn Sie aber andere Studien zeigen, finden Sie bei genau der gleichen entweder keine Veränderungen oder sogar doch Erniedrigung. Und das basale TSH kann bei schwerkranken Patienten, und das zeigt auch die Studie mit dem Appachescore sehr schön, völlig supprimiert sein. Wir hatten ja eine eigene Studie durchgeführt mit schwerkranken Patienten, alle mit einem Appachescore von über 20, die eine Mortalität von über 40% haben. Bei denen finden Sie komplett supprimierte bTSH-Werte, auch mit den supersensitiven TSH-Essays.

Bottermann:

Herr Gärtner, Sie haben es angedeutet, aber ich wollte nochmal nachfragen: also wenn man das vom Labor aus sieht, wir kriegen das Blut vom Wachraum geschickt, das T_3 geht runter, dann geht das T_4 runter, dann geht das TSH runter, Low-T_3, Low-T_4, Low-TSH, dann hat er am Schluß gar nichts mehr. Und wenn man dann vom Labor, ohne den Patienten (außer dem Namen) zu kennen im Wachraum anruft und fragt, was hat der denn, ist der vielleicht bewußtlos? Ja, der ist bewußtlos. Wenn man weiterfragt: „wird er beatmet? Ja, den mußten wir beatmen, weil er eine Hyperkapnie hatte." Wenn man dann fragt „wie ist denn die Herzfrequenz in Richtung Bradykardie?" kriegt man meist die Antwort „der hängt an einem Dopaminperfusor" – also man kriegt keine Antwort. Und man fragt nach den Temperaturen, dann kriegt man häufig zu hören: ja die haben wir jetzt im Griff, er kam septisch, aber die Temperaturen sind jetzt normal. Eher im Gegenteil kommt er jetzt in eine Hypothermie. Wenn man sich dann überlegt, wie ist eigentlich das klinische Krankheitsbild eines hypothyreoten Komas, wie sieht das eigentlich aus? Dann juckt es einen ja doch irgendwie zu fragen: soll man solche Patienten nicht substituieren so nach dem Motto „jetzt hat sich hier etwas verändert, was nun sekundär wieder Krankheitswert gewinnt". Ich weiß, es wird nicht getan, und in aller Regel kriegen wir dann am übernächsten Tag auch kein Blut mehr von dem Patienten.

Gärtner:

Das ist sicher die Schwierigkeit, die sekundäre Hypothyreose bei Patienten mit einem NTI-Syndrom zu differenzieren, und da muß man sich schlicht und ergreifend auf die Klinik verlassen. Sie müssen den Patienten dazu sehen. Was natürlich eine Rarität ist, ist, daß ein Patient, der primär euthyreot war, ein NTI-Syndrom entwickelt im Rahmen der Sepsis, dann auch eine hypothalamische Insuffizienz, z. B. durch septische Metastasen von Aspergillen, was wir einmal bei einem Patienten nach Herztransplantation erlebt haben. Das ist natürlich möglich, aber das ist sicher eine so extreme Rarität, und da muß man es möglicherweise dann substituieren. Aber bei den Untersuchungen, bei den Studien, die gemacht worden sind, hat die Schilddrüsenhormonsubstitution nichts gebracht. Es ist offensichtlich wirklich eine völlig „normale" Regulation des Organismus; Gegenregulation. Und man findet ähnliche Veränderungen interessanterweise auch bei Tieren, die Winterschlaf halten.

Kahaly:
In der Transplantationsmedizin wird ja häufig das T_3 eingesetzt, Du hast es auch vorher erwähnt. Man erhofft sich auch eine bessere Haltung des transplantierten Gewebes. Meine konkrete Frage: wie ist das Gewebe, wie ist die T_3-/T_4-Konzentration im Gewebe bei Patienten mit NTI-Syndrom, hast Du Daten darüber?

Gärtner:
Es ist bei Patienten natürlich nicht untersucht worden, mir ist keine Studie mit humanem Gewebe bekannt. Aber im Tierversuch ist der Transport in die Leberzelle z. B. vom T_4 gehemmt. Es gibt eben verschiedene Substanzen, die angeschuldigt werden, die möglicherweise hier eine Rolle spielen. Aber das NTI bei der Herzchirurgie ist sicher etwas ganz anderes. Wir haben die Schläuche mal gemessen von der Herz-Lungen-Maschine, und da ist in der Tat extrem viel an Schilddrüsenhormonen, die an den Schläuchen kleben, was man mit Albumin herunterwaschen kann. Es ist sicher, daß bei diesen Patienten viel Schilddrüsenhormon extrahiert wird. Und bei diesen Patienten ist es vielleicht sinnvoll, anschließend wieder etwas zu substituieren.

Köhrle:
Nur ein Kommentar zur letzten Frage von Kahaly: es gibt meines Wissens nur eine einzige Studie von Arem, 1994 publiziert, wo postmortem Gewebeanalyse von Unfallopfern verglichen worden sind mit Nieder-T_3 oder NTI-Patienten, und da zeigte sich, daß in den meisten untersuchten Geweben – ich weiß jetzt nicht mehr, es sind 10 oder 12 Gewebe untersucht worden – T_3 und T_4 teilweise tatsächlich niedriger waren in den NTI-Verstorbenen verglichen zu den Kontrollen, so daß anzunehmen ist, daß tatsächlich intrazellulär weniger Schilddrüsenhormon zur Verfügung steht.

Sachverzeichnis